SHIYONG LINCHUANG GUKE
JIBING ZHENLIAO SHIJIAN

实用临床骨科疾病诊疗实践

主编 冯延冰 于剑 岑毕文 庞有明 岳亮

科学技术文献出版社
SCIENTIFIC AND TECHNICAL DOCUMENTATION PRESS

·北京·

图书在版编目（CIP）数据

实用临床骨科疾病诊疗实践 / 冯延冰等主编. — 北京：科学技术文献出版社，2018.10
ISBN 978-7-5189-4904-5

Ⅰ.①实… Ⅱ.①冯… Ⅲ.①骨疾病—诊疗 Ⅳ.①R68

中国版本图书馆CIP数据核字(2018)第246605号

实用临床骨科疾病诊疗实践

策划编辑：曹沧晔	责任编辑：曹沧晔	责任校对：赵 瑷	责任出版：张志平

出 版 者　科学技术文献出版社

地　　址　北京市复兴路15号　邮编 100038

编 务 部　(010) 58882938，58882087（传真）

发 行 部　(010) 58882868，58882870（传真）

邮 购 部　(010) 58882873

官方网址　www.stdp.com.cn

发 行 者　科学技术文献出版社发行　全国各地新华书店经销

印 刷 者　济南大地图文快印有限公司

版　　次　2018年10月第1版　2018年10月第1次印刷

开　　本　880×1230　1/16

字　　数　477千

印　　张　15

书　　号　ISBN 978-7-5189-4904-5

定　　价　148.00元

前　言

随着现代骨科学的迅速发展，一些概念不断更新，治疗技术、方法、设备等不断改进与完善，有必要将其中实用性强、临床价值高或有发展前景的内容编进书中；部分病症有了新的治疗方法：有的原为手术治疗适应证，现在已趋向于非手术治疗；有的手术适应证随着技术设备的改进而有所扩大。为与时俱进，特编著此书，同时也给广大骨科医师提供更多专业参考书籍的选择。

本书主要介绍了骨科常见疾病的治疗，包括骨科检查、早期创伤的基本处理、关节置换术、上下肢损伤及脊柱损伤等内容，内容丰富，资料新颖，紧扣临床，科学性与实用性强。

全书重点突出，注重新理论、新方法及新进展的介绍，力求以循证医学证据材料为主，引导读者学习与研究，可供临床相关学科临床医师、科研人员参考使用，不当之处，敬请广大读者批评斧正。

编　者
2018 年 10 月

目　录

第一章

骨科检查概述

第一节　检查原则

骨科检查主要包括问诊、望诊、触诊、叩诊、动诊、量诊，动诊和量诊可为骨科疾病提供重要的诊断依据。

一、全身情况

人体为一个有机的整体，各个部位相互牵涉、感应及反射，不能只注意局部情况而忽略了全身检查。尤其是外伤或病危的重症患者，除了全身可见的大血管出血外，休克及颅脑、胸腔及腹部脏器的损伤更需要紧急诊治。在对局部血管出血作简易处理后，应注意患者生命指征和非骨科并发疾病的诊断，并及时施行全身抢救。

二、充分暴露

体检室应光线充足，被检查者应充分暴露身体躯干及肢体，检查女性患者时，要有其家属或女性工作人员伴随。

三、检查顺序

检查下肢疾病，应先让患者行走，观察患者的姿势和步态，然后按照望、触、动、量的顺序进行。应根据患者主诉先检查健侧，后检查患侧；先查患部远端，再查患部局部。

四、多体位检查

多体位检查应包括站立位、行走、坐位、仰卧及俯卧位等的各种姿势检查。

五、双侧对比

人体具有双侧对称性，在检查患侧时应注意与健侧比较，细致观察两者的长度、粗细、活动范围及异常改变等外形。

六、自动和被动活动

应先了解患部的自动活动幅度、力量、范围及疼痛点，然后再检查患部被动活动范围、压痛点、感觉及生理病理反射等情况。

七、手法轻柔

开始检查时动作应轻柔、缓慢，手法应由轻至重，逐渐加大检查按压力度。在冬季，检查者的双手应先温暖，以免冰冷的手刺激患者，引起身体肌肉痉挛。

八、辅助检查

注意不能仅仅依靠物理检查确诊，至少应慎重地进行 X 线平片检查，排除各种难以发现的骨折、骨骼疾病以及关节脱位时并发的关节内骨折等。

（冯延冰）

第二节　问、望、触、叩、动和量诊

一、问诊

问诊是了解患者发病或受伤过程的重要手段。内容应包括发病的急缓，时间长短；外伤时的高度，先着地的部位，所受暴力的方向；疼痛部位、性质；有无昏迷或呕吐；以及采用过的治疗方法和药物等。同时要详细询问既往史、家族史及地方病史。如骨关节病变或畸形，要询问其家庭成员和亲属有无类似病变和畸形，其居住地有无地方病，如大骨节病、氟骨症、布氏杆菌感染及包囊虫病等。长期服用激素、吲哚美辛等可能出现骨质疏松，甚至股骨头缺血性坏死。

二、望诊

望诊即对患者进行全身及局部的视测观察。

（一）全身望诊

观察患者的全身营养、发育、神志、神色、体形和体态，局部情况包括皮肤色泽、出汗程度、毛发分布、静脉怒张、躯干及肢体的曲线，轴心的动静态观察包括站立、行走、步态、跑跳、下蹲、坐卧等。

（二）局部望诊

从以下各方面进行目测。

1. 皮肤　观察皮肤的色泽，局部毛发分布，皮肤纹理，色素沉着，瘢痕，溃疡，窦道，创面及创面肉芽组织，分泌物性质，周围组织情况，有无血管怒张以及肢体肿胀、肿块、姿势、畸形与步态等。

2. 畸形　常为骨科的特有体征，如成角、缩短、旋转、凹陷、凸出等多为骨折所致畸形；关节脱位则可出现方肩、下肢外展和内收畸形；上肢可出现肘内翻、肘外翻、垂腕、爪形手、锤状手等畸形；腰椎可出现前突、后突、脊柱侧凸等畸形；下肢有膝外翻、膝内翻、扁平足、马蹄足及内外翻足等畸形。

3. 肿胀　肿胀应观察局部有无红肿、发热，肿胀程度、区域及与周围组织的关系。

4. 肿块　应注意肿块的部位、大小、质地、边界、范围及数目等。

5. 肌萎缩　常见于骨折后神经损伤、小儿麻痹症和一些神经肌肉疾病。

三、触诊

触诊是对骨、关节、肌肉、肌腱、血管、韧带等触诊，以及压痛和肿块等检查。

疼痛多为骨科疾患的主要表现，压痛最明显处常是疾病所在，确定压痛部位对诊断极为重要，应反复核实。四肢的骨与关节均能触及清楚，应使肌肉放松，然后作详细触诊，必要时应结合叩击肢体局部或肢体纵轴传导叩痛，若出现阳性体征，常提示有骨折或炎性病变的可能。

（一）压痛

从病变外周向中央区逐步触诊，应先轻后重，准确定位，确定范围及深浅。常见的压痛点有以下各点。

1. 颈椎病或颈椎间盘突出症　在患部颈椎棘突偏患侧 1.5cm 处，产生向上肢放射的疼痛和麻木。

2. 颈部肌肉扭伤　多见于落枕，患侧颈部沿斜方肌和菱形肌呈条索状压痛。

3. 肩胛肋骨综合征　多位于肩胛骨内侧角的稍上方或稍内下方，并沿颈项上行放射至头枕部，或沿上臂放射至前臂、腕和手部。

4. 肋软骨炎（Tietze 综合征）　常位于胸骨旁第 2～第 4 肋软骨，尤以第 2 胸肋关节软骨最多见。

5. 冈上肌腱炎　在肩峰外下方的肱骨大结节，压痛点局限。

6. 肱二头肌长头肌腱炎　在肩关节前外侧稍下方，相当于肱骨结节间沟处，呈条索状压痛。

7. 肱二头肌短头肌腱炎　在肩关节前内侧、喙突的外下部有局限压痛点。

8. 肱骨外上髁炎　在肱骨外上髁最高点，压痛点局限。

9. 桡骨茎突狭窄性腱鞘炎　在桡骨茎突部，压痛点局限，可向手部及前臂部，甚至上臂部放射。

10. 屈指肌腱狭窄性腱鞘炎　在患指掌指关节的掌侧。

11. 棘上韧带炎　常局限于脊柱患部棘突或棘上韧带的某一点。

12. 棘间韧带损伤　在上下两棘突之间，压痛局限。

13. 腰椎间盘突出症　常在棘突间偏患侧 1.5cm 处有深压痛点，并向该侧下肢放射。

14. 急性腰扭伤　压痛点广泛，即腰部软组织广泛压痛，尤以髂后上棘为甚。

15. 肋间神经痛　沿肋间隙呈条索状压痛明显。

（二）肿块

应触其大小、边界、硬度及波动，表面是否光滑、深浅及与周围组织关系，有无浅表静脉怒张，还应注意周围及全身有无淋巴结肿大等。

（三）异常感觉

患者感觉异常、减退、消失或过敏，以及骨擦音、皮下气肿、成角及重叠等。

（四）动脉搏动

结合局部皮肤温度、色泽，以及动脉搏动正常或消失，判断血管是否有损伤。

（五）畸形

应注意是先天性或后天性，瘢痕畸形应注意与深部组织有无粘连，手法复位后畸形是否消失。

四、叩诊

（一）直接叩诊法

主要用于脊柱棘突叩诊和检查各肌腱反射是否正常，是否为亢进、减弱或消失。

1. 肱二头肌反射　患者肘部微屈，前臂稍内旋，检查者一拇指置于肘窝中部的肱二头肌腱上，一手用叩诊锤叩击该指，正常为肱二头肌收缩，前臂快速、轻微弹屈。

2. 肱三头肌反射　患者肘部稍屈曲，检查者一手托住患者前臂及肘关节，一手用叩诊锤叩击尺骨鹰嘴上方2cm的肱三头肌腱。正常为肱三头肌收缩，前臂轻微弹伸。

3. 桡骨膜反射　患者肘部半屈，前臂稍外旋，腕关节自然下垂，检查者用叩诊锤叩击桡骨茎突上方。正常为前臂旋前，肘关节轻微弹屈。

4. 膝反射　患者卧或坐位，双髋、膝关节屈曲，一侧膝关节置对侧膝上自然下垂，叩击髌骨下方的髌韧带。正常为小腿轻度弹伸。

5. 跟腱反射　患者仰卧、膝半屈、下肢外展外旋，检查者一手将患者足趾稍背伸，一手用叩诊锤叩击跟腱。正常为腓肠肌收缩，足向跖面轻度弹屈。

6. 脊柱棘突叩击痛　用叩诊锤或拳头直接逐个叩击脊柱棘突，如果出现疼痛则多为脊椎结核、肿瘤、骨折或椎间盘突出等病变。

（二）间接叩诊法

对于骨折或骨病与单纯软组织损伤可运用间接叩诊法相鉴别。

1. 掌骨骨折　将患者掌指关节屈曲 90°，轻轻逐一纵向叩击掌骨头，如果出现掌骨疼痛为该掌骨骨折，如果无疼痛出现则为单纯软组织损伤。

2. 腕舟骨骨折或月骨缺血性坏死　让患者掌指关节屈曲 90°，且手向尺侧偏屈，轻轻纵向叩击第 3 掌骨头，将会在腕部近中线处出现疼痛。

3. 股骨近端骨折或髋关节病变　患者伸直膝关节，轻轻纵向叩击足跟（又称捶跟试验）或直接叩击大转子；也可让患者屈曲膝关节轻轻纵向叩击膝部，髋部有疼痛者多有骨折或关节病变。

4. 脊椎骨折或病变　患者端坐，检查者左手掌按在患者头顶上，右手握拳叩击左手，如果出现疼痛，则此处脊椎有骨折或病变。

五、动诊

动诊是指关节与肌肉的运动检查，有时应结合听诊来协助诊断，肢体活动过程中发出异常响声，若同时伴有症状，则有诊断意义。如膝关节伸屈活动时发出的弹跳响声或交锁，可能为半月板破裂；手指屈伸活动时常发出清脆响声，伴有疼痛，可能为腱鞘炎症。

（一）关节运动检查

可采用与健侧对比的方法，配合望、触、量诊，判断是否正常，且须首先注意主动活动与被动的关系。一般先检查主动活动，后检查被动活动，对比两者活动度相差的度数。

做主动活动时，注意各关节的运动方式及其活动范围随年龄、性别和体育锻炼情况的不同而有所不同。关节的活动可做屈伸、展、内旋、外旋等方向的检查。

1. 正常关节　正常关节主动和被动活动均正常，截瘫、小儿麻痹后遗症、神经麻痹或肌腱断裂等时主动活动不能，被动活动正常。

2. 关节强直　主动和被动活动均受限。

3. 关节僵硬　主动和被动活动均部分障碍。

4. 肌腱粘连　主动活动范围小于被动活动范围。

5. 脑瘫性关节痉挛　清醒时主动和被动活动均障碍，熟睡时被动活动正常。

关节活动的另一类检查是躯干或纵轴的牵拉、挤压活动以及侧方牵拉或纵轴活动，观察有无疼痛及异常活动。被牵拉的组织主要是韧带、筋膜、肌肉肌腱及关节囊等；被挤压的组织则主要是骨与关节以及神经根等。根据骨与关节的解剖结构和生物力学来判断病变所在部位。

（二）肌肉收缩检查

它包括静态和动态两种，静态检查时，关节不动但可摸到和看到肌肉的收缩。动态检查时，肌肉收缩作用于关节，使其活动。从关节的抗伸张、抗屈曲及步态等方面了解肌肉的收缩情况。

六、量诊

量诊是指使用简单的工具测量肢体的长度、周径与关节活动范围。

（一）肢体长度测量法

目的在于测量骨的缩短或增长的程度。须将两侧肢体置于对称位置，然后利用骨性标志，测量两侧肢体长度并予比较。测量方法有目测法、X 线测量法，临床上最常用的是皮尺测量法。

1. 躯干长度　脊柱中立位，自枕外隆凸至尾骨尖部。

2. 上肢长度　自肩峰至桡骨茎突尖部或中指指尖，自棘突至桡骨茎突尖部。

3. 上臂长度　自肩峰至肱骨外上髁，或自肱骨大结节至肱骨外上髁。

4. 前臂长度　自肱骨外上髁至桡骨茎突，或自尺骨鹰嘴至尺骨茎突。

5. 下肢长度　自髂前上棘经髌骨中线至内踝下缘，或自脐（或剑突）至内踝下缘。

6. 大腿长度　自髂前上棘至髌骨上缘，或股骨大转子至膝关节外侧间隙。

7. 小腿长度　自腓骨头顶点至外踝下缘，或膝关节内侧间隙至内踝下缘。

（二）肢体周径测量法

目的在于测定患肢的肌肉有无萎缩或肿胀。取两侧肢体相对应的同一水平面，用皮尺测量后对比，通常测量部位为：

1. 上臂　肩峰下 10cm 处。

2. 前臂　尺骨鹰嘴下 10cm 处。

3. 大腿　髌骨上缘上 10cm 处。

4. 小腿　髌骨下缘下 10cm 处。

（三）关节活动范围测量法

先健侧后患侧，先主动活动后被动活动。

1. 目测　嘱患者进行几个简单动作，如上肢上举做 360° 的旋转动作，肘关节伸屈，屈肘前臂旋前、旋后，手部握拳、伸掌，下肢下蹲及弯腰后伸等。如能完成，则关节活动基本正常；如过程出现异常，则再个别详细检查。

2. 量角器测量法　一般采用中立位 0° 的记录方法，即以肢体关节中立位为 0°，测量其伸、屈、展、收角度。对于肩与髋关节，须将肩胛骨或骨盆固定后才能测得准确结果；对于手指，由于关节多，难以一一测量，一般采用总测法。

3. 正常关节活动范围的测量　如下所述。

（1）肩节活动范围：中立位（0°）是上肢下垂，肘窝向前；外展 90°、内收 45°；前屈 135°、后伸 45°；内旋 135°、外旋 45°。

（2）肘关节活动范围：肘关节完全伸直为中立位，肘窝向前。无外展及内收活动，前屈 150、后伸 5°。

（3）前臂活动范围：两上臂紧贴胸侧，屈肘 90°，两手各握一短筷，拇指向上为中立位，旋前 80°、旋后 100°。

（4）腕关节活动范围：手的第 3 掌骨与前臂纵轴成直线，无背伸和掌屈时为腕关节中立位；背伸 70°、掌屈 80°；桡偏 25°、尺偏 35°。

（5）手指各关节活动范围：手指各关节完全伸直、并拢为中立位；背伸 0°；屈曲：拇指掌指关节 45°，指间关节 90°，第 2～第 5 指掌指关节 90°，近侧指间关节 120°，远侧指间关节 60°～80°；拇指外展 80°～90°。

（6）脊柱活动范围：身体直立，头向前平视为脊柱中立位。颈椎正常活动范围是前屈 35°、后伸 35°，左侧屈 30°、右侧屈 30°；腰椎活动范围前屈 45°、后伸 20°、左侧屈 30°、右侧屈 30°。弯腰包括腰部屈曲和髋关节屈曲两个动作。

（7）髋关节活动范围：髋、膝关节伸直，髌骨向上为中立位。后伸 15°、屈曲 90°，屈膝时可屈髋 150°，内收 30°、外展 45°，内旋 40°、外旋 60°。

（8）膝关节活动范围：膝关节伸直为中立位，伸 10°、屈曲 135°。膝关节伸直时无内收、外展及旋转活动，屈膝时小腿内旋 45°、外旋 35°。

（9）踝关节活动范围：足的外缘与小腿垂直为中立位，背伸 25°、跖屈 45°，内收 30°、外展 35°。

（四）肌力测量法

目的是测量肌肉瘫痪程度。

1. 测量方法　嘱患者主动收缩指定的肌肉或肌群，而放松其对抗肌，测其对抗引力和不同阻力的能力。

2. 肌力分级　肌力共分 6 级。

0 级：肌肉完全无收缩。

1 级：肌肉稍有收缩，但关节无活动。

2 级：关节可在桌面上伸屈活动，但不能对抗地心引力。

3级：可对抗地心引力，但不能对抗阻力。

4级：可对抗一定阻力，但较正常肌力差。

5级：可对抗阻力。

其中0级为完全瘫痪，5级为正常。

（冯延冰）

第二章

局部检查

第一节 脊柱检查

一、脊柱特殊畸形

1. 角状后突 棘突后突明显，顶部呈尖锐。多见于脊柱结核、骨折和肿瘤。

2. 弧形后突 棘突向后隆起，但顶部平缓呈弧形。多见于强直性脊柱炎、佝偻病和姿态性驼背。

3. 侧凸 脊柱向侧方凸起，往往同时伴有侧凹。多见于特发性脊柱侧凸、脊髓灰质炎后遗症、腰椎间盘突出症及肢体不等长。

4. Harrison 沟 佝偻病患儿，由于骨与软骨的疾患，发生膈肌在胸廓内侧的运动牵引，导致相当于膈肌附着点的水平使胸壁向内凹陷，形成一个沟或凹槽即为此沟，使胸廓横径缩小，胸骨下部突出，肋骨下缘外翻。

二、脊柱专项检查

（一）Rust 征

在颈部强直、头部运动受到限制时，当身体运动，如从卧位起立或侧卧时，需保护性地先用两手扶持头部以减轻疼痛，此即 Rust 征阳性。常见于结核性脊柱炎、颈椎关节炎或颈椎肿瘤，也偶见于颈椎的外伤性骨折或半脱位。

（二）深呼吸（Adson）试验

患者端坐，双手置于两大腿部，做一次深呼吸，检查者触摸两侧桡动脉搏动，然后让患者屏气，并在颈部过伸位作左右侧弯运动。若患侧桡动脉搏动明显减弱或完全消失，而健侧搏动正常或仅稍减弱即为阳性。临床上，此试验用于对颈前斜角肌综合征的诊断。

（三）颈脊髓、神经根受压体征

1. 颈侧屈挤压（Spurling）试验 坐位，头向后仰并向患侧屈曲，下颌转向健侧。检查者双手放在患者头顶向下挤压颈椎，如果出现颈部疼痛且向上肢放射，即此征阳性，多见于颈椎间盘突出症。第6颈神经根受压时，麻木或疼痛放射至拇指、手及前臂的桡侧；第7颈神经根受压时放射至示指、中指及前臂；第8颈神经根受压时放射至小指、环指及前臂的尺侧。

2. 臂丛牵拉试验 检查者一手按住患侧头部，一手握住患侧上肢将其外展90°，两手同时向相反方向推拉，如果出现放射性疼痛或麻木感者为阳性，可考虑为颈椎间盘突出症或胸廓出口综合征。

3. 压顶试验 患者端坐位，颈后伸，头偏向患侧，检查者一手托住患者下颌，一手在患者头顶逐渐用力向下按压，出现颈痛或向患侧上肢放射疼痛者为阳性，可考虑为颈椎间盘突出症。

4. Vasalva 试验 嘱患者屏住呼吸并憋气，如果感到颈椎及上肢有反射性疼痛加重，则为阳性。多因颈椎间盘突出或骨折片突入椎管内压迫颈神经根，患者屏住呼吸时，椎管内压力增高而诱发神经根的刺激症状。

（四）拾物试验（Sieur's 征）

在地上放置一物，如果患者不是弯腰拾起，而是屈髋、屈膝、直背，一手撑在膝上作为支撑蹲下去拾拣，则为阳性。多有骶棘肌痉挛，可考虑为脊柱结核。

（五）腰椎脊髓、神经根受压的体征

1. 椎旁叩击征　在患者弯腰或俯卧状态下，用叩诊锤叩击棘突旁 2～3cm 的软组织，如果出现或加重坐骨神经放射性疼痛，或放射至股前部，即为此征阳性，多为该处椎间隙的椎间盘突出症。

2. 直腿抬高试验　在患者仰卧、膝关节伸直状态下，将患侧下肢被动抬高，直至出现肢体疼痛。正常情况下，直腿抬高至 60°～70°时才感到膝后不适，如果仅抬高至 60°以下时已出现肢体或腰部疼痛，则为试验阳性，多为腰椎间盘突出或坐骨神经痛。

3. 加强试验　在做直腿抬高试验出现肢体疼痛后，将肢体少许降低，使肢体疼痛减轻或消失，再用力尽量将踝关节被动背伸，如果出现肢体疼痛，则为加强试验阳性，多为腰椎间盘突出或坐骨神经痛。

4. 弓弦试验　直腿抬高到症状出现时屈膝约 20°使症状消失或端坐位屈膝 20°，此时腘窝处的胫神经和腓总神经相当于弓上的弦，用手指按压腘窝中部的胫神经或腓骨小头近侧的腓总神经数次，臀、股后或小腿麻痛为阳性，多提示为椎间盘突出症。

5. 踇趾背伸肌力试验　抗阻力背伸踇趾，如较健侧弱或低于 V 级为阳性。神经根支配踇长伸肌，故伸踇肌力的减弱标志着腰$_4$～腰$_5$椎间盘突出，有定位意义。

6. Ely 试验　患者俯卧，检查者握住患者踝关节向后屈曲其膝关节，使足跟尽量靠拢臀部，然后使整个大腿过伸，出现疼痛者为阳性。多为腰神经根有病变，腰大肌受刺激或骶髂关节及腰椎有疼痛性损害。大腿前方软组织挛缩时，在进行屈膝的过程中，骨盆将从床面上被提起。

7. 关节屈曲试验　患者俯卧，屈曲膝关节，如在同侧臀部或大腿后侧产生疼痛或加重时为阳性，提示下段腰椎间盘突出。

8. 足尖站立试验　患者抬起健侧肢体，患足提起足跟用足尖站立，如果不能站稳，表明踇伸肌腱无力为阳性。

（六）Anghelescu 征

有驼背畸形的脊椎结核患者仰卧床上，头与足跟应紧贴床面，此时如果患者躯干不能前屈为此征阳性。

（七）Gower 征

患者要从仰卧位自己站立起来时，需先翻身俯卧，以四肢支撑躯干，然后再以两手扶持下肢才能逐渐站立起来，多见于进行性腰肌营养不良。

（八）屈颈（Soto - Hall）试验

患者仰卧位，检查者一手按住其胸骨，另一手托起患者头部，使颈椎前屈，这样棘间韧带逐次向下被拉紧，有脊柱损害的患者局部出现剧痛，为此征阳性，同时有本试验和直腿抬高试验阳性者，常表示有根性坐骨神经痛。

（九）悬吊（Trapezet）试验

主要用于鉴别姿势性与结构性脊柱畸形。对于目测有脊柱侧凸的患者，先让其暴露脊背，双手抓住一横杆，使双脚悬空，此时，如果脊柱变直则为姿势性脊柱侧凸。如果脊柱仍然呈侧凸畸形，则多为结构性脊柱侧凸。

（十）弯腰（Adam）试验

患者双足靠拢、膝伸直，上肢自然下垂，向前弯腰近 90°。检查者坐在患者的正前方，双眼平视，与患者脊背呈切线位观察，背部不等高及不对称者为阳性，多有脊柱侧凸。

（十一）Varela Fuents - Irala 征

正常的腰大肌轮廓是和第1腰椎与髂前上棘连线平行，当腰大肌有炎症改变时，其轮廓幅度增宽呈凸状而突出于此直线，即此征阳性，对腰大肌上半部病变有诊断价值。

三、骶髂关节检查

（一）骶髂关节扭转（Gasensien）试验

（1）一种检查方法是患者仰卧，健侧髋、膝关节屈曲，由患者双手抱住，患侧大腿垂于床缘外。检查者一手按住健侧膝部，一手按压患侧膝关节使大腿后伸，以扭转骶髂关节，骶髂关节疼痛者为阳性，提示骶髂关节病变。

（2）另一种检查方法是患者健侧卧位，健侧髋、膝关节均极度屈曲，由患者自己用双手抱住，检查者一手按住患侧臀部，另一手握住患肢踝部，使患侧髋关节极度后伸，该侧骶髂关节疼痛者为此征阳性。

（二）腰骶关节过伸试验

患者俯卧，检查者的前臂插在患者两大腿的前侧，另一手压住腰椎棘突，抬起患者大腿，产生疼痛即为阳性。见于腰骶关节疾病。

（三）髋关节过伸试验（Yeoman 征）

患者俯卧，检查者一手压在骶部，一手握住患侧踝关节向上提起，将膝关节屈至90°，使髋关节过伸，如果骶髂关节出现疼痛，即为骶髂关节疾病；如果表现为髋关节疼痛，则为髋关节疾病。

（四）斜扳试验

患者仰卧，检查者一手按住患侧肩部，一手将患侧髋、膝关节完全屈曲，并将膝关节向对侧按压，骶髂关节出现疼痛者为阳性，表示骶髂关节病变。

（五）Neri 征

让患者在站立位时躯干前屈，如果引起患侧下肢屈膝则为此征阳性，主要见于腰骶及骶髂关节病变。

（六）Gillis 试验

患者俯卧，检查者一手掌按在健侧的骶髂关节上以固定骶骨，手指则放在患侧的骶髂关节上进行触诊，另一手则握住患侧踝关节用力上提，使髋关节过伸，如果该侧骶髂关节疼痛或运动受限，则为此征阳性，多提示有骶髂关节炎症。

（七）Goldthwait 试验

患者仰卧，两腿伸直，检查者一手放在患者的下腰部做触诊，另一手作直腿抬高试验，此时骨盆起杠杆作用。在抬腿过程中，腘绳肌被拉紧，随之骨盆和腰椎相继发生运动。在腰椎尚未触知运动时下腰部已经疼痛，提示骶髂关节有损伤，如在触诊下腰部运动之后才发生疼痛，提示腰骶关节可能有病变。

（八）Mennell 征

检查者拇指从患者髂后上棘向外侧推压后，再逐渐反向内侧推移加压，如在髂后上棘外侧有明显疼痛时，则臀部有知觉过敏点；如髂后上棘内侧有压痛时，则骶髂关节上方的韧带有知觉过敏。在髂前上棘向后方推移加压疼痛增剧，而在髂后上棘向前推移加压疼痛减轻时，说明韧带有知觉过敏点，即此征阳性。对骶髂关节及其所属韧带的病变有诊断价值。

（冯延冰）

第二节 上肢检查

一、肩关节检查

（一）肩关节正常体征

1. 肩上举　当肩关节外展超过90°时，须有肱骨和肩胛骨的外旋才能完成。如肩关节不能上举时，多为肩周炎、肩关节僵硬或臂丛神经损伤。

2. 肩三角　喙突尖在锁骨中外1/3的下方，肱骨头的内侧，与肩峰和肱骨大结节构成等腰三角形。当三角形发生形变时，多为肩关节脱位或锁骨骨折。

（二）肩关节畸形

1. 方肩畸形　肩正常外形呈弧形，由肩胛骨肩峰和肱骨大结节构成。肩关节脱位后，肱骨头脱位至锁骨及喙突下方，关节盂空虚，肩峰下肱骨大结节消失，出现方肩畸形。

2. 搭肩（Dugas）试验　患侧肘关节紧贴胸壁时，手掌不能搭到对侧肩部，或手掌抬到对侧肩部后，肘关节不能贴近胸壁为阳性。

3. 直尺试验（Hamilton 试验）　正常情况下，将直尺紧贴上臂时，不能同时与肩峰和肱骨外上髁接触，若能同时与两者接触，则有肩关节脱位或关节盂骨折。

4. 腋周测量（Callaway 试验）　用皮尺从患侧肩峰量起，绕过腋下一圈测得其周径，若它比健侧长，则说明患侧有肩关节脱位。

5. 肩 Bryant 征　肩关节脱位时，患侧腋皱襞与健侧比较明显下移。

6. 肩 Codman 征　在上肢被动外展后，将手移开使上肢失去支托，此时冈上肌迅速收缩，如产生疼痛，则为冈上肌断裂。

7. Comolli 征　俗称椅垫式肿胀，若肩胛区出现与肩胛骨体部形状相似的三角形肿胀，可持续数日之久，多有肩胛骨骨折。

二、上臂检查

（一）Dawbarn 征

当肩关节外展30°~70°时无疼痛，超过70°时疼痛突然出现，继续外展至120°以上时疼痛又消失，此多为冈上肌肌腱炎、肩峰下滑囊炎、冈上肌不全断裂，冈上肌钙化或肱骨大结节撕脱骨折等。

（二）屈肘（Hueter）试验

将前臂旋后并屈曲肘关节时肩部疼痛，多为肱二头肌损伤。

（三）肱二头肌抗阻力（Yergason）试验

让患者在抗阻力的情况下屈曲肘关节，同时前臂抗阻力旋后，此时肱二头肌处于紧张状态，在肱二头肌腱鞘炎时，肩部前内侧即肱二头肌腱路径感疼痛，即为阳性。

三、肘关节检查

1. 肘后三角（Hueter 三角）　肘关节伸直时，肱骨内外上髁与尺骨鹰嘴成一直线，屈肘90°时，尺骨鹰嘴与肱骨内外上髁之间形成等腰三角形，若此三角形变形或消失，则有肘关节脱位、肱骨内外髁骨折或尺骨鹰嘴骨折。

2. 提携角　又称携带角。前臂旋前时上肢纵轴成一直线，前臂旋后时与上臂之间可有10°~20°的外翻角，即提携角。当其<10°时为肘内翻，>20°时为肘外翻。

3. 肘后轴线（Mapkc 线）　肱骨纵轴线与肱骨内外上髁的连线成直角。若此直角关系发生改变，多为肱骨髁上骨折。

四、前臂检查

（一）前臂畸形

1. 马德隆（Madelung's）畸形　为先天性疾病，尺桡骨远端间隙增宽，桡骨短，尺骨远端向背侧移位。

2. 枪刺样畸形　当发生桡骨远端伸直型骨折（Colles 骨折）时，远骨折段及手向桡侧移位，从腕部正面观其像插在枪上的刺刀，骨折近端部分像枪筒。

3. 餐叉畸形　当发生桡骨远端 Colles 骨折时，远骨折段及手向背侧移位，从腕部侧面观像餐叉形状。

（二）前臂检查

1. 屈腕试验（Leris 征）　偏瘫侧手及腕被动屈曲时，肘部无正常屈曲运动。

2. 若利试验（Jollys 征）　前臂屈曲、肩关节外展时，上臂不能内收，见于脊髓第 7 颈椎节段病灶。

3. 克 – 弗氏试验（Klippel – Weil 征）　牵伸挛缩的手指时，拇指屈曲与内收，为椎体束疾患的指征。

4. 洛日试验（Laugier 征）　见于桡骨下端塌陷骨折。正常情况下，桡骨茎突较尺骨茎突长 1 ~ 1.5cm，桡骨下端关节面向尺侧倾斜 20° ~ 25°。当桡骨出现塌陷骨折时，桡骨茎突向近端移位，与尺骨茎突处于同一水平面。

5. 桡神经（Radialis 征）　患侧腕关节不能过度背伸，该侧手不能握拳。

6. 梅宗纳夫试验（Maisonneuve 征）　桡骨远端骨折时，手呈高度的伸展状态即为阳性。

7. 直尺试验　沿肱骨外髁至小指紧贴一直尺，正常情况下尺骨茎突不与直尺接触，如发现尺骨茎突与直尺产生接触时，桡骨远端多有骨折。

五、腕关节检查

（一）腕关节正常体征

1. 鼻咽窝　又称鼻咽壶，位于腕部桡侧背面，为拇长伸肌、拇长展肌与拇短伸肌腱之间的一个三角形浅窝，在腕关节中立位、拇指外展时明显可见，其深部是腕舟骨。如此窝饱满或肿胀，则多有腕舟骨骨折。

2. 握拳（Finkelstein）试验　正常情况下握拳时，第 2 ~ 第 5 掌骨平行排列，其中第 5 掌骨最短，第 3 掌骨最长，其远端较第 2、第 4 掌骨突出约 2mm，如第 3 掌骨远端不突出或有少许回缩，多为月骨脱位或月骨骨软骨病。

3. 伸肌腱牵拉（Mill）征　在肘关节伸直、腕关节掌屈并握拳状态下，将前臂旋前，如果出现肘关节外侧剧痛，多为肱骨外上髁炎（俗称网球肘）。

4. 改良 Mill 征　肘关节伸直、握拳、前臂旋后，腕关节用力背伸并桡偏，检查者一手托住患者前臂，一手握住其手背部向掌尺侧按压，出现疼痛为阳性。

5. 腕背伸抵抗试验　肘关节伸直、握拳、前臂中立位，腕关节背伸，检查者一手托住患者前臂，一手置于患者手背，用力向掌侧按压，出现肱骨外上髁疼痛即为阳性，多为肱骨外上髁炎。

6. 中指背伸抵抗试验　肘关节伸直，前臂及腕置于中立位，诸手指伸直，检查者一手托住患者前臂，另一手中指置于患者中指末节背侧用力向掌侧按压，出现肱骨外上髁疼痛即为阳性，多为肱骨外上髁炎。

7. 墨氏（Murphy）征　将手向桡侧偏斜握拳，由远侧叩击第 3 掌骨头部，如果出现疼痛，多为腕舟骨骨折或腕舟骨缺血坏死。将手向尺侧偏斜握拳时，如果出现第 3 掌骨头部叩击痛，则多为腕月骨脱位、骨折或腕月骨缺血坏死。

8. 伸指试验　正常时中指掌指关节完全伸直为中立位。如果中指掌指关节不能完全伸直，且叩击中指近节指骨远端出现疼痛，多为腕舟骨骨折或腕舟骨缺血坏死，如果无叩击痛则多为腕月骨脱位。

9. 施特吕姆佩耳（Strumpell）征　腕不过度背屈则不能握拳，或被动屈曲肘关节时前臂自动旋前，多见于偏瘫。

10. 手镯（Bracelet）试验　轻压桡尺骨下端侧面引起疼痛者，多患有风湿性关节炎或类风湿关节炎。

11. 腕部阻断血供（Allen）试验　让一名助手用双手握紧患者双拳，驱出患者手部血液，检查者用双手紧压患者双侧腕部桡动脉，使其血流阻断后，再让患者松拳伸手，对比观察两侧手指及手掌的血供恢复速度，以检查尺动脉通畅情况。同法按压尺动脉，可检查桡动脉通畅情况。

12. 握拳尺偏（Finkelstein）试验　让患者取拇指内收握拳姿势，检查者用力将患者腕部向尺侧偏屈，如果引起桡骨茎突部剧痛，多为桡骨茎突狭窄性腱鞘炎，或称 de Quervain 病。因此试验常常牵拉桡神经浅支引起轻度不适，但并非剧痛，应注意鉴别。

13. 卡内韦尔（Kanavel）征　当有腕部尺侧滑囊炎时，在小鱼际上方腕横纹近侧 2cm 处有一明显压痛点。

14. 蒂内尔（Tinel）征　用手指自肢体远端向病变区轻叩神经干，如果该神经分布区有放射性刺痛或蚁走样感觉，多为该神经有部分损害或为神经中断后的再生和功能恢复，多见于腕部正中神经卡压综合征或各种神经的损伤以及损伤后的神经再生。

15. 屈腕试验　患者双肘关节置于桌面上，前臂与桌面垂直，双腕自然掌屈下垂。正常情况下，要经过一定时间后才会出现正中神经分布区的麻木和刺痛感。当患有腕部正中神经卡压综合征时，疼痛迅速出现并加重。

（二）手部检查

1. 手的休息位和功能位　手的休息位置是腕关节背伸 10°，第 2 ～第 5 指呈半握拳状，拇指外展 45°，其远端指腹在示指远侧指间关节水平。手的功能位为腕关节背伸 30°。

2. 锤状指　伸指肌腱在末节指骨的肌止处撕脱时，远侧的指间关节不能主动伸直而呈现锤状。

3. 爪形手　为前臂屈肌群发生缺血性挛缩后所特有，腕关节轻度掌屈，掌指关节过伸，指间关节屈曲。

4. 爪形指　小指与环指掌指关节过伸，指间关节屈曲。此畸形为正中神经正常而仅尺神经损伤所特有，由于环指、小指屈指深肌也产生了麻痹，神经损伤的部位越高，此畸形越不明显。

5. 拇指内收旋后畸形　手休息位时，拇指指腹与示指远节指间关节的桡侧相接触或靠近，即拇指腕掌关节呈轻度外展及旋前，多为正中神经损伤后，外展拇短肌及对掌拇指肌麻痹所致。上述二肌萎缩后，大鱼际部正常丰满的外形消失，并出现明显凹陷。

6. 鹅颈畸形　与爪形手畸形恰好相反，拇指表现为指间关节屈曲，掌指关节过伸。其余 4 指或各手指的掌指关节和远侧指间关节屈曲，近侧指间关节过伸，其畸形犹如鹅颈屈曲位。

7. 垂腕畸形　当腕部向上前臂直立时，腕关节以外的手及掌部不能直立，向下垂落，多为桡神经损伤所致的典型畸形。

8. 夹纸（Froment）试验　当尺神经损伤时，患手拇指与示指要夹紧纸片需屈曲拇指关节末节，由于拇内收肌麻痹，拇长屈肌发挥替代作用所致。

9. 手内在肌阳性征　将患手掌指关节伸直或过伸，使骨间肌和蚓状肌处于紧张位，再将指间关节被动屈曲，此时指间关节不易屈曲而弹回至伸直位称为阳性。

10. 赫伯登（Heberden）征　指关节风湿性关节炎、类风湿关节炎或痛风时，在远侧指间关节处可发现或触及骨性结节。

11. 风湿性（Aschoff）小结节　即皮下圆形或卵圆形之小结节，是风湿病诊断依据之一。

12. 弹响拇　伸展拇指时出现弹响且有疼痛，多见于拇长伸肌、拇短伸肌或拇长展肌腱腱鞘炎。正常人偶尔在伸展拇指时也会出现弹响，并非经常出现且无疼痛，应注意鉴别。

13. 弹响指　当伸展掌指和指间关节时出现弹响，且伴有疼痛，多为伸肌或屈肌腱腱鞘炎，常为单发，如果同时出现多个手指弹响指时，应考虑类风湿关节炎的可能。

14. 扳机指畸形　手指屈肌腱腱鞘炎伴有腱鞘狭窄时，屈指后往往不能伸直，手指屈曲呈扳枪机状，当用健手将其伸直时出现响声，也称弹响指。

15. 握手（Ochsner）试验　将两手手指放开，并相互穿插合抱，所有手指均能屈曲，而只有患侧示指不能屈曲者，为正中神经损伤。

16. Pinch - grip 征　拇指与示指做对掌功能时，拇指末节过伸而掌指关节屈曲，示指末节过伸，近侧指间关节屈曲呈方形畸形即为阳性，多为骨间前神经综合征所致的拇长屈肌和示指深屈肌腱麻痹。

17. 卡内韦尔（Kanavel）征　在手部尺侧滑液囊或腱鞘受到感染后，手掌尺侧部及小指根处有明显压痛，即此征阳性。

（冯延冰）

第三节　下肢检查

一、髋关节检查

（一）库柏内耳（Coopernail）征

骨盆骨折时，会阴部、阴囊或阴唇等处出现瘀血斑块者为阳性。

（二）屈展旋伸（fabere）征

将髋关节屈曲、外展、外旋或伸展时，如引起疼痛则表明有髋关节炎症。

（三）托马斯（Thomas）征

患者仰卧，检查方法有 3 种。

（1）髋、膝关节伸直平卧，正常情况下，腰部紧贴床面。如果腰部处于反弓状态，腰部与床面之间可由一只手通过则为阳性。

（2）患者健侧髋、膝关节完全屈曲，双手抱住膝关节，使腰部平贴床面，正常情况下，对侧膝关节不会屈曲。如果对侧髋、膝关节出现屈曲，多为髋关节及其周围软组织有病变，如髋关节结核、化脓性髋关节炎和髂窝脓肿等。如果是髋关节屈曲畸形，此时髋关节屈曲的角度即为髋关节屈曲畸形角度。

（3）检查者一手置于患者腰后，另一手尽量屈曲患侧髋、膝关节，正常情况下，髋关节屈曲至 80°～90°时才感到骨盆开始活动。如果髋关节有病变而活动受限，则屈髋尚不到 70°时即可感到骨盆活动。此时患侧股骨与床面之间的角度即髋关节屈曲畸形角度。

（四）"4" 字（Patrick）试验

将患侧髋、膝关节屈曲，大腿外展、外旋，将小腿横置于健侧大腿前面，形似阿拉伯数字 "4"。正常情况下，受检侧大腿可以贴近床面，若髋关节有病变时，膝关节则上翘不能靠近床面。

（五）詹森（Jansen）试验

患者坐位，患侧踝部不能置于健侧膝上为该试验阳性，多见于髋关节变形性骨关节炎。

（六）滚动试验

患者仰卧，双髋、双膝关节伸直，检查者一手横放于患侧大腿前面，轻轻内外方向反复滚动，如果出现疼痛，则多为畸形化脓性髋关节炎。

（七）髋关节脱位的体征

1. 屈髋屈膝外展试验　又称蛙式征。出生后 9 个月以内的婴儿屈髋和屈膝后，双侧可外展至 70°～80°。如髋关节脱位时，外展角度 <60°，或听到弹响后才外展至 80°为阳性。

2. 杜普伊特伦（Dupuytren）征　有两种不同意义：如在骨肉瘤的病变上加压时，产生一种破裂样感觉为此征阳性；若在先天性髋关节脱位时，患儿仰卧位，髋关节屈曲45°，检查者一手固定骨盆，一手握住膝关节反复向前下拉和向后上推大腿，如果感觉到大转子上下明显移动，股骨头像"打气筒"样可上下活动而无疼痛，即此征阳性，又称"打气筒"症、"望远镜"征或套叠症。

3. 奥尔托拉尼（Ortolani）试验　此试验用于检查1岁以内的婴儿有无先天性髋关节脱位。检查者一手按住会阴部的耻骨联合以固定骨盆，另一手将膝关节置于屈曲90°位，将髋关节屈曲、外展及外旋，引起髋部弹响者为阳性，多见于先天性髋关节脱位。

4. 巴洛（Barlow）试验　此试验用于1岁以内的婴儿。患儿平卧，先使髋关节屈曲，检查者双手握住两下肢，中指放在大转子部位，拇指放在大腿内侧部分对着小转子，轻柔地外展髋关节并在大转子部位施加压力，如果感觉到股骨头向前滑入髋臼内的弹响声，则提示有髋关节脱位。再在小转子部位施加压力，如果感觉到股骨头向后滑出髋臼，说明髋关节囊松弛，关节不稳定，容易发生关节脱位。

5. 艾利森（Allis）征　患儿仰卧，双髋双膝关节并拢屈曲，双足底平置床面，双足尖足跟并齐，观察双膝关节顶部高度。正常情况下，双膝关节顶部等高，有髋关节脱位时，患侧膝关节顶部偏低。但双侧髋关节同时脱位时，双膝关节顶部可等高，此征阴性，应注意鉴别。此征的另一意义为股骨颈骨折时阔筋膜松弛，股骨上移所致。

6. 休梅克（Shoemaker's）征　从大转子顶部向同侧髂前上棘作一连线，并向腹壁延长（即Shoemaker线），正常情况下，此延长线在脐或脐以上与腹中线相交。当有股骨颈骨折或髋关节脱位时，大转子上移，则此延长线在脐以下与腹中线相交，为此征阳性。

7. 卡普兰（Kaplan's）交点　分别从双侧大转子顶部，经同侧髂前上棘向腹部引出Shoemaker线，此两线的交叉点即Kaplan交点，其意义与Shoemaker征相同。

8. 内拉通（Nelaton）线　患者仰卧位，屈髋45°，在髂前上棘和坐骨结节之间作一连线。正常时，此线通过大转子顶端；当股骨颈骨折或髋关节脱位时，大转子顶端即高出此线。

9. 布莱恩特（Bryant）三角　患者仰卧，髋关节呈中立位，从髂前上棘画一垂线，从大转子顶部画一水平线，从髂前上棘至大转子顶部作一连线，形成一三角形，其底线正常约为5cm，也可与健侧对比。如大转子向上移位，则此底线<5cm或较健侧为短。

（八）单腿独立（Trendelenburg）试验

用一侧肢体站立时，因臀中、小肌拉紧，对侧骨盆抬起，臀纹上升以保持身体平衡，此为正常。当有脊髓灰质炎后遗症、髋关节脱位或股骨颈骨折，下肢站立时因臀中、小肌松弛，对侧骨盆不能抬起、反而下沉，臀纹下降即为阳性。步行时为了保持平衡，骨盆必须过度倾向患侧，故呈鸭步行走。

（九）克累曼（Cleeman）征

股骨骨折伴有下肢短缩时，膝关节上方的肌腱松弛，皮肤出现较多的皱纹，即此征阳性。

（十）戴佐（Desault）征

正常的股骨大转子能完成大半个圆形的回转活动，如果不能按正常范围回转时即为此征阳性。见于髋关节损伤，多发生于股骨颈囊内骨折。

（十一）兰戈里阿（Langoria）征

当股骨颈囊内骨折或髋关节脱位时，因股骨近端上移而造成髋关节周围肌肉松弛，表现为大腿伸肌呈迟缓状态，即此征阳性。

（十二）路德洛夫（Ludloff）征

当股骨小转子骨折时，由于附着于小转子的髂腰肌收缩无力，让患者端坐于椅子上抬举大腿时，不能完成此动作，即为阳性。

（十三）髂胫束、臀肌挛缩的体征

1. 奥伯（Ober）试验　患者取健侧在下、屈髋、屈膝侧卧位，患肢在上，屈膝90°。检查者一手固定骨盆，另一手握住患侧踝关节，在髋关节外展情况下，尽量将髋关节过伸，然后松开踝关节，患侧下肢不能下落即为阳性。是因髂胫束挛缩引起髋关节屈曲外展畸形所致，多见于先天性髂胫束挛缩和臀肌挛缩症。

2. 髋内收试验 患者健侧卧位，上方健侧肢体屈膝90°，在尽量内收髋关节的同时屈曲髋关节，在屈髋行程中，膝关节若在其中任何一点不能触及下方肢体或床面，即为阳性。主要是阔筋膜张肌和臀肌挛缩所致，多见于臀肌挛缩症。

3. 弹响试验（弹响髋） 如下所述。

（1）患者仰卧，双髋、双膝关节中立位并拢，检查者双手握住患者小腿，在双下肢靠拢的情况下，屈曲患者膝、髋关节，当股骨大转子部出现弹响时，即为此征阳性。

（2）患者侧卧位，将上方肢体尽量内收，并屈膝、屈髋时，大转子部位出现弹拨响声即为阳性。

以上是因为大转子后缘挛缩的臀大肌束在屈髋时，滑动弹向大转子前方所致，多见于臀肌挛缩症。

4. "二郎腿"征 受检者坐位，正常情况下一侧膝关节可交叉放在另一侧膝关节上，这种姿势被称为"二郎腿"。如果一侧膝关节不能交叉放在另一侧膝关节上，即称此征阳性。多见于髂胫束挛缩和臀肌挛缩症。

5. 双膝交叉试验 受检者仰卧，双髋、双膝关节中立位。正常时双下肢可内收至双小腿交叉，双膝关节重叠，当双小腿不能内收至相互交叉即为阳性。多见于臀肌挛缩症。

6. 并膝下蹲试验 受检者双足和双膝并拢站立，屈膝下蹲，正常时可屈膝150°达到完全下蹲，小腿后侧能触及大腿后侧；而臀肌挛缩症患者并膝时不能下蹲，只能屈膝45°～100°不等，而在双膝分开后方可完全下蹲，此即阳性。多见于臀肌挛缩症。

（十四）屈髋试验（Fajerztain 征）

坐骨神经痛时，屈小腿后仍可屈髋，但伸直小腿则不能屈髋，患侧小腿伸直时，屈曲健侧髋关节也可引起患侧疼痛。

二、膝关节检查

（一）膝关节畸形

1. 膝反屈 正常膝关节可过伸5°～10°，如超过此限度即为膝反屈。多见于先天性畸形和脊髓灰质炎后遗症。

2. 膝关节外翻 正常情况下，双髋双膝伸直，双膝关节内髁靠拢时，双侧内踝也相互接触。如果两侧内踝不能靠拢，即出现了踝间距，称膝关节外翻，简称膝外翻。

3. "X"形腿 如果双侧膝关节均出现了膝外翻，则称为"X"形腿。

4. "K"形腿 如果单侧膝关节出现了膝外翻，则称为"K"形腿。

5. 膝关节内翻 正常情况下，双髋双膝伸直，双侧内踝靠拢时，双膝关节内髁也相互接触。如果两膝关节内髁不能靠拢，即出现了膝间距称膝关节内翻，简称膝内翻。

6. "O"形腿 如果双侧膝关节均出现了膝内翻，则称为"O"形腿。

7. "D"形腿 如果单侧膝关节出现了膝内翻，则称为"D"形腿。

8. "S"形腿 此畸形多为"O"形腿未能得到及时治疗，畸形进一步加重演变而来。其胫骨多表现为"O"形腿，而股骨下段则表现为相反方向的"C"形腿，形成"S"形态，故称"S"形腿。

（二）膝关节专用检查

1. 股四头肌抗阻试验 患者仰卧或端坐，膝关节伸直，检查者将患侧髌骨向远侧推挤，让患者进行股四头肌收缩动作，如果出现剧痛则为此试验阳性，提示该侧髌骨患有髌骨软骨软化症。

2. 半蹲试验 患者屈膝90°呈半蹲位，然后将健侧下肢提起，如果患侧膝关节出现疼痛，不能继续维持半蹲位，则为此试验阳性。多为髌骨软骨软化症。

3. 半月板损伤的体征 如下所述。

（1）蹲走试验：让患者蹲下并行走，或左或右不断变换方向，如果因为疼痛不能充分屈曲膝关节，蹲走时出现响声及膝关节疼痛为阳性。多为半月板后角损伤。

（2）特林布尔-费歇尔（Trimbell-Fisher）试验：患者屈膝仰卧，检查者一手以拇指紧压于患侧膝关节间隙处触诊，另一手握住患侧小腿作内旋和外旋活动，若拇指触及活动性物体，且能在胫骨髁上滑动即为阳性，提示为半月板损伤。

（3）富歇（Fouche）试验：患者屈髋、屈膝仰卧，检查者一手握住患侧踝部转动小腿，如果出现疼痛为阳性，多为半月板损伤。向内旋转试验阳性时，多为内侧半月板损伤；向外旋转试验阳性时，多为外侧半月板损伤。

（4）凯洛格（Kellogg-Speed）征：是专门检查半月板前角损伤的一种方法。检查者一手握住患侧小腿对膝关节进行被动的伸直与屈曲活动，另一手拇指尖在内侧或外侧半月板的前角处触诊按压，如触及局限的压痛点，则多为内侧或外侧半月板前角损伤。

（5）回旋挤压（Mc Murray）征：患者仰卧，检查者一手按住完全屈曲的患侧膝关节进行触诊，另一手握住同侧踝关节，使足跟紧靠臀部，在将小腿极度外旋外展的同时，逐渐伸直膝关节，如出现弹响或疼痛即为阳性，多为内侧半月板破裂。在将小腿极度内旋内收的同时，逐渐伸直膝关节，如出现弹响或疼痛也为阳性，多为外侧半月板破裂。

（6）膝关节过伸试验：检查者一手握住小腿，一手按压髌骨使膝关节过伸，如果出现疼痛即为此征阳性。多为半月板前角损伤或关节游离体卡夹于关节内。

（7）膝关节过屈试验：患者仰卧，检查者一手握住患侧小腿，尽量使足跟紧靠臀部以尽量屈膝关节，如果出现疼痛即为此征阳性。多见于半月板后角损伤。

（8）研磨（Apley）试验：患者俯卧、屈膝90°。检查者一手握住患足，边用力向下加压，边转动足跟及小腿，使膝关节产生研磨，出现疼痛即为阳性，多见于半月板损伤。

（9）半月板重力试验：患侧卧位，臀部垫高，使下肢离开床面，让患者自己做膝关节的屈伸运动。这时由于肢体重力的作用，内侧关节间隙开大，外侧关节间隙缩小，如果出现疼痛或响声则为阳性，提示为盘状软骨。

（10）第1斯坦曼（Steinmann）征：在不同角度屈曲膝关节并向内或向外旋转小腿时，如果出现疼痛即为此征阳性，可根据疼痛部位确定半月板损伤部位。

（11）第2斯坦曼（Steinmann）征：在伸膝时，膝关节间隙前方有压痛，并随着膝关节的屈曲而压痛点向后移动，多提示有半月板前角损伤。

（12）特纳（Turner）征：由于内侧半月板损伤刺激隐神经的髌下支，在膝关节内下方产生皮肤感觉过敏区或痛觉减退。

（13）布拉加尔（Bragard）征：半屈膝时，膝关节间隙有压痛，旋转小腿时压痛加重。

（14）查克林（Caklin）征：伸膝关节收缩股四头肌时，可见股内侧肌萎缩及肌肉松弛，多见于半月板损伤后，患肢跛行导致的股四头肌萎缩。

4. 膝关节韧带损伤的体征 如下所述。

（1）抽屉试验：端坐或仰卧，屈膝90°。检查者双手握住小腿上段，将其向后推压，如果胫骨能向后推动则为此试验阳性，多为后交叉韧带断裂；再将小腿上段向前牵拉，如果胫骨能向前拉动也为此试验阳性，多为前交叉韧带断裂。

（2）拉赫曼（Lachman）试验：仰卧位，屈膝20°~30°。检查者一手握住股骨下端，另一手握住胫骨上端作方向相反的前后推动，如果前交叉韧带有缺陷可出现胫骨过度地向前异常活动（注意与健侧对比），正常的髌韧带向下凹陷的形态消失而变成向前突出。胫骨前移可分为三度，Ⅰ度前移＜5mm、Ⅱ度移动5~10mm、Ⅲ度移动＞10mm。

（3）侧方应力试验：先将膝关节完全伸直位，然后屈曲至30°位，分别做膝关节的被动外翻和内翻检查，与健侧对比。如超出正常外翻或内翻范围，则为阳性。外翻应力试验阳性者为内侧直向不稳定，反之则为外侧直向不稳定。

（4）膝内侧副韧带牵拉试验：膝关节伸直位。检查者一手置于膝关节外侧，将膝关节向内侧推压，一手握住同侧下肢踝关节向外侧牵拉，如果膝关节内侧疼痛，则为此征阳性，提示有膝内侧副韧带损伤。

（5）膝外侧副韧带牵拉试验：膝关节伸直位。检查者一手置于膝关节内侧，将膝关节向外侧推压，一手握住同侧下肢踝关节向内侧牵拉，如果膝关节外侧疼痛，则为此征阳性，提示有膝外侧副韧带损伤。当膝外侧半月板损伤时多并发膝外侧副韧带损伤，应进行此项检查予以证实。

（6）轴移试验：仰卧，膝关节伸直位。检查者一手握住患侧足部轻微内旋，另一手置于患侧膝关节外侧，使膝关节在轻度外翻力作用下逐渐屈曲，若在屈曲大约30°时，出现胫骨的突然向后移位，胫骨由向前的半脱位状态突然复位则为阳性，常提示前交叉韧带损伤。

（7）旋转试验：将膝关节分别置于90°、45°和0°位，作内、外旋活动并与健侧对比。如果一侧旋转范围增加，并非旋转不稳定，则表明韧带的断裂或松弛。

（8）伸膝试验（Pisani 征）：如膝关节间隙前部的包块在伸膝时消失，多为半月板囊肿。

（9）浮髌试验：端坐或仰卧位，膝关节伸直位。检查者一手按压在髌骨近侧的髌上囊上，将髌上囊中的液体挤压至关节腔内；另一手的示指和中指将髌骨快速下压，如果感到髌骨碰击股骨髁，即浮髌试验阳性，提示膝关节内至少有50mL的积液或积血。

（10）斯氏（Strunsky's）征：检查者一手握住患侧小腿，一手握住患足并突然将其弯曲，正常情况下无疼痛。如果足前弓有炎症或损伤，则引起剧烈疼痛，为此征阳性。

（11）普拉特（Pratt）征：肢体在挫伤或挤压伤后，受伤肌肉将出现坏疽时，其最初表现为局部的肌肉变为僵直，即为 Pratt 征阳性。

（12）西蒙兹、汤普森（Simmonds、Thompsons）试验：俯卧，双足下垂于检查床缘。挤压腓肠肌，正常情况下足可跖屈，如不能跖屈则多为跟腱断裂。

（13）奥布来达（O'Brien）试验：将一针头自跟腱处皮肤插入跟腱内，将足跖屈，正常情况下针头与跟腱移动方向相反，如果针头与跟腱移动方向一致，多为跟腱断裂。

（14）福尔克曼（Volkmann）：指一种先天性胫距关节（踝关节）脱位畸形。

（15）基恩（Keen）征：腓骨 Pott 骨折时，踝部直径变粗大，即为此征阳性。

（16）特劳特（Traut）征：患风湿性疾病的闭经期妇女，其胫骨下1/3前面有压痛者为此征阳性。在月经正常妇女以及月经不调的非闭经妇女，无此表现。

三、踝关节检查

1. 平底足　正常人站立时，足内侧呈弓形，也即足的内侧纵弓下方可插入一个手指，轻度平底足则足弓下降，手指不能插入，但足弓尚未着地。较重的平底足则足内缘着地，舟状骨明显向内隆起甚至接触地面，足呈外翻和外展姿态，跟腱向外偏斜。平底足的特点是足的纵弓低平或消失，足底扁平无弹性，有疼痛症状者称之为平足症，检查其鞋底则内侧磨损较多。柔软性的平底足在不负重的情况下足弓外观和弓部的各方向活动均正常，但站立时足弓即塌陷；痉挛性平底足则活动受限，不负重的情况下也有明显畸形，应检查腓骨肌有无痉挛及拍摄足部 X 线片以了解有无跟距和跟舟骨桥。

2. 马蹄足　站立时仅以前足掌着地，后跟高高抬起不能落地，跟腱有明显挛缩畸形。

3. 钩状足　多见于胫神经麻痹、腓肠肌瘫痪、跟腱松弛、足不能跖屈及内翻力弱等，足前部仰起背伸并外翻呈钩状畸形。

4. 内翻　站立或行走时，仅以足外侧或外侧足背负重，跟腱向内偏斜。马蹄足多与内翻足合并存在，并称为马蹄内翻足。

5. 外翻　畸形与内翻足相反，足内侧纵弓塌陷，足跟向外偏斜。

6. 仰趾足　站立时，负重以足跟为主，有时前足掌不着地，这一畸形多由腓肠肌及比目鱼肌瘫痪引起。

7. 高弓足　足弓较正常人高，前足下垂，但仅少数患者出现疼痛症状。

8. 蹋外翻　蹋趾向外侧偏斜＞25°，较重者位于第2、第3趾下面将二趾顶起。此时可并发第2、第3趾的锤状趾畸形。足横弓变宽低平，因而在足底掌部可产生胼胝。第1跖骨内翻，跖骨头明显向内侧突出，严重者可有骨赘和滑囊形成，摩擦发炎后则形成滑囊炎肿。一般正常人均有轻微的蹋趾外翻，但无任何症状。

9. 锤状趾　表现为跖趾关节背伸，近侧趾间关节屈曲，且在趾背常有胼胝形成，常见于第2趾。

（于　剑）

第四节　骨关节与神经损伤的特有体征

骨折、关节脱位及各种神经损伤有其特殊的体征。

1. 骨折的特有体征　如下所述。

（1）异常活动。

（2）骨擦音。

（3）许氏（Hueter's）征。

长骨骨折后，骨折处由纤维性组织连接，或骨折断片间有软组织嵌入，用听诊器检查骨传导，传导震动出现中断现象即为阳性。

2. 关节脱位的特有体征　如下所述。

（1）弹性固定。

（2）关节盂空虚。

3. 桡神经损伤的体征　如下所述。

（1）掌指关节不能伸直。

（2）拇指不能背伸和外展。

4. 尺神经损伤的体征　如下所述。

（1）爪形指畸形。

（2）拇指不能内收。

（3）第2～第5指不能外展和内收述。

（4）小鱼际肌萎缩。

5. 正中神经损伤体征　如下所述。

（1）第1～第3指间关节不能屈曲。

（2）拇指不能对掌。

（3）大鱼际肌萎缩。

6. 腓总神经损伤的体征　如下所述。

（1）足下垂畸形。

（2）足背感觉麻木。

（3）足不能背伸。

7. 胫神经损伤的体征　如下所述。

（1）足不能跖屈。

（2）足底感觉麻木。

（于　剑）

第三章

创伤骨科围术期管理

第一节 手术部位感染及预防

一、概况

手术部位感染（surgical site infection, SSI）是手术后 30 天内发生在手术部位的感染，或者是植入物手术 1 年内发生的感染。SSI 是严重的手术并发症，在清洁手术中其总体发生率 3% ~ 6%，在不同类型的手术中发生率各有不同，约占所有住院患者医院感染的 14% ~ 16%。美国医院感染监督系统（NNIS）的报告指出：院内死亡的手术患者中，77% 与 SSI 有关，其中 93% 为累及手术器官及组织间隙的严重感染。SSI 也会增加患者的住院天数和治疗成本，与局限于切口的感染相比，累及器官或组织间隙的深部感染所增加的住院天数和住院费用会更多。骨科手术由于通常都有内植物，因此发生 SSI 后果相对更为严重，且治疗更加困难。

二、SSI 的分类

SSI 分为切口周围感染和器官/组织间隙感染。切口周围感染还可分为仅累及皮肤和皮下组织的感染（浅表切口 SSI）以及累及切口深层软组织的感染（深部切口 SSI）。器官/组织间隙感染是指术中切开或进行操作的解剖结构（如器官或组织间隙）的感染，不包括手术切开的浅层组织，约 70% 的 SSI 为仅涉及皮肤的浅表感染。

（一）表浅切口 SSI

表浅切口 SSI 指术后 30 天内发生的、仅涉及切口部位皮肤或皮下组织的感染，至少符合以下一条：

（1）表浅切口化脓性渗出，有或无实验室证据。

（2）从通过无菌技术自表浅切口获得的液体或组织培养物中分离出微生物。

（3）至少有以下一项感染的症状或体征：局部红、肿、热、痛，医师将切口开放。

（4）被外科医师或内科主治医师诊断为表浅切口 SSI。

缝线脓点及戳孔周围有分泌物不列为手术部位感染。

（二）深部切口 SSI

深部切口 SSI 指无植入物留置术后 30d 内发生的切口感染，或有植入物留置者 1 年内发生的切口感染，而且有迹象表明感染与手术有关，感染涉及切口部位深部软组织（如筋膜和肌肉层），至少符合以下一条：

（1）从深部切口而不是手术部位的器官/组织间隙结构流出化脓性渗出物。

（2）深部切口自发裂开或被外科医师有意开放，同时患者有至少以下一项症状或体征：发热（体温 >38℃），局部疼痛或肿胀（微生物培养阴性除外）。

（3）通过直接检查、术中病理组织学或放射学检查，发现涉及深部切口的脓肿或其他感染证据。

（4）被外科医师或内科主治医师诊断为深部切口 SSI。

同时涉及表浅和深部切口的感染应报告为深部切口 SSI，通过切口引流的器官/组织间隙 SSI 应报告为深部切口 SSI。

（三）器官/组织间隙 SSI

器官/组织间隙 SSI 是指无植入物留置术后 30 天发生的切口感染，或植入物留置者术后一年的切口感染，而且有迹象表明感染与手术有关。除了切口之外的任何解剖部位，只要是手术操作过或打开过，至少符合以下一条：

（1）化脓性渗出物自穿入器官/组织间隙的引流管引出。

（2）通过无菌技术从器官/组织间隙获取的液体或组织培养物中分离出微生物。

（3）通过直接检查、术中病理组织学或放射学检查，发现涉及器官/组织间隙的脓肿或其他感染证据。

（4）被外科医师或内科主治医师诊断为器官/组织间隙 SSI。

三、SSI 发病机制

致病微生物污染手术部位是引起 SSI 的最基本因素，以细菌最为常见。大多数 SSI 的病原体来源于患者皮肤、黏膜或空腔脏器中的内源性菌群。当切开皮肤或黏膜后，暴露的组织就有被内源性菌群污染的风险，这些细菌常为需氧的革兰阳性球菌（如葡萄球菌），如果切口靠近会阴或腹股沟，致病菌也可能包括粪便菌群（如厌氧菌和革兰阴性需氧菌）。从远处感染灶或菌群定殖病灶播散至手术部位的细菌也是 SSI 致病菌的一个重要来源，特别是当手术中植入假体或其他内植物后为细菌黏附提供了场所。致病菌的外部来源包括手术人员、手术室环境以及在手术期间进入无菌区域的全部器械和材料，外源性菌群主要为需氧菌，特别是革兰阳性球菌。根据 NNIS 系统的报道，最近 10 年内从 SSI 中培养出的病原体分布无明显变化，金黄色葡萄球菌、肠球菌以及大肠埃希菌仍是最常见的病原体。越来越多的 SSI 由耐甲氧西林的金黄色葡萄球菌（MRSA）、白色念珠菌等耐药病原体造成。真菌、耐药病原体引起的 SSI 比例增加，可能与病重患者和免疫缺陷手术患者数量的增加以及广泛使用广谱抗生素有关。

SSI 的发生与致病微生物的数量和毒力有关。通常情况下机体的天然屏障与免疫功能能够阻挡病原体入侵，外科手术时由于机体的天然屏障被破坏，同时因为手术创伤使免疫功能受到一定影响，从而导致 SSI 发生。致病微生物的危害包括侵袭力和毒素。前者包括荚膜、黏附素和侵袭性物质等，主要涉及菌体的表面结构和释放的胞外蛋白和酶类，是抵抗和突破宿主防御功能，使细菌迅速繁殖的基础。细菌毒素是细菌在黏附、定殖及生长繁殖过程中合成并释放的多种对宿主细胞结构和功能有损害作用的毒性物质，根据其来源、性质和作用可分为内毒素和外毒素。许多革兰阴性细菌可以产生内毒素，内毒素能够刺激细胞因子的生成，导致全身炎症反应综合征，甚至造成多器官功能障碍。现代科学中，导致多器官功能衰竭最常见的原因就是腹腔内感染。某些梭状芽孢杆菌和链球菌株产生强烈的内毒素，可以破坏细胞膜或改变细胞代谢。外毒素是指某些病原菌生长繁殖过程中分泌到菌体外的一种代谢产物，为次级代谢产物，其主要成分为可溶性蛋白质，许多革兰阳性菌及部分革兰阴性菌等均能产生外毒素。外毒素不耐热、不稳定、抗原性强，可刺激机体产生抗毒素，可中和外毒素，用作治疗。多种微生物，包括凝固酶阴性的葡萄球菌等革兰阴性细菌，可以产生多糖-蛋白质复合物以及与之有关的黏液成分，这些物质可以保护细菌不被巨噬细胞吞噬，抑制抗生素与细胞结合或穿透细胞。一些细菌的表面成分主要为多聚糖，可以抑制细胞的吞噬作用，而吞噬作用正是体内细胞对细菌污染最重要的早期宿主反应。

四、SSI 发生的危险因素

如图 3-1 所示，影响 SSI 发生的危险因素包括患者自身因素和医源性因素两个方面。患者自身因素包括是否存在远处感染灶、营养状况和免疫状态。医源性因素包括手术室环境、术前皮肤准备、外科手消毒、手术衣及手术铺巾类型、手术薄膜的使用、手术技术、术中体温等。

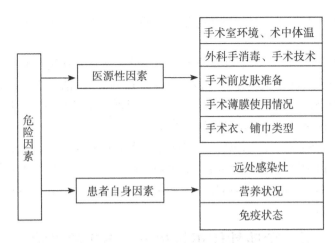

图 3 - 1　SSI 发生的危险因素

皮肤及口腔溃疡、呼吸、泌尿生殖系统感染等远处感染灶可经血行播散至手术切口，增加 SSI 发生的危险。

患者的营养状况和免疫状态是非常重要的，如果患者营养不良或是免疫功能不全，不能对感染产生积极的反应，SSI 发生的概率将会大大增加。营养不良会影响中性粒细胞的趋化性和杀菌作用，抑制炎性细胞向病灶转移，抑制血浆的补体成分，减少对细菌的清除率。为了对抗感染，机体必须产生炎症反应和免疫应答，如果以上功能不全，可使机体受到一些特定条件致病菌的感染。糖尿病、肥胖和长期使用免疫抑制剂都会对患者机体营养状况和免疫功能产生影响，从而增加 SSI 发生的可能。

在骨科手术中，来自患者皮肤的细菌是引起 SSI 的主要原因，以金黄色葡萄球菌最为常见。术前对患者进行充分的皮肤准备能将 SSI 的风险降到最低点。术前沐浴可以去除皮肤上的污垢和暂住菌，减少常驻菌的数量并抑制其再生。研究显示，相对于肥皂和聚维酮碘，术前使用氯己定沐浴术后切口感染率最低。手术前是否需要备皮始终存在争议，一种观点认为毛囊是微生物的良好寄生环境，术前备皮能降低 SSI 的风险，更有利于消毒液发挥灭菌的作用。另一种观点认为，皮肤本身具有特定的防御功能，备皮可能破坏这一防御系统。研究显示，术前刮除毛发者 SSI 发生率为 5.6%，而用脱发剂或未刮除毛发者 SSI 发生率仅为 0.6%。刮除毛发导致的 SSI 发生危险性增高可能与皮肤微切口有关。备皮过程可造成皮肤微小切口，从而增加 SSI 发生率。术前即刻刮除毛发者 SSI 发生危险较术前 24 小时刮除毛发者低，如果术前超过 24 小时刮除毛发，则发生 SSI 的危险将超过 20%。虽然应用脱发剂的 SSI 发生危险性低于刮除或剪除毛发，但是脱发剂有时会造成皮肤过敏。

手术室空气中的细菌污染是发生 SSI 的一个重要原因，这些细菌通常为革兰阳性菌，几乎全部来自于手术室中的人员。在普通的手术室中每立方英尺空气中可含 10～15 个细菌，使用空气层流系统后经空气传播的细菌至少可以减少 80%，若使用隔离系统，细菌的减少将更明显。

医护人员的外科手消毒、手术衣及手术铺巾类型、手术薄膜的使用也会对 SSI 产生影响。理论上，刷手使用的理想消毒剂应具有广谱抗菌活性，起效快速并具有持久的抗菌作用。聚维酮碘和氯己定是目前许多美国手术组成员的首选消毒剂，而一些欧洲国家认为酒精是术前刷手的"金标准"。研究显示将 7.5% 聚维酮碘、4% 氯己定与酒精洗泰（60% 的异丙醇和溶于 70% 异丙醇的 0.5% 的氯己定混合溶液）相比，酒精氯己定的残留抗菌活性更强，但是酒精对手部的刺激相对较大。目前大多数评估刷手消毒剂的研究仅关注测定手部细菌数量，尚无评估刷手消毒剂对发生 SSI 危险性影响的研究。除选择消毒剂之外，刷手方法、刷手时间、手部污染情况以及干燥方法和戴手套的方法都会对刷手有效性产生影响。最近的研究显示，刷手超过 2 分钟和以前认为的 10 分钟刷手方法对细菌总数的降低效果相同，但刷手的最佳时间尚无定论。

手术衣和手术铺巾的类型对 SSI 也有影响，目前国内以棉布类使用较多，但是研究显示，骨科手术后一半的手术衣外层是带菌的，使用一次性手术衣物术后发生 SSI 的概率明显低于棉布系统。手术薄膜常被用来封闭手术区域，但是常规使用不含碘的普通薄膜会增加 SSI 的风险，如要使用手术薄膜应使用含碘的手术薄膜，除非患者对碘过敏，如果切缘处的薄膜发生了起边，其术后感染率是不起边者的 6 倍以上。

手术技术是影响 SSI 发生率的另一个重要原因。优秀的手术技术在进行有效止血的同时可以保护组织的血液供应，尽可能减少失活组织和异物（包括缝线、焦痂等），消灭手术部位的无效腔。拙劣的手术技术则会产生相反的结果，导致不必要组织的破坏，同时增加手术时间，延长切口的敞开时间，为致病微生物进入手术切口提供条件，最终增加 SSI 的发生率。

术中患者的体温也会影响 SSI 的发生率。术中低体温指中心体温低于 36℃，可造成血管收缩、降低伤口氧含量、影响吞噬性白细胞的功能，同时影响包括血凝、血液黏滞度和血细胞容积等系统中的分子相互作用和细胞功能，而术中保温则可以增加组织的血流和含氧量。研究显示：术中保温患者的 SSI 风险明显低于术中低体温的患者。

五、预防性使用抗生素对 SSI 的影响

围术期预防性应用抗生素（AMP）指的是术前开始短程应用抗生素。AMP 的目的不是对组织进行杀菌，而是为了减少术中可能出现的细菌污染给患者带来的感染危险。静脉应用抗生素是现代外科临床最常用的 AMP 给药途径。要使 AMP 达到最大效果，必须遵循以下四个原则：对临床试验已经证实 AMP 可降低 SSI 发生率的手术，以及切口或器官/组织间隙发生 SSI 危险性很高的手术应使用 AMP 药物。应用的 AMP 药物应该为安全、廉价且其体外抗菌谱应包括大部分术中可能污染的细菌。计算首次给药时间，使得皮肤切开时血浆和组织中的药物浓度最高，在整个手术过程中保持血浆和组织中的抗生素达到治疗浓度，直到闭合切口后 1 小时。因为所有手术切口中都会存在凝血，所以除了组织中的抗生素浓度应达到治疗水平外，抗生素的血浆浓度也很重要。

头孢菌素类抗生素是研究最全面的一种 AMP 药物。这类药物对多种革兰阳性和革兰阴性细菌都有效，同时还具有安全、药代动力学良好，价格便宜的优点。特别是头孢唑林被作为清洁手术的首选 AMP 药物而得到广泛应用。如果患者因为过敏而不能使用头孢菌素类抗生素，可以选用克林霉素预防革兰阳性细菌感染，选用氨曲南预防革兰阴性细菌感染，但应同时加用甲硝唑来对抗厌氧菌。氨基糖苷类抗生素很少作为首选的 AMP 用药，不管是单独使用还是联合应用。

对任何手术都不推荐常规应用万古霉素作为 AMP 用药，但是在某些情况下，万古霉素可以作为首选的 AMP 用药，比如 MRSA 的集中暴发，或由耐甲氧西林的凝固酶阴性葡萄球菌造成的切口 SSI。目前尚无预防性应用万古霉素的具体适应证。应用万古霉素需要考虑到病房内发生 MRSA 感染的频率、特定手术的 SSI 发生率、感染预防措施的依从性，必要时可向感染性疾病的专科医师咨询。有效的 SSI 监控项目必须具有可操作性，对 SSI 菌群进行及时、仔细地分离培养以确定致病菌并明确细菌对 AMP 药物的敏感性。

常用的 AMP 药物（如头孢菌素类抗生素）的抗菌活性都具有时间依赖性。这类药物通常在体内药物浓度持续超过对某种病原体的最低杀菌浓度时才能获得最大效果。如果手术时间超过药物可维持的有效作用时间，则应再次给予 AMP 药物。显然，紧急应用 AMP 药物是不合理的，因为这样会造成在手术开始时组织和血浆中都没有达到最佳的药物浓度。

六、SSI 的预防措施

在认识到 SSI 发生的危险因素之后，最有效的措施是预防，感染的预防要比治疗容易得多，预防措施必须贯穿围术期的各个阶段。研究显示，SSI 的病原体主要来自患者和医护人员，分别占 50% 和 35%，因此做好这两方面的工作是至关重要的。

（一）术前患者的准备

在择期和限期手术前，应确认患者是否有远隔部位的感染灶，并进行必要的处理，直至感染消退；术前不常规刮除毛发，在切口周围影响手术操作的，需在手术开始前使用电动推刀去除；调整患者的营养状态及免疫功能，对于营养不良者应进行营养支持；严格控制血糖水平，尤其避免术前高血糖；鼓励

患者停止吸烟；在保证充分的术前准备的情况下尽量缩短术前住院等待时间；手术前一天晚上使用抗菌剂淋浴或洗澡；皮肤消毒准备前，彻底清洗手术部位及周围区域，去除明显污物。

（二）手术成员的准备

手术组成员应保持短指甲，刷手之前清除甲下污垢，摘除手臂上佩戴的饰物；术前使用适当的消毒剂刷手至少 2~5 分钟；刷手范围从手到前臂直至肘上，刷手后保持双手朝上并离开身体（肘部弯曲），以使水从指尖流向肘部，用无菌毛巾擦干双手，然后穿戴无菌手术衣和手套。当手术即将开始，或正在进行中，或无菌器械处于暴露状态，进入手术室时应戴口罩，口罩要完全盖住嘴巴和鼻子，手术过程中禁止摘下，进入手术室时，戴上手术帽以遮住全部头发，不要通过穿鞋套来预防 SSI。

（三）手术室环境的控制

保持每小时至少 15 次的空气交换，其中至少 3 次必须是新鲜空气。尽可能过滤所有空气，不论是循环的还是新鲜的。使用按照美国建筑师学会制订的标准制造的合适的过滤器，空气入口设在天花板，而出口接近地面。保持手术间的门处于关闭状态，除非有设备、工作人员和患者进出。矫形外科植入物手术应考虑在室内空气经过严格净化的手术间进行，仅限必要的人员进入手术室，严格控制室内人员数量。当术中有明显污物混合血液或其他体液污染房间表面或器械设备时，在下一台手术之前，使用经EPA 核准的医院用消毒剂，以及水冲洗和真空吸尘器打扫手术室地面。

（四）手术器械消毒

按照公认的准则对所有手术器械进行消毒。快速消毒仅在器械需要立即使用时才可采用（如重新消毒不小心掉落的器械），不要因为图方便或不愿额外购买器械、节省时间而使用快速消毒。组装好的设备或配置好的溶液应立即使用，避免放置时间过长。使用在潮湿时也能起屏障作用的手术衣和无菌巾（例如，能抵抗液体浸透作用的材料），更换明显沾污、污染、被血液或其他潜在感染性物质浸透的手术衣和巾单。对于有条件的医院尽量采用一次性手术衣和铺巾系统。

（五）术前预防性应用抗生素

仅在有指征时才预防性使用抗菌药物，并且依据某种手术发生 SSI 最常见的致病菌及其敏感抗生素和公认的原则来选用抗菌药物。每个医院都应制定出简单、实用、有效的 AMP 给药程序和监控机制。骨科手术使用 AMP 的明确适应证为：①四肢、脊柱有内植物的初次手术；②骨科骶尾部手术；③关节翻修、内固定失效翻修等的再次手术；④新鲜开放性创伤手术：手术进入急性炎症但未化脓区域；⑤无菌技术有明显缺陷的患者。

AMP 应短程使用，一般不超过术后 24h，特殊情况可以延长到 48 小时。抗生素应在切开皮肤（黏膜）前 30 分钟经静脉给药，30 分钟内滴完，以保证在发生细菌污染之前血清及组织中的药物已达到有效浓度（＞MIC 90）。维持血浆和组织中的药物有效浓度必须覆盖手术全过程，常用的头孢菌素血清半衰期为 1~2 小时，因此，如手术延长到 3 小时以上，或失血量超过 1 500mL，应补充一个剂量，必要时还可用第三次。不要常规使用万古霉素作为预防性用药。

（六）手术技术

应该不断提高手术技术，在处理组织时，操作要轻柔，保持有效的止血，减少失活组织和异物到最低程度，消灭手术部位的无效腔，如果术者认为手术部位已遭受严重污染，可通过延期缝合或开放切口使之达到二期愈合。如果有必要进行引流，可使用闭式引流，引流管应从远离手术切口的部位穿出，病情允许时尽早拔除引流管。术后使用无菌敷料覆盖保护一期缝合的切口 24~48 小时，在更换敷料以及接触手术部位前后都要洗手。切口敷料需要更换时，应遵循无菌技术。

预防手术部位感染需要医护人员及患者的共同配合，在严格实施 SSI 感染监控制度的同时对患者及家属应进行宣教，告知合理的切口护理方法、SSI 的症状以及把这些症状报告给医师的必要性，同时建议患者出院 30 天左右复查，以了解出院后有无 SSI 发生。

（于 剑）

第二节　骨创伤围术期深静脉血栓的预防

深静脉血栓形成（deep venous thrombosis，DVT）是血液在深静脉内不正常凝结引起的病症，多发生于下肢，可分为下肢近端和远端 DVT，前者位于腘静脉或以上部位，后者位于腘静脉以下。血栓脱落可引起肺栓塞（pulmonary embolism，PE），统称为静脉血栓栓塞症（venous thromboembolism，VTE）。DVT 是骨创伤围术期常见的一种并发症，后果主要是肺栓塞和 DVT 后综合征，严重者明显影响生活质量，甚至导致死亡。

一、骨创伤围术期深静脉血栓的形成原因

DVT 的主要原因是静脉壁损伤、血流缓慢和血液高凝状态。骨折患者长期卧床，下肢制动，静脉血回流减慢，同时创伤后血液处于高凝状态，容易发生血栓；骨科大手术术中应用止血带、术中挤压损伤、静脉插管等均可造成静脉损伤。临床上多见于人工髋关节置换术、人工膝关节置换术和髋部周围骨折术后。

二、骨创伤围术期 DVT 的临床表现、辅助检查及诊断

（一）症状

患肢肿胀、疼痛，活动后加重，抬高患肢可好转。偶有发热、心率加快。部分患者可以无任何临床不适表现。

（二）体征

血栓远端肢体或全肢体肿胀是主要特点，皮肤多正常或轻度瘀血，重症可呈青紫色，皮温降低。如影响动脉，可出现远端动脉搏动减弱或消失。血栓发生在小腿肌肉静脉丛时，可出现血栓部位压痛（Homans 征和 Neuhofs 征阳性）。

Homans 征：患肢伸直，踝关节背屈时，由于腓肠肌和比目鱼肌被动牵拉而刺激小腿肌肉内病变的静脉，引起小腿肌肉深部疼痛，为阳性。

Neuhofs 征（即腓肠肌压迫试验）：刺激小腿肌肉内病变的静脉，引起小腿肌肉深部疼痛，为阳性。

后期血栓机化，常遗留静脉功能不全，出现浅静脉曲张、色素沉着、溃疡、肿胀等，称为 DVT 后综合征（post – thrombosis syndrome，PTS）。

血栓脱落可引起肺动脉栓塞，从而出现肺动脉栓塞的一系列临床表现。

（三）DVT 的辅助检查

1. 血浆 D – 二聚体测定　急性 DVT，D – 二聚体大于 500μg/L 有重要参考价值。由于术后短期内患者 D – 二聚体几乎都增高，因此对于 DVT 的诊断或者鉴别诊断价值不大，但可用于术前 DVT 高危患者的筛查。该检查对 80 岁以上的高龄患者特异性较低，不宜用于这些人群。

2. 彩色多普勒超声探查　其敏感性、准确性均较高，为无创检查，适用于对患者的筛选、监测。仔细的非介入性血管超声可以使敏感性保持在 93% ~97%，特异性保持在 94% ~99%。

3. 放射性核素血管扫描检查　利用核素在下肢深静脉血流或血块中浓度增加，通过扫描而显像，对 DVT 诊断是有价值的无创检查。

4. 螺旋 CT 静脉造影　是较可靠的 DVT 诊断方法，可同时检查腹部、盆腔和下肢深静脉情况。

5. 静脉造影　是 DV 诊断的比较可靠的检查方法，一般认为静脉造影是诊断 DVT 的"金标准"。

（四）骨创伤围术期 DVT 的诊断

结合病史、临床表现及辅助检查，骨创伤围术期 DVT 的诊断并不困难。

三、骨创伤围术期 DVT 的预防措施

因有些 DVT 患者没有明显的临床表现，所以临床上 DVT 的实际发生率远高于文献报道的发生率。鉴于 DVT 有发生肺动脉栓塞的危险，而目前临床上尚不能根据 DVT 的临床、遗传、生化、免疫等预测特征确定高危病例，亦不能根据个体危险因素对患者进行分层次预防，因此现阶段应对所有骨创伤围术期患者进行积极预防。

（一）基本预防措施

（1）在四肢或盆腔邻近静脉周围的操作应轻巧、精细，避免静脉内膜损伤，规范使用止血带。

（2）术后抬高患肢时，不要在腘窝或小腿下单独垫枕，以免影响小腿深静脉回流。

（3）常规进行静脉血栓知识宣教，鼓励患者勤翻身、早期功能锻炼、下床活动。鼓励做深呼吸及咳嗽运动，达到扩张肺部，避免肺部血栓形成的目的。

（4）建议患者改善生活方式，如戒烟、戒酒、控制血糖及控制血脂等。

（5）术中和术后适度补液，避免脱水而增加血液黏度。

（二）机械预防措施

利用机械性原理促使下肢静脉血流回流加速，预防术后下肢 DVT 的发生，如使用足底静脉泵、间歇充气加压装置及逐级加压弹性袜等。

但在临床试验中，抗凝药物的疗效优于非药物预防措施，因此这些方法只用于并发凝血异常疾病、有高危出血因素的患者，或与抗凝药物联合应用以提高疗效。

以下情况禁用物理预防措施：①充血性心力衰竭，肺水肿或腿部严重水肿；②下肢深静脉血栓症、血栓性静脉炎或肺栓塞；③间歇充气加压装置和梯度压力弹力袜不适用于腿部局部情况异常（如皮炎、坏疽、近期接受皮肤移植手术）、下肢血管严重的动脉硬化或其他缺血性血管病、腿部严重畸形。

（三）骨创伤围术期 DVT 的具体药物预防措施

骨创伤围术期 DVT 的药物预防包括降低血液黏稠度、减少血小板的凝聚和抗凝等，抗凝治疗是围术期 DVT 预防的主要措施。临床实践证明合适的使用抗凝药物可有效降低 DVT 的发生率，但对有出血倾向者或剂量使用不当，则可引起出血等并发症，应特别注意。下面的具体药物预防方法可供参考。

1. 伤后 12 小时内开始手术者

（1）低分子肝素：术后 12 ~ 24 小时（硬膜外腔导管拔除后 2 ~ 4 小时）皮下给予常规剂量低分子肝素；或术后 4 ~ 6 小时给予常规剂量的一半，次日恢复至常规剂量。

（2）磺达肝癸钠：一种新型高选择性 Xa 因子抑制剂。因其疗效肯定，价格较低，ACCP 抗栓指南推荐为常规抗栓药物。术后 6 ~ 24 小时皮下注射 2.5mg 磺达肝癸钠。

（3）维生素 K 拮抗剂：常用的为华法林，为间接抗凝药，半衰期长，5 ~ 7 天疗效方可稳定。术前或术后当晚开始应用，一般成人常用剂量：10mg/d 口服。因不同患者对此药反应不一，用药一定要注意个体化。要监测凝血因子时间调整用药剂量，一般维持 INR 在 2.0 ~ 2.5，勿超过 3.0。

2. 延迟手术　自入院之日开始到手术期间应用低分子肝素预防血栓。术前 12 小时停用低分子肝素。磺达肝癸钠半衰期长，不建议术前使用。若术前已用药物抗凝，手术应尽量避免硬膜外麻醉。术后预防用药同伤后 12 小时内开始手术者。

新型口服抗凝药利伐沙班，除可抑制呈游离状态的 Xa 因子，还可以制成结合状态的 Xa 因子，在髋、膝关节置换手术预防 DVT 临床观察中效果较好但在髋部骨折手术用利伐沙班治疗，尚未进行循证医学的研究。

对有高出血风险的髋部周围骨折患者，推荐单独采取足底静脉泵或间歇充气加压装置物理预防，当高出血风险下降时再采用与药物联合预防。

药物预防措施的禁忌证：

（1）绝对禁忌证：近期有活动性出血及凝血障碍；骨筋膜间室综合征；严重头颅外伤或急性脊髓

损伤；血小板低于 $20 \times 10^9/L$；肝素诱发血小板减少症者，禁用肝素和低分子肝素；孕妇禁用华法林。

（2）相对禁忌证：既往颅内出血；既往胃肠道出血；急性颅内损害或肿物；血小板减少至（20~100）$\times 10^9/L$；类风湿视网膜病患者。

（四）预防深静脉血栓形成的开始时间和时限

（1）骨科大手术围术期深静脉血栓形成的高发期是术后 24 小时内，所以预防应尽早进行。但术后越早进行药物预防，发生出血的风险也越高。因此，确定深静脉血栓形成的药物预防开始时间应当慎重权衡风险与收益。

（2）骨科大手术后凝血过程持续激活可达 4 周，术后深静脉血栓形成的危险性可持续 3 个月。与人工全膝关节置换术相比，人工全髋关节置换术后所需的抗凝预防时限更长。对施行全髋关节、全膝关节置换及髋部周围骨折手术患者，推荐药物预防时间最短 10 天，可延长至 35 天。

四、注意事项

（1）采取各种预防及治疗措施前，应参阅药物及医疗器械制造商提供的使用指南或产品说明。

（2）对 DVT 高危患者应采用基本预防、机械预防和药物预防联合应用的综合措施。有高出血危险的患者应慎用药物预防措施，以机械预防措施为主，辅以基本预防措施。

（3）不建议单独采用阿司匹林预防 DVT。

（4）决定低分子量肝素、维生素 K 拮抗剂、磺达肝癸钠、利伐沙班等药物剂量时，应考虑患者的肝、肾功能和血小板计数的情况。

（5）应用抗凝药物后，应严密观察药物不良反应。如出现严重出血倾向，应根据具体情况做相应的检查，或请血液科等相关科室会诊，及时处理。

（6）药物的联合应用会增加出血并发症的可能性，故不推荐联合用药。

（7）椎管周围血肿虽然少见，但其后果严重。因此，在行椎管内操作（如手术、穿刺等）后的短时间内，应注意小心使用或避免使用抗凝药物。应在用药前做穿刺或置管；在药物作用最小时（下次给药前 2 小时）拔管或拔针；拔管或拔针后 2 小时或更长时间再给低分子量肝素。

临床实践和循证医学研究证明，按上述建议使用后可有效降低术后 DVT 的发生率，但仍有发生深静脉血栓形成和肺动脉血栓栓塞症的可能性。一旦发生，应立即请有关科室会诊，及时诊断和治疗。

（于　剑）

第三节　骨创伤围术期疼痛管理

一、疼痛机制

伤害性刺激自外周组织经脊髓向脑的传递不是一个简单的过程，它包括转导（transduction）、传导（transmission）、调制（modulation）和知觉（perception）4 个不同的阶段。外周组织损伤通过外周敏感化和中枢敏感化机制来调节神经系统的反应性，外周敏感化和中枢敏感化可促使手术后痛觉过敏状态的形成。组织损伤使损伤细胞释放炎症介质，如 H^+、K^+、缓激肽、组胺、5-羟色胺（5-HT）、三磷腺苷（ATP）和一氧化氮（NO）等，花生四烯酸途径激活产生前列腺素（PG）和白三烯。免疫细胞进一步释放包括细胞因子（如白介素、干扰素、肿瘤坏死因子等）和生长因子（如神经生长因子）等介质，其中有的炎症介质直接激活外周伤害性感受器，并导致自发性疼痛；而其他的则通过炎性细胞的间接作用刺激另外的致痛物质的释放。这些炎症介质或物质作用于外周神经末梢，使高阈值伤害性感觉器初级感觉神经元的传导敏感性增加（外周敏感化）。在中枢敏感化的形成中 N-甲基-D-天（门）冬氨酸（N methyl D aspartate，NMDA）受体和 NK1 受体占有重要地位。许多内源性介质如 PG、NO、阿片类、肾上腺素能激动剂亦影响脊髓神经元的兴奋性，PG 和 NO 使脊髓兴奋性增加，而肾上腺素能和阿片受体激动剂则通过 C 纤维神经递质释放突触前抑制和第二级神经元的突触后超极化而产生镇痛作用。总体来讲，疼痛的产生是一个多环节的、极其复杂的过程，单一的止痛机制不足以达到理想的镇痛。

二、疼痛的分类

1. 根据病理学机制　疼痛分为伤害感受性疼痛、神经病理性疼痛和包含两者的混合性疼痛。伤害感受性疼痛是指伤害感受器受到有害刺激引起的反应，比如通常的骨折、外伤等。神经病理性疼痛是指由于外周或者中枢神经系统损伤或疾病引起的疼痛，比如周围神经疾病、神经损伤等。

2. 根据疼痛持续的时间　可以分为急性疼痛和慢性疼痛。急性疼痛是指在短期内（3 个月以内）存在的疼痛；慢性疼痛是指持续存在 3 个月以上的疼痛。

3. 根据疼痛程度　疼痛分为轻微疼痛、轻度疼痛、中度疼痛、重度疼痛、激烈疼痛。

三、疼痛对机体的影响

（一）增加氧耗量

交感神经系统的兴奋增加全身氧耗，对缺血脏器有不良影响。

（二）对心血管功能的影响

心率增快、血管收缩、心脏负荷增加、心肌耗氧量增加，冠心病患者心肌缺血及心肌梗死的危险性增加。

（三）对呼吸功能的影响

手术损伤后伤害性感受器的激活能触发多条有害脊髓反射弧。使膈神经兴奋的脊髓反射性抑制。引起术后肺功能降低，疼痛导致呼吸浅快、呼吸辅助肌僵硬致通气量减少、无法有力地咳嗽，无法清除呼吸道分泌物。导致术后肺部并发症。

（四）对胃肠运动功能的影响

导致胃肠蠕动的减少和胃肠功能恢复的延迟。

（五）对泌尿系统功能的影响

尿道及膀胱肌运动力减弱，引起尿潴留。

（六）对骨骼肌肉系统的影响

肌肉张力增加，肌肉痉挛，限制机体活动并促进深静脉血栓形成。

（七）对神经内分泌系统的影响

神经内分泌应激反应增强。引发术后高凝状态和免疫抑制；交感神经兴奋导致儿茶酚胺和分解代谢性激素的分泌增加。合成代谢性激素分泌降低。

（八）对心理情绪的影响

可导致焦虑、恐惧、无助、忧郁、不满、过度敏感、挫折、沮丧；也可造成家属恐慌、手足无措，引发家庭危机。

（九）术后疼痛的长期不利影响

（1）术后疼痛控制不佳是发展为慢性疼痛的危险因素。

（2）术后长期疼痛（持续 1 年以上）是行为改变的风险因素。

四、骨创伤疼痛特点

骨创伤患者的疼痛，与其他疾病的患者既有类似的一面，也有不同的特点。表现为：

（一）疼痛普遍存在

绝大多数骨创伤患者以疼痛为主诉，因为外伤对机体的伤害几乎毫无例外地造成肢体的疼痛，无论是骨折、韧带损伤、神经损伤或关节损伤等。

（二）疼痛程度剧烈

大多数骨创伤患者的疼痛都在中度以上，甚至是重度疼痛。尤其在创伤的早期，如果没有制动等有效措施的干预，都会出现难以忍受的疼痛，严重影响其生活质量。

（三）疼痛变化较大

创伤伊始患者的疼痛往往特别剧烈，在有效措施的干预下，往往能在数天内得到缓解。疼痛的缓解与治疗的时效有着明显的关系。

（四）疼痛影响心理

患者受伤往往具有非常大的偶然性，没有一个心理逐渐适应的过程，突然造成的剧烈疼痛，会严重影响患者的心理变化，甚至影响患者对治疗、康复锻炼、甚至二次手术的态度。

（五）疼痛康复相互制约

骨创伤患者术后的康复锻炼是整个治疗过程的重要环节，良好的康复锻炼可以减轻以至消除疼痛，而疼痛未加处理会降低患者进行功能锻炼的依从性，结果康复锻炼不到位，使疼痛持续存在甚至加重，最终影响手术的治疗效果。

（六）术后疼痛雪上加霜

手术是对患者的二次打击，因为患者受伤时的疼痛经过制动和消肿治疗会有所缓解，如果接受手术治疗，就不可避免会出现疼痛的二次高峰。倘若与患者沟通不够或者术后镇痛效果不佳，容易让患者产生病情加重的错觉。

五、疼痛管理的目的

（1）解除及减轻患者疼痛。

（2）增强患者对手术的信心、减轻恐惧心理。

（3）允许早期康复训练。

（4）改善患者的睡眠、促进整体康复。

（5）提高患者生活质量。

（6）降低术后并发症。

（7）提高患者对手术效果的整体评价和满意度。

（8）提高患者对可能需要的再次手术的依从性。

六、骨创伤疼痛管理的目标

（1）最大程度的镇痛（术后即刻镇痛，无镇痛空白期；持续镇痛；避免或迅速制止突发性疼痛；防止转为慢性痛）。

（2）最小的不良反应（无难以耐受的不良反应）。

（3）最佳的躯体和心理功能（不但安静时无痛，还要达到运动时镇痛）。

（4）最好的生活质量和患者满意度。

七、术后疼痛管理误区

（一）错误认为术后疼痛是患者不可避免的经历

传统观念医患双方均认为，手术后出现中至重度疼痛是正常现象，术后疼痛不可避免；担心药物的毒性作用，不用镇痛药是最好的选择；疼痛在难以忍受的情况下，才予以镇痛处理；甚至漠视、容忍、忍耐。

（二）治疗上过度担心镇痛药不良反应

调查显示，护士更加过分高估成瘾的发生率，只有 26.7% 的护士在回答所有用阿片类药物缓解疼痛患者成瘾发生率的问题时正确选择了小于 1% 的答案，却有 40.1% 的护士担心 25% 以上的患者会成瘾，并且患者用药时间越长，护士越担心成瘾。

（三）错误认为疼痛评分应该由医务人员评分而非患者

疼痛是患者主观的不愉快的感觉和情绪上的感受，临床上护士往往忽视疼痛的主观性，认为疼痛强度应有临床医务人员来评估而不是患者，过低的评估患者的疼痛，甚至不相信患者的疼痛，护士自评直接影响了疼痛控制。

（四）错误认为疼痛管理是麻醉师、医师的职责

麻醉师在镇痛领域里有着丰富的经验和独特的技术如 PCA，但由于麻醉医师人员紧缺，其主要任务在于解决临床麻醉问题。术前、术后的疼痛管理由医师负责，医师主要关注的是手术及诊疗的技术，患者只有在疼痛剧烈时医师才给镇痛药，持续镇痛中断出现空白期是疼痛控制不佳的重要原因。

八、骨创伤疼痛管理的要点

（一）重视疼痛宣教（包括家属）

疼痛教育是有效疼痛控制和疼痛评估的前提与保障，目的是改变患者对疼痛错误的认知，让患者也关注自身的疼痛，主动参与到疼痛管理，只有医师、护士和患者三方共同参与疼痛管理，才能达到镇痛效果最大化。

（二）专业化疼痛管理团队，重视及突出护士的作用

国外的疼痛研究发生了两个转变，一是从疼痛控制转变为疼痛管理。二是疼痛管理专业的组成人员从以麻醉师为主体的模式转向为以护士为主体的模式。国外有医院实行以麻醉师为基础疼痛管理模式（Anes – thesiologis based），也只有少部分患者能受益于此疼痛管理模式。而 Rawal 和 Berggren 提出的以护士为基础、以麻醉医师为督导的急性疼痛服务体系（Nurse – based，Anesthesiologist – supervised APS）充分发挥护士的作用，被认为是目前最佳的术后疼痛管理模式。国内的研究也证实了护士在疼痛管理中的重要作用。护士可以连续地、细致的观察患者对疼痛的反应，从而使患者的疼痛得到及时的处理和客观评价，护士还能通过非药物疼痛治疗方法来配合镇痛药使用，达到最佳的镇痛效果和最小的不良反应。

（三）选择合适的疼痛评估

因为骨创伤的病情各不相同，患者个体差异比较大，要根据患者的具体情况选择容易理解的疼痛评估方法。

（四）积极主动治疗

（1）提倡超前镇痛：骨创伤术后疼痛一般都在中度甚至会达到重度疼痛，且疼痛发生迅速，所以要尽早地采取有效干预措施，即按时给药而非按需给药。

（2）根据手术医师及主管护士评估创伤的严重程度、手术时间的长短、手术范围大小、疼痛的经历等预先制订术前、术中及术后的镇痛方案，预先制订镇痛方案。

（五）多模式、个体化治疗

1. 多模式镇痛　方法包括 PCA 镇痛、口服药物镇痛、静脉药物镇痛、肌内注射药物镇痛。同时也推荐将作用机制不同的药物组合在一起，发挥镇痛的协同或者相加作用，降低单一用药的剂量和不良反应。

2. 个体化镇痛　不同患者对疼痛和镇痛药物的反应存在个体差异，原则是应用最小的剂量达到最佳的镇痛效果，往往需要跟踪进行疼痛评估，调整镇痛的手段和用药的种类和剂量。

九、疼痛管理流程

创伤患者疼痛可以是肢体损伤的直接结果，特别是骨折和关节脱位往往引发严重的疼痛，因此在处

理疼痛时首先要采取适当的措施整复关节脱位，减轻骨折移位的程度，减少移位的骨折端和脱位的关节对皮肤的刺激或压迫，同时适当制动伤肢，减轻或消除疼痛。然后按疼痛管理流程表进行管理（图 3－2）。

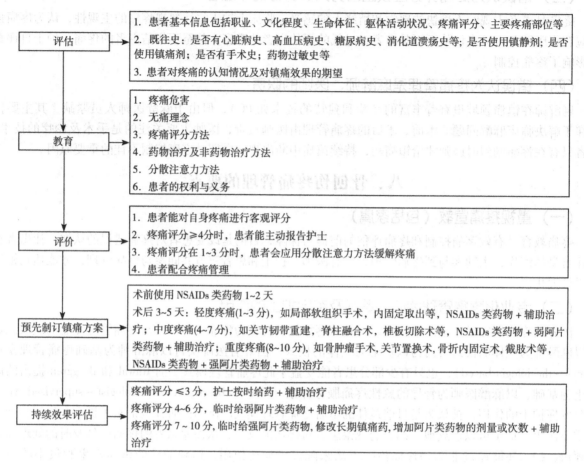

评估	1. 患者基本信息包括职业、文化程度、生命体征、躯体活动状况、疼痛评分、主要疼痛部位等 2. 既往史：是否有心脏病史、高血压病史、糖尿病史、消化道溃疡史等；是否使用镇静剂；是否使用镇痛剂；是否有手术史；药物过敏史等 3. 患者对疼痛的认知情况及对镇痛效果的期望
教育	1. 疼痛危害 2. 无痛理念 3. 疼痛评分方法 4. 药物治疗及非药物治疗方法 5. 分散注意力方法 6. 患者的权利与义务
评价	1. 患者能对自身疼痛进行客观评分 2. 疼痛评分≥4分时，患者能主动报告护士 3. 疼痛评分在1~3分时，患者会应用分散注意力方法缓解疼痛 4. 患者配合疼痛管理
预先制订镇痛方案	术前使用 NSAIDs 类药物 1~2 天 术后 3~5 天：轻度疼痛(1~3 分)，如局部软组织手术，内固定取出等，NSAIDs 类药物＋辅助治疗；中度疼痛(4~7 分)，如关节韧带重建，脊柱融合术，椎板切除术等，NSAIDs 类药物＋弱阿片类药物＋辅助治疗；重度疼痛(8~10 分)，如骨肿瘤手术，关节置换术，骨折内固定术，截肢术等，NSAIDs 类药物＋强阿片类药物＋辅助治疗
持续效果评估	疼痛评分 ≤3 分，护士按时给药＋辅助治疗 疼痛评分 4~6 分，临时给弱阿片类药物＋辅助治疗 疼痛评分 7~10 分，临时给强阿片类药物，修改长期镇痛药，增加阿片类药物的剂量或次数＋辅助治疗

图 3－2　疼痛管理流程表

十、疼痛评估

疼痛评估是有效疼痛管理的重要环节。疼痛是患者的主观感受，疼痛强度的评估没有客观的指标，主要依靠患者自己的评估。因此，护士需要教会患者疼痛评估，根据患者的情况选择适合的评估方法。注意不仅应该评估静息时的疼痛强度，还要评估运动时的疼痛强度，因为只有运动时疼痛明显减轻才更有利于患肢的功能锻炼和减少并发症。也要评估疼痛对睡眠的影响情况。

（一）单维度评估量表

1. 数字等级评定量表（numerical rating scale，NRS）　用 0～10 数字的刻度标示出不同程度的疼痛强度等级，"0"为无痛，"10"为最剧烈疼痛，1～3 为轻度疼痛（疼痛不影响睡眠），4～6 为中度疼痛，7 以上为重度疼痛（疼痛导致不能睡眠或从睡眠中痛醒）。大部分患者，甚至老年人都可以用这个量表，此方法在国际上也较为通用。

2. 直观模拟评分表（visual analogue scale，VAS）　在一条直线（约 10cm）的两端分别用文字注明"不痛"和"剧痛"，让患者根据自己的痛觉在线上标记出疼痛程度。刻度较为抽象，标记线时需要必要的感觉、运动及知觉能力，老年人的不成功应答率较高。因此 VAS 不适合于文化程度较低或认知损害者。

3. Wong - Banker 面部表情量表法（Wong - Banker faces scale）　该方法用 6 种面部表情从微笑至悲

伤至哭泣来表达疼痛程度。最适用于 3 岁及以上人群，没有特定的文化背景和性别要求，容易掌握，特别适老人、小儿、表达能力丧失者。

4. 言语描述疼痛量表（verbal rating scale，VRS） VRS 是最早应用于疼痛研究的量表。该量表是由 McGill 疼痛量表节选而成，其每个分级都有对疼痛程度的描述。0 表示无痛；1 表示轻度疼痛，可忍受，能正常生活睡眠；2 表示中度疼痛，适当影响睡眠，需用止痛药；3 表示重度疼痛，影响睡眠，需用麻醉止痛剂；4 表示疼痛剧烈，影响睡眠较重，并有其他症状；5 表示无法忍受，严重影响睡眠，并有其他症状。它容易被患者理解，但精确度不够，有时患者很难找出与自己的疼痛程度相对应的评分，从而不能满足疼痛管理和治疗随访的要求。

5. 五指评分法 即将手的五指作为疼痛评估强度的方法，大拇指为剧痛，示指为重度疼痛，中指为中度疼痛，无名指为轻度疼痛，小指为无痛。对文化程度较低者尤为适用，特别是文盲、老人、学龄前儿童，因其直观、简便、容易接受。另外听力、视力低下、各种咽喉口腔疾患致语言障碍或不易发音的患者也适用。

6. 疼痛尺 将视觉模拟量表（VAS）、数字疼痛量表（NRS）、描述疼痛量表（VRS）及 Wong - Banker 面部表情量表结合在一起，能弥补在实际应用中 VAS 和 VRS 量表的尺度难以掌握，描述抽象，个体理解随意性较大，护士给患者宣教比较困难，可能会造成评估结果不够准确，而 VRS 和 Wong - Banker 面部表情量表，患者较易理解，护士容易宣教，但其分度不够精确，有时患者找不到与自己的疼痛程度相对应的评分的不足，是一种较准确、易懂、使用方便的疼痛评估工具。

（二）多维度评估量表

疼痛体验是一种多方面的、复杂的、综合的主观感受，任何一个单维度的评估量表都不可能综合测量疼痛体验的各个方面。多维度评估量表能综合评估疼痛对患者生活的多个方面的影响（例如情绪、精神、日常活动、人际关系、睡眠质量等）。由于多维度评估工具需要更多的时间进行管理、完成、评分和解释，因此，它们最经常用于疼痛的研究。Melzaek 提出的简化的麦 - 吉疼痛问卷调查表（short - form of McGill pain questionnaire，SF - MPQ），该量表由 11 个感觉类和 4 个情感类对疼痛的描述词组成，每个描述词都让患者进行强度等级排序：0 - 无疼痛，1 - 轻度疼痛，2 - 中度疼痛，3 - 严重疼痛。SF - MPQ 对慢性疼痛、癌症痛以及各种疼痛治疗产生的临床变化都较敏感，是一种敏感，可靠的疼痛评价方法，已成为广泛使用的疼痛研究工具。

（三）疼痛评估的频率

（1）静息时疼痛评分 ≥7 分每天评估 6 次；手术后 3 天或疼痛评分 ≥4 分每天 4 次；连测 3 天达 4 分以下改每天一次。

（2）活动时疼痛评分每天评估一次。

（四）疼痛记录

目前国内没有统一的记录方法，多数采用疼痛记录单或传统的护理记录单用文字形式记录疼痛信息。优点是疼痛记录详细、全面，缺点是不能直观反映疼痛变化趋势；记录烦琐；未将疼痛与生命体征联系起来等。另一种则是在三测单上用曲线的形式记录疼痛强度。优点能简明、直观、动态了解患者疼痛强度及强度的变化趋势；方便护士记录及评估；方便医护人员查阅；缺点不能实时记录疼痛，只能反映疼痛的强度。

十一、药物治疗

（一）非甾体类抗炎药（nonsteroidal anti - inflammatory drugs，NSAID）

是一类具有解热、镇痛、抗炎、抗风湿作用的药物。主要作用机制是抑制环氧化酶（COX）和前列腺素类（PGs）的合成。对 COX - 1 和 COX - 2 作用的选择性是其发挥不同药理作用和引起不良反应的主要原因之一。原则上所有 NSAID 药物均可用于患者的术后轻、中度疼痛的镇痛，或在术前、手术结束后即刻使用作为多模式镇痛的组成部分。临床上用于术后镇痛的 NSAID 药物的剂量和作用时间

（表3-1、表3-2）。

表3-1 常用口服 NSAID 类药物

药物	每日最大剂量（mg）	每次剂量（mg）	次/天
缓释布洛芬	2 400～3 600	400～600	1～2
缓释双氯芬酸	70～150	25～50	1～2
美洛昔康	7.5～15	7.5～15	1
氯诺昔康	24	8	3
塞来昔布	200～400	100～200	1～2

表3-2 注射用 NSAIDs 类药物

注射液	剂量范围（mg）	起效时间（min）	维持时间（h）	用法和用量
氯诺昔康	8～24	20	3～6	iv：每次8mg，每天剂量不应超过24mg
酮洛酸	30～120	50	4～6	im/iv：开始每次30mg，以后15～30mg/6h，日子大量每天120mg，连续用药不超过2天
氯比洛芬酮	50～200	15	8	iv：每次50mg，3～4次/天，也可50mg首剂，100～150mg/d
帕瑞昔布	40～80	7～13	12	im/iv：首次剂量40mg，随后40mg/12h，连续用药不超过3天

1. 非选择性 COX 抑制药 抑制体内所有前列腺素物质生成。在抑制炎性前列腺素发挥解热镇痛抗炎效应的同时，也抑制了对生理功能有重要保护作用的前列腺素。可能导致血小板、消化道、肾脏和心血管不良反应，其他不良反应还包括过敏反应及肝脏损害等。非选择性 NSAID 药物导致血小板的可逆性改变，术前停药一次，血小板功能可恢复，但酮洛酸多次给药后有蓄积作用，仅术晨停药一次不足以恢复凝血功能。

2. 选择性 COX-2 抑制药 不影响血小板功能，消化道损害发生率低于非选择性 COX-2 抑制药，选择性 COX-2 抑制药影响肾功能，在脱水、血容量减低等肾前性或肾实质性损害患者可能导致肾功能衰竭。

3. COX-2 抑制药 均有"封顶"效应，故不应超量给药；此类药物的血浆蛋白结合率高，故不同时使用两种药物。COX-2 抑制药用于术后镇痛的主要指征：

（1）中小手术后镇痛。

（2）大手术与阿片类药物或曲马朵联合或多模式镇痛，有显著的阿片节俭作用。

（3）大手术后 PCA 停用后，残留痛的镇痛。

（4）术前给药，发挥术前抗炎和抑制超敏作用。

（二）曲马朵为中枢镇痛药

有片剂、胶囊和缓释剂等口服剂型和供肌内、静脉或皮下注射剂型，用于术后镇痛.等剂量曲马朵和哌替啶作用几乎相当。主要不良反应为恶心、呕吐、眩晕、嗜睡、出汗和口干。

（三）阿片类镇痛药又称麻醉性镇痛药

是治疗中、重度急、慢性疼痛的最常用药物。通过结合于外周及中枢神经系统（脊髓及脑）的阿片受体而发挥镇痛作用。阿片药物种类多样，根据镇痛强度的不同可分为强阿片药和弱阿片药。弱阿片药有可待因、双氢可待因、盐酸布桂嗪等，主要用于轻、中度急性疼痛镇痛。强阿片药包括吗啡、芬太尼、哌替啶、舒芬太尼和雷米芬太尼，主要用于术后重度疼痛治疗。阿片类药物镇痛作用强，无器官毒性，几无封顶效应，但也应遵循能达到最大镇痛和不产生严重不良反应的原则。围术期单独应用阿片类药物对运动痛疗效较差，不利于术后早期运动和恢复。阿片类药物常见不良反应恶心呕吐、呼吸抑制、耐受和身体依赖、镇静和认知功能障碍、体温下降等。

（四）局部麻醉药

局部麻醉药用于术后镇痛治疗主要通过椎管内用药、区域神经丛或外周神经干阻滞以及局部浸润等方法。局部麻醉药与阿片类药物联合应用，可增强镇痛作用并延长镇痛时间。临床上椎管内术后镇痛常合并使用局部麻醉药和阿片类药物，既发挥镇痛协同作用又可降低每种药物的毒性，而在区域神经丛、外周神经干及局部浸润时只使用局部麻醉药。常用于术后镇痛的局部麻醉药有：布比卡因、左旋布比卡因、罗哌卡因和氯普鲁卡因。罗哌卡因的显著特点是产生有效镇痛的药物浓度（0.062 5% ~ 0.15%）对运动神经阻滞作用相对较弱，"动感分离"现象较布比卡因更明显，且毒性低于布比卡因和左旋布比卡因，是用于术后镇痛较理想的局部麻醉药。氯普鲁卡因起效迅速。低浓度时有一定的"动感分离"现象是其特点。

十二、给药途径

（一）全身给药

1. 口服给药　适用于神志清醒的、非胃肠手术和术后胃肠功能良好患者的术后轻、中度疼痛的控制；也可在术后疼痛减轻后，以口服镇痛作为延续；用作其他给药途径的补充（如超前镇痛）或多模式镇痛的组成部分。口服给药有无创、使用方便的优点，但因肝－肠"首过效应"以及有些药物可与胃肠道受体结合，生物利用度不一。药物起效较慢，调整剂量时既应考虑药物的血液达峰时间，又要参照血浆蛋白结合率和组织分布容积。禁用于吞咽功能障碍（如颈部手术后）和肠梗阻患者。术后重度恶心、呕吐和便秘者慎用。

2. 肌内注射给药　肌内注射给药起效快于口服给药。但注射痛、重复给药易出现镇痛盲区。

3. 静脉注射给药　药物血浆浓度峰谷比大，易出现镇痛盲区。对术后持续疼痛患者需按时给药。静脉炎、皮下渗漏为常见并发症。

（二）局部给药

1. 外周神经阻滞　适用于相应神经丛、神经干支配区域的术后镇痛。例如肋间神经阻滞、上肢神经阻滞（臂丛）、椎旁神经阻滞，下肢神经阻滞（腰丛、股神经、坐骨神经和腘窝）等。由于患者可保持清醒，对呼吸，循环功能影响小。特别适于老年、接收抗凝治疗患者和心血管功能代偿不良者。使用导管留置持续给药。可以获得长时间的镇痛效果。神经电刺激器和超声引导下的神经阻滞术可提高导管留置的精确性。

2. 硬膜外腔给药　适用于胸、腹部及下肢术后疼痛的控制。其优点为不影响意识和病情观察。镇痛完善，也可做到不影响运动和其他感觉功能。腹部术后硬膜外镇痛虽然可能导致胸部和下肢血管代偿性收缩，但可改善肠道血流，有利于肠蠕动恢复和肠功能恢复。下肢术后硬膜外镇痛，深静脉血栓的发生率较低。在下腹部和下肢手术，几乎可以完全阻断手术创伤引起的过高应激反应。

3. PCA　PCA 具有起效较快、无镇痛盲区、血药浓度相对稳定、可及时控制突发痛以及用药个体化、患者满意度高、疗效与不良反应比值大等优点，是目前术后镇痛最常用和最理想的方法，适用于术后中到重度疼痛。

（三）多模式镇痛

联合使用作用机制不同的镇痛药物或镇痛方法。由于作用机制不同而互补，镇痛作用相加或协同，同时每种药物的剂量减小。不良反应相应降低，从而达到最大的效应/不良反应比。

十三、药物治疗原则

（一）镇痛治疗应遵循三阶梯镇痛方案及原则

重度疼痛：强阿片类药物＋非阿片类药物＋辅助药物。

中度疼痛：弱阿片类药物＋非阿片类药物＋辅助药物。

轻度疼痛：非阿片类药物＋辅助药物。

第一阶梯：非阿片类药物多指 NSAID 药物（非甾类抗炎药），该药物为非处方药且对轻度疼痛有肯定疗效，并可增强第二阶梯及第三阶梯用药的效果。但当使用一种 NSAID 药物，疼痛得不到缓解时，不宜再换用其他类药物，而应直接升到第二阶梯用药。

第二阶梯：首次使用弱阿片类药物加 NSAID 可产生良好的止疼效果。弱阿片类药物的安全使用剂量往往被有封顶效应的复合剂中其他 NSAID 药物剂量所限，故当疼痛不再能控制时应选用第三阶梯用药或用单一阿片制剂。

第三阶梯：强效阿片类药物以吗啡为代表，常用药物：有美菲康（吗啡缓释片）等。长期应用阿片类药物可引起欣快症和成瘾性。

（二）口服给药方面

1. 能口服的尽量口服　随着剂型的发展，不能口服的有更多的无创给药方式可以选择。警惕"一律使用 PCA 泵给药或一律使用哌替啶"的做法。

2. 按时给药　按照药物半衰期及作用时间，定时给药。目的是使疼痛得到持续的缓解。反对单一按需给药的 PRN 医嘱。既要有长期医嘱，也要有临时医嘱。

3. 按阶梯给药　根据疼痛的轻、中、重度分别用 1、2、3 阶梯药物。反对无计划用药及错误的处方搭配。要注意一阶梯药物及二阶梯药物的封顶效应。强阿片类药物剂量无极限：药效不佳时，可增加剂量而不是增加另一个同类药物。

4. 用药个体化　药物的选择，必须考虑主要用药、辅助用药和突发痛的处理。根据患者疼痛强度、性质，对生活质量的影响，对药物的耐受性、偏爱性、经济承受能力，个体化的选择药物，确定剂量。

5. 注意具体细节　目的是使患者在获得镇痛治疗的同时，不良反应最小，从而提高患者的生活质量。密切观察，认真评估，及时恰当地预防、处理不良反应。

十四、骨科手术术后预期疼痛强度及围术期镇痛推荐方案

疼痛程度	骨科手术类型	推荐镇痛方案
轻度疼痛 评分 1～3 分	关节清洗术，局部软组织手术，内固定取出等	术前 3～5 天服用，口服塞来昔布 200mg bid 或术前晚口服塞来昔布 400mg。 术后单独使用帕瑞昔布钠 40mg bid 1～2 天后，口服塞来昔布 200mg bid 5～7 天
中度疼痛 评分 4～7 分	关节韧带重建；脊柱融合术，椎板切除术等	术前 3～5 天服用，口服塞来昔布 200mg bid 或术晨肌内注射帕瑞昔布钠 40mg。术后如患者 PCA，则联合使用帕瑞昔布钠 40mg bid 2～3 天后，口服塞来昔布 200mg bid 5～7 天；如不使用 PCA，则联合使用盐酸布桂嗪＋帕瑞昔布钠 40mg bid 2～3 天后，口服塞来昔布 200mg bid 5～7 天
重度疼痛 评分 8～10 分	骨肿瘤手术，关节置换术，骨折内固定术，截肢术等	术前 3～5 天服用，口服塞来昔布 200mg bid，术晨肌内注射帕瑞昔布钠 40mg。术后患者 PCA，联合使用帕瑞昔布钠 40mg bid＋盐酸布桂嗪 2～3 天后，口服塞来昔布 200mg bid 7～14 天

十五、非药物治疗（辅助治疗）

已经证明多种非药物疗法能减轻术后疼痛，减少术后镇痛药用量，减轻围术期焦虑，或改善患者的整体感觉。这些方法包括：冷、热的应用，按摩，运动，针灸，术后放松，想象，催眠和生物反馈技巧及音乐疗法。另有研究提出，缓节律呼吸法可通过减轻肌肉收缩引起的疼痛及松弛紧张、焦虑的心理状

态达到控制轻至中度术后疼痛的作用。以下介绍的这些可作为多模式镇痛的组成部分，只要患者愿意接受，均可考虑实行。

（一）认知行为疗法

目的在于改变患者对自身疼痛的负面认识，增强其自信和自我控制感，减轻心理负担，从而提高痛阈、减轻疼痛。

（二）支持心理疗法

护士采取劝导、启发、鼓励、支持、同情、说服、消除疑虑、保证等方式，来帮助和指导患者分析认识当前所面临的问题，使其发挥自己最大的潜力和优势，正确面对各种困难和心理压力，从而达到减轻疼痛目的。

（三）分散注意力方法

分散注意力能提高痛阈，减轻或缓解疼痛，分散注意力的方法有两大类：一是把注意力转移到外部环境如听音乐、看电视、与家人或朋友聊天、听别人读书或通过其他娱乐活动消遣分散注意力。另一种是把注意力转移到体内如在心里数数、给自己唱歌、做心算、祈祷或自言自语"我能对付"，还有想象某些美好的故事、经历。

（四）催眠疗法

可以减轻疼痛，因为处于催眠状态的患者对施术者的言语暗示很敏感，所以对疼痛的感受性降低。另外，如保持环境安静，减轻不良情绪刺激，争取家属配合等措施，也可减轻疼痛。

（五）暗示疗法

是通过给患者积极暗示来消除或减轻疾病症状的一种治疗方法。它是一种古老而又明确有效的常用心理治疗方法。心理学家巴甫洛夫认为暗示是人类最简单、最典型的条件反射。

（六）争取家属配合

当患者发生疼痛时，陪伴家属毫无疑问地将会受到患者的影响，而表现焦虑不安的情绪。这种情绪反过来影响到患者，两者互为因果，相互影响，致使患者疼痛加重，所以家属的情绪很重要。

（七）物理治疗

1. 中频脉冲治疗仪　根据传统中医经络学的基本原理，用电脑控制的脉冲电流刺激人体各穴道，从而产生针灸、热疗、电疗、磁疗的治疗效果，具有通经活络，调理气血，祛瘀止痛的功能。禁忌证：心脏部位、孕妇的下腹部、急性化脓性炎症、出血部位、带起搏器者、治疗部位有较大的金属异物者。

2. 热疗　加快炎症渗出液的吸收，有消炎作用，同时减轻炎症渗出液对深部组织的压迫刺激，减轻疼痛。温热可以减低肌纤维兴奋性，使肌张力下降，肌肉松弛，可缓解压力，放松精神，改善睡眠，还可改善血液循环和组织营养，促进组织再生。

3. 冷疗　使毛细血管通透性降低，减轻充血及水肿，减慢神经传导速度，降低神经末梢敏感性，减轻疼痛。

（岑毕文）

第四章

创伤的早期处理

第一节 止血

正常成人全身血量占体重的7%~8%。体重60kg的人，全身血量约为4 200~4 800mL。若失血量≤10%（约400mL），可有轻度头昏、交感神经兴奋症状或无任何反应。失血量达20%左右（约800mL），出现失血性休克的症状，如血压下降、脉搏细速、肢端厥冷、意识模糊等。失血量≥30%，患者将发生严重失血性休克，不及时抢救，短时间内可危及伤员的生命或发生严重的并发症。因此，在保证呼吸道通畅的同时，应及时准确地进行止血。

一、出血部位的判断

各种创伤一般都会有出血，可分为内出血和外出血，内出血时血液流向体腔或组织间隙，外出血指血液自创面流出。现场急救止血，主要适用于外出血，是对周围血管创伤出血的紧急止血。对于伤员，除了判断有无出血外，还要判断是什么部位、什么血管出血，以便采取正确有效的止血方法。

1. 动脉出血　血色鲜红，血液随心脏的收缩而大量涌出，呈喷射状，出血速度快、出血量大。

2. 静脉出血　血色暗红，血液缓缓流出，出血速度较缓慢，出血量逐渐增多。

3. 毛细血管出血　血色鲜红，呈渗出性，可自行凝固止血。若伴有较大的伤口或创面时，不及时处理，也可引起失血性休克。

夜间抢救，不易辨别出血的性质时，应从脉搏的强弱、快慢，呼吸是否浅而快，意识是否清醒，皮肤温度及衣服被血液浸湿的情况来判断伤员出血的程度，并迅速止血。

二、止血方法的选择

出血部位的不同，出血的性质不同，危险性不同，止血方法也有所区别。原则上应根据出血部位及现场的具体条件选择最佳方法，使用急救包、消毒敷料、绷带等，在紧急情况下，现场任何清洁而合适的物品都可临时借用作为止血用物，如手帕、毛巾、布条等。小伤口出血，只需用清水或生理盐水冲洗干净，盖上消毒纱布、棉垫，再用绷带加压缠绕即可。静脉出血，除上述包扎止血方法外，还需压迫伤口止血。用手或其他物体在包扎伤口上方的敷料上施以压力，使血流变慢、血凝块易于形成。这种压力必须持续5~15min才可奏效。较深的部位如腋下、大腿根部可将纱布填塞进伤口再加压包扎。将受伤部位抬高也有利于静脉出血的止血。动脉出血宜先采用指压法止血，根据情况再改用其他方法口加压包扎法、填塞止血法或止血带法止血。此外，止血方法应根据现场情况灵活选用，如肢体出血可同时用抬高肢体、加压止血法和压点止血法止血。

三、常用止血方法

1. 指压法亦称压点法　是用手指、手掌或拳头压迫伤口近心端动脉经过骨骼表面的部位，阻断血液流通，达到临时止血的目的。适用于中等或较大动脉的出血，以及较大范围的静脉和毛细血管出血。

指压法止血属应急措施，因动脉有侧支循环，故效果有限，应及时根据现场情况改用其他止血方法。实施指压法止血，应正确掌握四肢等处的血管行径和体表标志。常见部位的指压点及方法：

（1）头顶部出血：压迫同侧耳屏前方颧弓根部的搏动点（颞浅动脉），将动脉压向颞骨（图4-1）。

（2）颜面部出血：压迫同侧下颌骨下缘、咬肌前缘的搏动点（面动脉），将动脉压向下颌骨（图4-1）

（3）头颈部出血：用拇指或其他四指压迫同侧气管外侧与胸锁乳突肌前缘中点之间的强搏动点（颈总动脉），用力压向第五颈椎横突处。压迫颈总动脉止血应慎重，绝对禁止同时压迫双侧颈总动脉，以免引起脑缺氧（图4-1）。

（4）头后部出血：压迫同侧耳后乳突下稍后方的搏动点（枕动脉），将动脉压向乳突。

（5）肩部、腋部出血：压迫同侧锁骨上窝中部的搏动点（锁骨下动脉），将动脉压向第1肋骨（图4-2）。

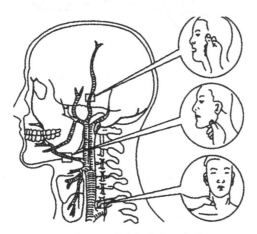

图4-1 头颈部出血压点法

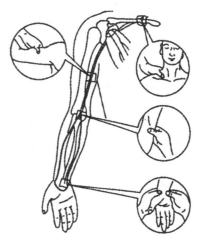

图4-2 肩臂部出血压点法

（6）上臂出血：外展上肢90°，在腋窝中点用拇指将腋动脉压向肱骨头。

（7）前臂出血：压迫肱二头肌内侧沟中部的搏动点（肱动脉），用四指指腹将动脉压向肱骨干（图4-3）。

（8）手部出血：压迫手腕横纹稍上处的内、外侧搏动点（尺、桡动脉），将动脉分别压向尺骨和桡骨（图4-2）。亦可压肱动脉。

（9）大腿出血：压迫腹股沟中点稍下部的强搏动点（股动脉），可用拳头或双手拇指交叠用力将动脉压向耻骨上支，或用一手掌小鱼际肌沿腹股沟方向压迫（图4-4，图4-5）。

（10）小腿出血：在腘窝中部压迫腘动脉，亦可压股动脉（图4-5）。

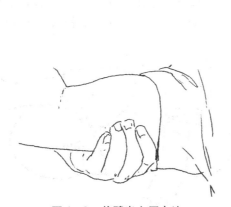

图4-3 前臂出血压点法

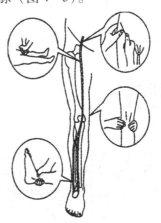

图4-4 大腿出血压点法

（11）足部出血：压迫足背中部近脚腕处的搏动点（胫前动脉）和足跟内侧与内踝之间的搏动点

（胫后动脉）（图4-4）。亦可压股动脉。

2. 加压包扎法　体表及四肢伤出血，大多可用加压包扎和抬高肢体来达到暂时止血的目的。用急救敷料压迫创口加压包扎即可止血，若效果不满意，可再加敷料用绷带或叠成带状的三角巾加压包扎（图4-6）。包扎时敷料要垫厚、压力要适当、包扎范围要大，同时抬高患肢以避免因静脉回流受阻而增加出血。此方法适用于小动脉和小静脉出血。

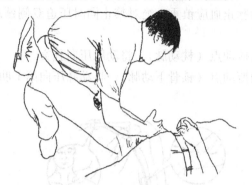 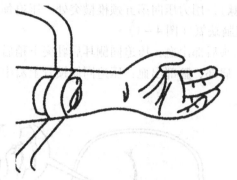

图4-5　股动脉压点法　　　　　　　　　图4-6　加压包扎法

3. 填塞止血法　将无菌敷料填入伤口内压紧，外加敷料加压包扎。此方法应用范围较局限，仅在腋窝、肩部、大腿根部出血，用指压法或加压包扎法难以止血时使用，且在清创取出填塞物时有再次大出血的可能，应尽快行手术彻底止血。

4. 屈曲肢体加垫止血法　多用于肘或膝关节以下的出血，在无骨关节损伤时可使用。在肘窝或腘窝部放置一绷带卷，然后强屈关节，并用绷带、三角巾扎（图4-7）。此法伤员痛苦较大，有可能压迫到神经、血管，且不便于搬动伤员，不宜首选，对疑有骨折或关节损伤的伤员，不可使用。

5. 止血带止血法　适用于四肢较大动脉的出血，用加压包扎或其他方法不能有效止血而有生命危险时，可采用此方法。专用的制式止血带有橡皮止血带、卡式止血带、充气止血带等，以充气止血带的效果较好。在紧急情况下，也可用绷带、三角巾、布条等代替。使用时，要先在止血带下放好衬垫物。常用的几种止血带止血法：

（1）勒紧止血法：先在伤口上部用绷带或带状布料或三角巾折叠成带状，勒紧伤肢并扎两道，第一道作为衬垫，第二道压在第一道上适当勒紧止血。

（2）橡皮止血带止血法：在肢体伤口的近心端，用棉垫、纱布或衣服、毛巾等物作为衬垫后再上止血带。以左手的拇指、示指、中指持止血带的头端，将长的尾端绕肢体一圈后压住头端，再绕肢体一圈，然后用左示指、中指夹住尾端后将尾端从止血带下拉过，由另一缘牵出，使之成为一个活结。如需放松止血带，只需将尾端拉出即可（图4-8）。

（3）卡式止血带止血法：将涤纶松紧带绕股体一圈，然后把插入式自动锁卡插进活动锁紧开关内，一只手按住活动锁紧开头，另一只手紧拉涤纶松紧带，直到不出血为止。放松时用于向后扳放松板，解开时按压开关即可。

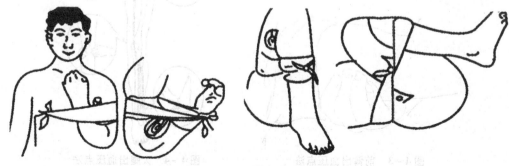

图4-7　屈曲肢体加垫止血法

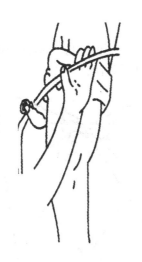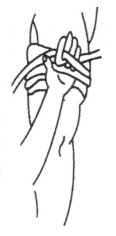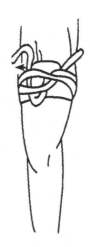

图 4 – 8　橡皮止血带止血法

（4）充气止血带止血法：充气止血带是根据血压计原理设计，有压力表指示压力的大小，压力均匀，效果较好。将袖带绑在伤口的近心端，充气后起到止血的作用。止血带是止血的应急措施，而且是危险的措施，过紧会压迫损害神经或软组织，过松起不到止血作用，反而增加出血，过久（超过 5 小时）会引起肌肉坏死、厌氧感染，甚至危及生命。只有在必要时，如对加压包扎后不能控制的大、中动脉伤出血，才可暂时使用止血带。

使用止血带时应注意：①部位要准确：止血带应扎在伤口近心端，尽量靠近伤口。不强调"标准位置"（以往认为上肢出血应扎在上臂的上 1/3 处，下肢应扎在大腿根部），也不受前臂和小腿的"成对骨骼"的限制。②压力要适当：以刚好使远端动脉搏动消失为度。③衬垫要垫平：止血带不能直接扎在皮肤上，应先用棉垫、三角巾、毛巾或衣服等平整地垫好，避免止血带勒伤皮肤。切忌用绳索或铁丝直接扎在皮肤上。④时间要缩短：上止血带的时间不能超过 5 小时（冬天时间可适当延长），因止血带远端组织缺血、缺氧，产生大量组胺类毒素，突然松解止血带时，毒素吸收，可发生"止血带休克"或急性肾衰竭。若使用止血带已超过 5 小时，而股体确有挽救希望，应先作深筋膜切开术引流，观察肌肉血液循环。时间过长且远端肢体已有坏死征象，应立即行截肢术。⑤标记要明显：上止血带的伤员要在手腕或胸前衣服上做明显标记，注明上止血带时间，以便后续救护人员继续处理。⑥定时要放松：每隔 1 小时放松一次，放松时可用手压迫出血点上部血管临时止血，每次松开 2～3min，再在稍高的平面扎上止血带，不可在同一平面反复缚扎。

（岑毕文）

第二节　包扎

包扎的目的是保护伤口免受再污染，固定敷料、药品和骨折位置，压迫止血及减轻疼痛。原则上，包扎之前要覆盖创面，包扎松紧要适度，使肢体处于功能位，打结时注意避开伤口。常用的包扎物品有三角巾、绷带、四头带和多头带等，本节主要介绍三角巾的包扎。

使用三角巾时，两底角打结时应为外科结（方结）（图 4-9），比较牢固，解开时将某一侧边和其底角拉直，即可迅速解开。三角巾的用途较多，可折叠成带状作为悬吊带或用作肢体创伤及头、眼、下颌、膝、肘、手部较小伤口的包扎；可展开或折成燕尾巾用于包扎躯干或四肢的大面积创伤；也可两块连接成燕尾式或蝴蝶式（两块三角巾顶角连接在一起）进行包扎（图 4-10），但展开使用时若不包紧，敷料容易松动移位。常见部位的各种三角巾包扎法有：

1. 头面部伤的包扎　如下所述。

（1）顶部包扎法：三角巾底边反折，正中放于伤员前额，顶角经头顶垂于枕后，然后将两底角经耳上向后扎紧，压住顶角，在枕部交叉再经耳上绕到前额打结固定。最后将顶角向上反折嵌入底边内

（图 4 - 11）。

（2）风帽式包扎法：在顶角、底边中点各打一结，将顶角结放在额前，底边结置于枕部，然后将两底边拉紧向外反折后，绕向前面将下锁部包住，最后绕到颈后在枕部打结。

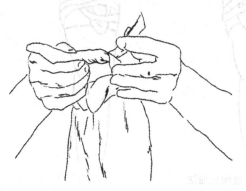

图 4 - 9　外科结

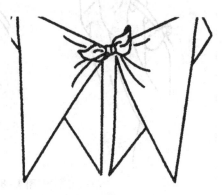

图 4 - 10　两块三角巾连接

（3）面具式包扎法：三角巾顶角打结套在领下，罩住面部及头部，将底边两端拉紧至枕后交叉，再绕到前额打结。在眼、鼻和口部各剪一小口。

（4）额部包扎法：将三角巾折成 3、4 指宽的带状巾，先在伤口上垫敷料，将带状巾中段放在敷料处，然后环绕头部打结。打结位置以不影响睡眠和不压住伤口为宜。

（5）下颌部包扎法：多作为下颌骨骨折的临时固定。三角巾折成 3、4 指宽的带状巾，于 1/3 处放于下颌处，长端经耳前向上拉到头顶部到对侧耳前与短的一端交叉，然后两端经均环绕头部后至对侧耳前打结（图 4 - 12）。

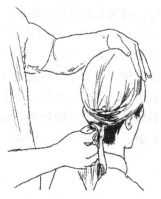

图 4 - 11　顶部包扎法

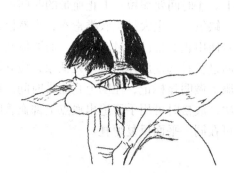

图 4 - 12　下颌包扎法

（6）眼部包扎法：①单眼包扎法：将三角巾叠成 4 指宽的带状巾，斜放在眼部，将下侧较长的一端经枕后绕到额前压住上侧较短的一端后，再环绕头部到健侧颞部，与翻下的另一端打结。②双眼包扎法：将 4 指宽的带巾中央部先盖在一侧伤眼，下端从耳下绕枕后，经对侧耳上至眉间上方压住上端继续绕头部到对侧耳前，将上端反折斜向下，盖住另一伤眼，再绕耳下与另一端在对侧耳上打结。

2. 胸（背）部伤的包扎　如下所述。

（1）展开式三角巾包扎法：将三角巾顶角越过伤侧肩部，垂在背部，使三角巾底边中央正位于伤部下侧，将底边两端围绕躯干在背后打结，再用顶角上的小带将顶角与底边连接在一起（图 4 - 13）。

（2）燕尾巾包扎法将三角巾折成鱼尾状，并在底部反折一道边，横放于胸部，两角向上，分放于两肩上并拉至颈后打结，再用顶角带子绕至对侧腋下打结。

展开式三角巾和燕尾巾包扎背部的方法与胸部相同，只是位置相反，结打于胸前。

3. 腹部及臀部伤的包扎　如下所述。

（1）一般包扎法：将三角巾顶角放在腹股沟下方，取一底角绕大腿一周与顶角打结。然后，将另一底角围绕腰部与底边打结。用此法也可包扎臀部创伤。

（2）双侧臀部包扎法：多用两块三角巾连接成蝴蝶巾式包扎，将打结部放在腰骶部，底边的各一端在腹部打结后，另一端则由大腿后方绕向前，与其底边打结。

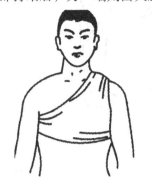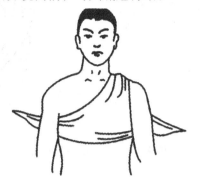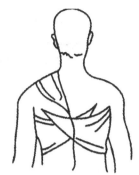

图 4 – 13　展开式三角巾包扎法

4. 四肢伤的包扎　如下所述。

（1）上肢悬吊包扎法：将三角巾底边的一端置于健侧肩部，屈曲伤侧肘80°左右，将前臂放在三角巾上，然后将三角巾向上反折，使底边另一端到伤侧肩部，在背后与另一端打结，再将三角巾顶角折平用安全针固定（大悬臂带）。也可将三角巾叠成带巾，将伤肢屈肘80°用带巾悬吊，两端打结于颈后（小悬臂带）（图 4 – 14）。

（2）上肢三角巾包扎法：将三角巾一底角打结后套在伤侧手上，结的余头留长些备用，另一底角沿手臂后侧拉到对侧肩上，顶角包裹伤肢适当固定，前臂屈到胸前，拉紧两底角打结（图 4 – 15）。

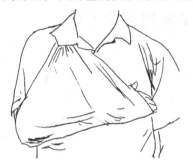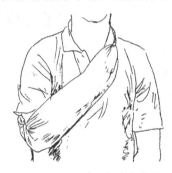

图 4 – 14　上肢悬吊包扎法　　　　**图 4 – 15　上肢三角巾包扎法**

（3）燕尾巾单肩包扎法：将三角巾折成燕尾巾，把夹角朝上放在伤侧肩上，燕尾底边包绕上臂上部打结，两角（向后的一角大于向前的角并压住前角）分别经胸部和背部拉向对侧腋下打结。

（4）燕尾巾双肩包扎法：将三角巾叠成两燕尾角等大的燕尾巾，夹角朝上对准颈部，燕尾披在双肩上，两燕尾角分别经左、右肩拉到腋下与燕尾底角打结。

（5）手（足）包扎法：将手（足）放在三角巾上，手指（或脚趾）对准三角巾顶角，将顶角提起反折覆盖全手（足）背部，折叠手（足）两侧的三角巾使之符合手（足）的外形，然后将两底角绕腕（踝）部打结。

（6）足与小腿包扎法：把足放在三角巾的一端，足趾向着底边，提起顶角和较长的一底角包绕肢体后于膝下打结，再用短的底角包绕足部，于足踝处打结固定（图 4 – 16）。

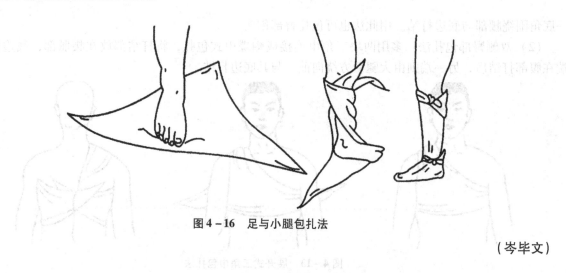

图 4-16 足与小腿包扎法

（岑毕文）

第三节 固定

固定的目的是为减少伤部活动，减轻疼痛，防止再损伤，便于伤员搬运。所有四肢骨折均应进行固定，脊柱损伤、骨盆骨折及四肢广泛软组织创伤在急救中也应相对固定。固定器材最理想的是夹板，类型有木质、金属、充气性塑料夹板或树脂做的可塑性夹板。但在紧急时应注意因地制宜，就地取材，选用竹板、树枝、木棒、铺把、枪托等代替。还可直接用伤员的健侧肢体或躯干进行临时固定。固定还需另备纱布、绷带、三角巾或毛巾、衣服等。

一、常见部位骨折的临时固定方法

（1）锁骨骨折固定：用敷料或毛巾垫于两腋前上方，将三角巾叠成带状，两端分别绕两肩呈"8"字形，拉紧三角巾的两头在背后打结，并尽量使两肩后张（图 4-17）。也可在背后放 T 字形夹板，然后在两肩及腰部各用绷带包扎固定。一侧锁骨骨折，可用三角巾把患侧手臂悬兜在胸前，限制上肢活动即可。

（2）上臂骨折固定：用长、短两块夹板，长夹板置于上臂的后外侧，短夹板置于前内侧，然后用绷带或带状物在骨折部位上、下两端固定，再将肘关节屈曲 90°，使前臂呈中立位，用三角巾将上肢悬吊固定于胸前（图 4-18）。若无夹板，可用两块三角巾，其一将上臂呈 90°悬吊于胸前，于颈后打结，其二叠成带状，环绕伤肢上臂包扎固定于胸侧（图 4-19）（用绷带根据同样原则包扎也可取得相同效果）。或用躯干替代夹板：将伤肢平放于躯干一侧，在患肢与躯干间放一软垫，在伤处的上、下及前臂用带状三角巾直接将伤肢固定于躯干侧方（图 4-20）。

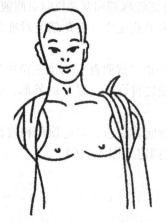

图 4-17 锁骨骨折 8 字形固定

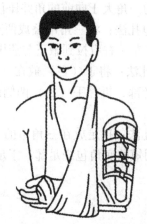

图 4-18 上臂骨折长短夹板固定

（3）前臂骨折固定：协助伤员屈肘 90°，拇指在上。取两块夹板，其长度超过肘关节至腕关节的长度，分别置于前臂内、外侧，用绷带或带状三角巾在两端固定，再用三角巾将前臂悬吊于胸前，置于功能位。或直接固定于躯干一侧（方法同上臂）。

（4）大腿骨折固定：把长夹板或其他代用品（长度等于腋下到足跟）放在伤肢外侧，另用一短夹板（长度自足跟到大腿根部），关节与空隙部位加棉垫，用绷带、带状三角巾或腰带等分段固定。足部用"8"字形绷带固定，使脚与小腿呈直角（图4－21）。紧急情况若无夹板，可用健侧肢体替代：在两腿间放一软垫，将伤员健肢移向患肢，使两下肢并紧，两脚对齐，将健侧肢体与伤肢分段（伤处上、下，髋关节、小腿及足）用绷带或带状三角巾固定在一起（图4－22）。

（5）小腿骨折固定：取长短相等的夹板（长度自足跟到大腿）两块，分别放在伤腿内、外侧，用绷带或带状三角巾分段固定。或固定于健侧肢体（固定伤处上、下，大腿、膝关节及足，图4－23）。

（6）脊柱骨折固定：立即使伤员俯卧于硬板上，不可移动，必要时可用绷带固定伤员，胸部与腹部需垫上软枕，减轻局部组织受压程度。

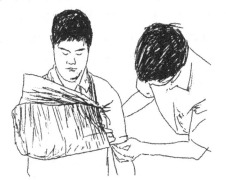 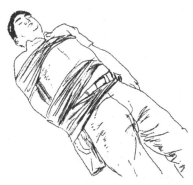

图4－19　上臂骨折三角巾固定　　　　　图4－20　以躯干固定伤肢

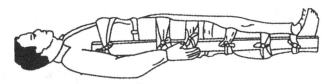

图4－21　大腿骨折长夹板固定

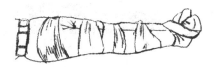 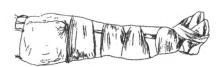

图4－22　健侧肢体与伤肢分段三角巾固定　　　图4－23　小腿骨折固定

二、固定的注意事项

（1）若有伤口和出血，应先止血、包扎，然后再固定骨折部位。若有休克，应先行抗休克处理。

（2）临时骨折固定，是为了限制伤肢的活动。在处理开放性骨折时，刺出的骨折断端在未经清创时不可直接还纳伤口内，以免造成感染。

（3）夹板固定时，其长度与宽度要与骨折的肢体相适应，长度必须超过骨折上、下两个关节；固定时除骨折部位上、下两端外，还要固定上、下两个关节。

（4）夹板不可与皮肤直接接触，其间应用棉垫或其他软织物衬垫，尤其在夹板两端、骨隆突处及悬空部位应加厚衬垫，防止局部组织受压或固定不稳。

（5）固定应松紧适度、牢固可靠，以免影响血液循环。肢体骨折固定时，一定要将指（趾）端露出，以便随时观察末梢血液循环情况，如发现指（趾）端苍白、发冷、麻木、疼痛、水肿或青紫时，说明血液循环不良，应立即松开检查并重新固定。

（6）固定后应避免不必要的搬动，不可强制伤员进行各种活动。

（岑毕文）

第四节 搬运

搬运伤员的基本原则是及时、安全、迅速地将伤员搬至安全地带，防止再次损伤。火线或现场搬运多为徒手搬运，也可用专用搬运工具或临时制作的简单搬运工具，但不要因为寻找搬运工具而贻误搬运时机。

一、常用的搬运方法

1. 担架搬运法 是最常用的搬运方法，适用于病情较重、搬运路途较长的伤病员。

（1）担架的种类：①帆布担架：构造简单，由帆布一幅、木棒两根、横铁或横木两根、负带两根、扣带两根所组成，多为现成已制好的备用担架。②绳索担架：临时制成，用木棒或竹竿两根、横木两根，捆成长方形的担架状，然后用坚实的绳索环绕而成。③被服担架：取衣服两件或长衫大衣，将衣袖翻向内侧成两管，插入木棒两根，再将纽扣仔细扣牢即成。④板式担架：由木板、塑料板或铝合金板制成，四周有可供搬运的拉手空隙。此种担架硬度较大，适用于 CPR 患者及骨折伤员。⑤铲式担架：由铝合金制成的组合担架，沿担架纵轴分为左、右两部分，两部分均为铲形，使用时可将担架从伤员身体下插入，使伤员在不移动身体的情况下，置于担架上。主要用于脊柱、骨盆骨折的伤员。⑥四轮担架：由轻质铝合金带四个轮子的担架，可从现场平稳地推到救护车、救生艇或飞机等舱内进行转送，大大减少伤病员的痛苦和搬运不当的意外损伤。

（2）担架搬运的动作要领：搬运时由 3～4 人组成一组，将患者移上担架；使患者头部向后，足部向前，后面的担架员随时观察伤病员的情况；担架员脚步行动要一致，平稳前进；向高处抬时，前面的担架员要放低，后面的担架员要抬高，使伤病员保持水平状态；向低处抬时，则相反。

2. 徒手搬运法 若现场没有担架，转运路程较近、伤员病情较轻，可以采用徒手搬运法。

（1）单人搬运：①侧身匍匐搬运法：根据伤员的受伤部位，采用左或右侧匍匐法。搬运时，使伤员的伤部向上，将伤员腰部置于搬运者的大腿上，并使伤员的躯干紧靠在搬运者胸前，使伤员的头部和上肢不与地面接触。②牵托法：将伤员放在油布或雨衣上，把两个对角或双袖扎在一起固定伤员身体，用绳子牵拉着匍匐前进。③扶持法：搬运者站在伤员一侧，使伤员靠近并用手臂揽住搬运者头颈，搬运者用外侧的手牵伤员的手腕，另一手扶持伤员的腰背部，扶其行走。适用于伤情较轻、能够站立行走的伤员。④抱持法：搬运者站于伤员一侧，一手托其背部，一手托其大腿，将伤员抱起。有知觉的伤员可用手抱住搬运者的颈部。⑤背负法：搬运者站在伤员前面，微弯背部，将伤员背起。此法不适用于胸部伤的伤员。若伤员

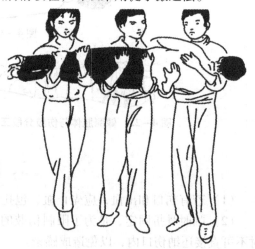

图 4-24 三人徒手搬运

卧于地上，搬运者可躺在伤员一侧，一手抓紧伤员双臂，另一手抱其腿，用力翻身，使其负于搬运者的背上，然后慢慢站起。

（2）双人搬运：①椅托式搬运法：一人以左膝、另一人以右膝跪地，各用一手伸入伤员的大腿下面并互相紧握，另一手彼此交替支持伤员的背部。②拉车式搬运法：一名搬运者站在伤员两腿间，从膝关节处抱住双腿，另一搬运者站在伤员头部，从后背伸入两肩，一起将伤员抱起。

（3）三人或多人搬运：三人可并排将伤员抱起，齐步一致向前。六人可面对面站立，将伤员平抱进行搬运（图 4-24）。

二、特殊伤员的搬运方法

（1）腹部内脏脱出的伤员将伤员双腿屈曲，腹肌放松，防止内脏继续脱出。已脱出的内脏严禁回纳腹腔，以免加重污染，应先用大小合适的碗扣住内脏或取伤员的腰带做成略大于脱出物的环，围住脱出的内脏，然后用三角巾包扎固定。包扎后取仰卧位，屈曲下肢，并注意腹部保温，防止肠管过度胀气。

（2）昏迷伤员使伤员侧卧或俯卧于担架上，头偏向一侧，以利于呼吸道分泌物的引流。

（3）骨盆损伤的伤员先将骨盆用三角巾或大块包扎材料做环形包扎后，让伤员仰卧于门板或硬质担架上，膝微屈，膝下加垫。

（4）脊柱、脊髓损伤的伤员搬运此类伤员时，应严防颈部与躯干前屈或扭转，应使脊柱保持伸直。

（5）身体带有刺入物的伤员应先包扎好伤口，妥善固定好刺入物，才可搬运。搬运途中避免震动、挤压、碰撞，以防止刺入物脱出或继续深入。刺入物外露部分较长时，应有专人负责保护刺入物。

（6）颅脑损伤的伤员使伤员取半卧位或侧卧位，保持呼吸道的通畅，保护好暴露的脑组织，并用衣物将伤员的头部垫好，防止震动。

（7）开放性气胸的伤员搬运封闭后的气胸伤员时，应使伤员取半坐位，以坐椅式双人搬运法或单人抱扶搬运法为宜。

三、搬运时的注意事项

（1）搬运过程中，动作要轻巧、敏捷、步调一致，避免震动，以减少伤病员的痛苦。

（2）根据不同的伤情和环境采取不同的搬运方法，避免再次损伤和由于搬运不当造成的意外伤害。

（3）搬运过程中，应注意观察伤病员的伤势与病情变化。

（庞有明）

第五章

关节置换

第一节 髋关节置换术

一、髋关节置换术的历史回顾

髋关节置换术不仅可以矫正髋关节畸形、消除疼痛、改善关节功能，而且大大提高患者的生活质量。因此在 20 世纪没有哪项骨科技术能像髋关节置换术那样同时吸引医学界和公众的高度关注。

一般认为，截骨后将软组织置于截骨端之间，是第 1 例髋关节成形术（Murphy），再加上 Gluck 发明的将象牙球安放到股骨颈上，并用螺钉和骨胶固定的技术掀开了全髋关节置换术的进程。髋关节置换术能够达到今天的效果，凝聚了无数骨科医师、材料学和工程技术人员的不懈努力和不断追求探索。它是在原始的髋关节成形术基础上，经历无数次失败逐渐发展而形成的。

（一）髋臼杯成形术

Smith - Peterson 和他的同事观察到在从患者大腿内取出的玻璃碎片上有一层类似滑膜组织形成，由此推理用玻璃来做髋臼杯是否也会引起滑膜的生长，从而取得髋臼成形术的成功呢？他在 1923 年实施了第 1 个用玻璃材料的髋臼成形术。因为玻璃容易破碎，Venable 和 Stuck 使用牙科的铬、钴和钼等合金（商品名 Vitallium）材料来作为髋臼杯，随后 Smith - Peterson 在大量的实验中都用 Vitallium 作为髋臼杯材料。在临床回顾性研究中，做了髋臼成形术的患者只有半数成功地解除了疼痛；另外，髋臼成形术也不能解决骨缺损或畸形（如肢体短缩）等问题。尽管如此，髋臼成形术激发了人们对寻求重建关节的植入材料兴趣，这是迈向全髋关节成形术道路上的一个巨大进步。

（二）股骨头置换术

1939 年，Bohlman 因将铬－钴合金球用 Smith - Peterson 三翼螺钉固定到股骨头上而受到 Moore 的赞赏。同年，Moore 和 Bohlman 构建了一种特殊的铬－钴合金股骨头假体，用于置换 1 例因骨巨细胞瘤破坏了股骨近端 30cm 结构。术后患者功能恢复非常好，直到因其他原因而去世。这被称为髋关节外科发展史上的里程碑，这一技术后来发展成为 Moore 型假体。

1. 短柄股骨头假体　1946 年，Judet 兄弟用丙烯酸脂做了 1 个带柄的股骨头假体，其柄可插入股骨转子间区域，通过骨水泥（PMMA）固定，初期效果十分满意。但很快发生松动和磨损，而且机体对丙烯酸脂碎屑产生严重的炎症反应，改用铬－钴合金后仍未获得成功。随后，Mckeever、Valls 和 Thompson 以及其他一些人对这种股骨头假体做了大量的改进，但是大多数都没有成功。失败的主要原因是假体设计不符合生物力学原理，即在假体与骨界面存在超负荷的剪力。

2. 长柄股骨头假体　Moore 通过总结他与 Bohlman 的经验发现股骨髓腔内柄比转子间较短的柄有更好的机械支撑作用。在 19 世纪 50 年代早期，他将第 1 个 Vitallium 合金制作能够插入股骨髓腔内的股骨头假体植入患者体内。这种球形股骨头连接到长柄上最具代表性的有 Moore 型和 Thompson 型假体。Moore 型假体的颈领水平，其目的是为了保留更多的股骨颈，柄近端增大，以防术后下沉，背面有一侧翼，防止旋转，在柄的近端有一窗口，以便自锁。Thompson 设计了一种类似的，但不带孔的假体。在甲基丙烯酸甲酯骨水泥出现后，这种不带孔的假体可以作为骨水泥型假体。Thompson 型假体是头 - 颈领设计，有 1 个斜形股骨颈，术中需切除部分股骨颈，适用于治疗低位股骨头骨折、不愈合、坏死、股骨颈吸收及 Judet 假体失败的患者。Moore 型和 Thompson 型假体均在 1950 年前后同时出现，引起骨科界的广泛关注。

3. 双动股骨头假体 Giliberty 和 Bateman 设计了一种复合承重的股骨头假体，这种假体带有 1 个套在股骨头假体上的髋臼杯，其可以相对于髋臼杯自由转动。其设计初衷是为了减少股骨头假体和髋臼软骨之间的摩擦。这种假体基本上是髋臼成形术和股骨头成形术的结合，通过骨水泥或压配固定于股骨髓腔内，在髋臼部假体下覆有一层聚乙烯，这就避免了金属和金属接触。现在对于双动头假体的使用有着很严格的指征，通常年轻的股骨头缺血坏死的患者是双动头置换的最佳对象。然而，难以接受的高失败率降低了人们对这种假体热情。

（三）全髋关节置换术

1948 年，Philip Wiles 发明了不锈钢制造的球 - 臼髋关节假体，但是植入体内后发生了机械性失败。

1. Mckee - Farrar 全髋关节 1951 年，美国 Mckee 和 Watson - Farrar 使用了不锈钢假体全髋关节置换术。他们在股骨侧使用了自己改进的 Mckee 的骨松质螺钉，并使用了金属的髋臼假体。Mckee 随后在 1956 年改进了这一假体，在股骨侧使用了 Thompson 的假体，在髋臼侧使用了球形的臼杯，这些都是用钴 - 铬合金制造的。

2. Charney 低磨损全髋关节 Charney 低磨损全髋关节的设计应用，是髋关节置换术发展历程上的一次重大理论性突破。他开创了全髋关节置换术（THR）的新时代，被誉为现代全髋关节置换术之父。Charney 采用超高分子聚乙烯（UMWP）作为髋臼假体或内衬材料，22mm 股骨头，髋臼和股骨假体均使用骨水泥固定，并采用经大转子截骨入路，通过术中抬高大转子以保持外展肌的张力而利于关节稳定。这种直径小的股骨头与直径相对大的臼窝相关节，股骨头在臼窝内产生扭矩相对小，符合工程学上的低磨损扭矩原理。

3. 金属髋臼杯与聚乙烯内衬髋臼假体 Harris 最早提出金属髋臼杯与聚乙烯内衬合用，逐渐被大家接受。Harris 还提出可用相同的聚乙烯内衬替换磨损的内衬。这种金属髋臼杯与可替换的聚乙烯内衬，成为最早的组合式假体，并成为 20 世纪 80 年代后期非骨水泥固定髋臼假体的标准式样。

（四）髋关节表面置换术

所谓的表面置换是为了更好的保留股骨上部的骨结构。在表面置换中，股骨头被加以塑形，以适合带上金属帽；髋臼的处理和全髋关节置换中的处理很相似，只是髋臼杯更大也更薄，这就增加了髋关节的活动度并降低了摩擦。1973 年，Amstuts 和其同事开始了他们 THARIES 表面置换的工作，同一时期，Wagner、Freeman、Gerard、Paltrinieri 和 Trentani，以及 Capello 和 Trancik 也设计了其他形式的表面置换假体。这些假体对于较年轻的患者相对较合适，但是因为高失败率，这种置换方式在当时没有被推广。随后，Amstutz 改进了表面置换的观念，并取得了一些早期的令人振奋的结果。

随着人们对表面置换兴趣的减退，出现了相对于表面置换和带柄固定较为保守的假体，即所谓的髓内固定装置。这种理念一直受到人们的关注，现在人们对其的兴趣也越来越大，自 20 世纪 20 年代最小限度截骨量假体出现至今，人们一直在断断续续地对这种设计的假体进行改进。

二、髋关节置换术的摩擦界面

（一）超高分子聚乙烯

超高分子聚乙烯（UHMW），其原料是一些超高分子聚乙烯粉末（或树脂），经过一系列加工成为假体，用于制造髋臼假体已经有 40 年的历史。John Charnley 爵士是第 1 个将聚乙烯应用于临床的人，他与 1962 年成功地将聚乙烯应用于全髋关节置换术中。大量的临床结果证明，以超高分子聚乙烯作为摩擦界面的髋关节假体远期临床结果相当满意，髋关节置换 10 年成功率达到 90% 左右。

然而，无菌性松动仍然是髋关节置换术后主要并发症，常常导致疼痛，功能下降和骨折。尤其是对于年轻和活动量大的患者，这是我们面临的挑战。聚乙烯磨损颗粒引发的骨溶解是髋关节置换术后无菌性松动和翻修的主要原因。多位作者报道，每年聚乙烯磨损超过 0.2mm 引起骨溶解的概率明显增大。每年线性磨损达到 0.1mm，发生骨溶解的风险增加 4 倍，每年容积磨损达到 40mm³，发生骨溶解的风险增加 3 倍。

对聚乙烯磨损颗粒的研究驱使人们去寻找能够替代聚乙烯的人工关节材料。近年来研发了一系列低磨损髋关节假体，主要包括：高交联聚乙烯、陶瓷对陶瓷髋关节假体和金属对金属髋关节假体。

（二）高交联聚乙烯

超高分子聚乙烯经过 γ 射线或者电子束照射，然后经过热处理减少其中自由基，成为高交联聚乙烯。根据生产厂家不同，有的温度超过其熔点（137℃），有的低于其熔点。在与传统非交联高分子聚乙烯相比，一些体外实验表明，高交联聚乙烯能够戏剧性减少其磨损，第一篇 RSA 体内研究文献显示交联高分子聚乙烯磨损非常低，无不良反应。Digas 等报道了类似的临床结果，相对于普通非交联聚乙烯，术后 2 年随访 Mrads 电子束处理交联聚乙烯减少了 62% 的磨损。在体外人工关节模拟实验下，即使使用大号股骨头，或者是关节间隙放入游离体，高交联聚乙烯抗磨损性能仍然较好。但是相同实验条件下非交联普通聚乙烯的抗磨损性能确要差得多。

与硬质的关节配伍（陶瓷 - 陶瓷，金属 - 金属）相比，高交联聚乙烯的临床应用更方便。聚乙烯臼或内衬的使用不仅为骨科医师所熟悉，容易操作，而且不用担心金属过敏、血清中金属离子浓度过高和陶瓷碎裂等。

辐照除了可以引起聚乙烯分子交联外，残留自由基与氧分子作用后引起更多聚乙烯分子分裂，从而使聚乙烯脆性增加，抗疲劳强度下降。因此 γ 射线辐照可以使聚乙烯机械性能受到损害，特别是为了达到高交联而使用大剂量射线辐照，其结果是使聚乙烯抗疲劳和抗骨折强度降低。虽然通过加热退火可以减少残留自由基水平，增强聚乙烯远期抗氧化降解能力。然而只有超过材料熔点温度才能够完全清除自由基，但同时会引起聚乙烯严重变形，而低于聚乙烯熔点温度仅仅能够减少自由基，不能完全清除自由基，残留自由基的交联聚乙烯存在潜在的长期被氧化性的风险。

然而，高交联聚乙烯的临床应用时间很短，缺乏长期的研究报告。很多人工关节生产厂家都在生产自己的高交联聚乙烯内衬。用于产生交联的辐照方式、剂量、退火方法和最后的灭菌处理都不相同，在临床大量使用之前，对每一种产品进行小样本体内研究，评价其生物性及磨损特性是非常必要的。

（三）陶瓷对陶瓷髋关节假体

陶瓷被认为是生物惰性物质，置入人体没有全身和局部的不良反应。与超高分子聚乙烯比较，其磨损颗粒在激活破骨细胞分化和分泌细胞因子等方面要弱。

1. 陶瓷的生物力学特性　为了减少磨损而选择陶瓷关节的先驱是法国的 Boutin 医师，他在 1970 年开展了全氧化铝陶瓷髋关节。第一代氧化铝陶瓷由于缺乏生产标准和工艺，颗粒粗大，容易出现松动和股骨头碎裂等并发症。在过去 30 多年中，陶瓷品质的改进包括纯度的提高，精细结构的改善和烧结技术的提高，显著提高了陶瓷的生物力学性能。现在我们能够得到密度高、颗粒小、强度可靠的氧化铝陶瓷。

由于氧化锆具有更加精细的结构，其强度比氧化铝陶瓷高，抗碎裂强度是氧化铝的 2 倍，抗弯曲强度达到 500 ~ 1 000Mpa（氧化铝为 500Mpa）。因此氧化锆陶瓷能够显著减少股骨头碎裂，允许加工成更长的股骨头从而满足股骨颈延长的临床需要。氧化铝和氧化锆混合成分陶瓷的力学性能要比它们单一成分陶瓷好。

2. 陶瓷的摩擦特性　很多实验结果显示陶瓷磨损非常小。Affatato 报道，在体外髋关节磨损模拟实验机上，未见氧化铝以及氧化铝和氧化锆混合成分陶瓷的磨损颗粒。Firkin 报道陶瓷对金属关节的磨损比金属对金属关节低 100 倍。陶瓷对高分子聚乙烯关节的磨损要比不锈钢或者钴 - 铬合金对高分子聚乙烯小。在第三体损害的模拟实验中，氧化铝和氧化锆陶瓷股骨头损害轻，聚乙烯关节面的损害也比与金属配伍的关节轻。

陶瓷关节的低磨损在临床上得到了可靠的验证。Bos 报道，通过 4～8 年随访，陶瓷对聚乙烯关节的磨损颗粒要比金属对聚乙烯关节低 3 倍，体外模拟实验和体内试验氧化铝陶瓷关节使用 22 年效果都非常良好。陶瓷关节破损关节表面电子显微扫描照片显示，氧化铝和氧化锆陶瓷的磨损都非常低。

3. 陶瓷关节的失败　陶瓷关节的失败与陶瓷的材料特性、加工过程和外科植入技术有关，设计和制造工艺低劣的假体是失败的原始原因。股骨颈的锥度由 14/16 改为 12/14 后，股骨头碎裂明显降低。陶瓷关节碎裂概率小，即使碎裂后通过手术仍然可以解决。但很多外科医师仍然不愿意使用陶瓷关节，因为他们把关节碎裂看作灾难性后果。

对于陶瓷对陶瓷关节，股骨头与内衬之间会反复发生微分离及复位，在此过程中股骨头与内衬之间发生碰击是不可避免。由于股骨头和内衬都是硬性材料，它们对这种由碰击产生的应力吸收差，潜在地这种增高的应力容易导致假体移位和松动。另外，由于股骨颈与髋臼内衬之间碰撞导致髋臼杯与骨界面之间应力增加也是陶瓷对陶瓷关节可能易于发生松动性的潜在风险，同样是临床上最关心的问题之一。

（四）金属对金属髋关节假体

1. 第一代金属对金属髋关节假体　所有早期金属对金属髋关节假体都促进了现代全髋关节置换术的发展，其效果要比金属对聚乙烯关节好。然而，由于不锈钢质量较差、制造工艺差和缺乏牢固的固定，早期金属对金属髋关节假体没有取得十分满意的疗效。直到 20 世纪 60 年代末和 70 年代初，由 McKee 和 Farrar 研制的金属对金属髋关节取得了成功，所用材料为钴－铬－钼合金，头大小为 32～34mm。上述关节磨损率非常低，20 年长期随访显示，McKee－Farrar 金属对金属髋关节松动为 77%，而同期 Charnley 关节松动为 73%。第一代金属对金属髋关节假体在 7 年代消失的原因是同时代 Charnley 低磨损关节的效果要好。

2. 第二代金属对金属髋关节假体　瑞士的 Weber 是首先认识到金属－金属关节的低磨损与关节的松动率低有关系的人士之一。他观察到工艺很好的第一代金属－金属关节临床和影像学表现都非常好。在上述观察基础上，Weber 和他的工程团队开始研制第二代金属对金属髋关节假体。主要技术标准包括：28mm 头和内衬之间的合理公差；选择锻造而不是铸造技术优化钴－铬－钼合金表面；发展符合关节摩擦学的股骨头和内衬球形形态；良好的质量控制。自从采用上述工艺标准制造的 Metasul 第二代金属对金属髋关节假体在临床上以来，目前世界上已经有超过 150 000 例关节置入人体。

材料的相互影响，直径与公差，表面形态和摩擦等因素对金属－金属关节磨损的影响要比对金属－聚乙烯关节大。第二代金属对金属髋关节能够达到上述条件，临床结果非常满意。对翻修回收的 Metasul 关节进行分析显示，第 1 年磨损为 $25\mu m$，以后降到每年 $5\mu m$，与金属－聚乙烯关节比较，容积磨损降低 60 倍。

3. 第三代金属对金属髋关节假体　第三代金属对金属髋关节假体因为采用大头和小公差，实现了液膜摩擦，同时减少了撞击，因此磨损和松动发生概率降低。

4. 金属－金属磨损颗粒　金属－金属关节的磨损颗粒要比聚乙烯小。Doomn 发现来自 McKee－Farrar 和 Metasul 关节的磨损颗粒直径都 $<0.1\mu m$，透射显微电镜发现钴－铬－钼界面关节磨损颗粒呈圆形或者椭圆形，大多数直径 $<50nm$（$6nm～0.8\mu m$），金属－金属关节周围的巨噬细胞要比金属－聚乙烯关节周围少。

接受金属－金属关节置换的患者血清和尿液中钴和铬金属离子浓度升高，1 年后逐渐降低，且在患者淋巴结、肝、脾金属离子。但是没有证据显示血清和中钴和铬金属离子浓度升高与癌症有关。

三、髋关节置换术的假体固定

假体固定方式至今仍是髋关节置换术中争论的重点。甲基丙烯酸甲酯骨水泥的发明是人工关节发展史上又一个里程碑。Charnley 在 1958 年第 1 次用甲基丙烯酸甲酯很好的固定了髋臼和股骨侧假体。他的不朽之作："Anchorage of the femoral head prosthesis to the shaft of the femur" 成了全髋关节置换史上的一个转折点。Charnley 证明了假体的牢固固定是可能的，他自己把他对全髋关节成形术的贡献总结为：

"要对股骨髓腔进行扩髓，然后用大量的骨水泥填塞到其中，再将股骨柄插入骨水泥中。"

将聚甲基丙烯酸甲酯（骨水泥）引入临床是 Charnley 爵士对髋关节置换的三大贡献之一。它对人工关节外科具有十分重要的临床价值，是人工关节发展史上的一个重要里程碑。自 20 世纪 60 年代初 Charnley 倡导的骨水泥作为人工关节的生物材料以来，人工关节置换术的临床效果大为提高。

尽管骨水泥技术在临床使用中仍相当成功，但骨水泥臼杯在远期影像学评价中的松动率仍很高。据报道 20 年骨水泥臼杯影像学松动率可高达 48%。由于骨水泥和骨水泥灌注技术本身缺陷，第一代骨水泥技术失败率高，远期随访有较高的假体周围骨溶解和无菌性松动现象。由于这种失败骨水泥材料有关，进而提出了"骨水泥病"这个新概念，这使得抛弃骨水泥固定模式，研制新的生物固定性假体成为当时潮流。

20 世纪 80 年代初，出现了多种非骨水泥固定型假体设计，主要是利用假体表面的微孔层使骨组织长入或通过假体外形上的改进使之紧密嵌入髓腔，达到非骨水泥固定的目的。生物固定型假体尽管解决了一些骨水泥固定所带来的问题，但同样存在假体中、远期骨溶解和松动等并发症，其发生率与骨水泥假体相似。

同期骨水泥技术得到了很大的改进，采用第二、三代骨水泥技术固定的假体，其中、远期的良好疗效也陆续得到证实。人们又重新考虑骨水泥固定假体的使用价值，骨水泥假体重新得到重视。

（一）骨水泥固定技术

骨水泥型 THA 的效果可以根据髋关节置换的"代"进一步细分。第一代 THA 包括了未使用超级合金的柄及一些拥有尖锐而狭窄内侧缘的设计。骨水泥是通过手填充入股骨髓腔，并且没有使用髓腔塞。第二代技术使用了超级合金并有宽的内侧边的柄，髓腔使用骨水泥塞并且骨水泥是通过骨水泥枪采用倒退的方式注入。第三代技术加用了股骨假体表面处理以增强柄－骨水泥固定，并且使用真空离心技术减少骨水泥的空隙率。在许多更新的柄的设计中，近侧与远侧隔离片被用于确定假体的中心位并达到骨水泥套的平衡。

1. 第一代 Charnley 全髋关节置换　John Charnley 先生引入的全髋关节置换的设计与技术仍然是所有其他假体比较的金标准。Berry 等人回顾了在 Mayo Clinic's 使用的这种假体 25 年的临床结果。在 1969 年 5 月与 1971 年 7 月间共连续进行了 2 000 例 Charnley 全髋关节置换。这种股骨假体使用了光滑表面不锈钢整体，所谓的平背 Charnley 假体，与 1 个 22.25mm 股骨头。患者的平均年龄是 63.5 岁。有 82% 患者的诊断是骨关节炎。在这 2 000 个髋中，有 97% 的患者完成了 25 年随访或随访至翻修手术、假体取出或死亡。最长的随访时间是 28.4 年。未因任何原因取出假体的生存率是 80.9%。25 年无菌性松动的生存率是 89.8%。25 年髋臼与股骨假体无菌性松动的生存率近似。在最初 15 年的研究中，由于无菌性松动导致的股骨翻修数量多于髋臼翻修数量。但是在最后 10 年中股骨翻修的数量则少于髋臼翻修的数量。进行关节置换术时的年龄是影响耐久度的唯一重要原因，并且对每个年龄段来说，进行关节置换的时间越早，因无菌性松动的翻修率越高。男性的无菌性松动率大约是女性的 2 倍。类似的，Neuman 等人报道了在小于 55 岁患者的假体生存率为 88.3%，而大于 55 岁患者的假体生存率为 89.3%。

Charnley 假体的远期结果优于其他第一代骨水泥柄。Pavlov 报道了 512 个 Charnley - muller 髋关节置换 15 年的随访结果并发现需要翻修的失败率达 40%。Dunn 和 Hamilton 报道了使用相同股骨柄的 185 个髋术后 10 ~ 14 年的随访中松动率达 40%。第一代柄的其他设计（除了 Charnley 以外）包括可以导致高骨水泥应力的窄而锐利的内侧缘及导致骨水泥局限性菲薄的几何形状。

2. 第二代骨水泥全髋关节置换术　Mulroy 和 Harris 报道了 105 个不同设计的通过第二代骨水泥技术置入的初次股骨假体的 10 ~ 12.7 年（平均 11.2 年）的随访结果。在最终的随访中，有 2 个股骨假体因为松动进行了翻修，并且有 1 个有明确的松动，总的无菌性松动率为 3%，有 6.8% 的患者发生了局限性骨内膜骨溶解。

Stauffer 报道了也是使用第二代骨水泥与 HD - 2 柄的 222 个髋关节置换 8.8 ~ 11.5 年（平均 9.6 年）的随访结果。无菌性松动股骨翻修率为 3.2%，确定的影像学股骨假体松动率为 4.9%，无无菌性松动 10 年生存率为 95%。

从瑞典关节登记系统得到的数据显示使用第二代骨水泥技术可以改善柄的生存率。总的来说，这些数据支持使用髓腔塞及使用骨水泥枪逆向填充股骨髓腔可以改善骨水泥柄的生存率。

3. 第三代骨水泥全髋关节置换术　Oishi 等人报道了 100 例使用第三代水泥技术及股滑侧 Harris 预涂层假体的混合型 THA（非骨水泥臼杯与骨水泥柄组合）6~8 年（平均 7 年）的结果。只有 1 例患者发生了需行翻修术的股骨假体松动，并且未发现有股骨假体影像学的松动。6% 的患者发生了局灶型股骨骨溶解。

使用第三代骨水泥技术的更远期随访结果正在陆续被报道。Duffy 等人回顾了 Mayo Clinic 使用 Precoat Stem 及第三代骨水泥技术的经验。他们对 90 例诊断为骨关节炎并使用 Precoat Plus 柄的初次全髋关节置换术进行了平均 12 年的随访，有 4 例（5%）因无菌性松动、假体剥离及骨溶解进行了翻修。所有 4 例无菌性松动初始的骨水泥等级均较低。12 年无无菌性松动的总生存率为 95%。Clohisy 与 Harris 报道了使用 Precoat 柄的 121 例初次全髋关节置换所达到的较好的效果。在平均 10 年的随访中，只有 1 例股骨假体因无菌性松动需要进行翻修，其余有 3 例股骨假体出现了影像学的松动。

骨水泥技术的进步只是明显减少了股骨柄假体的松动发生率，对髋臼假体的松动问题并没有带来大的改变。在长期的随访研究中，对超高分子聚乙烯髋臼假体的骨－骨水泥界面进行影像学观察，透亮线的发生率由 25%~100% 不等。Stauffer 报道了 Mayo Clinic 使用骨水泥无金属外杯髋臼假体 10 年的临床经验，影像学透光线发生率接近 100%。现在大多数学者赞同骨水泥聚乙烯髋臼假体应用于 65 岁或 70 岁以上，或者可用于髋臼假体固定的宿主骨量少于 50% 的患者。

（二）非骨水泥固定技术

当今不需要骨水泥的生物学固定方法已被广泛的认可和接受。非骨水泥假体理论上有许多优点，包括假体安装方便；通过调整聚乙烯内衬的角度，可以更有效地防止术后脱位；对髋臼磨损患者的翻修，只需更换内衬，操作简单，并已在许多取回假体的研究中发现有骨长入。自从 20 世纪 90 年代早期，非骨水泥型臼杯的使用大量增加并且成为北美地区大部分患者首选置入物。

非骨水泥型假体的适应证主要是年轻的、活动量较大的患者。从理论上说，非骨水泥型假体需要满足以下要求：达到即刻的稳定；达到长期的生物学固定；提供良好的生物学相容性和长期的骨质重建。为实现这些目的，两种设计理念的假体被采用：紧压配合、大锁定、表面光滑的假体；紧压配合、微锁定、表面粗糙的假体。

最佳的表面特性是能够提供骨长入，表面微孔直径是 150~400μm。允许骨组织结合或贴附于植入体表面的 3 种处理方式有：金属球珠，金属丝网，等离子喷涂。表面微孔密度，结合强度，和孔的特性与不同的处理方式有关。当选择一个假体时，表面处理的 3 个方面因素应该考虑，即有孔涂层是片状分布还是环形分布；表面涂层是部分的，近端的或广泛的；表面是否应用陶瓷做了进一步增强，如羟基磷灰石，磷酸三钙或生长因子。

四、髋关节置换术的围术期处理与康复

现代人工关节置换技术是 20 世纪骨外科学的一次革命性进展。虽然髋关节置换术显示出优良的效-价比，由于其是高风险、高技术特点，随着置换关节使用时间的延长，以部分不可避免地会出现磨损和松动等并发症，必须严格掌握手术适应证和禁忌证。接受髋关节置换术的老龄患者越来越多。老龄患者全身功能衰退，同时常有重要脏器的功能损害或失代偿，手术耐受性差，增加了围术期的风险和处理难度。围术期的康复指导有助于提高术后关节功能和减轻术后疼痛，促进全身尽快恢复健康。

（一）手术适应证

1. 髋关节骨关节炎　这是目前临床上常见的采用人工髋关节置换术治疗的老年性髋关节疾病之一。当髋关节骨关节炎患者无痛行走距离小于 500m，保守治疗效果不佳，影响工作和生活时，即可考虑手术治疗。

2. 髋部骨折　是一种老年人常见的创伤，也是人工髋关节置换术的又一大类适应证。据统计，美

国每年有25万髋部骨折患者，直接经济损失为200亿美元。髋部骨折的类型众多，概括起来，需要关节置换手术的有以下几种情况。

（1）老年股骨颈移位骨折，骨愈合可能性较小。

（2）老年股骨颈移位骨折，全身情况差，不宜久卧床者。

（3）股骨颈陈旧骨折，因各种原因延误治疗或治疗后出现骨折不愈合或股骨头缺血坏死者。

（4）股骨颈骨折、转子间骨折或髋臼骨折前髋关节已有病变，如骨关节炎、类风湿关节炎或股骨头缺血坏死等，且病变已具备关节置换指证。

（5）股骨颈骨折、转子间骨折或髋臼骨折愈合后，出现继发骨关节炎、骨坏死和关节畸形引起疼痛和功能障碍。

3. 股骨头缺血坏死　其病理机制尚有待研究。老龄患者中常见的病因有激素性、乙醇性、外伤性或特发性，对于晚期股骨头已经塌陷的患者，人工髋关节置换术是消除疼痛，改善功能的有效措施。

4. 髋关节发育不良或先天性髋关节脱位　是一种较常见的髋关节疾病，国内平均发病率为3.9‰。尽管在新生儿期有专科医师进行普查，但仍有漏诊，直至成年后出现不可逆的假臼骨关节炎方来院就医。对于这类患者，若出现患髋疼痛伴腰部疼痛或健侧髋或膝关节疼痛者，人工髋关节置换术不失为一种有效的治疗方法，但手术难度较大。

5. 类风湿关节炎　侵犯的下肢关节以膝关节为主，髋关节受累的程度往往相对较轻。晚期类风湿髋关节炎患者可出现股骨头中心型脱位和严重骨质疏松，人工髋关节置换术的远期效果较差。

6. 强直性脊柱炎　其发病率为0.5%~2.3%，发病的高峰期在30~40岁，老年发病者少见。若髋关节病变药物效果不好，出现髋关节畸形、功能障碍者，可考虑手术治疗。

7. 由于髋关节感染、外科手术后残留关节强直　在老年阶段出现下腰痛、同侧膝关节疼痛或对侧髋、膝关节出现疼痛，可考虑行人工全髋关节置换术。另外，髋关节融合术后出现假性融合伴疼痛或非功能位融合，也是人工全髋关节置换术的适应证。

8. 老年髋部骨肿瘤　患者有以下几种情况可以采用人工全髋关节置换术。

（1）低度恶性肿瘤患者，或转移性肿瘤，但预期寿命较长的患者。

（2）瘤样病损，如嗜酸性肉芽肿、色素绒毛结节性滑膜炎，对于色素绒毛结节性滑膜炎，术中滑膜切除应力求彻底，同时术后要采取放疗，否则瘤样病变会很快复发，破坏骨质，造成假体早期松动。

（二）手术禁忌证

1. 绝对禁忌证　全身或局部的任何活动性感染；关节主要运动肌瘫痪或肌肉肌腱等组织破坏造成主动屈伸功能丧失者；各种原因引起的骨组织严重缺损，估计术后假体难以保持稳定者；老年衰竭患者，无法耐受手术。

2. 相对禁忌证　神经性关节病变；老年性精神障碍，不能有效配合治疗；老年体弱，内科疾病复杂，手术耐受性差；过度肥胖。

（三）围术期处理

1. 并发常见内科疾病的术前处理　如下所述。

（1）高血压：对于并发有高血压的老龄患者，适度控制血压可以尽可能避免术中血压出现大的波动。但不主张行大幅度降压治疗，以保证较高灌注压，满足重要脏器的供血和供氧。一般而言，将舒张压控制在80mmHg左右是较理想的状态。但是术前血压经常维持在160/100mmHg左右的病例，术后心血管意外发生率低，不刻意将血压降得过低。

抗高血压治疗必须持续到手术当天，可以于术日晨用少量清水将当天的药物吞服。但使用某些降压药物的高血压患者，术前应采取停药措施。例如使用利舍平类药物控制高血压者，术前应停药3d。因为利舍平类药物可以减弱心肌和血管对儿茶酚胺的反应性，在麻醉时可能导致心动过缓和低血压，术前注射阿托品可防止上述不良反应。术前使用单胺氧化酶抑制药如帕吉林者，术前也需停药，因此类药物可能加重麻醉药、安眠药的降压作用。

对于难以控制的重度高血压或需要急症手术、但未正规治疗的高血压患者，可静滴硝普钠控制血压，其药效快、作用强、持续时间短，能直接扩张小动脉及静脉血管。在给药过程中，须严密监测血压和心率，随时调整用量。

（2）心脏疾病：对于有冠心病病史的老龄患者，术前应详细询问近期有无病情加重，表现为不稳定性心绞痛或是心前区疼痛时发时愈。如果冠状动脉疾患已经稳定，心电图重复检查无变化，无心绞痛症状或者心绞痛发作后经过了3个月以上已稳定者，可施行择期手术。如患者长期接受β肾上腺能阻滞药治疗心绞痛，不能术前突然停药，因为心脏的部分阻滞作用需要继续维持数天，一旦手术后发生心绞痛，患者非但得不到药物的有效治疗，且停药还可导致一段时间的β肾上腺能活性增高，可能因此产生不良的临床后果。对伴有冠状动脉供血不全的患者，术前应用双嘧达莫和吲哚美辛，不但能扩张冠状血管，而且对处于高凝状态的老年患者，能防止和减少深静脉栓塞及肺栓塞的发生。

手术前3个月曾有心肌梗死者，再发生率高达33%；手术前4~6个月曾有心肌梗死者，再发生率为16%；心肌梗死后6个月以上手术者，再发生率为5%；手术前无冠心病临床表现者，围术期心肌梗死发生率低于0.2%。因此如果不是挽救生命的急症手术，应尽可能推迟至少3周，纯属择期手术尽可能推迟半年以后。

大多数室上性快速心律失常，可用洋地黄类控制；而室性快速心律失常，可用利多卡因控制。偶发期前收缩或阵发性室上性心动过速对手术耐受力无影响，频发室性期前收缩者在麻醉和手术时因缺氧会使期前收缩增多，宜及时治疗。心房纤颤一般经洋地黄类药控制心室率在80~90/min，可耐受手术，危险性并无明显增加，但应随时警惕发生栓塞性并发症的可能。无症状的一或二度房室传导阻滞一般可耐受手术，但在麻醉及手术时须防止迷走神经张力增高而传导阻滞发展为三度。三度房室传导阻滞者，有发生阿斯综合征或心源性休克的可能，若非紧急情况，不宜手术。右束支传导阻滞而心功能良好者对手术无明显影响，完全性左束支传导阻滞发生于严重心脏病，需加注意，双侧束支传导阻滞者危险性增大。凡三度房室传导阻滞、有阿斯综合征病史，完全性左束支传导阻滞，完全性右束支传导阻滞并左束支分支传导阻滞者，当必须手术治疗时，需做充分准备，如术前、术中用异丙肾上腺素或阿托品以提高心室率，或最好先安置临时起搏器，使心室率稳定于生理水平或传导改善，以防止可能的意外发生。

（3）肺功能障碍：若最大通气量和肺活量低于预计值60%、动脉氧分压低于6.67kPa、动脉二氧化碳分压高于7.20kPa、血氧饱和度低于90%，耐受外科手术的能力就显著下降。

对有慢性支气管炎、肺气肿及呼吸功能不全的老年患者应做积极的手术前准备。①手术前戒烟，术前戒烟2周能降低肺部并发症的发生率，术前戒烟8周能使气道黏膜充分恢复功能；②指导患者做深呼吸训练和咳嗽、咳痰练习，每小时不少于10次，有利于扩张肺组织，增加气体交换量，排除分泌物及痰液；③每天做雾化吸入治疗，可根据病情适当加入抗生素，解痉药物和蛋白溶解药；④口服祛痰药物，如碘化钾溶液或祛痰剂等；⑤手术前应做痰培养，参考药物敏感实验结果选用广谱预防性的抗生素；⑥对有哮喘患者，应定期吸氧，应用β-受体兴奋药物解除支气管痉挛，必要时可加用地塞米松等激素类药物；⑦有阻塞性或限制性通气损害的患者，可用支气管扩张药和间歇正压呼吸作为术前准备；⑧对有大量脓痰患者，除使用全身抗生素之外，应帮助患者体位引流，3/d，每次15min，必要时于手术前做好预防性气管切开。肺功能障碍患者，其手术危险性与肺功能损害程度相平行。术后多数肺部并发症发生于原有肺部疾病。休息时尚不能维持足够通气的患者，只允许行紧急抢救生命的手术。呼吸功能代偿不全患者，择期手术应延至肺功能已最大限度的恢复时施行。

（4）糖尿病：无论择期手术还是急症手术，对60岁以上的老龄患者应把血糖与尿糖的检查作为常规。对有糖尿病史或正在治疗中的老龄患者要全面了解患者的糖尿病控制情况，特别是要掌握有无老年糖尿病急、慢性并发症发生，以便制订合理的手术计划。老龄糖尿病患者大手术治疗中不仅要防止出现高血糖，而且更要防止低血糖发生。一般认为老龄糖尿病患者血糖控制在6.0~11.1mmol/L（110~200mg/dl），施行择期大手术是比较安全的。

术前用口服降糖药物或用长效胰岛素来控制血糖的老龄糖尿病患者，如需接受大型手术，则要在围术期数日内改用短效胰岛素，这样比较容易控制血糖水平。用胰岛素控制的患者，手术日早晨测定空腹血糖后，小手术停用胰岛素，大手术可用平时胰岛素用量的一半；术中需要1h测血糖1次，术后每6h测1次血糖。关节外科患者常常术后很快即能进食，因此没有必要在术后使用大量葡萄糖液。如果需要使用则根据1：4或1：6胰糖比在葡萄糖溶液中直接加入短效胰岛素，然后逐步恢复至患者术前的糖尿病治疗和控制状态。老龄患者病情波动很大，因手术的应激反应，胰岛素的需要量可能增加，也可能突然下降。因此，需要胰岛素控制的老龄糖尿病患者，术后要定时测血糖和尿糖，以便及时调节胰岛素的用量。老龄糖尿病患者，特别是伴有各种急慢性并发症者，原则上应尽量避免急诊手术。如必须急诊手术同时又对患者过去的病情了解较少时，除要急查禁食血糖、尿糖外，还要检查血钠、钾、氯化物、pH和HCO_3^-、酮体等项。如血糖控制在$11.1 \sim 13.9$mmol/L范围内，pH超过7.3，$HCO_3^- > 20$mmol/L，尿酮阴性，才能比较安全地施行急诊手术。

（5）血小板减少：对血小板减少的老龄患者，术前应详细询问患者的皮肤瘀点瘀斑、牙龈出血以及外伤出血史，查全血图、肝肾功能，备血及浓缩血小板，必要时请血液科会诊。患有血小板减少的老龄患者，使用腰麻或硬膜外麻醉时存在血肿形成压迫脊髓的风险，且瘫痪一旦出现，即使立即行椎管减压手术也不能完全避免永久性神经损害的可能性。因此，有凝血功能障碍的血小板减少的患者应选择全身麻醉。血小板（$80 \sim 99$）$\times 10^9$/L患者按正常患者处理；（$50 \sim 79$）$\times 10^9$/L患者术中补给全血或血浆即可，术前不需要特殊处理；血小板$<50 \times 10^9$/L患者术中输入血小板$1 \sim 2$U、全血$400 \sim 800$mL，渗血明显时给予止血药，在不影响疗效的情况下，手术力求轻、柔、快、简。

对于全髋关节置换，当血小板$<50 \times 10^9$/L时，患者所需输入的全血及血小板量明显增加，因此建议全髋置换术中及术后48h内的血小板应保持在$50 \times 10g$/L以上。

目前血小板减少的治疗方法主要有丙种球蛋白疗法、激素疗法、输入浓缩血小板等。术前及术中输入浓缩血小板是一种重要的治疗方法，对绝大多数血小板减少的老龄手术患者，输入血小板能提高患者的血小板水平，防止术中及术后出血。唐孝明等人的研究发现，血小板减少患者接受$1 \sim 2$U血小板输注治疗后，血小板计数平均上升25×10^9/L，并且无明显的不良反应发生。

（6）低蛋白血症：当总蛋白<52g/L，清蛋白<25g/L时，临床上即可诊断低蛋白血症。低蛋白血症是判断营养不良的最可靠指标之一，而营养不良又与手术后并发症和死亡率的增高密切相关。手术前如发现低蛋白血症时，应予纠正。对于拟行大型手术的老龄患者，可选用5%等渗清蛋白溶液或20%、25%的浓缩清蛋白溶液。

（7）肾功能障碍：血清肌酐测定及24h内生肌酐清除率是评价肾功能较可靠的指标。当肌酐测定值为$185.6 \sim 291.7$μmol/L，24h肌酐清除率为$51 \sim 80$mL/min表示肾功能轻度损害，对手术耐受力的影响不大；当肌酐测定值为$362.4 \sim 512.7$μmol/L，24h肌酐清除率为$21 \sim 50$mL/min为中度肾功能损害，手术可能加重肾功能损害，手术后容易发生感染、切口愈合不良等并发症，手术前需接受适当的内科治疗；当肌酐测定值为$627.6 \sim 733.7$μmol/L，24h肌酐清除率<20mL/min为重度肾功能损害，手术后并发症的发病率高达60%，病死率为2%$\sim$4%，手术前需进行有效的透析处理。

对于老龄患者并发有肾功能障碍，手术前应努力设法改善肾功能，进低盐、优质蛋白饮食；及时纠正水、电解质紊乱；选用对肾脏损害最小的抗生素，如青霉素类和头孢菌素类；慎用血管收缩药，一般血管收缩药均可使肾内小动脉收缩，导致肾血流量显著减少、加重肾损害，尤其是剂量较大、使用时间较长则肾损伤更为严重。

严重肾功能损害的患者由于促红细胞生成素分泌减少，一般都有贫血。治疗时首先应纠正贫血，通过多次输血使血红蛋白维持在10g/dl，血浆清蛋白维持在30g/L。具有血液透析的指征时（血清肌酐水平>600μmol/L，肾小球滤过率<5mL/min），一般在手术前1d透析1次，使肌酐、尿素氮等指标接近正常水平，血液酸碱平衡矫正，电解质浓度接近正常，再行手术治疗。手术中须注意补充失血量、防止低血压，保持水、电解质、酸碱平衡，禁用对肾有毒性作用的药物。避免大量失血。

（8）长期使用肾上腺皮质激素患者：有些老龄患者由于治疗某些疾病的需要（如类风湿性疾病、胶原性疾病等），较长时间使用肾上腺皮质激素类药物，从而抑制了下丘脑、垂体合成和释放促皮质激素释放激素（ACTH），对这类患者在施行外科手术时应特别注意。因为较长时间使用肾上腺皮质激素治疗的老龄患者将会出现肾上腺皮质的反应性降低，特别是应激反应较大的大、中型关节手术后，将会出现肾上腺皮质功能不全的一系列临床表现，包括嗜睡、乏力、顽固性低血压、高热、心动过速、恶心、呕吐，严重的患者可出现昏迷、休克。

对于曾较长时间使用肾上腺皮质激素或者术前短期内曾大量使用过肾上腺皮质激素的老年关节外科患者，术中术后处理包括：①术中和术后当天静脉内滴注氢化可的松各 100mg，术后第 1 天 100 ~ 200mg；术后第 2 天给 100 ~ 200mg；术后第 3 天改为 50 ~ 100mg，随后可以停药或转为患者手术前长期用药剂量。②当临床上出现肾上腺皮质功能不全危象时，立即静脉滴注氢化可的松 100mg，以后每 8h 再滴入 100mg；第 2 天用量可在 300 ~ 500mg，待病情稳定后 3d 可开始逐渐减量。③为减少激素对切口感染和愈合的负面影响，该组患者应选择较广谱、高效的预防性抗生素，并适当延长切口拆线时间。

2. 术后处理　如下所述。

（1）休克：当手术后患者出现烦躁不安、心率增快、脉压缩小、尿量减少，即可诊断为休克。若神志淡漠、反应迟钝、面色苍白，呼吸浅快、脉搏细速、血压下降（收缩压 <90mmHg）时，患者已进入休克抑制期。因失血而引起的低血容量休克，治疗以补充血容量和止血为主。正常人血容量 5 ~ 7L，发生中度休克时，失血量为全身血容量的 20% ~ 40%；严重休克时，失血量约为全身血容量的 40% 以上。观察血容量是否补足的重要指标是动脉血压、中心静脉压及尿量。当中心静脉压升至 0.98mmHg（10cmH$_2$O），脉压差 >4mmHg，尿量 >30mL/h，说明休克好转，血容量已补足；若中心静脉压已升至 1.47mmHg（15cmH$_2$O）而血压仍偏低，应考虑心力衰竭或静脉血管床过度收缩，需用强心药物治疗。根据实验研究，在毛细血管处的氧运送，血细胞比容为 30% 时的效果要优于血细胞比容为 50% 时。因此，在补充血容量的时候，应组合交替输入红细胞悬液、胶体液和晶体液，使血细胞比容控制在 30% ~ 35% 范围。在补充血容量同时，应该尽快止血。否则，尽管积极输血、补液，血容量仍不会恢复，休克也不能有效纠正。

此外，休克的治疗还有赖于纠正酸碱平衡失调，改善微循环，防止 DIC 和多器官衰竭。休克能降低患者对感染的抵抗力，应该在抢救开始时，即加大抗生素剂量，预防手术部位和肺部发生感染。

（2）深静脉血栓形成：深静脉血栓形成常见于老龄患者关节外科手术后，其中髋部手术后的发生率为 40% ~ 80%，发生于近躯干部的深静脉者占 20% ~ 30%。深静脉血栓形成后的最大危险是血栓脱落、循环至肺引起肺栓塞，发生率在 4% ~ 8%，其中 1% ~ 3% 的患者可因抢救无效而死亡。

深静脉血栓形成约 50% 发生在术后第 1 天，约 30% 发生在术后第 2 天。深静脉血栓形成发生的机制是手术后血液处于高凝状态，静脉血液回流缓慢，以及血管内膜的直接损伤。深静脉血栓形成多发生在下肢深静脉，尤其是好发于小腿腓肠肌静脉丛，以左侧多见。Dauer 等通过静脉造影检查发现血栓起源于小腿静脉者占 80%。Kakkar 应用放射性纤维蛋白原试验，也证实绝大多数的血栓形成起源于小腿。

如果血栓形成体积小，仅阻塞腓肠肌内小静脉，则表现为踝以下肿胀，皮肤苍白，伸直患肢、患足背屈时小腿肌肉深部疼痛（Homan 试验阳性），挤压腓肠肌时疼痛加重并有紧张痉挛感（Neuhof 试验阳性）。当血栓阻塞腘静脉时，小腿 1/3 以下部位肿胀，皮肤苍白及凹陷性水肿，腘窝内腘静脉呈条索状的轻压痛。当血栓形成体积大、阻塞股静脉及股深静脉时，典型的表现为整个下肢肿痛、苍白、皮肤发凉、表浅静脉怒张、Homan 试验阳性、腓肠肌和沿股静脉有压痛、远端动脉由于肢体水肿和动脉痉挛而搏动减弱，即通常所说的股白肿（phlegmasia alba dolens）。当下肢发生大量静脉血栓形成，髂内、外静脉、有时下腔静脉均受累时，肢体明显水肿及青紫，压痛广泛，在青紫区出现瘀点、发凉、紧张疼痛感，远端动脉搏动消失，下腹部也可有疼痛及压痛，还可能有心率加快、呼吸急促、体温升高、血压下降，甚至发生休克，此即所称股青肿（phlegmasia cerulea dolens），属急性暴发型深静脉血栓形成。

深静脉血栓形成的诊断依据除临床表现（肢体肿胀、皮肤苍白、Homan 试验阳性、静脉呈条索状、有压痛等）以外，为了进一步明确诊断及阻塞部位、范围，可进行 Doppler 超声、静脉造影、电阻抗体积描记、放射性核素等检查以帮助诊断和治疗。

已发生静脉血栓形成的患者，应卧床休息、抬高患肢、限制活动。对病程不超过 72h 者，可给予尿激酶或链激酶溶栓，链激酶有抗原性、致热性，不理想；尿激酶系人体衍化物，无抗原性、无毒性，应首选。为促使血栓加速溶解，可给人体纤维蛋白溶解酶。但纤维蛋白溶解酶可引起出血、发热及变态反应，使用时须注意。在溶栓治疗的同时，可加用肝素抗凝治疗，抗凝疗法的作用是防止血栓蔓延及再发生而不是消除血栓。

小腿腓肠肌静脉血栓形成的治疗以非手术疗法为主。髂-股段静脉血栓形成，血栓易脱落、并发肺栓塞；下肢静脉血液回流发生障碍，严重者，肢体末端坏死或发生顽固性血栓静脉炎，故除用抗凝、祛聚治疗外，应争取早期手术摘除血栓。早期，血栓尚未与静脉壁附着，易于摘除，手术效果较好；晚期，血栓引起炎症，致血栓与静脉壁黏着、静脉瓣受损，手术效果差。为防止血栓脱落，引起肺栓塞，可经皮置入腔静脉滤器或将栓塞静脉的近心侧结扎。

深静脉血栓形成的治疗应以预防为主。对好发的患者，手术后应抬高患肢，早期开始肌肉等长收缩训练，促进静脉和淋巴回流。对于不能主动活动的患者，应协助患者早期活动，经常翻身及变换体位，鼓励患者咳嗽、深呼吸，防止下肢血液淤滞。或以电刺激腓肠肌、使之收缩等均有利于促进静脉血液回流，从而降低深静脉血栓形成的发病率。对于深静脉血栓形成的高危人群，手术后短期内可考虑使用小剂量肝素抗凝及静滴低分子右旋糖酐祛聚。用抗凝药过程中，应定时监测凝血时间及凝血因子时间，如发现有出血倾向，立即停药。

（3）肺栓塞：肺栓塞是血栓堵塞肺动脉或其分支引起肺循环障碍的临床综合征。手术后突然发生原因不明的胸痛、呼吸困难、心率增快、血压低，甚至休克等表现时，应想到肺栓塞的可能性。胸部 X 线摄片对小的肺栓塞诊断帮助不大。当胸部 X 线摄片正常时，可做肺扫描检查，如为肺栓塞，可见患处血流灌注减少，但非特异性检查，不过，肺扫描正常时，可除外肺栓塞。最可靠的诊断方法是肺血管造影，可显示不同大小的肺血管截断或充盈缺损。

预防肺栓塞的根本方法是预防下肢深静脉血栓形成。肺栓塞一旦发生，应及早进行正确的治疗，否则，可能有生命危险。肺栓塞的治疗应根据发病时间、栓塞的部位、范围及临床表现而定。除一般治疗包括吸氧、辅助呼吸、纠正低血压、止痛及给抗生素以外，选择溶栓、抗凝，或手术治疗，包括肺动脉血栓摘除术，下腔静脉滤器置入术，血栓动脉切除术。一般而言，根据血压和右心室动力学改变来选择肺栓塞的治疗方案：正常血压和右心室动力正常时，可考虑单纯抗凝和下腔静脉回流的控制。低血压或低右心室动力学时，可选择抗凝加溶栓治疗或用导管和外科行去栓子治疗。

（4）急性肾功能不全：一般来说，在尿量突然减少的同时，每日血肌酐增加 $8.4 \sim 176.8 mol/L$（$1 \sim 2 mg/dl$），血尿素氮升高 $3.6 \sim 10.7 mmol/L$（$10 \sim 30 mgt/dl$），则急性肾功能不全的诊断可以成立。老年人肌肉萎缩、肌酐生成减少，因此在肾功能不全时，血肌酐可能正常或仅轻度增高。此时可参考血-尿尿素氮比值，手术后早期发生的急性肾功能不全，血-尿尿素氮的比值常在 $1：15 \sim 1：8$。

急性肾功能不全的治疗根据临床进程的不同而各有侧重。在积极治疗原发疾病的基础上，少尿期应严格控制水、钠摄入，"量出为入"；注意饮食和营养，控制蛋白摄入量；纠正代谢性酸中毒和高钾血症；对于经积极治疗并使用利尿药后，仍持续少尿或无尿，氮质血症进行性加重，出现意识障碍者，应果断采取透析治疗。透析的方法依病情及手术性质而定。非腹部手术或血液循环不平稳的患者，选用腹膜透析，透析液中可加入抗生素，由于腹膜吸收性能强、经肾排泄慢，故剂量宜小。刚做过腹腔内手术或发生过腹腔内并发症的患者，宜选用血液透析，其缺点为对心血管稳定性有一定影响。连续性肾脏替代疗法（又称血滤）可以 24h 连续进行，对人体的生理功能影响较小，不仅溶质清除能力优于常规血透，而且克服了后者所具有的血流动力学不稳定。多尿期的治疗重点是维持水、电解质和酸碱平衡，控制氮质血症，防治各种并发症，进入多尿期 1 周后，肌酐、尿素氮逐渐降至正常范围。此时可适当增加蛋白质摄入，已利于肾细胞的修复和再生。恢复期的患者已有活动能力，要避免过度劳累，定期随访监测肾功能，严格限制肾毒药物，防止肾再次受损。

非少尿型急性肾功能不全的病理生理基础尚不清楚，患者尿量正常，甚至增多，与氮质血症的升降呈平行关系，手术后第 10 天最多，第 20 ~ 22 天恢复至正常。病情较少尿者为轻，如处理及时，往往预后良好。治疗方法包括限制进水量；给予低蛋白高热量饮食，根据氮质血症下降的程度递增蛋白质摄入量；按照血、尿电解质浓度补充钠盐及钾盐，维持水电解质及酸碱平衡。

急性肾功能不全的老龄患者发生感染时，很少出现炎性疼痛。例如：发生溃疡穿孔并发弥漫性腹膜炎者，仅表现肠麻痹而无腹痛。对此特点，临床医师应有足够的重视。

（5）尿路感染：尿路感染是老年人关节外科术后较为常见的并发症，尿路感染的致病菌中最常见的是大肠埃希菌，其次为变形杆菌、葡萄球菌和铜绿假单胞菌等。慢性及有并发症的感染，可由衣原体或支原体引起。急性膀胱炎的临床表现是尿频、尿急、尿痛，偶有排尿困难，体检可有耻骨上区压痛。尿液浑浊或呈脓性，镜检可见较多的红细胞及脓细胞。感染自膀胱上行可引起急性肾盂肾炎，多见于女性患者。主要表现是高热、寒战、全身疼痛、食欲缺乏、恶心呕吐，体检常有肾区压痛、叩击痛。尿镜检可发现大量白细胞和细菌，尿培养阳性，菌落计数每毫升感染尿液细菌数在 10 万以上。

尿路感染的治疗包括：①全身支持治疗，大量饮水，维持每日尿量在 1 500mL 以上，有利于炎性物质排出；②根据致病菌，选用敏感抗菌药物，用药时间需持续至症状好转，尿中脓细胞消失，连续 2 次尿培养阴性；③对症治疗，口服颠茄类药，以解除膀胱痉挛，口服碳酸氢钠碱化尿液，降低酸性尿液对膀胱的刺激，全身疼痛者可适当使用解热镇痛药。老龄患者预防尿路感染的关键，首先在于保持足够尿量的同时防止尿潴留；其次术中导尿时，需严格执行无菌操作；术后留置导尿时，应保持尿袋处于低位，防止尿液倒流引发感染，同时应定期冲洗膀胱及更换尿袋。

（6）肺部感染：老年人手术后很容易并发肺部感染，肺部感染的早期症状多表现为体温轻度升高，由于咳嗽不明显，容易被术后正常吸收热所掩盖，导致漏诊，但此期肺部听诊可闻及少量湿啰音。如治疗不及时，病情进展，多发展为支气管肺炎，患者呼吸增快、体温升高、咳嗽咳痰症状加重、但有时痰液黏稠不易咳出。肺部听诊，呼吸音变粗糙，双侧中下肺可闻及哮鸣音和干湿啰音。X 线摄片检查可见肺纹理增粗。血常规检查显示白细胞总数和中性粒细胞分类计数均增多。

肺部感染的治疗原则是全身支持治疗的同时，积极去除发病原因，治疗肺部炎症。抗生素的治疗应首先针对临床常见致病菌，足量有效用药，待细菌培养结果明确后再做调整。痰液黏稠不易咳出时，给祛痰药和雾化吸入。肺部感染的预防应从手术前开始，方法是注意保暖、避免受凉，加强口腔护理；鼓励患者进行咳嗽及深呼吸训练，增加肺泡通气量；严格呼吸治疗器械的消毒；鼓励患者术后早期坐起，拍背咳嗽，必要时雾化吸入，以保持呼吸道湿润，痰液稀释易排出。

（7）急性呼吸窘迫综合征：急性呼吸窘迫综合征是由多种肺内外病因导致的一种以急性呼吸窘迫和难治性低氧血症为特点的严重的肺部并发症。其共同的病理生理改变是弥漫性肺损伤，造成肺毛细血管通透性增加和肺表面活性物质减少，肺泡萎缩，导致肺内通气/血流比例失调，生理无效腔增加，功能残气量减少，肺顺应性降低。

急性呼吸窘迫综合征的临床表现除原发病如创伤、休克感染等相应症状和体征外。主要表现为突发性、进行性呼吸困难、气促、发绀，常伴有烦躁、焦虑。急性呼吸窘迫综合征的典型病程可分为四期：损伤期、相对稳定期、呼吸衰竭期、终末期。诊断依据为有发病的高危因素，且排除心源性肺水肿；突发性进行性呼吸困难，呼吸频率加快 >30/min，心率加快，一般氧疗无效；血气分析显示在给氧条件下 $PaO_2 <$ 8kPa（60mmHg），$PaCO_2 >6.66kPa$（50mmHg）；胸部 X 线片检查可见两肺弥散性浸润阴影。

急性呼吸窘迫综合征的治疗方法包括基础疾病治疗和呼吸功能支持两部分。基础疾病的治疗指去除致病原因，维持足够能量供应，纠正水电解质、酸碱失衡，改善微循环，要求每日出入液量呈轻度负平衡（入量少于出量 500 ~ 1 000mL）。呼吸功能支持包括：①给氧，吸气中氧含量应维持在 40% ~ 50%，以免氧中毒，多数患者将 PaO_2 保持 >8kPa（60mmHg）即可。②如鼻导管给氧不能缓解缺氧状态，呼吸窘迫症状加重，PaO_2 持续降低，则应采用呼气末正压通气。呼气末正压通气（0.49 ~ 0.98mmHg，5 ~ 10cmH$_2$O）能有效地扩张萎缩的肺泡和小气道，改善肺内通气/血流比例。但是，呼气末正压会影响上下腔静脉血回流，在患者血容量偏低时，可导致左心室排血量减少，血压下降。因此临床应用呼气末正压通气时首先要保证有效循环血容量足够，同时呼气末压力不应过高（0.49 ~ 0.98mmHg，5 ~ 10cmH$_2$O）。其他常用治疗包括应用大剂量皮质类固醇，保护毛细血管内皮细胞，缓解支气管痉挛，抑制后期肺纤维化；应用支气管扩张药，降低气道阻力。为了防止弥散性血管内凝血，可给予肝素。预防感染和治疗感染引起的 ARDS，应使用敏感性强的抗生素。

（8）多器官衰竭综合征：多器官衰竭综合征系指同时或序贯性发生 2 个或 2 个以上器官或系统不能进行正常的功能活动而产生的一种综合征，简称 MODS（Multiple Organ Dysfunction Syndrome）。

MODS 的临床表现可以归纳为两个方面，全身炎症反应的表现和器官功能不全的表现。全身炎症反应的表现包括：体温高于 38℃ 或低于 36℃；心率 >90/min；呼吸频率 >20/min，过度通气，PaO_2 <30mmHg；白细胞 $>12 \times 10^9/L$ 或幼稚细胞 >10%。各器官功能不全的特点如下：①心力衰竭：气急、端坐呼吸、咯血性泡沫痰、颈静脉怒张、心界扩大、心率快、肝大；②循环衰竭：面色苍白、四肢发凉、心排血量减少、血压低，需要血管活性药和（或）机械方法来维持；③呼吸衰竭：呼吸困难、急促，肺容量减小，血 PaO_2 <6.6kPa（50mmHg），需用机械辅助呼吸来维持气体交换；④胃肠道衰竭。呕吐或由鼻胃管吸出大量的棕褐色胃液、肠麻痹、腹胀、黑粪；⑤肝衰竭：持续性黄疸，血总胆红素 >34.2μmol/L，且有进行性加深趋势，SGPT 超过正常值 2 以上，晚期可发生肝性脑病；⑥肾衰竭：少尿或无尿，尿 Na^+ >40mmol/L，血肌酐 >176.8μmol/L，需要透析治疗；⑦凝血系统衰竭：皮肤黏膜有广泛出血点或瘀斑，切口渗血，弥散性血管内凝血，血小板减少，纤维蛋白原降低，纤维蛋白降解产物增加；⑧免疫系统衰竭：中性粒细胞的吞噬及杀菌能力减退，可导致全身性感染；⑨中枢神经系统衰竭：患者神志模糊、感觉迟钝、谵妄、昏迷。

MODS 的治疗主要包括 4 个方面的内容：积极治疗原发疾病，消除综合征的诱发因素；积极支持或替代衰竭器官的生理功能，减轻器官负荷；营养支持，维持能量正平衡；针对炎症介质的治疗。

（四）康复锻炼

1. 术前功能锻炼　术前功能锻炼与术后功能锻炼同样重要，通过术前功能锻炼一则可以增强老龄患者的体质、增加关节周围肌的力量；二则可以帮助患者了解术后康复的一般程序，术后尽快适应功能锻炼，恢复关节功能。

术前功能锻炼计划主要包括肌力训练、关节活动度锻炼、负重和行走锻炼。由于关节结构异常和疼痛，关节疾病患者术前多存在患肢不同程度的肌力下降或肌肉萎缩，因此进行关节周围肌的肌力锻炼非常重要。锻炼方法以关节主动屈伸、展收、旋转为主（抗阻或不抗阻），若是下肢关节，则还需辅以负重和行走锻炼，包括助行器的模拟使用。被动锻炼对于增加关节活动范围有所帮助，但如果不结合主动锻炼，则不仅肌力无恢复，而且增加的活动范围也很容易因为新生胶原组织的沉积而丢失。

少数老年性智能障碍患者，如果术前不能在医师指导下完成锻炼和学会使用助行器，则手术应暂缓进行。对于关节屈曲挛缩的患者，一般不主张进行术前牵引。术前皮肤牵引会干扰肌力锻炼和关节活动度锻炼的时间，术前骨牵引则还存在针孔潜在感染的可能性，是关节置换手术的禁忌。

2. 术后早期功能锻炼　术后功能锻炼的目的一则在于促进老龄患者增强肌力、增加关节活动度、恢复体力和动作协调性；二则在于帮助患者早日下床，避免老龄患者长期卧床可能出现的并发症。在术后功能锻炼中，应遵循早期主动、因人施教、循序渐进和全面锻炼四大原则。早期主动原则是指术后麻醉作用消失后即可开始指导患者进行肌肉的等长收缩活动。有研究表明，术后如不早期锻炼关节，新生胶原组织在术后第 2 天即开始迅速沉积在关节周围，这种随意沉积的胶原纤维将限制关节的运动。机械应力可调节新生胶原纤维的沉积方向，术后立即开始关节运动可使胶原纤维沿应力方向沉积，从而将瘢痕对关节活动度的限制降低到最低。多数学者认为，在术后立即进行功能锻炼，有利于患者关节功能恢复和减少并发症。

规律的功能锻炼可增加患者下肢的血液循环，预防血栓形成，保持髋部正常的肌力和关节活动度，并逐渐恢复日常活动能力，这对于老龄患者的完全康复非常重要。在手术结束麻醉清醒后患者应立即开始功能锻炼，应告知患者，早期功能锻炼在开始可能会引起一些不适，但将有利于后期的恢复。

床上练习动作包括：踝关节屈伸练习，膝关节伸直练习，髋关节屈曲、外展练习。以上动作 1h 做 10~15min，每天锻炼 8h。

站立练习从术后次日开始，老龄患者在初次下床站立时很容易出现直立性低血压，因此需要主管医师或护士在场指导监护。以后当患者体力重新恢复后，就可以独自站立练习了。站立练习动作包括站立位直腿抬高练习，站立位髋关节屈曲练习，站立位髋关节外展练习。以上站立练习每天做3次，每次重复10遍。

行走练习在站立练习成功后即可开始。对于老龄患者，术后1周内以每天3~4次，每次10~15min的行走练习为宜。考虑到老年患者的记忆力减退，因此在行走练习的指导方法上应注意简洁。助行器和拐杖的使用方法都可总结为：助行器（拐杖）先向前移动一小段距离，先迈患肢，再迈健肢。上下楼梯练习时，应记住"好上坏下"，即上楼梯时健肢先上，下楼梯时患肢先下。上下楼对于锻炼肌力及耐久度是一个非常好的练习。

五、髋关节翻修

髋关节翻修是关节外科医师面临的挑战之一。面临的困难主要有假体取出、骨缺损重建、假体与固定方法选择等，每一步都与手术是否成功有密切关系，需要认真考虑。

（一）髋关节翻修率和原因

初次髋关节置换术后的翻修率各国报道不一。美国2002年报道翻修病例占髋关节置换病例的17.5%，瑞典关节登记系统显示翻修率为7%，澳大利亚翻修率达14%。随着患者寿命延长，人工关节假体在体内时间延长，翻修率必然增加；同时由于患者对生活质量的要求提高，全髋关节置换在部分年轻关节疾病患者中的应用，这些患者活动量大，关节假体磨损增加，也会使翻修率增加。因此，随着全髋关节置换的患者增加（数量增加）和寿命增加（假体存留时间延长）及年轻患者增加（磨损速度快），必然会使髋关节翻修病例增多。

国外报道全髋关节置换术后翻修的原因包括：骨溶解假体松动占70%左右，关节不稳占10%~15%，感染占5%~7%。而我国翻修原因与国外有所不同，国内髋关节翻修原因中感染病例比例较高，是值得重视的问题。

（二）髋关节翻修术中假体取出

髋臼和股骨假体的取出要求暴露充分，完全在直视下操作，尽可能保留骨量。取出松动的髋臼和股骨假体，无论是骨水泥还是非骨水泥型，尚可容易。手术难度主要集中在取出没有松动的假体，股骨骨水泥鞘和断裂的远段股骨柄。

1. 稳定固定髋臼的取出 取出没有松动的骨水泥型髋臼假体时，下列方法单独使用或者组合使用，常常能够奏效，包括使用摆锯将聚乙烯内衬切割成4块；聚乙烯内衬上钻洞，拧入皮质骨螺钉，使聚乙烯杯与骨水泥界面分离；髋臼杯中心钻孔，拧入带T形把手的螺丝锥，向外拉出髋臼杯；借助薄型骨刀打入髋臼杯与骨水泥之间，将髋臼杯撬离骨水泥。

取出无松动的非骨水泥型髋臼假体，首先要取出聚乙烯内衬。薄型骨刀打入内衬和金属杯之间，将二者分离；或者在内衬中心钻孔，拧入螺丝钉，螺钉尖顶住金属外杯，使内衬与金属杯自动分离解脱。如果固定金属杯的螺钉头部磨损深陷于金属臼杯，无法用丝锥取出，用金属磨钻将螺头部磨削变小，取出金属髋臼杯后，再用小骨刀剔除螺丝钉周围骨质，暴露螺钉，然后使用专门的断钉取出器取出断钉。

Zimmer公司的Explant髋臼杯取出器利用股骨头替代物作为杠杆的支点，通过弧形的切割刀片在金属髋臼杯假体与宿主骨的界面切割，进一步旋转金属杯使假体与骨床分离，能最大限度保留髋臼骨量。在固定牢固的金属杯内注入骨水泥，固定聚乙烯内衬与金属杯，强度可靠，效果满意。

2. 稳定固定股骨柄的取出 首先清除股骨假体肩上区的所有的软组织和骨赘，这是不损伤股骨大转子而取出股骨假体的关键步骤。股骨假体取出过程中，一定要暴露充分，争取在有良好光源条件下直视操作，动作轻柔，助手与主刀密切配合，尽可能避免术中发生骨折。股骨髓腔近端骨水泥取出较为容易，在骨水泥横断面上，呈放射状多处凿开，再凿入骨与骨水泥界面，轻轻撬拔掉骨水泥碎片，钳夹取出。骨皮质常常变薄而且脆性大，要注意保护，避免骨折。

股骨柄远端骨水泥和断裂的远段股骨柄取出难度大，骨丢失多，发生骨折的风险高。有两种技术可采用：①股骨柄中远段开窗技术；②股骨大转子延长截骨术。股骨大转子延长截骨操作较简单，保证了直视下取出假体及骨水泥，骨损伤小，不影响翻修假体的固定，截骨面容易愈合，用于上述复杂病例翻修，优势明显。股骨截骨的长度需要根据股骨柄和骨水泥固定长度而定，术前应做好模板测定，翻修假体柄远端超过截骨远端长度应大于股骨直径2倍，至少5cm。使用电动摆锯或高速尖头磨钻自大转子的基底部向远端实施转子截骨术，外侧的截骨块的宽度应该达到近端股骨干直径的1/3。取出假体和骨水泥后还纳骨块，钢丝或线缆固定。

对于股骨柄与骨水泥分离而骨水泥与骨结合牢固而又能够排除感染的骨水泥鞘，可以保留。采用Tap－out、Tap－in技术直接在原来骨水泥鞘内安放骨水泥柄（cement within cement），经过11年随访，没有股骨翻修和假体松动，柄下沉与初次髋关节置换相似，效果理想。

（三）髋关节翻修骨缺损的重建

骨缺损是髋关节翻修的主要棘手问题之一。骨缺损的处理结果直接影响到翻修假体的稳定性和远期效果，因此，有效修复骨缺损，重建骨的解剖结构，是髋关节翻修术取得成功的关键因素之一。

髋臼骨缺损AAOS（American Academy of Orthopedic Surgeons，AAOS）分类简单，容易为广大医师掌握，在临床上应用最为普遍。而股骨骨缺损Paprosky分类法考虑了股骨干的支持能力，提出了3个骨缺损的基本类型，对股骨假体的选择具有指导作用，明确定义了需要异体骨的支持，在临床上广泛应用。

骨缺损的重建方法主要有颗粒骨和结构骨移植。颗粒骨移植主要用于重建髋臼包容性骨缺损和股骨髓腔内植骨，颗粒移植骨起到充填和支架作用，新生血管能够较快长入骨小梁之间和颗粒骨之间，新骨形成先于骨吸收，植骨区力学强度持续升高。在植入颗粒骨过程中，常常使用打压植骨技术（impact graft），临床效果普遍达到10年生存率90%以上。

较严重的AAOS分类Ⅰ型和Ⅲ型髋臼骨缺损，通常需要结构性骨移植，其优点在于能够对假体提供结构性支撑和恢复缺损处的解剖结构，假体10年生存率达到88.5%。结构性骨移植早期取得了良好的效果，但是随着移植骨再血管化和重塑可导致其被吸收和塌陷，严重者引起髋臼假体的松动和移位。结构性移植骨往往被纤维组织包裹，再血管化程度低，移植骨与假体接触面很少有骨长入，而宿主骨与假体接触面则有大量骨长入。

骨盆连续性中断型骨缺损是髋关节翻修手术中最难处理的问题，并发症高，可以采用钢板将髋臼前后柱固定，或者使用髋臼增强环，并且在骨缺损处植骨。最终结局取决于骨盆中断处是否愈合，如果发生不愈合，一切内固定只能起到临时支撑作用，最终都会松动和失败。

（四）髋关节翻修假体和固定方法的选择

当髋臼骨缺损经植骨修复后，需要采用恰当的髋臼假体重建髋臼，假体分为非骨水泥和骨水泥型两种，非骨水泥型假体要比骨水泥型假体应用得广泛。

1. 非骨水泥髋臼选择与固定　非骨水泥型假体要求髋臼臼缘保留2/3以上，且臼底完整或者臼底至少50%的面积可以与髋臼杯表面接触。如果髋臼骨缺损，臼缘完整，假体可被骨性髋臼缘环抱的包容性骨缺损或缺损较小的节段性骨缺损，经适当的非结构性植骨后，可用非骨水泥型髋臼杯，其远期效果较好。对于较严重的髋臼节段型骨缺损患者，虽然通过大块结构骨移植能够恢复髋臼解剖结构，创造非骨水泥假体植入条件。但是由于假体与活性宿主骨接触面积小，不利于骨长入假体表面，从而影响固定效果。另一方面，由于结构移植骨爬行替代过程中出现骨吸收要影响假体的固定效果。

对形态类似椭圆形的髋臼骨缺损，Oblong假体的使用取得了较理想的效果。Oblong假体2个不同直径半球状重叠在一体，金属外壳整个表面为多孔涂层，外形为椭圆形。假体置入后可以恢复髋关节旋转中心，获得早期稳定性。主要适用于髋臼顶部骨缺损（AAOSⅠ/Ⅲ型），不可能通过无限扩大髋臼前后柱来接纳安放大直径的髋臼假体；如果髋关节旋转中心较对侧上升15mm以上，选择Oblong假体的优越性更加明显。对一些严重节段型骨缺损髋臼，例如AAOSⅢ型髋臼，选择骨小梁金属加强杯能够获得早期稳定性和远期骨长入。

2. 骨水泥髋臼的选择　如果髋臼缘缺损1/3以上，骨性髋臼对假体的环抱固定作用减弱，则宜采用骨水泥型髋臼杯。单纯骨水泥型假体应用髋臼翻修的松动率高而逐渐弃用，主要用于骨质情况较差的患者，可以获得假体即刻稳定性。如果骨缺损巨大，应该考虑应用髋臼增强环罩，然后在罩内置入骨水泥型髋臼假体。髋臼增强环罩（Cage）的一侧或两侧带有侧翼，侧翼上有许多螺孔，供不同方向的螺钉固定，可以牢固地将环罩固定到髂骨、耻骨和坐骨上，为重建髋臼提供了一个解剖支架，增强了髋臼的稳定性。对置入的异体骨提供支撑固定，安放比增强环罩小 2～3mm 的骨水泥假体，便于术者调整髋臼的位置。这些髋臼重建装置，可以为异体骨提供机械性保护，有利于骨愈合和改建，从而对聚乙烯髋臼假体提供有效支撑，维持髋关节的旋转中心。

3. 非骨水泥股骨柄的选择　与初次髋关节置换不同，股骨翻修缺乏骨松质小梁对骨水泥的嵌合作用，骨水泥型股骨假体远期效果不如非骨水泥型假体。多数时候，股骨近端存在腔隙性或者节段性骨缺损，近端固定非骨水泥型假体并不适合于股骨翻修。广泛涂层远端固定的股骨假体应用较为广泛。广泛涂层股骨假体还具有既可承受轴向压力，也可承受抗旋转扭力的特点，应用于具有良好骨量的股骨，可提供即刻假体稳定，并为骨长入创造了条件。S－ROM 和 MP 等组配式假体同时追求假体近端和远端的最稳定化，通过干骺端锥形外套与股骨柄组合，能够较好地恢复髋关节的旋转中心，提供良好的股骨近端和远端匹配，恢复髋关节偏中心距和肢体长度。对于股骨骨缺损患者，单纯使用股骨组配式翻修假体而不进行骨移植，随访结果令人鼓舞，10 年只有 4% 出现假体松动。

4. 骨水泥股骨柄的选择　股骨近端仅有少量骨缺损（AAOS Ⅱ 型 1 区 Ⅰ 度），可选择骨水泥型长柄假体，中远期效果与组配式、近端固定生物型假体相当；而股骨髓腔宽阔，股骨皮质菲薄，单纯使用骨水泥固定假体效果不佳者，可行股骨髓腔内嵌压植骨，重建新的股骨髓腔，然后使用骨水泥固定股骨假体；股骨近端严重混合型骨缺损时，先行结构性骨移植重建骨缺损，然后使用骨水泥股骨假体。如果取出初次置换的骨水泥柄后骨水泥鞘没有松动，能够排除感染，可直接在原来骨水泥鞘内安放骨水泥柄。

六、重视全髋关节置换术的有关问题

我国全髋关节置换术正处在普及与提高阶段，在普及中应该规范患者选择、假体和固定方式的选择，以及规范操作技术。尽量选择耐磨损界面和良好固定假体，减少磨损而引起的骨溶解和假体松动。

加强术后定期随访非常重要。通过定期随访，及时了解患者功能状况，从而进行针对性的功能康复指导；随访中也可以早期发现骨溶解，特别是局限性骨溶解，通过及时处理，尽可能避免由于骨溶解引起的假体松动。

重视围术期处理，减少髋关节置换术的感染率。要减少全髋关节置换术后感染发生，根本措施在于重视围术期的处理，术前通过问诊和查体要了解患者有无皮肤、牙齿、耳鼻喉、泌尿系统和呼吸系统等隐匿感染。如果患者存在体内隐形感染，应在术前进行处理，直至感染控制，血沉和 C－反应蛋白正常才能进行髋关节置换手术。术前 1 个月内要避免关节腔穿刺，预防性抗生素一般选择 1 代或者 2 代头孢菌素，手术前 30min 给药，术后使用 1～2d。

建立髋关节登记系统。开展髋关节置换登记，便于比较不同假体、不同患者以及不同手术医师的治疗结果。始于 1979 年的瑞典国家髋关节登记系统（The Swedish National Hip Arthroplasty Register），目前有 80 家医院向该系统提供数据，每年大约有 12 000 例髋关节置换术后患者的资料进入该系统。在假体评价、减少关节翻修以及假体效价比比较等方面收到了非常显著的效果，其数据广泛地被世界各国骨科医师应用。我国在有条件的医院可以率先启动髋关节登记系统，积累临床数据，提高髋关节置换效果。

（庞有明）

第二节　膝关节置换术

一、膝关节的功能解剖

（一）骨性结构

膝关节由股骨远端、胫骨近端和髌骨共同组成，从而形成髌股关节、内外侧胫股关节，即膝关节的三间室。

股骨远端形成内外侧股骨髁（femoral condylars），中间为髁间窝。外侧髁髌面较大而突起，能阻止髌骨向外脱位。股骨两髁侧面突起部分形成内外上髁，内外上髁连线（Insall 线）与股骨滑车的前后线（Whiteside 线）垂直，两者均可作为术中股骨截骨的参考线（图 5-1）。

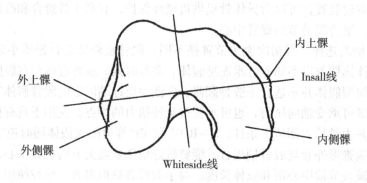

图 5-1 股骨远端结构

胫骨上端关节面形成胫骨平台，后倾 3°~7°、内翻约 3°（图 5-2），胫骨平台的这种结构对于胫骨截骨及假体的安装都有重要意义。胫骨外侧平台前 1/3 为一逐渐上升的凹面，后 2/3 则呈逐渐下降的凹面，内侧平台则呈一种碗形凹陷，胫骨平台这种特殊的凹面结构允许膝关节在水平面上有一定的旋转活动。

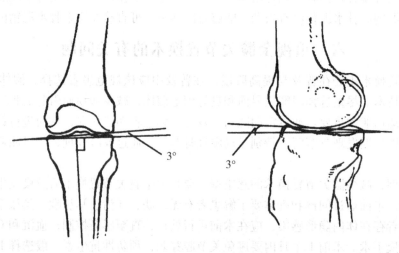

图 5-2 胫骨平台内翻和后倾

胫骨平台中央为髁间隆起，可限制膝关节的内外移动并避免股骨在胫骨上过度旋转。胫骨上端前方有一三角形隆起，称为胫骨结节。髁间隆起及胫骨结节均可作为胫骨截骨时的定位标记。

髌骨是人体最大的籽骨，与股骨形成髌股关节，起着增加股四头肌力臂和做功的作用。髌股关节由静力和动力两种结构维持。髌骨两侧有内外侧支持带，它是维持髌骨的静力性平衡机制。股四头肌内侧头附着于髌骨内缘 1/3~1/2，有对抗髌骨外移的动力性稳定作用。股内侧肌与股外侧肌的同步性收缩是维持动力性稳定的关键，因而股内侧肌的起点异常或肌肉收缩失同步可以引起髌骨轨迹异常。股四头肌肌腱、髌骨及髌韧带构成伸膝装置。

（二）肌肉

膝关节周围肌分为伸膝肌和屈膝肌两大群。

1. 伸膝肌　主要为股四头肌，其中股直肌越过髌骨表面后延伸为髌韧带，构成伸膝装置的重要部分；股外侧肌沿髌骨上缘 2~3cm 处延续为腱性组织，组成外侧支持带的一部分；股内侧肌组成内侧支持带的一部分，膝关节伸直最后 10°~15°时股内侧肌起主要作用，内侧髌旁入路人工膝关节置换术时由于股内侧肌受损因而患者术后早期常出现伸膝无力；股中间肌肌纤维向下止于股直肌深面和髌骨上缘，其下深部有少许肌束止于关节囊，起伸膝和牵拉关节囊的作用。

2. 屈膝肌　包括股二头肌、半腱肌、半膜肌、缝匠肌、腘肌、股薄肌和腓肠肌。半腱肌越过内侧副韧带，同缝匠肌、股薄肌一起互相重叠交织形成鹅足，止于胫骨上端内侧，与内侧副韧带形成一个鹅足囊。半膜肌腱增强关节囊的后内角，部分纤维反折形成腘斜韧带，起屈膝、内旋胫骨及稳定膝关节后方的作用。

（三）韧带组织

1. 前交叉韧带　上端附着在股骨外髁内侧面，下端附着在胫骨髁间前方，并与内外侧半月板前角相连接，其纤维分为前内侧和后外侧两部分。前交叉韧带在膝关节屈曲时松弛，完全伸直时紧张，屈曲约45°时，前交叉韧带最松弛。其作用在于防止股骨向后脱位、胫骨向前脱位及膝关节的过度伸直和过度旋转。

2. 后交叉韧带　上端附着在股骨内髁外侧面，下端附着在髁间后缘中部，部分纤维与外侧半月板后角相连。屈膝时，后部纤维松弛，而其他部分紧张。其作用在于防止股骨向前脱位、胫骨向后脱位及膝关节过度屈曲。

3. 内侧副韧带　分为浅深两层（图5-3），浅层由前方的平行纤维和后方的斜行纤维组成，起于股骨内上髁，前部纤维向前下止于胫骨上端内面，与鹅足止点后方相邻。后部纤维在膝关节内后方与半膜肌交织，止于胫骨内侧髁后缘，参与形成腘斜韧带。充分伸膝时，内侧副韧带浅层的平行纤维及斜行纤维紧张；屈膝时，斜行纤维松弛而平行纤维紧张并在深层纤维表面向后移动从而维持关节的稳定。因此，人工膝关节置换术中纠正内侧挛缩时应首先松解内侧副韧带浅层的后部。膝关节内侧关节囊在内侧副韧带浅层深面时增厚形成内侧副韧带深层。内侧副韧带深层、鹅足各肌腱与内侧副韧带浅层之间均有滑囊形成以利于活动。

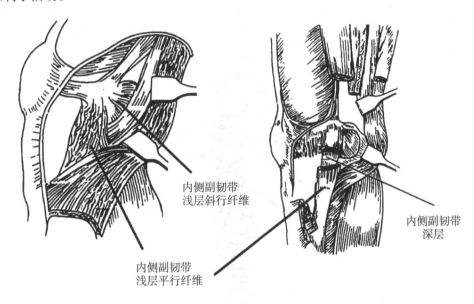

内侧副韧带浅层斜行纤维

内侧副韧带深层

内侧副韧带浅层平行纤维

图5-3　内侧副韧带浅层和深层

4. 外侧副韧带　位于膝关节外侧后1/3，起自股骨外上髁，止于腓骨茎突。充分伸膝时，外侧副韧带紧张，屈曲时则松弛。

5. 腘斜韧带和弓状韧带　腘斜韧带为半膜肌的反折部，自胫骨后上方斜向上外，止于股骨外上髁后方，与关节囊后部融合防止膝关节过伸。腘斜韧带表面有腘动脉经过。关节囊后外侧部纤维增厚，形成弓状韧带，越过腘肌腱，向上附着于股骨外上髁的后面，向下附着于腓骨小头和胫骨外侧髁的边缘。

（四）半月板

半月板是关节内唯一没有滑膜覆盖的组织，周缘厚，内侧薄，下面平坦，上面凹陷，切面呈三角形，半月板的前后角借纤维组织连接固定于髁间棘周围。内侧半月板较大，呈"C"形，前窄后宽，与关节囊紧密结合，其后角与半膜肌相连，故有一定活动度。外侧半月板较小，呈 2/3 环形，前后角大小相当，半月板周围与关节囊的紧密结合被腘肌腱所打断，并在后关节囊上形成腘肌裂孔，故外侧半月板较内侧板的活动性更大。在它的后端，有一坚强的斜行纤维束附着于股骨内侧髁，与后交叉韧带相邻，根据其与后交叉韧带的关系，分别称之为半月板股骨前后韧带，又称第 3 交叉韧带。位于前面者又称之为 Humphry 韧带，位于后面者又称为 Wrisberg 韧带。在两板的前方有膝横韧带。半月板只有外缘10% ~30% 由邻近关节囊及滑膜的血管供血，损伤修复后可愈合，其他部位血供较差。

（五）关节囊、滑膜、脂肪垫及滑囊

膝关节关节囊薄而松弛，本身对关节的稳定无多大作用，周围有韧带加强。

膝关节滑膜是全身最大的滑膜，内衬在关节囊内侧。关节内多数无血管组织依赖关节滑膜分泌的滑液获得营养，部分滑膜隆起形成皱襞。

膝关节内脂肪垫充填在髌骨、股骨髁、胫骨髁和髌韧带之间，将关节囊的纤维层与滑膜分开，具有衬垫和润滑的作用。

膝关节周围有很多肌腱，因此滑囊也较多。

（六）血管及神经

膝关节由股动脉、腘动脉、胫前动脉和股深动脉发出的分支构成动脉网（图 5 -4）。旋股外侧动脉降支、膝最上动脉均发自股动脉，分别行于膝关节外侧和内侧，参加膝血管网；膝上内侧和外侧动脉均由腘动脉发出，与其他动脉吻合；膝中动脉从腘动脉发出，供应腓肠肌和关节囊，不参加膝血管网。膝下内外侧动脉均发自腘动脉，与其他动脉吻合。股深动脉第 3 穿支也发出分支参与膝关节血管网的血供。膝关节前部由股神经的肌皮支、闭孔神经前支及隐神经支配。部分患者全膝关节置换术后可出现髌骨外侧局部皮肤麻木，与隐神经至髌骨外侧的分支受损有关。

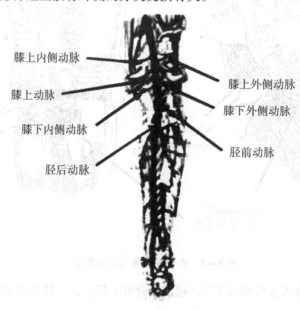

膝上内侧动脉
膝上动脉
膝下内侧动脉
胫后动脉
膝上外侧动脉
膝下外侧动脉
胫前动脉

图 5 - 4　膝关节动脉网

二、膝关节的生物力学

（一）膝关节的力学稳定

膝关节面表浅、匹配度小，其稳定机制主要包括3个方面：关节面和半月板提供的几何稳定性；关节囊、关节周围韧带提供的外在稳定性；膝关节周围肌肉提供的动态稳定性。其中，膝关节最大的稳定结构是提供动态稳定的肌肉和提供外在稳定的韧带组织。

1. 内侧稳定结构　包括内侧副韧带（medial collateral ligament，MCL）、后内侧关节囊、内侧半月板和交叉韧带组成的静力稳定结构以及半膜肌、股内侧肌和鹅足构成的动力稳定结构，其中MCL，是最重要的静力稳定结构。

2. 外侧稳定结构　包括外侧副韧带（lateral collateral ligament，LCL）、外侧和后侧关节囊、交叉韧带组成的静力稳定结构和股二头肌腱、腘肌腱、髂胫束、股外侧肌扩张部组成的动力稳定结构。

3. 对抗胫骨前移的结构　包括股四头肌、前交叉韧带、内侧副韧带和后关节囊以及半膜肌腱和腘肌腱。膝关节后方稳定主要有后交叉韧带和关节囊维持。

膝关节旋转稳定由上述结构共同维持，膝关节伸直位时，股骨在胫骨上内旋，股骨胫骨关节面匹配最好、侧副韧带和交叉韧带紧张，从而使膝关节获得最大的稳定性。在人工膝关节假体设计中，稳定性与关节的活动度是一对矛盾，但两者均是膝关节正常功能所必需的，人工关节置入后的稳定更多的依赖于关节周围的结构，尤其是侧副韧带的平衡。

（二）膝关节的运动

1. 膝关节的屈伸活动　膝关节正常屈伸范围约为145°。在矢状面，膝关节的屈伸活动并非围绕着同一个旋转中心，而是在运动过程中产生多个瞬时旋转中心（图5-5）。在不同的屈伸角度描出的瞬时旋转中心可在股骨髁上形成一个"J"形曲线。

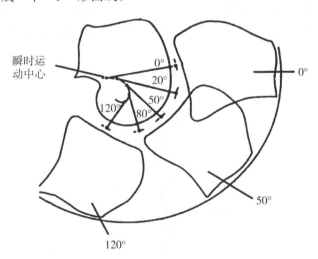

图5-5　膝关节瞬时运动中心

在膝关节屈伸活动中，由于交叉韧带的存在，膝关节屈曲时，胫骨和股骨之间不仅存在滑动还存在滚动。屈膝时股骨和胫骨的接触面相对后移、股骨在胫骨上发生后滚运动（roll back），伸膝时接触面则发生前移、股骨在胫骨上发生前滚运动（roll forward）。一般认为，膝关节从伸直到屈曲20°的运动方式主要是滚动，而从屈膝20°到完全屈曲则主要是滑动。

2. 膝关节的旋转活动　膝关节在完全伸直前具有一定的旋转活动。不同的屈膝角度下膝关节的旋转程度不同。如果以股骨髁为参照，膝关节屈曲90°，胫骨可出现20°的内旋；反之，伸膝时，伴有胫骨外旋20°。

胫骨棘对阻止膝关节旋转有一定的作用。当股骨试图越过胫骨棘时，膝关节的软组织张力将明显增加，从而组织膝关节的进一步旋转。

3. 膝关节的侧方活动　除屈伸、旋转运动外，作用于足部的力量还可以使膝关节产生轻度侧方运动。伸膝位，关节内外翻活动范围约2°，屈膝时增至8°左右。

4. 髌骨的活动　髌骨的活动和其与胫骨结节的位置、Q角、下肢力线及骨性解剖有关。在膝关节整个屈曲活动过程中，髌骨滑动范围约为7~8cm。

在日常生活中，膝关节具有一定的屈伸范围才能完成相应的动作。步行时，约需70°，上下楼梯需100°，从椅子坐起需105°，坐低沙发需要115°，地下拾物117°，上下台阶时所需活动度还与身高和台阶高度有关。行走时，膝关节外展约8°。

综上所述，膝关节的运动不是一个简单的屈伸运动，而是一个包含屈伸、滚动、滑动、侧移和轴位旋转的复杂的多方向的运动模式。所以，模仿膝关节生物学运动的假体设计是极其复杂的。

（三）膝关节的负荷与磨损

日常生活中，膝关节承受着很大的负荷，膝关节的受力与体重、肌力、活动、膝关节解剖异常（如内外翻畸形等）等有关。

平地行走时，膝关节作用力主要有：地面反作用力、髌韧带拉力和胫股关节压力。膝关节站立位的静态受力为体重的0.43倍，行走时可达体重的3.02倍，平地快速行走时可达体重的4.3倍，上楼梯时则可达体重的4.25倍，下楼梯时可达体重的4.9倍。

髌骨受力包括股四头肌肌力、髌韧带拉力和髌股关节压力，它们形成一个平衡系统。髌股关节压力随膝屈伸程度和受力发生变化。站立位屈膝30°时，髌股关节压力与体重相当，屈膝60°时，髌股关节间压力升至体重的4倍，屈膝90°为体重的6倍。上台阶时髌股关节受力可达3.3倍体重，下台阶时重力使股骨有向前移动的倾向，这主要靠髌股关节的反应力和后交叉韧带的张力来对抗。Q角的改变会使髌股关节面受力发生改变。

膝关节磨损与关节面接触面积大小等密切相关。膝关节借关节软骨、半月板、滑液等完善关节面匹配、减少接触应力，并均匀分布负荷。人工膝关节虽能模拟正常膝关节部分结构与功能，但仍有很大差距。

（四）下肢轴线（图5-6）

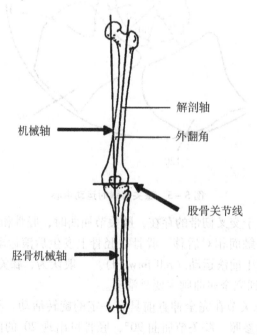

解剖轴

机械轴

外翻角

股骨关节线

胫骨机械轴

图5-6　下肢轴线

1. 解剖轴　为股骨和胫骨的中心纵轴。

2. 机械轴 为膝关节伸直位髋关节、膝关节、踝关节中点的连线。生理条件下，此轴线为一直线，与站立时的负重线一致。股骨机械轴是股骨头中心与膝关节中心的连线，胫骨机械轴为膝关节中心与踝关节中心的连线，胫骨机械轴与解剖轴基本一致，股骨和胫骨解剖轴形成一向外 $170° \sim 175°$ 角，即胫股角。股骨解剖轴与机械轴形成一 $5° \sim 10°$ 的生理外翻角。外翻角与股骨颈干角、股骨颈长短、股骨内外翻等几何结构有关。

3. 膝关节线 股骨关节线为股骨远端的切线，股骨关节线与股骨解剖轴形成一向外约 $81°$ 的角。正常情况下，胫骨平台关节线与股骨关节线平行，因此胫骨关节线与胫骨轴线向外形成约 $93°$ 的角。站立时双脚并拢，关节线与地面平行，机械轴向内倾 $2° \sim 3°$。把脚略向外移，使机械轴与地面垂直，则关节线内端下移，形成 $2° \sim 3°$。行走时关节线与地面平行。

4. 股骨髁上线 即通过股骨内、外上髁的水平线，相当于内外侧副韧带止点的连线（图 5 – 6）。股骨髁上线与股骨解剖轴形成平均约 $84°$ 角，与关节线呈 $3°$。股骨髁上线与下肢机械轴几乎垂直。

（五）膝关节置换术后的生物力学

人工全膝关节置换（total knee arthroplasty，TKA）的目的主要包括，消除疼痛畸形，恢复关节的正常功能，要求置入的人工关节能长期存活。具体来说，就是要求能替代病变结构、下肢负荷有合适的机械传导、尽可能恢复运动功能等。

从外表看，TKA 术后的膝关节和正常的膝关节相似，但实际上二者有很大的区别。一方面，TKA 术后的膝关节是发生了病理改变的膝关节；另一方面，虽然膝关节假体的表面与正常的股骨和胫骨关节面相似，但它们的几何学是完全不同的。

生理状况下，膝关节周围韧带上的负荷仅相当于它们所能承受负荷的 30%。正常的韧带可被拉伸 3%，并能恢复到原始长度，如果进一步拉伸，韧带将发生变形；当被拉伸到 9% 时，韧带将发生断裂。TKA 术中，关节面和半月板几何形状提供的膝关节内在稳定性被破坏。如果切除交叉韧带，那么交叉韧带的机械力学功能及神经功能（本体感觉）也将被破坏。术中，肌肉也不可避免地遭到部分破坏。因此，TKA 术后膝关节原有的内在稳定性和部分外在稳定性被破坏，这就需要利用假体本身的内在稳定性和必要的软组织平衡技术来重建膝关节的稳定。TKA 术后膝关节的稳定性来源于假体的几何形状和它们的位置，如果通过假体的设计来获得膝关节稳定性，负荷就不可避免地被传导到骨 – 假体界面上。所以，设计者应该设法使传导到骨 – 假体界面上的负荷变小。

当膝关节的关节面和交叉韧带被切除后，正常膝关节的滚动 – 滑动机制就不复存在。目前，后稳定型假体一般是采用各种后稳定装置来重建膝关节的后滚运动，但如果某个运动是由假体产生的，就会有更大的负荷传导到界面上，假体就更容易松动。

总之，关节面提供的内在稳定性和交叉韧带提供的外在稳定性被破坏得越多，对假体的内在稳定性要求越高，这对于假体的长期固定来说是有害的。因此，TKA 术后的膝关节稳定性最好由关节外的稳定结构来提供（肌肉、韧带和关节囊等）。

三、适应证及禁忌证

（一）适应证

人工全膝关节置换术的主要适应证为膝关节重度疼痛和功能障碍，相对适应证包括畸形和不稳定，但只有在正规保守治疗（包括理疗、药物治疗以及改变日常生活方式等）无效时，才可考虑手术。其具体适应证包括：

1. 骨关节炎（osteoarthritis，OA） 站立位 X 线片上膝关节间隙明显狭窄和（或）伴有膝关节内外翻畸形，其症状已明显影响关节活动和生活的病例，经保守治疗不能缓解者。

2. 类风湿关节炎（rheumatoid arthritis，RA）、强直性脊柱炎（ankylosing spondylitis，AS）及其他炎性关节病的膝关节晚期病变 RA 及 AS 患者的平均年龄较 OA 小，但关节周围结构挛缩。因此对 RA 及 AS 患者的疗效不应期望过高。

3. 血友病性关节炎（hemophilic arthritis）　血友病性关节炎晚期患者，膝关节功能障碍和（或）畸形明显，对工作生活影响很大，X 线片上骨质破坏严重者。

4. 创伤性关节炎　如胫骨平台骨折后关节面未能修复而严重影响功能的病例。

5. 其他　如膝关节或股骨、胫骨干骺端的感染、膝关节骨软骨坏死不能通过常规手术方法修复、膝关节周围肿瘤切除后无法获得良好重建的病例。

（二）禁忌证

1. 膝关节周围或全身存在活动性感染　为手术的绝对禁忌证。

2. 膝关节肌肉瘫痪或神经性关节病变　如帕金森综合征等。

3. 膝关节周围软组织缺损　行 TKA 术后假体可能外露，必要时在整形手术之后或同时进行膝关节置换术。

4. 其他　无症状的膝关节强直、过高的生理或职业要求、一般情况差、严重骨质疏松、依从性差不能完成功能锻炼等。

四、膝关节置换术的术前准备

（一）术前教育

术前对患者进行系统的指导是术前准备的重要环节。首先要向患者做好自我介绍，向患者告知术前生理和心理准备、术后处理措施和术后恢复过程，这样有利于患者对医师产生信赖、促进患者功能恢复、提高患者满意度。根据患者病因学情况、病变程度、并发的疾病，向患者告知手术风险及可能的预期效果。如果不对患者进行这些教育，患者的期望值过高或患者对医师失去信任，那么无论多么成功的手术也不能使患者满意。另外，术前还需指导患者行股四头肌功能锻炼以促进术后康复。

（二）体检

全面检查脊柱、髋关节、踝关节等以排除这些部位同时患病的可能。

体检时还应注意有无牙龈炎、皮肤破溃等可能引起感染的病灶。应注意检查膝关节有无陈旧性伤口、慢性蜂窝织炎、下肢足背动脉搏动情况。记录患者膝关节活动度、稳定性、伸膝装置张力和股四头肌肌力。

（三）放射学检查

TKA 术患者的放射学检查应包括：站立位双下肢负重全长相、患膝正侧位、髌骨轴位相。下肢全长相有助于正确判断下肢的机械轴和解剖轴，并有利于判断下肢有无畸形，包括关节外畸形。膝关节正位片上应评估内侧和外侧间隙的关节面、有无骨赘及软骨下骨的情况。侧位片上，观察髌股关节情况及关节内有无游离体。髌骨轴位相能更好地评估髌股关节的对线、关节间隙和关节面的情况，有利于观察髌股关节是否存在髌骨脱位等。

五、人工膝关节假体的选择

随着技术进步及运动等研究的发展，现已设计出多种类型的膝关节假体。人工膝关节假体可有多种分型方法。

（一）固定方式

按固定方式分型，膝关节假体可分为骨水泥型、非骨水泥型和混合型。

骨水泥固定始于 20 世纪 60 年代末，至 20 世纪 70～80 年代取得了飞速发展。骨水泥的聚合过程需数分钟，可分为液体期、面团期和固体期。骨水泥的液体期和固体期不易受外界因素的影响，而面团期则对外界因素比较敏感。降低温度可延长液体期到面团期的时间，湿度也有同样的作用，但作用有限。真空技术和离心技术可将骨水泥的疲劳寿命提高到 136%。对于 TKA 骨水泥鞘，多数文献认为骨水泥鞘的理想厚度是 2mm，但并没有明确的规定，而且股骨和胫骨侧的骨水泥厚度也是不一样的。胫骨侧由于存在很大的应力，因此需要骨水泥提供坚强的支撑。

非骨水泥型和骨水泥型一样可以取得良好的长期效果，而且没有骨水泥并发症，对骨骼的损伤较小，但主要适用于年轻、活动量较大的骨关节炎患者，而且对手术的要求较高。非骨水泥型 TKA 中，仅股骨侧的固定是成功的，因而目前很少采用。

混合型 TKA 目前尚缺乏长期随访资料。在混合型 TKA 中，一般推荐采用骨水泥型胫骨和髌骨假体、非骨水泥型股骨假体。

（二）限制程度

按限制程度可将膝关节假体分为全限制型、高限制型和部分限制型。全限制型假体术后膝关节只限于单一平面活动，容易引起假体－骨水泥－骨界面应力集中，中远期假体松动、感染等并发症的发生率很高，常用的为人工铰链式膝关节假体，仅适用于膝关节翻修术、骨肿瘤重建术或有严重骨缺损及关节稳定性差的病例。高限制型假体以 CCK、TC3 等为代表，主要用于侧副韧带严重受损的初次置换或关节不稳定的翻修术。部分限制型假体以后稳定型（PS）或称后交叉韧带替代型（CS）及后交叉韧带（CR）保留型假体为代表。后交叉韧带替代型假体通过胫骨垫片中央的凸起和相应的股骨髁间凹槽替代后交叉韧带的功能，其优点是适应证广，对于后交叉韧带功能不全或因膝关节屈曲挛缩无法保留后交叉韧带的病例无疑是最好的选择。后交叉韧带（CR）保留型假体保留的后交叉韧带维持了关节稳定性，因而允许胫骨关节面采用低限制设计从而获得更大的关节活动度。

（三）后交叉韧带保留型和替代型假体

1. 后交叉韧带保留型假体　其优点在于，后交叉韧带能增强膝关节的稳定性、分散应力、控制股骨在胫骨上的后滚运动并保留其本体感觉。但后交叉韧带保留型 TKA 中，胫骨平台后倾角度偏小或屈曲间隙过紧会产生杠杆作用，导致胫股关节之间应力过大，增加聚乙烯的磨损。如果胫骨平台后倾过大或 PCL 功能丧失，伸膝时胫骨将会向前发生半脱位，屈膝时则会发生胫骨后侧半脱位。后交叉韧带保留型 TKA 中，关节线升高或降低都会对 TKA 的手术效果产生明显影响。另外，老年患者的后交叉韧带往往发生了退变或强度降低，对于这些患者不应该选择保留后交叉韧带。

2. 后交叉韧带替代型假体　后交叉韧带替代型 TKA 软组织平衡更简单，可以很好地矫正膝关节严重畸形，不强调恢复关节线的高度，且膝关节的运动力学更接近正常、垫片磨损较小。

（四）固定垫片和活动垫片假体

固定垫片假体已有 30 年的历史、效果确切。人体膝关节除了屈伸运动以外，还有旋转、滑移、内外翻等多种形式的运动，从而使应力传导至胫骨假体的金属底座与聚乙烯垫片之间，引起聚乙烯垫片的下表面磨损。磨损产生的微小聚乙烯颗粒会引起明显的骨溶解，从而损害 TKA 的长期疗效。因此，假体设计必须解决胫股关节的高匹配度与旋转自由度之间的矛盾。

活动垫片型假体体现了人体膝关节的运动力学特点。聚乙烯垫片与胫骨和股骨假体形成双面关节，垫片上关节面与股骨假体部分或完全匹配下关节面平坦可在胫骨假体上旋转及前后左右移动。因而同时具有活动性与限制性，解决了假体胫股关节间轴向旋转和内外翻运动的问题，减少了传递至假体－假体或假体－骨水泥界面的应力，延缓了假体松动。体外模拟实验表明，与固定垫片假体相比，活动垫片假体接触面积较大，磨损较小；静态及动态分析提示活动垫片假体聚乙烯表面压力较小；模拟扭转压力或假体旋转不良时，活动垫片假体压力分布较固定垫片假体均匀，压力峰值较小。但需要说明的是，活动垫片假体可再分为很多类型，并不是所有的活动垫片假体都是一样的。根据不同的分类方法，活动垫片假体可进一步分为旋转平台和活动半月板假体、旋转平台膝和高屈曲旋转平台假体等。年轻患者术后功能要求高，我们建议采用高屈曲旋转平台膝。

六、膝关节置换术的手术入路

（一）皮肤切口

人工膝关节置换术的皮肤切口包括：膝正中切口、偏内侧弧形切口和偏外侧弧形切口。其中以膝关节正中切口最为常用，它可以方便手术显露，术后切口愈合也很好（图5-7）。如果患者膝关节局部有陈旧性切口，则尽可能利用原切口。自髌骨上极近端约5cm，止于髌骨下极远端约3cm，切开皮肤后，沿切口进一步向下切开皮下脂肪层和浅筋膜层，直达伸膝装置，然后在浅深筋膜之间向两侧适度游离内外侧皮瓣。不要过多剥离，也不要在皮下脂肪层进行剥离，因为皮肤的血供是由深部组织到深筋膜再到皮肤的，所以皮瓣一定要有一定厚度，否则，可能会引起皮肤坏死、感染，影响伤口愈合和术后功能锻炼。

（二）关节囊切口

1. 内侧髌旁入路（图5-8）　该入路优点是难度小，切口延长方便，显露充分，神经血管创伤小，大多数膝关节手术都可经此切口完成。不足之处在于不利于显露膝关节后方结构、也不宜于膝关节外侧手术。但并发症较少，最常见的是切口愈合不良，其次是隐神经髌下分支损伤，患者术后出现膝关节前外侧皮肤麻木。内侧髌旁入路切断了股四头肌肌腱的内1/3，术后早期患者伸膝功能受一定程度的影响，尤其是伸直最后20°。较严重的并发症是髌韧带断裂，常在勉强翻转髌骨时发生。

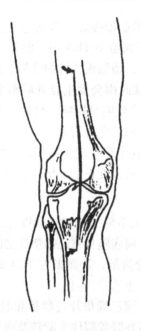
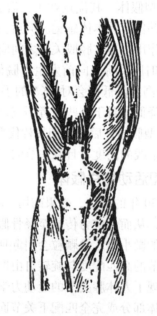

图5-7　前正中切口　　　　　图5-8　内侧髌旁入路

沿股中间肌肌腱和股内侧肌之间切开，向下距离髌骨内缘约5mm切开关节囊及髌支持带至髌韧带内侧，延伸至胫骨结节内侧约1cm处。髌骨内缘保留0.5~1.0cm的腱组织，使两侧有足够坚强的软组织便于缝合伤口。必要时，为进一步显露可作股四头肌腱近端斜行劈开以便于翻转髌骨。切开内侧支持带、关节囊和滑膜，进入关节腔。

内侧关节囊切开后，清理髌上囊、髌下脂肪垫和内外侧间隙内的纤维性粘连组织，暴露胫骨近端。一般首先做胫骨近端内侧结构的骨膜下剥离。适度屈膝，将内侧支持带从胫骨表面剥离，向后直达后内侧半膜肌肌腱附着处。当内侧胫骨解剖到半膜肌止点附近时，屈曲外旋胫骨有利于减轻伸膝装置张力，方便膝关节的显露并避免髌韧带撕裂。可通过剥离内侧副韧带浅部、扩大胫骨内侧骨膜下解剖范围进行膝关节的内侧松解。

处理外侧胫骨时，应由里向外，从股外侧肌延伸到胫骨近端做外侧松解，这样可以游离和延长影响髌骨翻转的髌骨外侧索，减小翻转髌骨时髌韧带的张力。

伸膝位翻转髌骨，然后缓慢屈膝，注意观察髌韧带止点的张力情况，如果太紧，将切口向股四头肌近端延伸。如果暴露已经很充分，也可以不翻转髌骨。也有作者认为，翻转髌骨时过度牵拉股四头肌，可能造成患者术后股四头肌肌力下降、影响术后功能恢复，因此建议将髌骨向外侧脱位而不翻转髌骨。

切除内外侧半月板和前（后）交叉韧带，向前将胫骨平台脱位。咬除股骨、胫骨和髌骨骨赘，如果滑膜增生严重，尽量予以切除，从而减少周围软组织张力并避免术后假体撞击和软组织嵌入。

如股四头肌挛缩或膝关节强直，传统切口显露膝关节困难，可采用股直肌离断、股四头肌 V－Y 成形术或胫骨结节截骨术。

（1）股直肌离断（图5－9）：这种方法是在传统的内侧髌旁入路的基础上，将近端切口45°斜向股直肌外上方，在靠近股直肌腱腹联合处，离断股直肌。这种方法简单易行，不会伤及外侧膝上动脉，不影响术后康复和股四头肌功能。但该入路改善膝关节的显露效果有限，对于严重膝关节僵硬患者，可能需要采用显露效果更为良好的股四头肌 V－Y 成形术等其他方法。

（2）股四头肌 V－Y 成形术（Coonse－Adams 入路，图5－10）：主要适用于股四头肌长期挛缩、膝关节强直、其他手术入路无法满足要求的膝关节。此入路要求股四头肌功能基本正常，肌肉收缩能力良好，否则改行胫骨结节截骨入路。自股四头肌肌腱切口顶端接近股四头肌腱腹联合处另做一个与肌腱切口方向成45°夹角的向外下方的延伸切口，切断股四头肌，此时股四头肌腱连同髌骨、髌韧带，向远端翻转，完全显露膝关节前方结构。

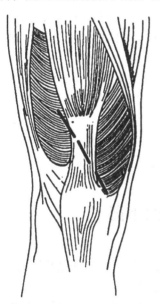

图5－9 股直肌离断

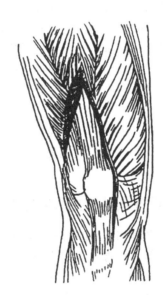

图5－10 股四头肌 V－Y 成形术

关闭切口时，在允许膝关节有90°屈膝的前提下，尽可能将软组织在解剖位缝合，防止伸膝装置的过度延长，对髌骨外侧支持带的斜形切口，可根据髌股关节对合情况，只做部分缝合，这对髌骨外脱位或半脱位可起到外侧松解作用。

（3）胫骨结节截骨术（Whitesides）：胫骨结节截骨入路可用于伸膝装置重新对线、髌股活动轨迹异常、需要充分显露僵直膝关节、纠正胫骨结节位置异常、松解挛缩伸膝装置。膝前内侧髌旁内侧入路切口，向远端延伸，止于胫骨结节下8~10cm。骨膜下显露胫骨内侧近端胫前嵴，用电锯自内向外截取一块包括胫骨结节和胫骨前嵴近端在内的长约7cm、近端厚度约2cm，远端宽度1.2~1.5cm，厚度约1cm的骨块。骨块外侧缘仍与小腿软组织、筋膜、股四头肌扩张部相连，以保留血供。截骨完成后将整个骨块向外翻转，手术完成后骨块复位，可用2~3枚皮质骨螺钉固定或用钢丝结扎固定。但螺钉可能造成植骨块局部应力异常，容易出现骨折，所以通常采用钢丝捆绑固定截骨块。从胫骨内后穿入3根钢丝，其中1根经截骨块近端穿出，防止截骨块移位，另外2根从胫骨外侧穿出，出孔位置要高于内侧入孔。

2. 股内侧肌下方入路（Southern 入路）　该入路最大的优点是保护了伸膝装置。其次，该入路有利于保护髌骨血供。走行在股内侧肌中的膝上内侧动脉，是构成膝关节血管网的重要组成，内侧髌旁入路常损伤该动脉。

该入路适应证与内侧髌旁入路一样，但不适用于翻修术、胫骨近端截骨史和肥胖患者。另外，该入路对外侧间室的暴露不如内侧间室，所以严重畸形或关节僵硬的患者也不适用。

屈膝 90°，自距髌骨上极约 8cm 处，沿膝前向下至胫骨结节内侧旁开 1cm 处，切口皮肤、皮下脂肪、浅筋膜层。钝性分离股内侧肌与其下方肌间隔，然后向前牵开股内侧肌肌腹。在髌骨中部水平，横断股内侧肌肌腱关节囊移行部 2~3cm。接着，向前外侧提拉髌骨，从髌上囊、经髌下脂肪垫、向下至胫骨结节，切开关节囊。伸膝位向外翻转髌骨，然后逐渐屈曲膝关节。如果髌骨翻转困难，可进一步松解髌上囊或向近端分离股内侧肌肌腹与股内侧肌间隔的连接。

3. 前外侧入路（外侧髌旁入路）　前外侧入路主要适用于严重外翻畸形患者。因为严重外翻畸形时，常规内侧髌旁入路对膝外侧结构暴露不充分，对膝外侧挛缩组织松解不彻底使外翻畸形矫正不足。另外，内侧髌旁入路切断了髌骨的内侧血供，而且膝外侧支持带松解会进一步破坏髌骨血供，造成髌骨血供障碍或坏死。该入路不利之处在于手术技术要求高，膝关节内侧结构保留不充分，髌骨翻转较困难，膝关节外侧需用髂胫束或筋膜修复外侧组织缺口。

膝前稍外侧做皮肤弧形切口，胫骨结节处旁开 1.5cm，远端止于胫骨结节以远 5cm 处。切口皮肤、皮下组织和浅筋膜层，向内侧剥离髌骨支持带浅层纤维直至伸膝装置边缘，切开深筋膜进入关节腔。切开深筋膜时距离髌骨外缘 1~2cm，经 Gerdy 结节内缘，距胫骨结节外 2cm，向下进入小腿前肌筋膜。截除胫骨结节并连同髌骨一起向内翻转，保留髌下脂肪垫，屈膝 90°，显露关节。

4. 经股内侧肌入路　该入路的优点在于不损伤股四头肌腱和股内侧肌的附着，保护伸膝装置的完整。主要缺点在于术中显露较内侧髌旁入路差。肥胖、肥大性关节炎、胫骨高位截骨史和屈膝 <80° 的患者，不宜采用该入路。

屈膝位，采用标准的膝前正中切口，依次切口皮肤、皮下组织和浅筋膜，向内侧分离，显露髌骨和股内侧肌与股四头肌肌腱交界的位置，钝性分离股内侧肌，然后距离髌骨内缘 0.5cm 向下，远端止于胫骨结节内侧 1cm，切开关节囊。

七、膝关节置换术的手术要点及软组织平衡

显露后，膝关节手术的要点在于截骨和假体的安装及软组织平衡。

TKA 手术包括 5 个截骨步骤。不管采用骨水泥型还是非骨水泥型固定，这 5 个步骤是相同的。对于常规 TKA，在截骨并去除骨赘后，根据韧带的平衡情况决定是否还做其他处理。

TKA 的 5 个基本截骨步骤包括（图 5-11，图 5-12）：胫骨近端截骨；股骨远端截骨；股骨前后髁截骨；股骨前后斜面截骨；髌骨截骨。对于后交叉韧带替代型假体，需进行髁间截骨并去除后交叉韧带。

股骨与胫骨截骨的先后顺序无明确要求。如果膝关节相对较松弛、胫骨平台显露容易，则可先行胫骨截骨，此时可参考胫骨的截骨面确定股骨假体的外旋。如果膝关节紧张或后倾较大，胫骨平台难以充分暴露，则先行股骨截骨。

（一）胫骨截骨

一般认为，术中只要能做到准确运用，髓内、髓外定位的临床效果应该是完全一致的。髓内定位的关键是准确选择髓腔入点，通常在前交叉韧带止点的外侧缘与外侧半月板前角附着部之间或胫骨结节中内 1/3 对应的位置。确认方向正确后即可钻孔开髓。开髓口应比髓内定位杆的尺寸略大，以利于髓腔引流。髓腔定位杆插至合适位置后，固定截骨模块。此时，取出定位杆，保留截骨模块。髓外定位时，定位杆沿胫前肌向下，与胫骨前缘平行，指向距骨中心。需要注意的是，胫骨平台中心与距骨中心的连线为力线方向，而距骨中心位于内外踝中点偏内侧 3~5mm。因此，在采用胫骨髓外定位时，不要将定位杆远端直接对准内外踝连线中点，而应稍偏内侧，并处于第二趾上。

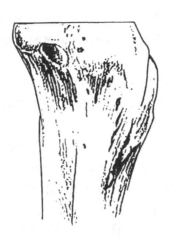

图 5 – 11　胫骨平台截骨

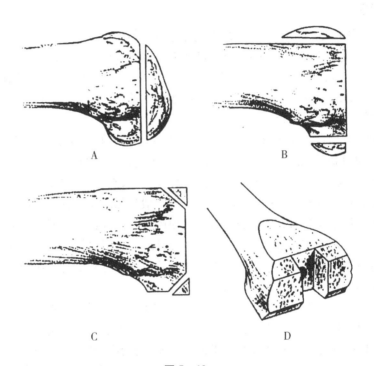

图 5 – 12

A. 股骨远端截骨；B. 股骨前后髁截骨；C. 股骨前后斜面截骨；D. 股骨髁间截骨

胫骨截骨的厚度应与胫骨假体的厚度相等。大多数情况下，胫骨垫片的厚度可选择 10mm，因此，截骨的位置应在正常胫骨平台下 10mm。存在骨缺损时，一般不应为了消除骨缺损而任意加大截骨的厚度，残留的缺损根据情况做相应处理。如果残留的缺损仅有 1~2mm 时，可增加截骨厚度以消除缺损；但对较大的缺损，应先按 10mm 厚度截骨，然后根据残留缺损情况决定进一步处理方法。对内外侧胫骨平台都有骨缺损的患者，不能一味强调截骨量和替换假体厚度对等的原则，因为随着截骨厚度的增加，胫骨骨质的强度减弱，还会损伤侧副韧带的附着结构，影响关节线的位置。此时，应根据具体情况，采用自体、异体植骨或垫片加强等方法来进一步处理。

在冠状面上，胫骨截骨有两种方法。最常用的一种是胫骨截骨面与下肢力线垂直。由于正常胫骨平台存在 3° 左右的内翻角度，因此这种方法切除的平台外侧骨量要多于内侧。另一种方法是，使截骨面与胫骨关节面相平行、与下肢力线呈 3° 内翻，此时胫骨平台内外侧截骨量相等。但临床研究发现，内翻造成的不良后果要远远超过外翻者，而且，胫骨近端 3° 的内翻截骨并不能明显改善临床效果。因此，大多数学者倾向于垂直于下肢力线行胫骨近端截骨。需要注意的是，无论胫骨采取哪种截骨方式，股骨截骨必须与其相对应。如胫骨采取垂直下肢力线的方法截骨，那么股骨截骨时应有 3°外旋或股骨假体具有相应外旋角度。如果垂直于胫骨平台截骨，则股骨截骨时无须外旋。临床上最常见的是胫骨截骨时过度内翻，胫骨定位系统安装不当是其主要原因。

正常胫骨关节面有一 3°~7°的后倾角，因此术后假体关节面同样应有一向后 3°~7°的倾斜角，以便膝关节屈曲活动的完成。如果假体不带后倾，胫骨近端截骨时需有一定的后倾角度；如果假体本身具有后倾角度，则垂直下肢力线截骨即可。

胫骨假体应尽可能多的覆盖胫骨截骨面，这样假体获得的支撑就越大。但临床上，假体很难完全与截骨面匹配。如果假体前后径较截骨面略小，应将假体偏后放置，因为胫骨后方骨质强度大。但如过度偏后，可能加重对后交叉韧带磨损及增加关节周围软组织张力。胫骨假体内外旋及内外侧位置的安装，可依据股骨假体的位置为参考，也称为自定位法。方法是，首先确定股骨假体试模的位置，然后安装胫骨假体试模，屈伸膝关节，胫骨假体会顺应胫股关节面的几何形状自动对合股骨髁。然后根据胫骨假体试模的位置在胫骨皮质上做好标记，供制作胫骨骨槽参考。

（二）股骨截骨

股骨截骨一般选用髓内定位系统，也可选用髓外定位，但不如髓内定位准确。髓腔入点位于股骨髁间切迹中点、后交叉韧带止点前缘约 10mm 处。将手指放在股骨干前方有助于估计钻孔的方向。为保证髓内定位杆的准确性，定位杆近端必须抵达股骨干峡部。髓内定位杆表面带有纵向减压槽，或者呈中空，使脂肪组织能顺利流出髓腔，防止髓内压过高造成脂肪栓塞。另外，髓内定位杆入点较定位杆直径大，也有利于脂肪组织流出、防止脂肪栓塞。

1. 股骨远端截骨　安装髓内定位杆并固定于外翻 4°~6°。一般情况下，对于内翻或中立位膝关节，可选择 5°外翻截骨，而对膝外翻患者可选择 7°外翻。取出髓内定位杆，以外侧髁为基准，要求截骨的厚度与假体的厚度相等，通常为 8~12mm。一般认为，截骨水平位于髁间切迹最低点，与髓内入孔处平齐时即可获得合适的截骨厚度，截骨合适时，截骨块一般呈横"8"字形。在骨质硬化时，摆锯锯片偏离骨面的趋势，并因此导致对线不良和安装假体试模困难，因此截骨时必须注意这一点。

2. 股骨前后髁截骨　股骨前后髁截骨决定了旋转程度，直接影响屈膝时的内外翻稳定性和髌骨轨迹。前髁截骨面过高会增加髌骨支持带张力，阻碍膝关节屈曲或导致髌骨半脱位；截骨面过低会引起股骨前侧切迹，造成局部应力增加导致骨折的发生。

绝大多数股骨假体要求有 3°~5°外旋。一般估计，内侧后髁比外侧后髁多截 2~3mm 就能保证术后屈膝间隙内外对称、内外侧副韧带平衡。在胫骨平台假体垂直下肢力线的前提下，术前胫骨平台的内外翻程度决定了股骨假体的内外旋方向及程度。术前胫骨平台内翻的患者，要求股骨内侧后髁多截一些，使股骨假体处于外旋位。不过，原则上外旋应不超过 5°，否则会引起关节内外旋失衡。相反，当胫骨平台外翻时，则要求股骨假体处于内旋位。但在实际中，由于膝外翻患者存在髌骨外侧支持带紧张，此时如将股骨假体内旋将会加重髌骨脱位倾向。因此，对于膝外翻患者，股骨假体也应置于轻度外旋位。

目前有 4 种评价股骨假体外旋的方法。

（1）3°外旋测定法（图 5-13）：参考股骨后髁连线，以此线为参考，再作一条 3°外旋线，后者即为假体的外旋角度。如后髁有明显骨缺损，该参考线的正确性就值得商榷。

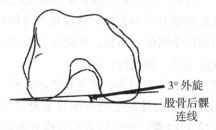

3°外旋
股骨后髁
连线

图 5-13　外旋测定法

（2）张力下四方形屈曲间隙法：在股骨髁截骨前，先完成胫骨平台的截骨，然后在屈膝位，在关节间隙内置入撑开器，使关节内外侧软组织保持一定张力，然后根据屈膝间隙"四边形"成形原则，调整股骨内外后髁的截骨量，这样也因此确定了股骨假体的外旋程度。该方法要求充分平衡好膝关节内外侧支持带，松解挛缩的关节囊，但临床上有时不容易做到这一点。

（3）经股骨内外上髁连线（Insall 线）：在实际操作中，准确确定股骨内外上髁的最高点有一定困难，但在股骨前后髁均有破坏的情况下，该连线成为唯一的可参照依据。

（4）股骨髁前后轴线（Whiteside 线）：即髌骨滑槽最低点与股骨髁间窝中点连线，该线的垂线即为股骨假体的外旋角度。该参考线术中容易确定，其准确性有赖于髌骨滑槽结构的完整，严重髌股关节炎的患者局部结构常有破坏。各种方法各有利弊，为保证假体准确的旋转，通常综合运用多种方法。

确定股骨假体外翻和外旋角度后，就要测量其型号。常用的方法有前参考和后参考两种方法。

前参考法就是以股骨前方皮质为参考，先切割前髁，然后以此截骨面为参考确定假体大小及内外后髁的截骨量，前髁截骨量为一确定的厚度。这种方法的优点是可避免前髁截骨过多出现股骨髁上骨折的可能。当股骨髁测量大小介于两种型号之间时，如果选择小一号的假体，则后髁多截骨，屈曲间隙相对增加；如果使用大一号的假体，则后髁截骨减少，屈曲间隙减小。不过，目前大部分膝关节假体相邻型号的差距只有 2~3mm，因此对屈膝间隙的影响不是非常明显。

后参考法时首先确定后髁截骨厚度，通过调整前髁截骨厚度调节与股骨假体的匹配关系。这种方法屈膝间隙稳定，但存在股骨前方皮质切割的问题。

3. 股骨前后斜面及髁间截骨 在截骨模块的引导下，这些截骨相对较容易。

安装股骨假体时，在允许的情况下，应尽可能将股骨假体适当外移，从而减少髌骨外侧脱位的倾向。

（三）髌骨截骨

翻转髌骨，去除其边缘的滑膜和脂肪组织及增生的骨赘，显露髌骨边缘。要注意正确掌握髌骨截骨厚度。大多数髌骨的厚度为 25m，一般常用的假体厚度为 10mm。因此，截骨后的髌骨应保留 15mm。髌骨过厚会使支持带紧张，增加外侧半脱位的风险；髌骨过薄会增加骨折的风险。髌骨截骨分两步进行，第 1 步截除中央嵴，然后调整髌骨厚度，第 2 步截骨面应与髌骨前面及股四头肌肌腱止点处平行，同时应检查股四头肌肌腱与髌骨上极的关系，截骨面应在股四头肌肌腱止点上 1mm 并与之平行。修整髌骨边缘、钻孔。

髌骨假体应尽可能多的覆盖髌骨截骨面，但在某些情况下，当截骨面大于髌骨假体时，宜将圆弧形假体偏内放置。如果允许假体在髌骨截骨面上下移动一定范围，应向上安置髌骨假体，这样假体就可以获得更多的骨组织的支撑。

（四）内翻畸形的软组织平衡

膝关节内翻畸形主要表现为内侧或内后方稳定结构的挛缩，外侧稳定结构多无明显松弛。因此，软组织平衡以松解挛缩的结构为主。其中，内侧副韧带的松解通过骨膜下剥离胫骨内上止点。

根据内翻畸形的严重程度，可以逐步松解内侧副韧带的浅层、深层、鹅足，必要时可以松解比目鱼肌深层、半膜肌胫骨干骺端附着点。松解过程中，反复作外翻应力实验检查松解是否满意。

（五）外翻畸形的软组织平衡

膝关节外翻畸形的软组织平衡是人工膝关节置换的难点，一方面外侧稳定结构的解剖构成复杂；另一方面，膝关节外翻时常伴内侧稳定结构的松弛。不过，膝关节外翻的软组织平衡同样以松解挛缩的软组织结构为主。膝关节外翻时，可能需要松解的软组织结构包括：髂胫束、弓形韧带、外侧副韧带、腘肌、股二头肌、腓肠肌外侧头、外侧髌旁支持带、后交叉韧带等。与内翻畸形的软组织平衡一样，术中应该边松解边评估软组织平衡情况，以逐步进行松解。

（六）屈曲畸形的软组织平衡

膝关节屈曲挛缩时应该分步进行软组织松解，边松解边检查伸膝间隙的情况。第 1 步，首先平衡膝关节内侧或外侧软组织，使膝关节在冠状面上线达到平衡。在并发内翻畸形的患者，膝关节侧方平衡后屈曲畸形也可获得明显矫正。第 2 步，松解后方挛缩结构。切除半月板和交叉韧带后，极度屈曲膝关节，沿股骨后髁及髁间窝后上缘向上骨膜下剥离后方关节囊。第 3 步，松解腓肠肌在股骨上的起点。第 4 步，如果经以上处理后，伸膝间隙仍然很紧，应考虑增加截骨。但要注意，增加截骨会影响关节线的位置，从而改变关节的机械力学，因而应慎重。

八、术后并发症及防治

（一）术后疼痛

TKA 的手术目的是获得一个无痛、稳定、功能良好的关节，因此，疼痛的缓解程度是评价手术成功与否的一个重要指标。术后早期疼痛多由于手术创伤、软组织组织炎性反应等引起。针对术后早期疼痛，可有多种处理方法，如硬膜外置管给药、静脉止痛泵、术中关节腔药物注射、神经阻滞、哌替啶、非甾体类药物等。目前，有人提出超前镇痛的概念，即术前即开始给予止痛药物以降低痛阈。

（二）深静脉血栓栓塞（deep venous thrombosis，DVT）

DVT 是人工关节置换术后的主要并发症之一。邱贵兴等报道，关节置换术后 DVT 的发生率增高，未预防组为 30.8%，预防组为 11.8%。但绝大多数是无症状性 DVT，体检时发现小腿、踝部软组织肿胀、腓肠肌压痛。DVT 严重者可发生肺栓塞，甚至可造成死亡。临床中怀疑 DVT 时常进行下肢静脉彩超以明确诊断。目前常规给予低分子肝素预防性抗凝，常用药物有速碧林、克赛等。此外，可使用足底静脉泵或下肢脉冲加压装置以促进静脉回流，以减少 DVT 的发生。术后早期下地活动也有助于预防DVT。但已经发生 DVT 的患者不能采用以上加压装置，并应限制活动、将患肢抬高、增加抗凝药物剂量。

（三）切口愈合不良

切口愈合问题与手术技术直接相关。因此，注意手术细节及仔细关闭伤口非常重要。一般而言，避免伤口缝合过紧，切口边缘要整齐以便于对并发恢复组织的解剖层次。

（四）对线不良

由于对下肢力线重要性的认识的提高及手术器械的改进，目前，对线不良的发生率较以前明显减少，但严重的对线不良会导致假体磨损和松动。

（五）假体松动

假体的松动与磨损是一个长期的并发症。临床主要表现为活动后疼痛；X 线检查出现透明带或透明带增宽，有时与低毒感染所致松动很难鉴别。常与手术技术相关，如对线不良、软组织平衡缺陷、骨水泥技术不到位，此外，亦与肥胖、活动量及负荷量过大等有关。

（六）假体周围骨折

TKA 术后可发生胫骨干、股骨干骨折，也可发生胫骨平台、股骨髁的骨折，其发生率为 0.3%～2.5%。大部分骨折发生在术后 3 年左右。摔倒等外伤是骨折的常见原因。保守治疗适用于骨折无移位或轻度移位但通过手法复位能维持稳定的病例。骨折断端 < 5mm、成角畸形 < 10° 或骨折粉碎程度较轻者，也可考虑非手术治疗。对保守治疗无效或无保守治疗指证者，应行切开复位内固定。

（七）感染

文献报道 TKA 术后感染发生率为 2%～4%，常引起关节的疼痛和病废，一旦发生，将给患者带来灾难性的后果。发生感染的高危因素中，宿主的免疫系统最为关键，服用免疫抑制药的患者容易发生感染。其危险因素还包括，肥胖、糖尿病、类风湿关节炎、口服激素、免疫抑制药、抗凝药等也是术后感染的危险因素。另外，手术时间延长、术后血肿形成等都容易促使感染发生。

感染分为浅部和深部感染。浅部感染指的是皮肤、皮下组织的感染，及时外科干预，包括伤口换药、引流、清创等可防止深部感染的发生。深部感染指的是感染进入关节腔。革兰阳性菌是最常见的致病菌，包括葡萄球菌、链球菌和肠球菌等。

急性感染的临床表现与一般化脓性感染一样，患膝局部红肿热痛明显，诊断不难。但临床上，很多患者其临床表现不是很明显，疼痛是最常见的关节感染症状。常用的诊断感染的检查项目有：血白细胞、血沉（ESR）、C-反应蛋白（CRP）、关节穿刺培养、放射学检查、核素扫描等。白细胞、ESR、CRP敏感性强，但特异性差。关节穿刺培养是诊断感染的最直接依据，而且有助于选择敏感抗生素。X线片上出现假体松动、局灶性骨溶解、骨透亮线范围进行性扩大等应怀疑感染的可能。核素扫描对诊断感染有较高的特异性和准确性。目前用手临床的放射物质主要有：亚甲基二磷酸^{99m}锝、枸橼酸^{67}镓、^{111}铟白细胞。

TKA术后感染的治疗方法包括，保留假体的长时间抗生素抑菌治疗、切开或关节镜下引流清创；更换假体的一期/二期再置换；挽救性的关节切除成形术、融合术、甚至截肢术。在所有术式中，以二期假体再置换效果最肯定。抗生素长期抑菌治疗不确切，治愈率只有6%～10%，仅适用于病情严重、无法耐受手术治疗者。关节镜下冲洗清创术成功率只有16%～38%。切开冲洗清创治疗适用于感染持续时间在2～4周以内，没有皮肤窦道、致病菌对抗生素敏感、假体固定良好且放射学没有骨组织感染征象（骨髓炎或骨溶解）的患者。如果严格筛选患者，该方法的成功率可达60%～83%。与保留假体的方法相比，再置换术临床效果相对可靠，因此应用最为广泛。二期再置换术成功率可达97%，感染复发率低。目前多数主张在首次清创后使用抗生素6周，两次手术的间隔常为3个月。关节切除成形术适用于下肢多关节受累，术后功能要求低或身体条件差无法耐受再次手术的患者。膝关节融合术是术后感染的传统治疗方法，适用于伸膝装置严重破坏、持续性感染、骨缺损严重关节周围软组织条件差等患者。截肢术是治疗感染的最后措施。

九、术后功能康复

TKA术后的康复技术存在一些争议，一般可采用自由的方式，即鼓励患者在可耐受的情况下，逐渐增加活动量，但要避免术后早期进行过度锻炼，否则会出现关节肿胀和僵硬等问题。

术后第1～3天：患者关节出血、肿胀、炎性反应较重，此时主要指导患者在床上进行功能锻炼。术后第1天进行股四头肌等长收缩及膝关节和踝关节屈伸活动。术后第2～3天，指导患者增加练习直腿抬高。另外，在主动活动的基础上，给予CPM机辅助功能锻炼并有助于预防DVT。

术后3～7d：床旁站立行走。患者在助行器或助行车的辅助下，从床旁站立开始，逐渐过渡到床旁、病室、病房行走。

术后7～14d：巩固膝关节屈伸功能并练习步态。此时可尝试脱离辅助工具进行独立行走，但注意活动量要小，并根据患者的耐受程度进行调整。

术后14d至3个月：此时可出院，出院时一般要求膝关节屈曲达到100°以上。这个阶段主要是进一步巩固已获得的功能，根据患者恢复情况安排好随访，了解患者功能恢复情况并做好下一阶段的康复计划。

术后3个月以后：患者病情基本平稳，关节功能稳定，可正常生活。

十、人工膝关节翻修术

初次全膝关节置换术由于骨质条件好，韧带完整，而全膝关节翻修术完全不同于初次TKA。

（一）适应证和禁忌证

1. 适应证　翻修术适用于各种术后并发症，包括感染、假体松动、关节半脱位（脱位）和关节对线不良、关节不稳等。

2. 禁忌证　伸膝装置或关节外周软组织严重缺损、无法修复的严重骨缺损等。

（二）术前评估

翻修术前评估关键是正确判断失败的原因。如果对失败原因不能作出很好的解释，那么翻修术后可能得不到什么益处。体检时要重点检查关节活动度、关节稳定性和皮肤情况。实验室检查包括血常规、血沉、C-反应蛋白、凝血功能等，必要时行关节穿刺。影像学检查包括双下肢负重位全长相、膝关节正侧位及髌骨轴位相。^{99m}Tc、^{111}In 核素扫描可作为一种辅助措施用于疼痛的鉴别诊断。

（三）操作步骤

1. 切口　翻修术时尽量采用原手术切口以减少皮肤坏死的可能，然后于髌骨前内侧切开关节囊。对于关节强直、活动范围小者，外翻髌骨时非常困难，此时通常采用股四头肌 V-Y 成形术以显露关节内结构。另外还可采用胫骨结节截骨术或股直肌切断术。理想的切口是正中直线切口。

2. 假体取出　翻修术时假体取出一般不会太困难，特别是假体松动时。首先充分显露假体、清除假体周围所有软组织，然后用骨刀在假体-骨或假体-骨水泥之间轻轻敲击。一般先取出聚乙烯垫片，膝关节强直者更应在屈曲膝关节前将它取出，然后再取出胫骨平台和股骨假体，其顺序根据关节显露情况而定，关键是要注意保护好骨质和方便取去假体。

（1）股骨假体取出：对骨水泥固定的假体通常是在假体-骨水泥界面用窄而薄的骨刀轻轻敲击至假体完全松动后，沿轴线方向打出假体，然后再用小骨刀或磨钻等去除骨水泥。非骨水泥固定股骨假体的取出基本上与骨水泥固定的股骨假体相同。

（2）胫骨假体取出：若假体已松动，则取出比较方便。若骨水泥固定良好，则应用各种不同的工具在假体-骨水泥界面之间逐渐凿开或磨削，直至胫骨假体松动取出。但需注意，不要挤压胫骨平台松质骨。

（3）髌骨假体取出：取髌骨假体既困难又有危险，因为髌骨相对较小，容易导致髌骨骨折。对全聚乙烯髌骨假体，应首先用摆锯在骨水泥-骨界面处锯开，然后用高速小磨钻清除骨水泥及嵌入髌骨的固定柱。若为骨水泥或非骨水泥固定的金属托髌骨假体，其取出方法同股骨或胫骨假体。

3. 骨缺损的处理　骨缺损的处理取决于缺损的部位、大小、患者年龄、术后活动度等因素。通常术中所见的骨缺损都比 X 线片上所显示的严重。

（1）囊腔性骨缺损：翻修术中，最常见到的骨缺损是囊腔性骨缺损。初次 TKA 时，骨水泥注入软骨下面，取出假体及骨水泥后即留有囊腔性骨缺损，硬化骨的去除也会产生囊腔性骨缺损。另外，骨溶解也可产生此类缺损。对于囊腔性缺损，处理相对容易，通常可用截骨获得的自体骨松质充填骨缺损，然后打压；若骨缺损较大，则可用自体骨结合异体骨植骨。有时也用骨水泥填充这类缺损，但植骨对于获得牢固固定及骨储备更有益。

（2）中央腔隙性骨缺损：缺损主要位于髓腔部分，边缘骨质硬化。处理这种骨缺损的目的是获得结构性稳定，同时恢复髓腔部分丢失的骨质。此时可采用大块异体骨结合颗粒骨移植，但颗粒骨打压植骨更常用。另外，将异体股骨头修整后充填这种缺损也是常用的方法。

（3）骨皮质穿破或骨折：多数发生在取出假体或骨水泥的过程中。在这种骨缺损中，必须采用长柄假体，而且假体柄必须超过穿孔或骨折部位至少 3cm 以上。如果发生股骨远端或胫骨上端严重骨折，则应先作内固定，然后选用长柄假体，并在骨折周围采用异体骨或自体骨移植以加强骨折部位。在这种情况下，使用骨水泥固定时应尽量避免骨水泥渗漏至骨折块之间而影响骨折愈合。

（4）节段性骨缺损：指股骨一侧髁或胫骨平台缺损，常见于多次翻修的病例。

对于大的节段性骨缺损的修复，有两种常用的方法，即大块异体骨移植或定制组配式假体，通常是铰链式假体，特别是骨缺损范围大、缺乏韧带支持结构时。采用组配式铰链膝关节替代节段性缺损可获得相对良好的稳定性，术后患者可尽早活动并可负重，特别适用于老年患者。若为年轻患者，则选用异体骨重建股骨远端和胫骨近端更合适。选用异体骨移植时，先在股骨或胫骨上作阶梯状截骨，然后在异体骨上作与之相扣锁的阶梯状截骨，将两者相对合为一体，假体可用骨水泥直接固定在异体骨上，而假体柄则需用骨水泥或压配式固定于宿主骨上，通常还需在异体骨与宿主骨界面周围用异体骨加固。对于这些患者，康复训练和负重应大大延迟。

4. 关节稳定性的调整　调整关节稳定性的关键是要让假体有正确的对线关系、膝关节屈伸间隙平衡，并使关节线尽可能恢复正常解剖位置。

（1）屈伸间隙的平衡：取出假体后，评估屈伸间隙内外侧平衡及对称情况。

1）屈膝位不稳定：屈膝间隙大于伸膝间隙，临床上最常见。解决的方法包括减小屈膝间隙（股骨后髁填充垫片）或扩大伸膝间隙（股骨远端多截骨）。多数学者采用前一种方法，采用比股骨远端实际型号偏大的假体，然后在股骨内外髁后方放入厚的垫片。极少数患者需要采用股骨远端多截骨的方法来扩大伸膝间隙，多为严重屈曲挛缩畸形的患者。

2）伸膝位不稳定：屈膝间隙小于伸膝间隙解决的方法为在股骨远端增加金属块或使用小号假体。采用股骨远端增加金属块的方法可使股骨假体下降到正常关节线位置、改善关节伸膝稳定性并补偿了股骨远端骨缺损。

3）平衡膝关节内外侧不平衡：将新的股骨假体放在正常位置，使其前缘与股骨内外上髁连线平行，在缺损部位填充垫片，调节垫片厚度使关节间隙呈矩形、关节间隙内外侧对称。

（2）恢复关节线的解剖位置：研究表明，关节线应位于股骨内上髁下方约3cm和外上髁下方约2.5cm处。当髌韧带保持正常长度，没有牵拉延长，也没有挛缩变短时，关节线位于髌骨下极一横指的位置。

需要说明的是，最应该重视的问题是平衡膝关节屈伸间隙、重建膝关节力线，这远比恢复关节线高度要重要得多。否则，容易造成假体不稳定使导致手术失败。

5. 缝合伤口 缝合伤口时，切勿使伤口张力过大，以防康复锻炼时将伤口撕裂。逐层缝合伤口，处理同初次TKA。

6. 术后处理 术后免负重至少3~4个月，除非X线检查提示自体、异体骨已愈合。

康复锻炼TKA翻修术后的康复锻炼原则上同初次TKA，但由于翻修时常进行骨缺损的修复、韧带结构的修补、特殊假体的使用以及切口显露时采用各种特殊操作。因此翻修术后的康复锻炼必须根据患者的具体情况而定，既要达到康复锻炼的目的，又不至于因不适当的锻炼而损坏关节结构。

如切口皮缘无坏死迹象，术后可尽早开始CPM锻炼，并开始膝关节主被动屈伸练习。对术中进行股四头肌V-Y成形或胫骨结节截骨术的患者，术后8周内应避免主动伸膝或被动屈膝活动。对有大块骨移植的患者，X线片未见明确的植骨块愈合迹象时应避免完全负重。肌腱、韧带重建的患者，术后膝关节应至少制动6周。

（庞有明）

第三节 踝关节置换术

（一）概述

踝关节又称胫距关节，位于下肢的远端，是足后半部关节中最重要的关节，它使足在空间内可处于任何位置，可以适应任何不规则的地面情况。人体在站立、行走、下蹲等动作中，踝关节的稳定性和灵活性有着非常重要的作用。而踝关节的稳定性和灵活性的特点是由它的骨性结构、关节囊与韧带以及踝关节周围的肌肉的动力作用而共同完成的。

1. 骨性结构 踝穴由胫腓骨下端组成，外踝较内踝低1cm左右，并偏后方1cm，在矢状面胫骨下端后缘较前缘更向下延伸，下胫腓横韧带加深了这个延伸，从而可以防止距骨在踝穴内的后移，加强了踝关节的稳定性。距骨体前宽后窄，平均相差2~4mm，形成向前开放的25°。距骨体滑车内侧与外侧的曲率半径不同，此解剖上的特点决定了踝关节在屈伸活动中同时还有水平位的旋转活动。胫骨下端关节面承重面积为11~13cm^2，而髋、膝关节关节面的承重面积比踝关节小，故单位面积上的负荷踝关节比髋、膝关节小。若用单足负重时，踝关节关节面受到的应力相当于体重的2.1倍，在负重期的推进期时，关节面受到的应力相当于体重的5倍左右。若距骨在踝穴内有轻度倾斜，关节面所受到的应力由于承重面积的变小而明显增加。

外踝不仅构成了踝穴的外侧壁，而且当踝关节背伸活动时，外踝向外后方旋转并轻微上移。此时下胫腓联合增宽，以适应相对较宽的距骨体前部进入踝穴。腓骨可以传导体重的1/6。

2. 韧带与关节囊 ①内踝（三角）韧带。自前向后分为胫距前韧带、胫跟韧带和胫距后韧带，其中胫距前韧带向远侧延为胫舟韧带。三角韧带呈扇形与关节囊紧密相连，非常坚固，故当外伤时常发生内踝骨折而不发生三角韧带断裂。②外踝韧带。自前向后分为腓距前韧带、腓跟韧带和腓距后韧带。腓距前韧带较薄弱，在踝跖屈位有限制足内翻活动的作用，腓跟韧带较坚强，在踝关节90°位时限制内翻活动，腓距后韧带最强。腓距前、后韧带加强关节囊，而腓跟韧带位于关节囊外。③下胫腓韧带。胫骨下端的腓骨切迹与腓骨下端构成下胫腓联合，胫腓骨之间，由下胫腓韧带与骨间膜相连，骨间膜由胫骨斜向外下方止于腓骨，踝关节背伸活动时，腓骨轻微上移并向外后方旋转，骨间膜由斜形变为水平，踝穴增宽，正常下胫腓联合增宽为0.13~1.8mm。下胫腓韧带又分为下胫腓前韧带、骨间韧带、下胫腓后韧带和下胫腓横韧带，骨间韧带是骨间膜的延续，最坚固。④关节囊。前侧关节囊由胫骨下端前缘至距骨颈、后侧关节囊由胫骨下端后缘至距骨后结节，前后关节囊松弛、薄弱，两侧关节囊由侧副韧带加强。

3. 肌肉 踝关节的运动主要是屈伸运动，使踝关节跖屈的肌肉主要是小腿三头肌（腓肠肌和比目鱼肌），其次为胫后肌、屈趾长肌、屈拇长肌和腓骨长肌。在跖屈踝关节的运动中小腿三头肌所做的功约为其他肌肉总和的13倍。踝关节背伸肌为胫前肌、伸趾长肌、伸拇长肌和第三腓骨肌，它们所做的功只相当于跖屈肌的1/5~1/4。

当以全足放平站立时，在矢状面身体的重力线经过踝关节前方，足有外翻趋势，所以踝关节跖屈肌的肌力与足内翻肌的肌力强于踝背伸肌与足外翻肌，即对抗踝背伸肌与足外翻活动以达到踝关节与足的稳定和平衡。

4. 踝关节的运动 距骨体滑车关节面的角度值为90°~105°，胫骨下端关节面的角度为50°~55°，因此踝关节在矢状面的屈伸运动范围为45°~55°其中背伸活动约为1/3（10°~20°），而跖屈活动约为2/3（25°~30°）。踝关节在矢状面的屈伸运动轴，自内踝顶端至外踝顶端，即由内上向外下倾斜，其与胫骨纵轴之夹角为68°~85°（平均79°），由于踝关节屈伸运动轴是倾斜的，当踝背伸时足尖朝向外，当踝跖屈时，足尖朝向内，即在水平方向上发生足外旋及内旋的旋转活动，为13°~25°（平均19°）。踝关节运动的方式是由距骨体滑车关节面的形状来决定的。距骨体滑车是圆锥体，其基底在腓侧，腓侧的曲率半径大于胫侧，故屈伸活动时腓侧运动范围比胫侧长，而发生水平方向上的旋转活动。

此外踝关节的运动与距下关节及足的运动是联合的。当踝关节跖屈时，足内翻、内旋，足内侧缘抬高、外侧缘降低、足尖朝内，称为旋后；当踝关节背伸时，足外翻、外旋，足外侧缘抬高、内侧缘降低，足尖朝外，称为旋前。

在下台阶时，踝关节屈伸活动最大，走上坡跑（约10°）时展收活动最大，其次是走15°下坡路时，而旋转活动不因地面情况不同而有差异。

5. 步态周期中踝关节的运动 负重期（从足跟触地到足尖离地）占步态周期的60%，其中第1期为抑制期（足跟触地），踝关节轻度跖屈；第2期为中期（全足放平），踝关节在此期开始时为跖屈，当重心超过负重足后立即转为背伸；第3期为推进期（从足跟离地到球部着地，进而到足趾离地），踝关节跖屈。

摆动期占步态周期的40%，第1期即加速期（足趾离地），踝关节跖屈；第2期为中期，踝关节背伸；第3期为减速期（足跟触地之前），踝关节轻微跖屈。

（二）假体设计原理及假体类型

严重的踝关节疾患，使患者难以支持体重和步行，采用踝关节融合术似乎是天经地义的治疗金标准，几十年来无人提出异议。但在20世纪70年代初，髋、膝关节的疾患而引起关节畸形、疼痛、功能障碍的患者，得到了人工全髋关节和人工全膝关节置换术的治疗，取得成功，效果满意，从而解决了患者关节畸形、疼痛及功能障碍。在这项成功经验的鼓舞下，为了解决踝关节疾患而进行了踝关节人工假体的设计和研究。踝关节假体与人工髋、膝关节假体的设计有很多共同之处，因此高分子聚乙烯－金属的组合同样是人工踝关节假体的重要首选材料，人们期待着人工全踝关节置换术既可以缓解踝关节疼痛、矫正畸形，同时又可以保留踝关节的活动功能。

第 1 个采用现代材料制成的踝关节假体，是由 Lord 和 Marotte 在 1970 年开始使用的，其设计逐渐与踝关节生物力学相结合，以得到临床更好的效果。

RichardSmith 提出以人工踝关节置换来重建踝关节功能，是最早介绍踝关节置换的人。他试图通过球 - 窝假体保留踝关节的位置和后足的活动，替代踝关节融合术。然而临床发现这种假体本身很不稳定，影响行走时的稳定性。Kirkup 继续这项研究，采用 Bath 和 Wessex 假体，通过高分子聚乙烯和金属关节组合，依靠距骨体圆顶的平均厚度（2 ~ 6mm），使踝部韧带紧张，为假体的稳定性提供保证。

目前采用的踝关节假体多种多样，既有两个部分组成的限制性关节、半限制性关节，以及非限制性踝关节假体，又有由 3 个部分假体，带有一个可自由滑动的垫组成的踝关节。前者限制性关节，如 Mayo 踝，半限制性踝，如 Mayo 踝和伦敦皇家医学院医院踝及非限制性踝，如 Bath 和 Wessex 踝。后者是北欧型全踝关节假体（STAR），由 3 部分组成，解决了踝关节滚动的问题并已取得优良结果，它克服了假体对踝关节旋转运动的限制，防止骨与假体界面或骨与骨水泥界面的应力增加和集中。看来踝关节置换只适合采用带有滑动衬垫的全踝关节假体，目前两部分设计的假体已不再应用。

踝关节假体的设计要求如下：

1. 活动度　屈伸活动范围至少达到 70°，轴向旋转活动超过 12°，否则踝关节假体会由于本身限制程度较高而出现术后假体松动。

2. 稳定性　要求踝关节假体必须有良好的内在侧方稳定性。

3. 关节面的顺应性　正常踝关节除屈伸活动外还可轴向旋转，因此要求关节面顺应性不宜太高，即少限制性，这样减少关节扭力传到假体固定界面，减少假体松动需关节周围有较完整的韧带和骨组织结构保护以防止关节半脱位，关节面顺应性小的假体，载荷易集中，假体磨损增加。反之，关节面磨损明显减少，但是假体固定界面承受应力增大，使术后假体容易松动。因此设计出带活动负重面高分子聚乙烯衬垫的三部件组成的假体以减少术后松动。

在过去的 10 年里，非骨水泥型踝关节置换已被采用，从 1990 年起人们已开始使用非骨水泥型假体。通过骨水泥型假体（TPR）和非骨水泥假体的随诊比较，骨水泥型的翻修率和关节融合率明显高于非骨水泥型假体，结果表明非骨水泥型踝关节置换优于骨水泥型假体。其原因有三：其一，对踝关节采用骨水泥固定方法比其他负重关节更难，由于解剖特点向胫骨内压入骨水泥几乎是不可能的；其二，骨水泥可能进入关节后侧从而影响关节活动，若游离可引起关节表面的磨损；其三，只有胫骨最远端的 1 ~ 1.5cm 能用于施放骨水泥，在其上均为脂肪性骨髓。

由于踝关节置换术不断改进，临床疗效不断提高，缓解了疼痛，矫正了畸形，保留了踝关节的功能活动，因此大部分踝关节疼痛、有退行性变的踝关节不再行踝关节融合术了。

目前 Kofoed 和 Stirrup 的报道证实踝关节置换的疗效已超过了关节融合术。踝关节置换术在缓解疼痛、改善功能、较低的感染率及未继发距下关节骨性关节炎等方面有更出色的临床表现。通过几十年的不断实践不断改进，踝关节置换术已经从实验室和偶然的成功阶段发展到有使用价值并能耐久使用的阶段。但我们也必须清醒地看到我们仍然正处在踝关节置换的起步阶段，需要我们再接再厉地继续工作、实践。

（三）适应证与禁忌证

1. 适应证　如下所述。

（1）类风湿关节炎踝关节疼痛残留功能极差者。

（2）踝关节疼痛和退变者，活动严重受限。

（3）距骨骨质尚好，踝关节周围韧带稳定性完好者。

（4）内、外翻畸形 < 10° 者。

（5）后足畸形可以矫正者。

2. 相对禁忌证　如下所述。

（1）踝关节区域的深部感染或胫骨感染。

（2）有严重功能障碍的类风湿关节炎患者中发现有严重后足外翻畸形，踝穴严重破坏，踝穴有严重的内外翻畸形，严重的骨质疏松和关节骨性破坏。

（3）难以控制的活动期关节炎，如牛皮癣性关节炎等。

（4）对术后运动程度要求较高者，如参加慢跑、网球等运动。

3. 绝对禁忌证　如下所述。

（1）距骨缺血性坏死（尤为坏死范围超过距骨体一半以上者），无法重建的踝关节复合体力线异常。

（2）Charcot 关节炎。

（3）神经源性疾病导致足部感觉丧失。

（4）小腿肌肉功能丧失。

（5）退行性骨关节炎造成骨质严重丢失或踝关节侧副韧带缺损。

（6）胫距关节畸形超过 35°。

（7）患者对术后康复没有信心。

（8）不能配合术后康复训练者。

（9）对术后运动程度要求极高者，如：进行跑跳等剧烈运动。

（四）手术操作及注意事项

1. 术前准备　如下所述。

（1）最新的踝关节 X 线片（正侧位）。

（2）确认跟距关节的退变范围。

（3）通过 X 线观察了解胫骨和距骨的骨质情况。

（4）观察并记录步态及疼痛情况、功能和活动情况。

2. 手术操作　如下所述。

（1）患者仰卧位，使用气囊止血带，患侧臀部垫高，有利于踝关节持续处于轻度内旋位。

（2）取踝关节前内纵行弧形切口。

（3）自踝上 10cm 经踝关节中点延向第一跖骨，自胫前肌腱与拇长伸肌腱间显露踝关节，使用固定导向器，使力线对位杆在前后和侧位上与胫骨长轴平行。

（4）胫骨远端安置选定的胫骨截骨板并用钢钉固定。

（5）之前将截骨板与 5mm 的 sizer 连接。

（6）sizer 的表面应与胫骨远端的关节面对齐。

（7）定位杆固定于胫骨中线上。

（8）必要时可调整钢钉的位置。

（9）首先在截骨板内侧用往复锯自关节面向近端截骨。

（10）注意截骨深度为 5mm。

（11）取下 5mm 的 sizer。

（12）用摆锯贴紧截骨板。

（13）垂直于胫骨截骨。

（14）取下胫骨截骨块。

（15）将 4mm sizer 安装到胫骨截骨板上。

（16）使踝关节背伸 90°。

（17）尽量使距骨贴紧胫骨远端。

（18）贴紧 4mm 的 sizer 垂直向下在距骨上截骨。

（19）取下距骨上的截骨块。

（20）根据距骨的大小和左右选择匹配的距骨截骨板。

（21）于距骨的中央位置贴截骨面放入截骨板。

（22）用固定钉将距骨截骨板固定。

（23）沿距骨截骨板用往复锯截骨。

（24）外侧截骨切入距骨 1～5cm，内侧仅 1cm。

（25）用持物钳夹住另一截骨板。

（26）将其放置在距骨截骨面的中央。

（27）分别截除距骨后方、前方骨质。

（28）放置并固定相应的距骨 milling 板。

（29）用直径 3mm 钻头打出一个沟槽。

（30）距骨的截骨面已准备完毕。

（31）用测深尺测出胫骨远端的前后径。

（32）用直径 6mm 的定位钻头通过胫骨截骨板上的孔钻入胫骨远端。

（33）用一特制的半圆凿将胫骨远端的孔打开。

（34）注意避免劈裂性骨折。

（35）距骨和胫骨准备完毕。

（36）安装距骨假体（距骨帽）。

（37）用专用打入器打入并打紧。

（38）打入胫骨假体。

（39）注意打入方向应与胫骨长轴垂直。

（40）胫骨假体的前缘不要低于胫骨截骨面的前缘。

（41）放入滑动核试模。

（42）检查踝关节活动度和紧张度。

（43）选择合适厚度的滑动核假体。

（44）整个假体安装完毕。

（45）胫骨端假体：①有 3 个型号：小、中、大号，材质为钴铬钼合金；②超高分子聚乙烯有 5 个型号（6～10mm）。

3. 术后护理　如下所述。

（1）术后用行走石膏固定。

（2）抬高患肢两天后间断负重行走 10min。

（3）3～4 周后（非骨水泥型）去除石膏。

（4）注意锻炼足部肌肉和小腿后肌肉。

（5）术后 3～6 个月踝关节可能肿胀，可用弹力绷带间断固定或间断抬高患肢。

（6）术后 12 个月疗效基本稳定。

（五）并发症与预防

1. 感染　手术切口皮肤坏死而致浅层或深层的感染。

（1）浅层感染：可通过伤口换药处理。

（2）深层感染：处理较为困难，往往需采用伤口换药及皮瓣移位术。若出现踝关节假体周围的感染，需行假体取出，踝关节融合术。

2. 伤口皮肤愈合不良或延迟愈合　如下所述。

（1）踝关节周围的解剖特点是皮下组织较少，切开皮肤，深层便是腱鞘、肌腱和韧带，血运较差，术中需剥离软组织，术后患肢可发生肿胀，因而引起血液循环障碍。

（2）手术采用前方正中纵形切口，从伸拇长肌外侧剥离进入，很容易导致皮肤切口出现坏死和潜在皮肤坏死，若稍向内移在伸拇长肌和胫骨前肌之间进入，可使皮肤切口愈合不良或坏死率明显降低。

（3）对伤口皮肤愈合不良或延迟愈合及潜在皮肤坏死处理起来颇为棘手，有时需几周换药，或必要时行植皮或皮瓣转移术。若处理不当，易引起踝关节假体部位的继发感染。此外，出现伤口皮肤愈合不良或坏死时，由于需要减少和控制功能锻炼而影响到术后的功能康复。

（4）如何避免发生伤口皮肤愈合不良和坏死：①手术切口的选择要合理，切口长度要合适，避免术中过度牵拉软组织而损伤血管；②术中要轻柔，无创操作，尽量少行皮下剥离，少用电刀电切或电凝，避免损伤血管及皮缘，尽量多地保留足背静脉，以减轻术后下肢肿胀；③在缝合时要一丝不苟，层层缝合，缝皮时一定要皮缘对皮缘。

3. 腓骨撞击　人工踝关节置换术可缓解疼痛、改善功能，但术后可并发腓骨撞击，可引起踝关节剧烈的疼痛。其原因可能是由于后足进行性外翻，而后足外翻即可能存在距下关节畸形，也可能存在踝穴的楔形成角和距骨外翻而引起的与腓骨（外踝）的撞击。通过远侧胫腓联合融合术，或切除外踝的远端可使症状得到缓解或暂时性缓解。若要彻底解决疼痛，需从根本上找出原因：行三关节融合术，矫正后足的外翻畸形。若选择胫骨基板过大顶撞腓骨引起外踝部肿胀、疼痛，甚至可造成骨折。

4. 胫骨基板松动倾斜　当胫骨基板置入时偏于一侧，或基板未能落在胫骨皮质骨壁上，在负重或行走剪力的反复作用下，使其倾斜度增加，造成逐渐倾斜或内陷。

手术完成时或术后未负重时，假体位置良好，当负重行走练习后，逐渐出现移位。踝关节扭伤、跌倒是造成基板后期松动的主要原因。发现问题，应早期修复，摆正位置，延迟患者落地负重时间，患者落地负重时足跗部均衡着地，不宜提踵行走。

5. 距骨假体松动或移位　对距骨截骨欠严谨，距骨血运欠佳或过早负重于前足跖屈位时，距骨假体有可能松动。到后期，踝关节的扭伤、跌倒、撞击是最多见的踝关节假体松动、移位的主要原因。

X线片示踝关节距骨侧假体倾斜、移位，与基板间缺乏平整或顺应感，或顶压外踝，应高度怀疑距骨假体松动。早期松动影像学征象不易发现。

6. 踝部骨折（外踝或内踝）　由于类风湿关节炎骨质疏松和放入滑动衬垫时强力牵拉而引起内、外踝骨折，此外也可在截骨中损伤内、外踝而骨折。发生踝部骨折后可采取内固定术或更改手术方案，行踝关节融合术。

（庞有明）

第四节　肩关节置换术

（一）概述

虽然肩关节不是负重关节，但肩关节的结构复杂，它是由盂肱、胸锁、肩锁和肩胛骨胸廓四个不同的关节组成，相互间有很好的功能补偿能力。肩关节是人体活动度最大的关节。肩部大部分活动由盂肱关节和肩胛骨胸廓关节担当。其他关节则只是参与肩关节的极限活动。它的基本功能是将上肢连接于躯干，成为上肢的活动底座，并且为上肢活动和受力起到支点作用。肩部为上肢提供了广泛的活动范围、多平面的回旋活动，从而充分发挥手的抓握功能。肩部的稳定性可保证上肢完成托举、提携重物或下压动作，还可以在水平位快速将物体推向前或外方。

盂肱关节是1个由较大的肱骨头与1个较小的肩胛盂组成，缺乏内在的稳定性，而其关节囊松弛，允许它有充分的自由活动度。因此，肩部节的稳定和运动主要取决于关节囊及其周围的肌肉和肌腱韧带组织，尤其是完整的肩袖结构。

（二）肩关节假体设计演变和发展

人工肩关节置换术从数量上及普及程度上均不如人工髋关节、膝关节置换术。但随着医学科学技术的飞速发展，人工肩关节置换术逐渐成为一种成熟的治疗技术，更多地应用于治疗严重肩关节疾患的患者。肩关节假体设计应遵循以下原则：在解剖上重建关节解剖结构，恢复正常力学关系，提供良好的关节稳定性；生物力学上避免假体撞击征，假体耐磨且可以承受正常生理活动的应力；手术上，软骨下骨一定尽可能得到保护，有利于肩袖的保护和修复；手术安装简便，假体固定牢靠，生物相容性好，不妨碍术后的早期训练康复；需翻修时假体取出方便，不会进一步破坏骨组织和肩袖强度，翻修时可替换部分假体。

1. 非限制型假体 假体没有内在的机械连接装置，尽可能贴近正常肩关节的几何形状：肱骨头与盂臼相互匹配，接近正常解剖尺寸，关节活动不受假体限制。关节稳定性来自肩周软组织，这类假体中，Neer II 全肩关节假体是目前最为成功的假体之一。这类假体之所以能沿用至今，原因在于合理的设计。

（1）假体接近正常解剖形态，肱骨头和肩胛盂关节面的弧度相对一致，假体的盂肱关节面之间无机械性连接和限制，最大限度避免了盂肱关节之间的应力集中而减少了肱骨头假体及盂肱假体的松动，而获得最大活动度。

（2）术中要求切除少量肱骨头及盂肱关节面，有助于恢复正常肩关节的解剖结构，也为今后可能的翻修术或肩关节融合术创造条件。

（3）尽可能保证了周围软组织的完整性。

Neer 型假体基本上满足了肩关节假体设计的原则要求，该假体已成为评判其他肩关节假体的金标准。

2. 限制型假体 限制型假体的优点是假体本身具有很好的稳定性，适用于肩袖等间关节周围软组织严重缺损破坏，术中无法修补的患者，但术中需切除较多的骨组织以置入此类假体。其缺点在于关节活动受限，大部分限制性假体外展时很少超过 90°。限制型假体不符合正常肩关节的生物力学解剖，术后关节活动无应力，失去在肩关节周围软组织中的传导作用，而只是由假体、假体–骨水泥界面或在骨水泥–骨界面传导。故容易发生假体断裂、松动等并发症，目前临床适应证有限。

Stanmore 假体是经典的最早期的限制型肩关节假体之一。Michael Reese 假体诞生于 1973 年，与前者主要区别在于关节材料的改进，即从金属对金属组合改为金属对聚乙烯。这些假体不同程度上带到了肩关节假体的设计要求，但因假体断裂、肩胛骨骨折，假体松动等并发症，假体翻修率高达 50%，临床实际应用效果并不理想。

3. 半限制型假体 与非限制型假体最大的区别是这类假体的肩胛盂部件，其上缘附有唇状挡板，用于终止肱骨头假体上移，其他类同于非限制型假体。可避免完全限制型假体术后的高失败率。半限制型假体中短期临床效果尚令人满意，长期效果有待继续观察。

（三）术前评估与放射学检查

对患者作出及时、完全、充分和准确的术前评估是手术成功的关键之一。术前准备越充分，手术成功率越高。

1. 病史采集 关键在于详细了解疾病的基本发展过程，作出正确的诊断。

首先我们的思路循着先天性或后天性，根据主要病因分为血液性、感染性、代谢性、创伤性、内分泌性。应注意全身各系统的病史资料，而肩部症状有可能只是全身其他疾病的局部表现之一。在治疗肩关节前，还需要先行解决其他关节的病症，手术循序上多采用下肢优先于上肢的原则。其他并发有肩部病变的全身系统疾患还包括系统性红斑狼疮，长期激素治疗导致的肱骨头缺血坏死，糖尿病引起的多发性神经病导致的肩关节疼痛、Charcot 神经性肩部按揭病等。

对患者年龄、职业、特殊工作要求、教育程度、心理素质也是关节置换术必须重视的病史资料。对于疼痛需注意描述疼痛发生部位、频率、持续时间、强度，加重或减轻时的原因，有无放射性疼痛等。需了解既往手术史、过敏史、精神健康情况等以行鉴别诊断。

2. 体格检查 在骨科检查的基础上，重点检查双侧肩关节的肌力，关节活动度和稳定性。关节部位肌肉有无萎缩、肌力等级、肌肉有无压痛、痉挛及有无臂丛神经麻醉。详细检查关节活动范围，检查肩袖周围软组织，有无关节挛缩；是否需行软组织松解、有无增生；检查关节稳定性，肱骨头有无后方半脱位；有无其他疾病引起关节不稳定。对有手术史的患者要检查是否有关节囊挛缩。

3. 影像学检查 术前通过病史的采集，体格检查的情况，应准确地评估与肩关节疼痛、活动受限等相关部位如：颈椎、肩锁关节、神经及其所支配的关节周围的肌肉功能，并拍摄分析肩关节不同位置的放射线影像学改变，如肩关节前后位，斜位、侧位、腋位和肩关节内外旋位等。

（1）前后位片：不能反映盂肱关节间隙的变化，但可观察肱骨头骨赘生成情况。肱骨头上移程度；

肩锁关节病变情况；肩峰下骨刺；肱骨髓腔大小；皮质骨厚度及肱骨干有无畸形等。

（2）侧位片：用于观察肱骨头前后相的半脱位程度，肱骨结节位置。

（3）斜位片：便于观察肩关节间隙和附近骨结构是否正常。

（4）肱骨头内旋位片：便于显现肱骨头圆弧外形。

（5）肱骨头外旋位片：便于观察肱骨大小结节、肩峰下方磨损，常提示伴有严重的肩袖病变，肱骨头上移多数情况下提示患者有严重的肩袖病变。

（6）腋位片：有助于判断肩盂磨损的部位、范围、内移程度以及肱骨头位置，看肩盂前后侧有不对称性磨损，术中需要考虑植骨。

（7）关节造影：是判断肩袖撕裂的金标准，诊断价值优于磁共振检查。

（8）CT检查：CT提供的图像较X线片更为精确清晰。由于术中肩盂不易显露，故术前必须对肩盂后侧的磨损情况有确切的了解，避免假体发放位置不满意。

（9）轴位片或CT扫描片：测量肱骨头后倾角，肱骨头关节前后缘，连线正中垂线为肱骨头轴线，该轴线与肱骨髁横轴的夹角即为肱骨头的后倾角。

（四）适应证

关节疼痛，经休息、药物、保守治疗未见缓解的盂肱关节炎患者。主要适应证是关节疼痛。人工关节置换术可以减轻关节疼痛，但无助于改善长期病变造成的肩袖功能减退。

术前准确分析判断疼痛来源是手术成功的重要因素。

若有肩关节疼痛，但放射影像学检查没有严重关节破坏的，可选用简单的肩锁关节切除成形术或滑囊切除术即可缓解，取得较好治疗效果。

若肩袖组织完整，无明显关节面塌陷的，可选择简单的肩峰成形术或肩峰修补术。

若肩胛盂软骨下骨完整，骨松质结构良好，无明显骨缺损，则只行人工肱骨头置换。而肩胛盂侧有较大的囊性病灶，磨损时才考虑人工全肩关节置换。

非限制形全肩关节置换术的适应证：

（1）骨性关节炎、类风湿关节炎、创伤性关节炎、肱骨头和对策肩盂关节面均有严重破坏。

（2）关节反复脱位，肱骨头压缩骨折范围超过40%。

（3）肱骨头缺血坏死、肱骨头塌陷变形，未累及肩盂者。

（4）肩盂侧严重破坏骨缺损，残留骨量无法安置假体。

（5）肱骨外科颈骨折不愈合的老年患者。

（6）肿瘤重建。

（7）某些伴有肩袖撕裂退变者。

（五）禁忌证

（1）活动性感染或近期有过感染史。

（2）三角肌和肩袖肌肉麻痹。

（3）神经性关节炎。

（六）相对禁忌证

无法进行术后长时间康复训练或训练意愿不高者。

（七）手术技术

1. 麻醉体位　临床常用全身麻醉或斜角肌间阻滞麻醉，患者取半卧位，双髋屈曲30°。

2. 手术入路和技术要点　如下所述。

（1）手术入路：取肩关节前内侧入路，切口起自喙突顶端沿三角肌胸大肌间沟，向远端延伸至三角肌肱骨止点外侧，长约17cm，切口略偏外防止术后瘢痕，处理头静脉（结扎或保留），向外牵开，显露打开三角肌胸大肌间沟，向下至胸大肌在肱骨之附着处，向内向外牵开三角肌和胸大肌。沿着联合肌腱（喙肱肌和肱二头肌）的外侧缘切开胸锁筋膜，向内牵开联合肌腱，显露肩胛下肌的上缘和喙突韧带，保护联合肌腱的喙突附着，紧贴喙突切断喙肩韧带，扩大视野，扩大肩关节显露，外展、外旋肩关节，通过喙肱韧带和旋前肱动脉来确定肩胛下肌的上下缘。在分离松解肩胛下肌时，应使肩关节处于外旋、内收和轻度屈曲位，以保护腋神经，肩胛下肌切断处做挂线标记，便于术后缝合。同时切开肩胛下肌和关节囊，可维持软组织瓣强度，利于伤口缝合和术后早期关节康复锻炼。向远端轻轻牵拉上臂，外展、外旋肩关节，做肩关节前脱位，脱位时切忌暴力，防止肱骨干骨折。

（2）切除肱骨头：是此手术关键性步骤。清理关节下方骨赘十分关键。由于对这部分骨赘的误判，常发生肱骨颈切除过多，时而伤及腋神经。因此在切除肱骨头之前，需伸直上臂，外旋内收肩关节，充分显露肱骨头，以辨认正常的骨皮质和骨赘，切除骨赘。在切肱骨头前要正确掌握与切割面相关的两个角度，即额状面上的颈干角，通常在45°~50°，水平截面上的前倾角，通常正常肱骨头前倾角为30°~40°。切割肱骨头方法是：首先屈肘90°，上臂外旋30°~40°，由前向后切割肱骨头关节面。这样切除的肱骨头截面，当上肢处于旋转中立位时，肱骨头关节面刚好正对关节盂。

当肩关节后方不稳定的患者，应减少前倾角，如：陈旧性肱骨头脱位。当有肩关节前方不稳定的患者，则需要适当增加前倾角。

用摆锯切除肱骨头时，注意避免伤及大结节和肩袖，尤其在大结节前方的冈上肌腱和肱二头肌腱长头，使术后肱骨头假体关节面略高于大结节水平，避免上臂外展时发生肩峰与肱骨大结节碰撞。

（3）扩髓后假体的置入：用由小到大的髓腔钻逐级扩大髓腔，深度等长于假体柄长，髓腔钻插入点多在肱骨头截骨面中心点之外侧，二头肌结节间沟后方，入点选择不当，可引起肱骨假体柄的内翻。

（4）肩胛盂侧准备和假体安置：在肩胛盂前、后、下方放置牵开板，保护腋神经，外展手臂松弛三角肌，并适当旋转手臂，以便充分显露关节盂，清除关节游离、滑膜和后方盂唇，显露肩胛盂，及喙突根部。沿喙突基地部正下方与肩盂下结节连线，在关节盂上凿一长槽，槽长度与选定假体固定柄一致。加深骨槽时注意方向。原则上，整个骨槽应正好生于肩胛盂颈部骨松质中央部位。

假体安置前大量生理盐水冲洗肱骨髓腔，肩胛盂。清理血凝块，骨碎屑，根据术中情况选用非骨水泥或骨水泥假体。如果肱骨假体于髓腔紧密搭配，结节完整，能防止假体旋转，可考虑使用非骨水泥固定，尤为青少年患者。而老年患者，类风湿关节炎，骨质疏松，肩关节不稳定者，可考虑使用骨水泥固定。

（5）缝合伤口：关节囊一般不缝合，大量抗生素盐水彻底冲洗后，再次检查肩关节前举和内外旋功能，三角肌和肩袖间隙留置引流管，逐层缝合伤口。包扎于上臂中立位，上肢悬吊巾固定，根据不同病种，类风湿关节炎或肩袖修复后患者，可用外展支具固定。若后关节囊松弛，伴后脱位，则选用肩关节外旋支架，待软组织自行修复和紧缩。术后要拍X线片以检查假体位置是否满意。

（6）肩关节置换术的并发症：自从1893年法国医师Pacan实行第1例人工全肩关节置换术以来，不断深入认识肩关节的生物力学及解剖学。随着假体材料的进一步提高，目前人工全肩关节置换术的15年生存率已达87%。即便如此，人工肩关节置换术后的并发症发生率达14%。而这些并发症困扰着临床骨科医师。需要我们不断提高手术技术，积累经验去防治这些并发症的发生。最常见的并发症主要有：假体松动，关节不稳定；假体周围骨折，感染；肩袖损伤；血管神经损伤；异位骨化；撞击征等。

1）假体无菌性松动：假体松动时最常见的并发症，也是翻修的主要原因。

松动发生率较低，主要是肩胛盂侧松动，假体周围X透亮带十分常见，但无临床症状，可定期随访观察。对于假体或骨水泥周围有宽度>2mm，X线透亮带或透亮带进行性增宽，假体变形、断裂或位置变动且临床有疼痛症状，应考虑假体松动。当然要与感染所致的假体松动进行鉴别。

2）关节不稳定：很常见，原因多为软组织失衡，假体位置不当，骨骼畸形，或以上因素的综合作用所致。分为前、后、上、下方向不稳定。

前方不稳定：最为常见的原因是肩胛下肌断裂，也可因肱骨、肩盂假体过度前旋，肩盂假体前方磨损，后方关节囊牵缩所致。前方关节囊和肩胛下肌的重建是成功治疗的关键，充分松解因断裂而回缩的肩胛下肌，使其断端能重新回到肱骨小结节。

后方不稳定：主要原因是肱骨头过度后倾。其他还包括肩关节囊前方过紧或后方过松等。均可出现术后肩关节后方不稳定。处理方法：松解关节前方软组织，紧缩后方软组织，调整假体位置，或使用大尺寸肱骨头。从临床而言，后方不稳定较前方不稳定更为困难。因此在初次手术时有针对性地预防。包括初次置换术中，对于过紧的肩胛下肌，前方关节囊做必要的延长、松解；清除肱骨头、盂肱周围骨赘；后方不稳定，适度减少肱骨头后倾角；肩胛盂假体安置准确；适度增大肱骨头，改善关节稳定性。

上方不稳定：较常见，处理非常困难。原因除最常见的肩袖撕裂、变薄、功能不足外，肩胛盂假体角度异常、喙肩韧带损伤及假体位置偏上。这些均使得处理上方的不稳定更为困难。对不可修复的肩袖病变而造成的上方不稳定，有时不得不改用限制性假体，而没有其他有效的治疗方法。对假体位置不理想或术后肩袖断裂造成的上方不稳定只做对症处理。

下方不稳定：很少见，可见于肱骨头颈粉碎性骨折术后有上肢短缩的患者。表现为关节下方半脱位、脱位、疼痛及三角肌功能下降。治疗可用特制假体或植骨恢复肢体长度。

3）骨折：发生率1%左右，好发于肱骨。常见于术中活动上臂，扩大髓腔、钻孔及插入假体时，术后外伤等。肩盂侧骨折少见。术中脱位时切勿暴力，应较好松解后用脱位机械辅助脱位。修整肱骨干时，髓腔钻方向掌握好，勿伤及骨皮质，置入假体时，避免过力敲打。对于骨折的治疗，可采用环扎术，钢板内固定，加长柄假体，一般假体柄超越骨折远端直径的2~3倍。

肩胛盂侧骨折时，不累及盂窝拱顶时，无须处理，累及盂颈部时刻改为肱骨头置换，也可用切下的肱骨头进行植骨修复，与肱骨头匹配。

4）感染：术后感染率约为1%，多见伴有感染危险因素的患者，如糖尿病、类风湿关节炎、局部既往感染史。常见致病菌是金黄色葡萄球菌、凝固酶阴性葡萄球菌。临床表现为疼痛、渗出、肿胀。X线片上有不规则骨破坏区，骨膜反应透亮带增宽，假体周围有一层骨质硬化带。一期取出假体，抗感染后，二期再置换效果最好。具体方法可参考人工全髋、全膝置换术后感染处理有关章节。

5）血管神经损伤：术中、术后常见神经损伤，发生率可高达4%，大部分患者经过适当治疗，一般得到康复，只有不到1%患者残留部分神经功能障碍。

6）撞击征：发生率为3%，初次置换术中，检查肩峰下间隙，必要时行肩峰成形术。临床表现为：活动性肩关节疼痛，Neer和Hawkins征试验阳性。肩峰下局部封闭可缓解症状。须与其他疾病鉴别，如假体松动、肩袖撕裂、感染、关节不稳等。多保守治疗，使用非甾类抗炎药物，局部封闭，康复训练，无效时可行肩峰成形术。

7）术后康复训练：术后肩关节稳定性和活动功能大部分决定于关节周围软组织健康情况。康复主要针对软组织，尤其是肩袖功能重建。术后早期康复目标是促进伤口愈合，维持关节通过重建获得的活动度，防止肩峰下河盂肱关节粘连。晚期目标是恢复肌力。

肩关节置换术后康复的基本原则：及早开始康复训练；早期主动功能锻炼（主动活动）训练；不用或限制使用制动器；在开始肌肉主动活动训练前，先使关节被动活动范围达到最大（屈曲，内旋，外旋）。

常规康复步骤：术后4~5d，去掉悬臂巾，开始肩关节锻炼。重点是前屈、内旋、外旋3个方向上的辅助主动和等长运动。每天活动5次，每次15~20min。强度、次数逐渐加大，视患者情况等不断调整，共6周。具体方向是：

仰卧位辅助内、外旋和上举练习，仰卧位时肩关节肌肉松弛，有利于外旋运动，患者有安全感，易合作。术后第1周，开始增加弯腰旋臂练习；术后第2~3周，拆线，开始加强肩部内外旋练习；术后第2~3周，开始增加肌肉等长抗阻收缩锻炼。有的患者肌肉强度锻炼可适当提前至术后10~14d，屈肘90°时做内外旋肌群等长抗阻力收缩运动；术后第6周，随着肌腱愈合，软组织恢复、运动改善，增加肌肉等长和主动抗阻力锻炼，康复功能锻炼要维持1年左右，医患配合，持之以恒；术后3个月，有选择性针对某些肌肉、关节活动度加强锻炼另外肩关节周围相关肌肉的锻炼，如菱状肌、斜方肌、肩胛提肌、前锯肌、胸肌等。

（岳　亮）

第六章

上肢损伤

第一节　锁骨骨折

锁骨为"S"形细长管状骨，是上肢与躯干的连结与支撑装置，外 1/3 呈扁平状，中 1/3 为圆柱状，内 1/3 呈棱柱状，外 1/3 凸向后，内 2/3 凸向前。锁骨中外 1/3 段交界处最薄弱，是骨折的好发部位。锁骨骨折好发于青少年，幼儿也较多见，占全身骨折的 4% ~5%，少数移位严重的骨折可导致锁骨下血管与臂丛神经损伤。小儿锁骨骨折时，因暴力多较轻，且小儿骨膜厚韧，以无移位或轻度成角者多见。产伤所致锁骨骨折多无明显移位，婴幼儿则于活动患肢或压迫锁骨时因疼痛而啼哭。

一、X 线诊断与分型

锁骨骨折通过简单的 X 线检查可以得出诊断。但为了更好地显示骨折结构和移位情况，可采用前斜位摄片，即将对侧肩胛骨下垫高以减少 X 线摄影暗盒的遮挡（前后位），再将放射线偏向头侧 20°摄片，以使锁骨的影像远离胸廓。在评估锁骨内固定时，则可行前臂外展—前弓位（前臂外展 135°反射角偏向头侧 25°）摄片。

锁骨近端和远端末端的骨折往往很难显示。近端骨折非常少见，特别是延伸至胸锁关节的骨折，偏头侧位 X 线摄片对观察前后方的骨折移位情况十分有帮助，CT 检查的显示更为清楚。而 Zanca 位（偏头侧 15°肩锁关节前后位软组织摄影术）对诊断锁骨远端骨折最有帮助。而锁骨中段骨折，因为上臂重力是骨折移位的主要力量，因此只需患者站立位摄片即可。上肢应力摄片可用来判断喙锁韧带的完整性。穿胸位摄片有助于确定关节内Ⅲ型骨折喙突的完整性，以便于手术方案的制订。

按暴力作用的方向、大小等，锁骨骨折可发生于外侧、中段和内侧，其以中段多见，常用的分型有以下几种。

（1）Allman 分类：是最常用的分类方法，Allman 把锁骨骨折分为 3 组：Ⅰ组为锁骨中 1/3 骨折，Ⅱ组为锁骨外侧 1/3 骨折，Ⅲ组为锁骨内侧 1/3 骨折。每一组又分为 3 个亚组：A 亚组代表骨折无移位，B 亚组代表骨折有移位，C 亚组代表粉碎性骨折。尽管此种分类能够描述损伤的部位，但对骨折的移位、粉碎和短缩的程度无法描述，且对治疗方法和预后也无法判断。

（2）OTA 分类：按 OTA 分类，将锁骨骨折分为内侧端骨折、骨干骨折和外侧端骨折。骨干骨折按照长骨干的分型方法，分为 A（简单）、B（楔形）、C 型（复杂），共 9 个亚型。

（3）锁骨远端骨折 Neer 分类：Neer 推荐将 Allman Ⅱ组的锁骨远端骨折再分为以下三型（图6 - 1）。

Ⅰ型：骨折无移位，位于喙锁韧带和肩锁韧带之间，喙锁韧带无断裂，正位片不易发现。

Ⅱ型：常并发喙锁韧带断裂，骨折易移位且不稳定。

Ⅲ型：多为锁骨远端粉碎性骨折，可波及关节内，易漏诊。

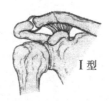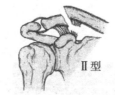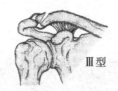

I 型　　　　　　　　　　Ⅱ 型　　　　　　　　　　Ⅲ 型

图 6 -1　锁骨远端骨折 Neer 分型

Rockwood 则将 Neer Ⅱ 型进一步分为两个亚型，Ⅱ A 型为远端骨折端锥状和斜方韧带均完整，Ⅱ B 型为近端骨折端不稳定伴锥状韧带断裂。见图 6 -2。

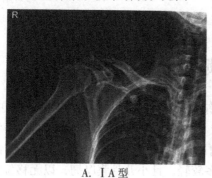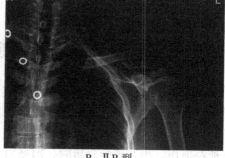

A. Ⅰ A 型　　　　　　　　　　　　　　　B. Ⅱ B 型

图 6 -2　锁骨远端骨折

（4）Craig 分类：Craig 将 Allman 和 Neer 分类相结合提出了更为详细和全面的分类方法，比 Allman 分类能够提供更多骨折的描述和功能的信息，并且包括了一些不常见的损伤，如骨骺分离和套状锁骨骨折等，详见表 6 -1。

表 6 -1　锁骨骨折的 Craig 分类

分组	临床表现
Ⅰ 组	锁骨中 1/3 骨折
Ⅱ 组	锁骨外 1/3 骨折
Ⅰ 型	无移位骨折
Ⅱ 型	骨折处移位位于喙锁韧带内侧
Ⅱ A	锥状和斜方韧带均完整
Ⅱ B	锥状韧带断裂，斜方韧带完整
Ⅲ 型	关节面骨折
Ⅳ 型	骨膜袖套骨折（儿童）
Ⅴ 型	粉碎性骨折，韧带附着点在粉碎骨块上，不在近远端
Ⅲ 组	锁骨内 1/3 骨折
Ⅰ 型	无移位骨折
Ⅱ 型	移位伴韧带断裂
Ⅲ 型	关节内骨折
Ⅳ 型	骨骺分离（儿童和未成年人）
Ⅴ 型	粉碎性骨折

锁骨骨折后的典型移位见图 6 -3、图 6 -4，内侧端因受胸锁乳突肌作用向上、后移位，外侧端则因骨折断端本身重力影响及胸大肌上位肌束的牵拉而向前、下移位，断端同时出现短缩重叠移位。

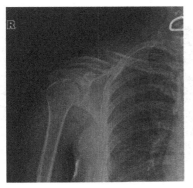 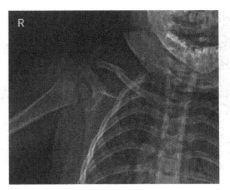

图 6 – 3　右锁骨中段骨折，移位明显　　　　图 6 – 4　患儿 9 个月，右锁骨中段骨折，轻度移位

二、治疗原则

锁骨骨折的治疗目的是尽可能使骨折在解剖位置获得愈合。大多数锁骨骨折非手术治疗具有很高的愈合率，非手术治疗锁骨易重叠愈合，对外观有一定影响，但极少影响功能。对于明显移位、严重粉碎性骨折及短缩 > 2cm 的骨折，患者对非手术治疗的疗效并不满意，通常采用手术治疗。但手术治疗不当可导致内固定物松动、断裂、应力集中再骨折、骨折不愈合及伤口感染等。

（1）青枝骨折或成人无移位的骨折单用颈 – 前臂吊带保护 3 ~ 6 周。

（2）移位的骨折需手法复位、"∞"形绷带或环圈固定。

（3）不稳定性骨折、锁骨外端移位骨折、并发血管神经损伤或开放性骨折需考虑切开复位内固定。

（4）锁骨骨折切开复位后多采用钢板内固定，锁骨远端骨折也可采用关节镜下的微创固定。

三、典型病例

见图 6 – 5 ~ 图 6 – 8。

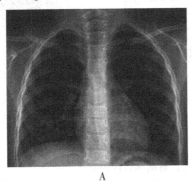 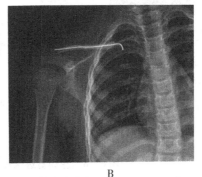

A　　　　　　　　　　　　　　　B

图 6 – 5　儿童锁骨中段开放性骨折微创内固定

锁骨中段开放性骨折后成角移位，闭合复位后经皮弹性髓内钉微创内固定，术后 X 线片示对位对线良好

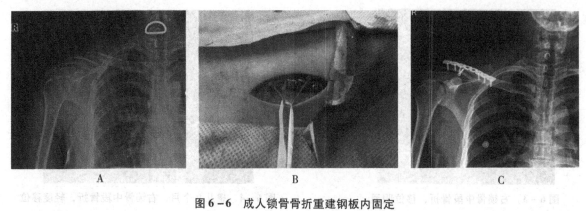

图6-6 成人锁骨骨折重建钢板内固定

A. 右锁骨中段粉碎性骨折；B. 予重建钢板内固定，术中注意显露并保护锁骨上神经；C. 术后 X 线片示复位固定良好

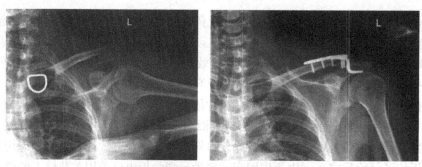

图6-7 左锁骨远端粉碎性骨折，予钩锁钢板内固定

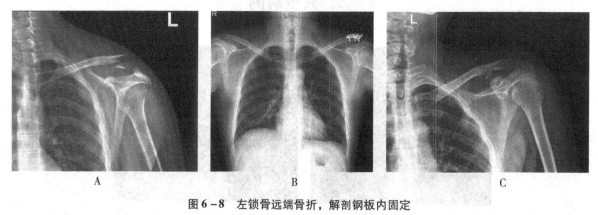

图6-8 左锁骨远端骨折，解剖钢板内固定

A. X 线片示左锁骨远端骨折；近折端向上移位；B. 予解剖钢板内固定；C. 术后 8 个月内固定取出，骨折愈合良好

四、并发症

（1）锁骨骨折的并发损伤：锁骨骨折并发肩胛颈骨折导致不稳定的肩胛带，称为浮肩损伤（图6-9）。锁骨骨折也可并发第一肋骨骨折、胸部及肺损伤等。锁骨骨折并发肋骨骨折时，多见于上肋骨折，站立位胸部 X 线检查十分必要，可以鉴别是否并发气胸。而当锁骨骨折端的分离大于 1cm 时，常可发生肩胸分离和（或）臂丛神经牵拉伤。

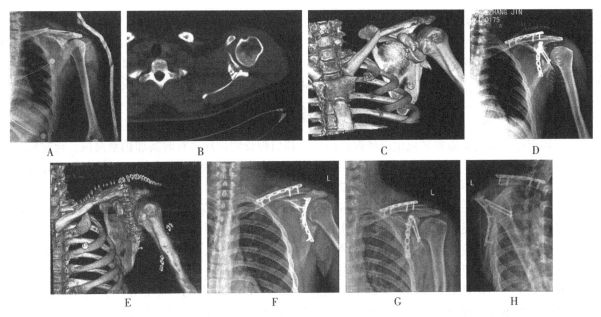

图6-9 左浮肩损伤

X线片示左锁骨中段、肩胛颈、肩胛盂粉碎性骨折，第7肋骨骨折（A）；CT平扫（B）三维重建（C）显示骨折线及移位更清楚，行切开复位钢板及空心钉内固定，术后X线片（D）及CT三维重建（B）均显示骨折复位良好，术后2个月复查，骨折对位对线良好，有部分骨痂生长（F~H）

（2）骨折延迟愈合与骨不连：锁骨骨不连是指损伤或术后6个月临床和X线片均显示骨折没有愈合的征象。总发生率为0.5%~5%，外侧1/3骨折发生率最高。非手术治疗的发生率为0~2.2%，而手术治疗的发生率为3.7%~4.6%。其原因主要有制动不良、软组织嵌入骨折端、严重创伤、手术时骨膜剥离广泛或内固定不当等。可采用开放复位、植骨和钢板坚强内固定，极少再发生骨不连。

（3）感染：锁骨骨折或骨不连手术治疗后的感染是一种破坏性的并发症，文献报道深部感染率为1.2%。感染或骨髓炎的重建治疗，特别是骨不连造成的骨大范围缺损，往往是非常困难的。初期治疗包括外科清创，虽然骨移植物和金属内固定是稳定的，但经典的治疗包括去除所有移植物和金属固定物，随后静脉滴注抗生素4~6周，然后进行重建手术。如果在锁骨重建手术中发现显性感染，则应停止手术。软组织的覆盖非常重要。如果出现大范围的骨缺损，则需行带血管的骨移植修复。

（4）畸形愈合与骨痂过度生成：非手术治疗后畸形愈合常见。儿童塑形能力较强，成人虽不能自行矫正，但一般不影响功能，也无须手术治疗。因手术瘢痕增生可能影响美观，或损伤锁骨上神经产生疼痛。但如有明显的骨刺形成，或骨痂高低不平且压迫锁骨下血管神经症状明显时，可手术凿除骨痂或骨刺。

（5）胸锁关节或肩锁关节创伤性关节炎：如症状严重非手术治疗无效，可行锁骨外端切除术或成形术。

（6）胸廓出口综合征：偶见骨折愈合后锁骨下血管及臂丛神经损伤，可能与过量骨痂形成及活动性骨不连压迫所致，较少因骨折移位的急性损伤造成。

（岳　亮）

第二节　肩胛骨骨折

肩胛骨包括体部、肩胛冈、肩峰、喙突、肩胛颈及肩盂，为一扁而宽的不规则骨，位于胸廓上方两侧偏后，肩胛骨平面与胸廓冠状面呈30°~40°角。肩胛骨对稳定上肢及发挥上肢功能起重要作用。肩胛骨周缘部位骨质明显增厚，且被丰厚的软组织包绕，形成完整的肌肉保护垫。

肩胛骨骨折较少见，常为多发伤的一部分，发生率占所有肩胛带损伤的3%~5%，占所有骨折的

0.4%～1%，其中体部骨折占肩胛骨骨折的49%～89%，其次为肩胛颈骨折，肩盂骨折只占6%～10%。肩胛骨骨折的平均年龄为35～45岁。肩胛骨多因仰卧位跌倒或由高能量暴力直接作用于肱骨近端外侧，因肱骨头撞击盂窝所致，可伴有肋骨骨折，并可有胸部并发症。外力也可自侧后方直接撞击肩胛骨骨突部位，如肩胛冈、肩峰或喙突造成骨折，肌肉或韧带的牵拉则可造成撕脱骨折。

一、影像学诊断

怀疑肩胛骨骨折时，需要常规拍摄肩胛骨前后位和肩胛骨侧位片，有时需加拍腋窝位。通常肩胛骨正位、切线位、腋位及CT检查可清楚显示肩胛骨骨折；腋位及CT检查可清楚地判断肩胛盂骨折，头侧倾斜位及Stryker位片可清晰地显示喙突骨折。

肩胛骨前后位摄片主要观察肩胛骨的整体形态、盂窝骨折及关节的对应关系，但喙突与关节盂突、肩胛冈与肩峰重叠不易显示骨折情况。肩胛骨侧位主要观察肩盂前后缘、肩峰、喙突基底、锁骨远端骨折脱位情况。肩胛骨腋位片主要判断盂窝缘骨折、肩峰、喙突基底、锁骨远端及肱骨头的骨折脱位情况。肩峰骨折时，应注意与不闭合的肩峰骨骺相鉴别。喙突骨折少见且易漏诊，Froimson建议将X线球管向头侧倾斜45°～60°前后位而暗盒则置于患侧肩下或行Stryker位片可清楚显示。外展位可以避免与其他骨性结构的重叠，可以更清晰地显示喙突。胸部正位片和穿胸位片，由于胸部的重叠影可遮盖肩胛骨的复杂结构，容易漏诊骨折。对患者存在持续肩关节疼痛、明显无力和X线不能明确的可疑骨折时，行CT平扫及三维重建可以更好地评价骨折的程度和并发症。

二、分类

肩胛骨骨折有多种不同的分类方法。

（1）Ada JR和Miller ME分型（图6-10）：按肩胛骨的解剖结构分为四型。Ⅰ型：突起骨折。Ⅱ型：颈部骨折。Ⅲ型：关节盂骨折。Ⅳ型：肩胛体骨折。

（2）Zdravkoic和Damholt分型：分为三型。Ⅰ型：体部骨折。Ⅱ型：骨突部骨折，包括喙突、肩峰骨折。Ⅲ型：肩胛骨外上部骨折，包括肩胛颈、关节盂骨折。其中移位或粉碎的Ⅲ型骨折虽少，约只占全部肩胛骨骨折的6%，但通常需要手术治疗且治疗较为困难。

（3）Thompson分型：分为三型。Ⅰ型：喙突、肩峰和体部小的骨折。Ⅱ型：关节盂和颈部骨折。Ⅲ型：较大的肩胛骨体部骨折。其中Ⅰ型和Ⅱ型并发损伤多见。

（4）肩盂骨折的Ideberg分型（图6-11）：Ideberg根据肩盂骨折部位结合损伤机制，将其分为5型，Goss增加了粉碎性的第6型。

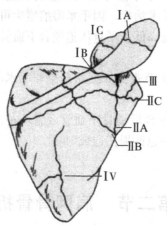

图6-10　肩胛骨骨折的Ada JR和Miller ME分型

ⅠA：肩峰骨折；ⅠB：肩峰-肩胛冈基底骨折；ⅠC：喙突骨折；ⅡA：邻近肩胛冈-肩峰基底的颈部骨折；ⅡB：累及肩胛冈或肩峰基底的颈部骨折；ⅡC：横行颈部骨折；Ⅳ：肩胛体骨折

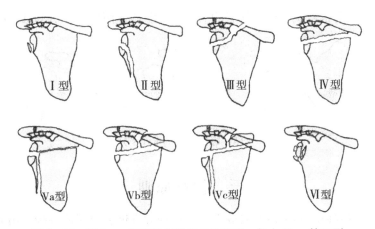

图 6-11　Ideberg 将肩胛盂骨折分为 V 型，加上 Goss 的 VI 型

1）Ⅰ型：肩盂前缘或前下骨折。

2）Ⅱ型：盂窝下部骨折，三角骨块随半脱位的肱骨头移位；暴力自上而下经肱骨头作用于肩盂。包括两种亚型：Ⅱa型为盂窝下部斜形骨折，Ⅱb型为盂窝的横形骨折。

3）Ⅲ型：盂窝上半部横行骨折，骨折线经过肩胛颈向上、内方延伸，常并发肩峰锁骨端骨折、肩锁关节脱位或累及肩胛上神经。

4）Ⅳ型：盂窝中央横行骨折，骨折线经肩胛骨颈至肩胛骨内缘，常并发损伤及关节对应关系改变。

5）Ⅴ型：Ⅵ型并发前述骨折形式不同的组合，常有不同程度的关节面分离及肱骨头脱位，可能并发神经血管损伤。其中Ⅴa型具有Ⅵ+Ⅱ型骨折特征，Ⅴb型具有Ⅵ+Ⅲ型骨折特征，Ⅴc型具有Ⅱ+Ⅲ+Ⅵ型骨折特征。

6）Ⅵ型：肩盂后缘骨折，常并发肱骨头后脱位，为严重的盂窝粉碎性骨折。

（5）肩峰骨折的 Kuhn 分型：分为以下三型。

1）Ⅰ型：无明显移位，包括ⅠA（撕脱骨折）和ⅠB（完全骨折）。

2）Ⅱ型：移位但未造成肩峰下间隙缩小。

3）Ⅲ型：肩峰骨折肩峰下间隙缩小，伴有肩峰下移位或伴有明显移位的关节盂颈部骨折。

（6）喙突骨折分型：喙突骨折较少见，但仍可有以下三种分型方法。

1）解剖分型：分为喙突尖骨折、喙肩韧带和喙锁韧带之间的骨折及喙突基底部骨折三型。

2）Ogawa 分型（图 6-12）：Ogawa 等将骨折部位以喙锁韧带附着点为界，将喙突骨折分为两型。Ⅰ型：喙锁韧带附着点以近。Ⅱ型：喙锁韧带附着点以远。注意是否并发肩胛上神经损伤。靠近喙锁韧带的骨折通常伴有肩锁关节脱位、锁骨骨折、上部肩胛骨骨折或关节盂骨折，可能需要手术固定。

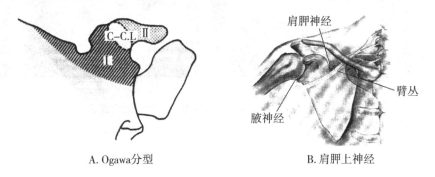

A. Ogawa分型　　　　　　B. 肩胛上神经

图 6-12　喙突骨折 Ogawa 分型与肩胛上神经

3）Eyres 分型（图 6-13）：Eyres 根据喙突骨折部位不同分为五型。①Ⅰ型为喙突尖或骨骺骨折。②Ⅱ型为喙突中部骨折。③Ⅲ型为基底部骨折。④Ⅳ型为波及肩胛骨上部的骨折。⑤Ⅴ型为波及关节盂窝的骨折。同时根据是否附带肩锁关节损伤影响肩胛骨的稳定性而进一步分为 A、B 两个亚型。

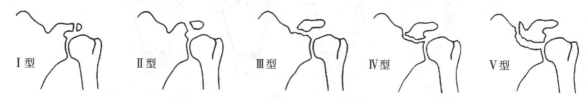

I型　　　　　Ⅱ型　　　　　Ⅲ型　　　　　Ⅳ型　　　　　V型

图 6 - 13　喙突骨折的 Eyres 分型

三、治疗原则

肩胛骨周围有较多肌肉包绕和丰富的血液供给，肩胛骨骨折多数移位较轻，用非手术疗法容易获得骨折愈合，常能有良好的功能恢复。仅少数需手术治疗：①肩胛骨严重移位骨折，尤其是肩盂部移位骨折，应尽早恢复盂肱关节的对应关系及稳定机制，以减少创伤性关节炎的发生；②并发神经血管损伤；③开放性骨折或多发性损伤；④非手术疗法不能改善严重移位的骨折。

四、典型病例

见图 6 - 14 ~ 图 6 - 15。

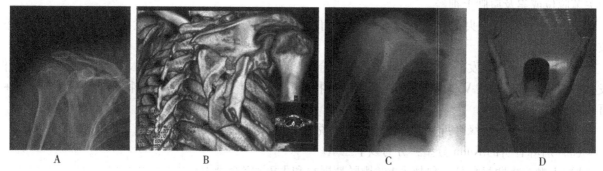

A　　　　　　　　B　　　　　　　　C　　　　　　　　D

图 6 - 14　肩胛骨体及肩胛冈骨折

X 线片示肩胛骨体、肩胛冈多发性粉碎性骨质断裂、断端错位重叠，部分骨折块明显移位（A）。CT 三维重建显示更清楚（B）。行腋路切开复位钢板内固定，术后复位良好（C），肩关节功能恢复满意（D）

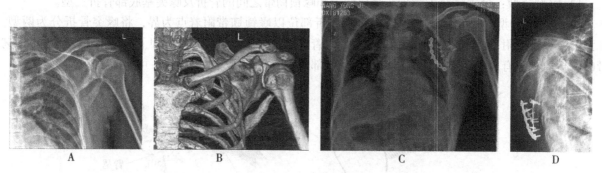

A　　　　　　　　B　　　　　　　　C　　　　　　　　D

图 6 - 15　左肩胛骨体部及肩胛盂、左锁骨远端骨折

X 线片示左肩胛骨体部及肩胛盂、左锁骨远端骨折（A），CT 三维重建显示骨折移位情况（B），予钢板内固定术后复位良好（C、D）

（岳　亮）

第三节 肱骨近端骨折

一、概述

肱骨近端包括肱骨头、大结节、小结节及肱骨近干骺端组成。大小结节之间形成结节间沟，其中有肱二头肌肌腱长头通过。在肱骨头与肱骨大、小结节之间有一很短的相对稍狭窄的部分称为肱骨解剖颈。在大、小结节之下的部分称为肱骨外科颈，是临床常发生骨折的部位。肱骨近端有丰富的血运，肱骨头血运主要来自旋肱前、后动脉。在冠状面上，肱骨头与肱骨干相交成130°~135°角；在横断面上，肱骨头向后倾斜，与肘关节横轴相交20°~30°。肩峰与喙肩韧带及喙突共同形成喙肩弓。喙肩弓为一坚强的骨韧带结构，肱骨上端、肩袖和肩峰下滑囊皆位于其下方。肱骨近端或肩峰骨折时，可损伤此滑囊结构，造成滑囊壁纤维增厚和粘连，影响盂肱关节的活动。此外，肱骨近端的移位骨折也可能损伤喙肩弓底部的光滑，产生骨性阻挡撞击症状。正常肱骨上端由致密的网状骨小梁构成，其强度大于关节囊及韧带强度，因而青壮年肩部外伤可导致关节脱位或骨折脱位，儿童则易造成肱骨上端的骨骺分离，而老年患者肱骨上端骨质疏松，骨强度大大减弱，轻微外力即可造成骨折。

肱骨近端骨折是指包括肱骨外科颈在内及其以上部位的骨折。造成肱骨近端骨折最常见的外伤机制是上肢伸展位摔伤，或上臂过度旋转（特别是外展位过度旋转）时摔伤所致。由于骨质疏松、骨强度减弱，轻微或中等强度外力即可造成骨折。高能量暴力损伤多造成年轻患者肩关节脱位或并发骨折，常伴多发伤，易于漏诊，延误治疗，应引起警惕。肩部侧方直接暴力可造成肱骨大结节骨折。此外，少见的电击伤也可导致骨折或骨折脱位。

临床上肱骨近端骨折多见，占全身骨折的4%~5%。成人以外科颈和大结节骨折多见，常并发肩关节脱位。老年人，尤其骨质疏松女性最多见。多数患者（80%~85%）骨折移位不明显，可采用非手术治疗，对损伤严重、移位明显的骨折需要手术治疗。

（一）肱骨近端骨折分类

肱骨近端骨折较复杂，其中大部分无移位或轻微移位的骨折，与移位骨折的治疗与愈后明显不同，因此准确分类十分重要。以往分型多按骨折线的部位（如解剖颈、外科颈、大小结节骨折）或按受伤机制及成角方向来分类（如外科颈骨折分为内收型、外展型等），这些方法仍在广泛使用，但对复杂的骨折不能清楚描述。目前广泛采用 Neer 分类，以及在此基础上的改良 AO 分类。

（1）Neer 分类：Codman 将肱骨近端分为肱骨头、大结节、小结节和肱骨干骺端四部分。Neer 在此基础上，根据骨折部位、骨折数目和相互之间的移位程度进行分类，即以移位大于1cm或成角畸形大于45°为标准进行分类，分别称为一至四部分骨折，见图6-16。Neer 分类不强调骨折的平面和发生机制，对骨质疏松程度也缺乏描述。

一部分骨折：肱骨近端骨折，如果移位没有达到标准，无论骨折线的数量，骨折都将被视为无移位或轻微移位。

二部分骨折：某一主骨折块与其他三个部分有明显移位。最常见的是肱骨外科颈骨折，其次是肱骨大结节骨折。二部分骨折很少涉及小结节或者解剖颈。

三部分骨折：两个主要骨折块彼此之间及与另两部分之间均有明显移位。包括从大结节（多见）或者小结节产生的肱骨干和肱骨头的移位。

四部分骨折：肱骨近端四个主要骨折块之间均有明显移位，形成四个分离的骨块。此型肱骨关节部、结节与肱骨干相互分离。

需要指出的是，肱骨近端粉碎性骨折的影像学分类十分复杂，有时在一个平面显示为三部分骨折，但在另一平面则显示为四部分骨折。结节骨折有时移位很小，而且由于旋转畸形很难判断，此时需借助CT检查鉴别。

外翻压缩型骨折（图6-17）常见于四部分骨折，但仍有争议。这种骨折只有小结节显著移位时才能认为是四部分骨折。Y 位的 X 线片可根据照片中肱骨头前面的轮廓，判断小结节是否与肱骨头分离移位。这种骨折可通过完整的肱骨内侧软组织袖套保证关节部的血液供应。因此，骨坏死率要小于典型的四部分骨折。

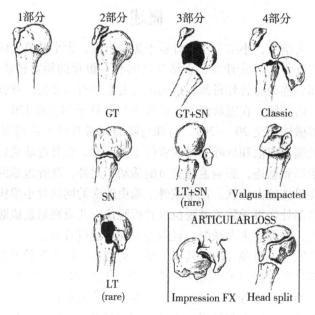

图 6 - 16　肱骨近端骨折 Neer 分类

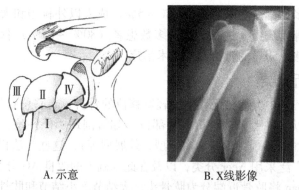

A. 示意　　　　　　　　　　B. X 线影像

图 6 - 17　外翻压缩型四部分骨折示意及 X 线片

X 线片示外翻压缩型四部分骨折，肱骨头成角移位 >45°大小结节移位，肱骨头旋转，并与肱骨干嵌插成角

（2）根据骨折的移位程度分类：根据肱骨近端骨折的移位程度进一步分为六种类型，见表 6 - 2。

表 6 - 2　肱骨近端骨折移位程度的分型

分型	临床表现
I 型	肱骨近端骨折块无移位或移位 <1cm，骨折端嵌插，无成角或成角 <45°，骨折稳定
II 型	解剖颈骨折移位，不合并大结节或小结节分离，此型少见。常因骨折畸形愈合或肱骨头缺血坏死导致功能障碍
III 型	外科颈骨折，移位 >1cm，成角 >45°，为不稳定性骨折，可分为二部分或三部分骨折，常表现成角、分离和粉碎性骨折，肩袖常不受损伤
IV 型	大结节骨折或大结节的一个面骨折移位 >1cm，多为二部分骨折。常伴肩袖损伤
V 型	单纯小结节撕脱骨折或伴有无移位的外科颈骨折。多为二部分骨折
VI 型	肱骨近端骨折并发肱骨近端骨折移位，为三部或四部骨折。肱骨头关节面可能损伤

肱骨近端骨折脱位：骨折伴肱骨头脱出盂肱关节。

肱骨头劈裂骨折和关节面塌陷骨折是特殊类型的肱骨近端骨折。

（3）AO 分型：以损伤的严重程度和肱骨头坏死概率为基础进行分类，更重视肱骨头血供的破坏。它认为当任何一个结节与肱骨头相连时，肱骨头仍可以有部分的血供。它将肱骨近端骨折分为 A、B、C 三型，每一型又根据骨折的移位程度、方向、折端是否嵌插及是否并发脱位分为不同亚型。AO 分类有 27 种亚型，较为复杂，临床应用受到一定限制。见表 6-3、图 6-18。

表 6-3　肱骨近端骨折的 AO 分型

分型	临床表现
A 型	关节外一处骨折，仅包含一个结节，伴或不伴干骺端骨折，肱骨头血液循环正常
A1	肱骨结节骨折
A2	干骺端嵌插骨折（外科颈骨折）
A3	干骺端有移位骨折，骨折端间无嵌插
B 型	严重关节外骨折，其中大小结节均骨折，同时伴干骺端骨折或盂肱关节脱位
	一部分骨折线可波及关节内，肱骨头血液循环部分受影响
B1	干骺端有嵌插的关节外两处骨折
B2	干骺端骨折无嵌插。骨折不稳定，难以复位
B3	关节外两处骨折伴盂肱关节脱位
C 型	波及解剖颈的关节内骨折。肱骨头血液循环常受损
C1	轻度移位骨折，骨折端间有嵌插
C2	头骨折块有明显移位，伴头与干端嵌插
C3	关节内骨折伴盂肱关节脱位

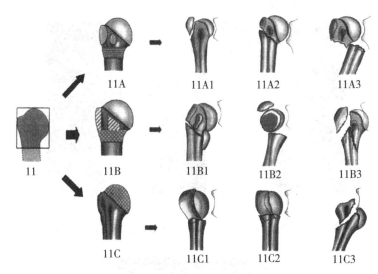

图 6-18　肱骨近端骨折的 AO 分型

（二）X 线诊断

肱骨近端骨折的分型必须依赖 X 线片。标准的 X 线投照位置和高质量的 X 线片是肱骨近端骨折正确诊断、分型的必要条件，也是决定治疗方案和总结评价治疗效果的重要依据。目前对肱骨近端骨折诊断通常采用创伤系列投照方法。包括肩胛骨正位、肩胛骨侧位（肩胛骨切线位）及腋位 X 线片。三个投照平面相互垂直，可以从不同角度显示骨折线、骨折块的移位方向。当肱骨头关节面骨折及骨块移位的程度判断困难时，应行 CT 检查。肩胛骨正位片上肱骨颈干角平均 143°，是垂直于解剖颈的线与平行于肱骨纵轴线的交角。此角随肱骨外旋而减小，随内旋而增大，可有 30°的变化范围，可用来测量外科颈骨折时的成角畸形。

（三）治疗原则

争取理想复位，尽可能保留肱骨头的血液循环，保持骨折端的稳定，早期功能锻炼。

二、肱骨外科颈骨折

肱骨外科颈在解剖颈下2~3cm，相当于肱骨大小结节下缘，胸大肌止点之上，是肱骨干骨密质与肱骨头骨松质的交界处，最易发生骨折。约占全身骨折的1%，好发于壮年和老年。老年患者因该处骨质大多疏松、脆弱而尤为多发。受肌肉牵拉引起移位。骨折近段受冈上、冈下肌牵拉而外展与外旋移位；骨折远端受胸大肌、背阔肌、大圆肌、肱二头肌和三角肌牵拉向前向内上方移位。如果所受暴力大，骨折移位明显，可损伤腋神经和臂丛神经，以及腋窝处动、静脉。

（一）X线诊断及分型

伤后肩关节正、侧位X线片可证实骨折的存在及移位情况。常见到骨折向内向前的侧方移位和成角畸形。由于暴力作用的大小、方向、肢体的位置及患者原来骨质量等因素，传统的肱骨外科颈骨折可分为：无移位骨折、外展型骨折、内收型骨折和粉碎型骨折。骨折的愈后取决于骨折的移位程度和肱骨头血供损害程度。

由于疼痛，难以摄肩关节侧位X线片时，穿胸侧位片也能清楚地显示骨折断端之间的关系，了解肱骨头有无旋转、嵌插、前后重叠移位畸形，以便明确有无骨折端向前成角。注意儿童的骨骺线常被误认为骨折。由于骨骺板的位置是倾斜的，因而X线片显示为椭圆形而不是一条线，且椭圆形的一部分没有另一部分清晰。

（1）无移位骨折：属Neer I型骨折，包括裂纹骨折和无移位的嵌插骨折。裂纹骨折通常由直接暴力所致，间接暴力由手掌向上传递，常导致嵌插骨折。肩胛骨的正、侧位片及腋位片，必要时行上臂旋前、旋后位摄片可明确诊断。见图6-19、图6-20。

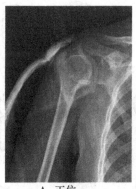 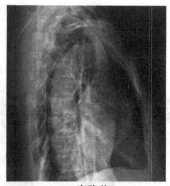

A. 正位　　　　　　　　　　　B. 穿胸位

图6-19　肱骨外科颈裂纹骨折，皮质断裂，断端对位对线可

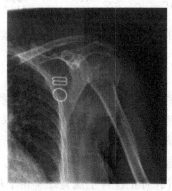

图6-20　左肱骨近端粉碎性骨折，轻度移位嵌插

（2）外展型骨折：属 Neer Ⅱ 型骨折，多由间接暴力引起，跌倒时上肢外展，手掌着地所致，临床多见。

X 线表现：骨折近端内收，骨折远端外展，外侧骨皮质嵌插于近端断端内侧，形成向内、向前成角移位。或者两骨折端重叠移位。骨折远端移位在骨折近端内侧，形成向前、向内成角畸形。见图6－21。

（3）内收型骨折：属 Neer Ⅱ 型骨折，较少见。与外展型骨折相反，跌倒时手或肘着地，上肢内收。

X 线表现：骨折近段肱骨头外展外旋，骨折远段肱骨干内收，形成向前、向外成角畸形或侧方移位。外侧皮质分离、内侧皮质重叠，大结节与肩峰间距变小，肱骨头有旋转。见图 6－22～图 6－24。

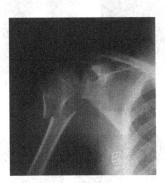

图6－21　肱骨外科颈外展型骨折

肱骨内侧皮质分离，骨折近端内收、远端外展，向内、向上移位成角畸形，肱骨大结节与肩峰间距增宽，肱骨头旋转

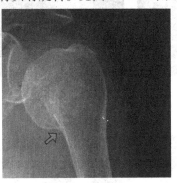

图6－22　左肱骨近端内收型骨折

外侧皮质分离、内侧皮质重叠

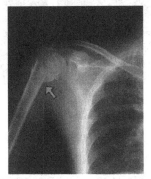

图6－23　左肱骨外科颈内收型骨折

肱骨头向下倾斜，远端向上移位，肱骨大结节骨折并向上外侧移位

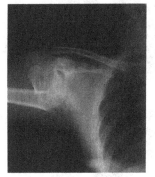

图6－24　肱骨近端粉碎性骨折，肱骨头骨折，旋转移位

（4）粉碎型骨折：相当于 Neer Ⅲ、Ⅳ 型骨折，或 AO 分型的部分 B 型及 C 型骨折。常发生于中老年人，或骨质疏松者，年轻人常由高能量交通事故或运动所致，较为少见。典型骨折的 X 线表现是含关节面的骨折块向前向腋窝方向移位，而肱骨干向外侧，大小结节分别向后和前移位。

（二）治疗原则

（1）无移位或轻微移位的外科颈骨折：采用非手术治疗，如支具或夹板固定、颈腕吊带等固定，即可取得满意效果。

（2）移位的外科颈骨折：经闭合复位后，可采用颈腕吊带固定、经皮穿针固定或外固定架固定。对闭合复位不成功、不稳定性骨折、严重粉碎性骨折或经皮穿针不稳定者，采用切开复位内固定。内固定方式较多，目前广泛采用肱骨近端锁定钢板内固定。对高龄严重骨质疏松患者，则可考虑行人工肩关节置换术。

（三）典型病例

见图 6 - 25 ~ 图 6 - 27。

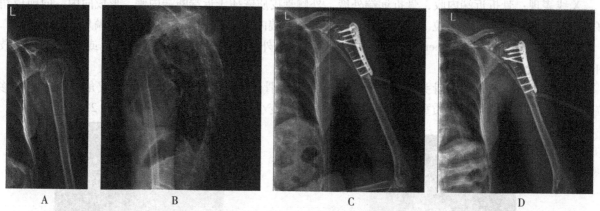

图 6 - 25　左肱骨近端二部分骨折，成角移位（A、B）。切开复位肱骨近端锁定钢板内固定（C、D）

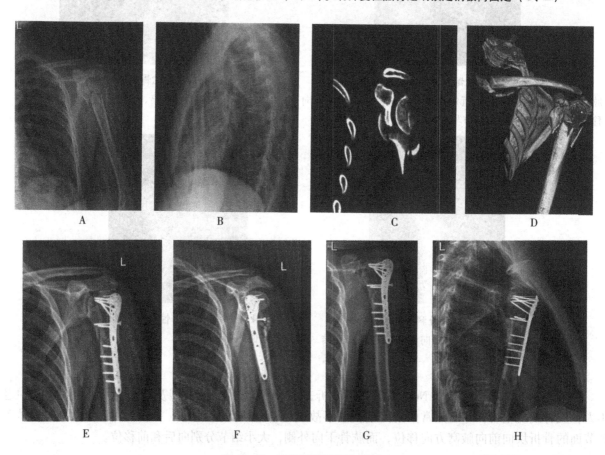

图 6 - 26　肱骨近端四部分骨折

X 线片（A、B）示肱骨近端四部分骨折，并发肱骨头骨折；CT 平扫（C）及三维重建（D）显示骨折更为清楚，术后 16 个月随访，X 线片示肱骨近端已愈合，肱骨头外形良好（E ~ H）

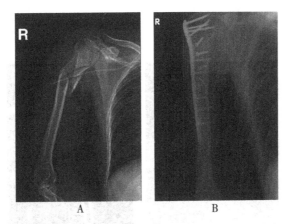

图 6 - 27　右肱骨近端及肱骨干上段粉碎性骨折，切开复位后钢板螺钉内固定后复位固定良好

三、肱骨大结节骨折

肱骨大结节骨折可单独发生，也可在肩关节脱位时并发发生。由直接或间接暴力引起。跌倒时肩部着地，或重物直接撞击，或肩关节前脱位时大结节撞击肩峰等直接暴力常导致无明显移位的粉碎型骨折；而跌倒时上肢处于外展外旋位，由于冈上、冈下肌的突然收缩导致的撕脱骨折则移位可能较明显，暴力较小时可无明显移位。肱骨大结节骨折不同于其他部位骨折，移位时未经处理，容易引起导致愈合不良、关节活动受限且伴随疼痛。

（一）影像学诊断与分类

根据骨折移位程度可分为：无移位型、移位型及伴有肩关节脱位型 3 种类型。7% ~15% 的肩关节前脱位并发大结节骨折。见图 6 - 28。移位的肱骨大结节骨折不少见，但单纯肩关节正位 X 线片漏诊率较高。多平面的 X 线摄片和 CT 平扫可以明确肱骨大结节移位。

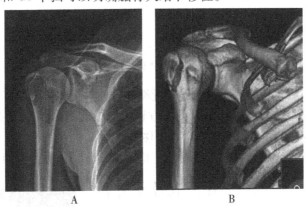

图 6 - 28　肱骨大结节骨折

车祸伤，X 线片示右肱骨大结节骨折，向后上方移位（A）；CT 三维重建（B）示骨折移位情况

（二）治疗原则

移位 >5mm 以上即应考虑手术治疗。对骨质较好者，可采用锚钉、螺钉、张力带或钢板固定，术后早期进行被动功能训练。并发肩关节脱位者，首选闭合复位。肩关节复位后大结节多数即可复位。如移位仍大于 5mm，则需考虑手术治疗。

（三）典型病例

见图 6-29。

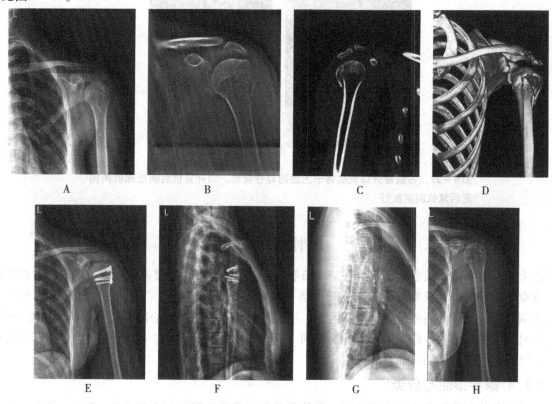

A　　　　B　　　　C　　　　D

E　　　　F　　　　G　　　　H

图 6-29　左肱骨大结节骨折并发臂丛不全牵拉损伤

肩关节正位 X 线片（A）显示不清楚，X 线断层片（B）有助于正确诊断，CT 平扫（C）及三维重建片（D）显示骨折块大小及移位情况比较清楚。予切开复位钢板内固定（E）、（F），术后 10 个月骨折愈合，行内固定取出后 X 线片所示（G、H）

四、肱骨小结节骨折

肱骨小结节骨折大多与肩关节的后脱位及肱骨近端粉碎性骨折伴发，罕有单独发生者。损伤机制是由于肩胛下肌突然猛烈收缩牵拉所致，并向喙突下方移位。腋前线的 X 线片有助于检查肱骨小结节的移位程度，为精确地描述移位程度，需行 CT 检查。移位明显的小结节骨折若不复位会影响肩关节的外旋。肩关节后脱位闭合复位后，小结节移位易漏诊，仍明显移位时，则需要切开复位内固定。

五、肱骨头骨折

肱骨头的劈裂骨折和关节面的塌陷骨折是特殊类型的肱骨近端骨折。临床少见，但治疗复杂，且预后欠佳。肱骨头塌陷骨折常并发于肩关节后脱位，根据肱骨头关节面塌陷程度可分为小于 20%、20%～45% 和大于 45% 三种，不同塌陷采用不同方法治疗，小于 20% 采用非手术治疗，大于 20% 则需要手术治疗。肱骨头劈裂骨折是指肱骨头关节面劈裂成几个部分，而不是指附着于大、小结节骨折上的小部分肱骨头（＜10% 或 15%），为高能量暴力所致，常并发肱骨外科颈或大小结节骨折。见图 6-30、图 6-31。

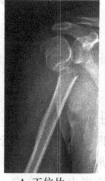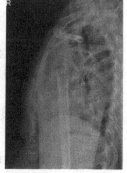

A. 正位片　　　　B. 穿胸位片

图 6-30　肱骨近端粉碎性骨折，肱骨头旋转移位

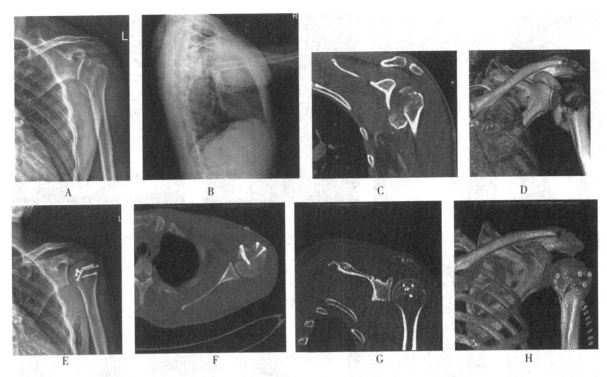

图6-31 肱骨头粉碎性骨折

左上肢电击伤，X线片（A、B）示左肱骨头粉碎性骨折，移位明显，CT平扫（C）及三维重建（D）显示肱骨头劈裂骨折更为清楚，予切开复位螺钉内固定，术后X线（E）、CT平扫（F、G）及三维重建（H）均显示骨折复位良好

六、肱骨近端骨骺分离

在肱骨近端骨骺18岁闭合前均可发生，但以10~14岁的儿童多见，且影响肱骨发育，应引起重视。可因作用于肩部的直接暴力，或通过肘、手部向上传导的间接暴力导致骨骺分离。暴力较大时，骨骺分离，且常有一个三角形骨片撕下。根据骨骺线的错位情况分为稳定型与不稳定型。后者指向前成角>30°，且前后移位超过横断面1/4者，多见于年龄较大的青少年。需根据骨骺移位及手法复位后情况选择治疗方案。若手法复位失败而骨骺移位明显时，需行切开复位内固定。内固定多采用克氏针交叉固定，对年龄较大的青少年也可酌情采用钢板固定，但需注意避免医源性的骨骺线损伤。见图6-32、图6-33。

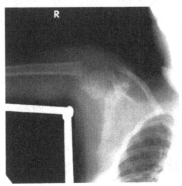

图6-32 肱骨近端骨骺分离一

肱骨近端骺离骨折，肱骨头外展，远端内收，两折端向外成角移位

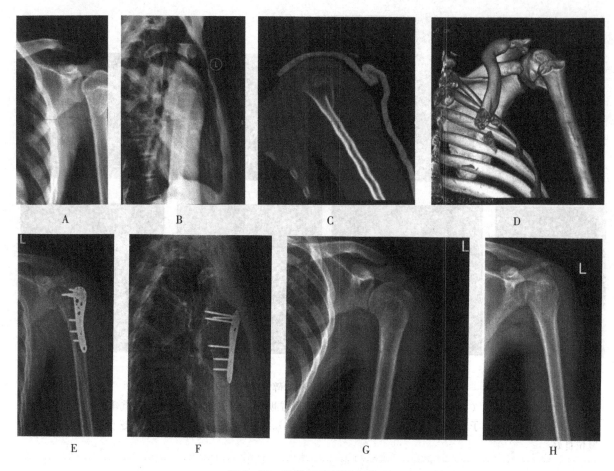

图 6 - 33 肱骨近端骨骺分离二

X 线片（A、B）示左肱骨近端骺离骨折，折端明显成角移位；CT 平扫（C）及三维重建（D）显示骨折端移位更清楚。行切开复位锁定解剖钢板内固定（E、F），术后 4 个月内固定取出后，骨折愈合良好（G、H）

（岳　亮）

第四节　肩关节脱位

　　肩关节脱位通常是指盂肱关节脱位，临床最为常见，约占全身关节脱位的 50%。肩胛盂关节面小而浅，面积仅占肱骨头的 1/4~1/3。关节囊松弛，其前下方组织薄弱，有利于关节活动，但缺乏稳定性。肩盂关节面朝向前下方，前侧关节囊更为薄弱，故肩关节前脱位最为常见，占 95% 以上。肩关节脱位多发生在青壮年，男性较多。腋神经麻痹为最常见的神经并发症，但后脱位时很少发生神经损伤。

一、分类

　　按损伤时间分为新鲜脱位（3 周内）、亚急性脱位（3~6 周）、陈旧性脱位（6 周以上）和肩关节不稳定。根据发病原因分为外伤性脱位、病理性脱位和复发性脱位；根据肱骨头的脱位方向分为前脱位、后脱位、上脱位和下脱位。前脱位又分为喙突下脱位、盂下脱位、锁骨下脱位和胸腔内脱位，其中胸腔内脱位罕见；后脱位又分为肩峰下脱位、冈下脱位和盂下脱位。按脱位的程度分为部分脱位和完全脱位，见图 6 - 34。

　　（1）肩关节前脱位：前脱位中以喙突下脱位最常见。常因间接暴力所致。跌倒时手掌或肘部撑地，肩关节外展外旋后伸，肱骨头自肩胛下肌和大圆肌之间薄弱部撕脱关节囊，向前下脱出，形成喙突下脱位；暴力较大时，肱骨头再向前移至锁骨下，形成锁骨下脱位；当肩关节极度外展外旋和后伸，以肩峰为支点通过上肢的杠杆作用发生盂下脱位。或者是患者向后跌倒时，肱骨后方直接受到撞伤也可致前脱位。

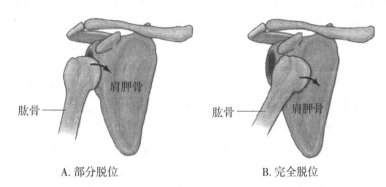

A. 部分脱位　　　　　　　　　　B. 完全脱位

图 6-34　肩关节脱位示意

前脱位除了关节囊损伤外，还可有前缘的盂缘软骨撕脱，称 Bankart 损伤，约占 85%，也可造成肩胛下肌近止点处肌腱损伤，造成关节不稳定，成为脱位复发的潜在因素。

前脱位引起肱骨头后上方骨软骨塌陷骨折称为 Hill-Saches 缺损，约占 83%。肩关节脱位还常并发肱骨大结节撕脱骨折和肩袖损伤。

（2）肩关节后脱位：很少见，多由于肩关节受到由前向后的暴力作用或在肩关节屈曲内旋位跌倒时手部着地引起，少数由于癫痫发作或电休克引起。后脱位引起肱骨头前内侧压缩骨折，即反向 Hill-Sachs 缺损（图 6-35）。后脱位临床症状不如前脱位明显，容易漏诊。主要表现为喙突明显突出，肩前部塌陷扁平，在肩胛下部可以摸到突出肱骨头，上臂略呈外展及明显内旋的姿势。

（3）肩关节骨折-脱位：由较大的暴力造成。如果肱骨干与肱骨头分离较大且常伴有肱骨头旋转，则可能损伤臂丛神经与腋动脉，导致肱骨头缺血性坏死。肩关节脱位有 30%~40% 并发大结节骨折，也可发生肱骨外科颈骨折，或肱骨头压缩骨折，有时并发关节囊或肩胛盂缘自前面附着处撕脱。肱二头肌长头肌腱可向后滑脱，造成关节复位困难。

（4）复发性脱位：肩关节脱位如在初期治疗不当，可发生复发性脱位。肩关节陈旧性脱位时，关节腔内充满瘢痕组织，与周围组织粘连，周围的肌肉发生挛缩，并发骨折者形成骨痂或畸形愈合，这些病理改变都阻碍肱骨头复位。

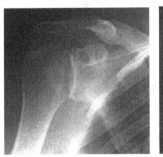 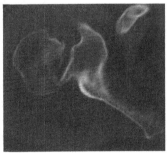

A. X 线片　　　　　　　　　　B. CT 平扫

图 6-35　肱骨头反向 Hill-Sachs 缺损

二、影像学诊断

尽管肩关节脱位的临床表现典型，诊断容易，但 X 线检查仍是重要和必要的。通过 X 线检查可以了解脱位的病理，包括脱位的类型、是否并发骨折等。除了前后位，常需行胸侧位、肩胛骨正侧位和腋位等 X 线投照。

肩部斜位片只能清楚地显示肩胛骨及胸部骨骼，常规的前后位 X 线检查可见肩胛关节盂成一椭圆形。正常肩关节的肱骨头关节面应与肩胛关节盂的椭圆形影重叠，当两者之间的位置关系改变时，常提示存在肩关节脱位。如果肩胛盂的前缘与肱骨头之间的距离大于 6mm，称为"空盂征"（vacant glenoid sign），通常提示存在肩关节后脱位。拍摄肩胛骨平面标准的前后位 X 线片，X 线球管应与肩胛骨平面垂直。这时 X 线片显示肩关节的侧位，投影上关节盂并不与肱骨头重叠；正常情况下关节盂表现为一凹形，并与肱骨头关节面的凸形相匹配。如果发现肩胛盂与肱骨头的影像重叠，应怀疑存在关节脱位。

（1）肱骨头定位：与肩胛骨前后位片对应的是用于定位肱骨头的 X 线片。腋窝轴位片可以清晰地显示肱骨头与关节盂的位置关系及肩关节的骨性解剖。摄片时将 X 线片盒放在患肩的上方，X 线球管置于外展的上臂和胸廓之间。如患者无法外展上臂，则可使用改良的方法——创伤腋窝轴位片（trauma axillary lateral view）和 Velpeau 腋窝轴位片，这些方法仅需要患侧上臂轻度外展，就能取得类似效果。

如果不能获得满意的腋窝侧位片，肩胛骨侧位片也能够显示肱骨头的位置。肩胛骨侧位观有时也称为肩胛骨"Y"像。正常情况下，肱骨头应位于"Y"的中心。除了肩胛骨侧位，还有穿胸位，该位拍片时，X 线穿过胸腔达到位于肩关节一侧的 X 线片盒处。由于其他结构显影，该片较难明确评估是否存在肩关节不稳定。除了关节以外，为了解是否存在肩胛关节盂前缘骨折，则需拍摄以下 X 线片：患者俯卧位，患肩稍垫高，X 线片盒置于患肩上方，X 线球管对着腋窝向下、向内各 25°方向。该片提供肩胛关节盂前缘的切线位，可以发现肩胛关节盂前缘的骨折。尖斜位（apical oblique view）可以发现肩胛关节盂的缺损，该位类似标准肩关节前后位，但 X 线球管向下倾斜 45°，见图 6 - 36。该位也可以发现肩关节盂的骨折。

（2）肱骨头损害：对一些患者来说，常规肩胛骨前后位可以清楚地观察到肱骨头是否缺损。一旦发现肱骨头存在 Hill - Sachs 缺损，内旋肩关节，可使前后位 X 线片上肱骨头的缺损更加直观、明了；Stryker 位（Stryker notch view）有利于进一步明确诊断。患者平卧，肩关节前屈、肘关节前屈，以手抱头。X 线球管向下倾斜约 10°，X 线片盒置于肩关节后方。研究表明该位可极大地提高鉴别和确定 Hill - Sachs 缺损的能力。

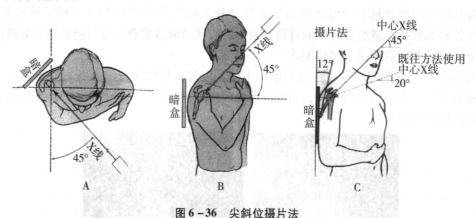

图 6 - 36 尖斜位摄片法

患者轻度斜位，为显示肱盂关节，保持肩胛冈后缘与暗盒之间 10°夹角，肩关节内旋

（3）前脱位：标准肩胛骨前后位摄片能清楚地显示大多数肩关节前脱位。肱骨头与肩胛盂之间失去一致关系，肱骨头向前内侧移位，可位于肩胛盂前喙突下或锁骨下。如肱骨头只有轻度的向内侧移位，前后位 X 线片表现可以正常（在肩关节后脱位尤其如此）。如果对诊断有疑问，则必须进行第二次 X 线摄片。轴向侧位（切线侧位）X 线摄片最有价值。轴向侧位投照时患者取仰卧位，上臂外展 90°。调整 X 线球管，使球管大致与躯干平行；中心射线经过腋窝，片盒放在肩关节上面，各处骨结构极易识别。由于肩关节极度疼痛不允许做轴向侧位摄片，只能摄穿胸位片，这样就给读片造成一定困难。注意：正常肩关节肱骨后缘与肩胛骨腋缘形成一条浅的弧线，肩关节的任何脱位均可使这条弧线均发生中断。肩关节脱位并发大结节骨折很常见。在急性脱位的 X 线片中可能发现以前曾有过的脱位证据。由于肩胛带肌肉的失用性萎缩常可造成轻微的盂肱关节半脱位，若患者于直立位的前后位 X 线摄片时出现则不必积极治疗，但应摄侧位 X 线片以排除真正脱位。

（4）后脱位：由于前后位 X 线片常不能显示后脱位，超过 50% 的后脱位在第一次就诊时会被漏诊，此时摄 X 线侧位片非常重要。如果疼痛不严重，切线侧位投影可清晰地显示肱骨头位于肩胛盂的后方。

但常因为疼痛而只能投照穿胸位 X 线片。在这个投影中，由肱骨干与肩胛骨边缘所组成的弧线（其形状类似于彗星的轨迹）中断，进一步观察还可发现肱骨头在肩胛盂的后面。如果患者有平坦的前肩外形，突出的喙突和外展困难，则应怀疑有关节脱位。最有价值的临床发现是不能进行肩关节的外旋活动。肩部头脚位 X 线片可明确显示肱骨头向后脱位。典型的后脱位在前后位摄片上可出现"灯泡"征。

（5）下脱位：较少见，患者上肢固定在外展位，畸形明显，肱骨头绞锁于关节盂下。X 线检查容易辨别。应仔细检查有无神经与血管的并发症，复位容易，不宜延迟。

（6）复发性肩关节前脱位：由于首次外伤脱位后造成损伤虽经复位，但未得到适当有效的固定和休息，关节囊撕裂或撕脱和软骨盂唇及盂缘损伤没有得到良好修复，肱骨头后外侧凹陷变平等病理改变，关节变得松弛。以后在轻微外力下或某些动作，如上肢外展外旋和后伸动作可导致反复发生脱位。此时肩关节外旋引起患者恐惧感，多见于青壮年。其发生率与第一次脱位的年龄呈负相关。发生脱位次数越多，造成脱位所需的损伤力就越小，最终患者可以随意地自行脱位和复位。病理变化包括：Bankart 病损、前肩关节袖磨损、肱骨头外侧面缺损变平、肩胛盂边缘变圆等。容易诊断肩关节复发性脱位。X 线检查时，除摄肩部前后位 X 线片外，摄上臂 60°～70°内旋位的前后位 X 线片可清楚地显示肱骨头后侧缺损。复发性脱位应与习惯性脱位相鉴别。习惯性脱位的患者常有精神症状，或患有关节松弛综合征，常可随意地使肩关节脱位，没有疼痛，复位容易而且能自然回复。轴位 X 线片可确定诊断。在复发性脱位中，肱骨头后外侧的缺损常十分明显，但在习惯性脱位中就没有这种缺损。

CT 检查常能清楚地显示盂肱关节脱位的方向及并发的骨软骨损伤。必要时行 MRI 检查，可进一步了解关节囊、韧带及肩袖损伤。见图 6 - 37。

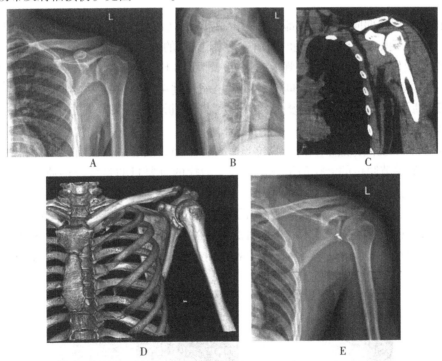

图 6 - 37　左肩关节复发性脱位
X 线片未见明显异常（A、B），CT 平扫及三维重建显示肩胛盂下缘损伤（C、D），
采用肩关节镜下的 Bankart 手术治疗（E）

三、治疗原则

1. 急性期治疗

（1）复位：以手法复位为主。新鲜脱位应尽早手法复位。但对少数并发肩袖损伤、肱二头肌肌腱卡压、肩部骨折脱位影响复位，或并发腋部大血管损伤者，需切开复位。见图 6 - 38。

（2）固定：肩关节脱位复位后损伤的关节囊、韧带、肌腱、骨与软骨必须通过制动来修复。单纯性肩关节脱位可用三角巾悬吊上肢，肘关节屈曲90°，腋窝处垫棉垫，一般固定3周。后脱位复位后通常不稳定，需采用肩关节外展40°、内旋60°并充分后伸位的肩"人"字形石膏（握手位石膏）固定4~6周。

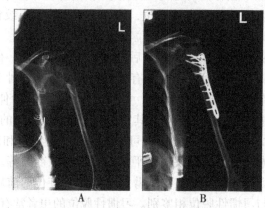

图6-38　肩关节前脱位
车祸伤。X线片示左肱骨近端骨折并肩关节前脱位，肱骨干与肱骨头
分离较大且伴肱骨头旋转，同时并发臂丛神经损伤；行切开复位钢
板内固定，对位对线良好

（3）功能锻炼：固定期间需活动腕部与手指，制动解除后应鼓励患者循序渐进加强肩部各向活动，最好配合理疗，但切忌操之过急，以防止再损伤修复不完善的肩周组织。

（4）肩关节后脱位引起肱骨头前内侧压缩骨折，即反向 Hill - Sachs 缺损：如果压缩超过20%，肩胛下肌肌腱就应移位到缺损处（McLaughlin）；如果压缩超过45%，就需要行假体置换。并发大结节骨折时，肩关节复位后大结节骨折也常可复位，如果大结节骨折有移位则需要手术治疗。

2. 陈旧性损伤的治疗

（1）陈旧性肩关节脱位：通常是由于脱位当时处置不当，或者患者没有或不能得到适当的医疗处置引起的。陈旧性肩关节脱位的治疗仍是一个难题，治疗的首要目的是缓解疼痛以及尽量恢复关节功能。肩关节陈旧性脱位在3个月以内，年轻体壮，脱位的关节仍有一定的活动范围，X线检查无骨质疏松和关节内、外骨化者可试行全身麻醉下牵引后手法复位。若手法复位失败，或脱位已超过3个月者，对青壮年伤员，可考虑手术复位。手术的根本目的是使关节解剖复位并保持稳定。对年老患者则不宜手术治疗而采用长期理疗。复位后处理与新鲜脱位者相同。如发现肱骨头关节面已严重破坏，则应考虑行肩关节融合术或人工关节置换术。见图6-39。

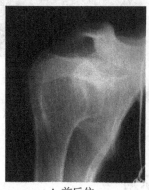
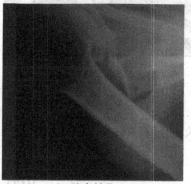

A. 前后位　　　　　　　　B. 腋窝轴位

图6-39　陈旧性肩关节前脱位

（2）复发性肩关节脱位：若脱位频繁则需行手术治疗，目的在于增强关节囊前壁，防止过分外旋

外展活动，稳定关节，以避免再脱位。手术方法较多，常用 Bankart 和 Putti - Platt 修补法（肩胛下肌关节囊重叠缝合术）。复发性后脱位的治疗原则与复发性前脱位相同。关节的稳定可用类似于 Bankart 修补法（把外侧关节囊固定到肩胛盂，内侧关节囊重叠缝合）或者用类似于 Putti - Platt 修补法（限制内旋，通过重叠缝合冈上肌在肩关节后方形成双层屏障）。习惯性肩关节脱位的手术治疗常失败，因此，除非有特别强的指征并且已经排除了精神因素外，一般不应进行手术。见图 6 - 40。

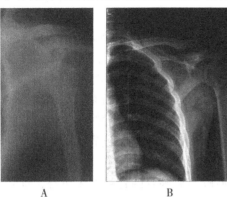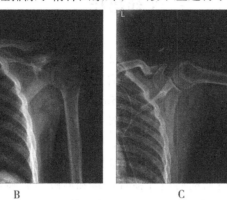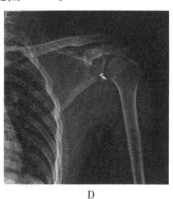

A　　　　　　　B　　　　　　　C　　　　　　　D

图 6 - 40　复发性肩关节脱位

X 线片示左肩关节脱位（A），半年后出现左肩关节复发性脱位，X 线检查未见明显异常（B）、（C），行肩关节镜下的 Bankart 手术（D），术后肩关节脱位未再复发

（魏　明）

第五节　肩锁关节脱位

肩锁关节由锁骨肩峰端与肩峰内侧面构成，内有纤维软骨盘作衬垫。肩锁关节约有 20°的活动范围。从 X 线正位片看，关节面由外上向内下倾斜，Depalma 认为不同人群中肩锁关节的倾斜角度存在变异（图 6 - 41）。肩关节的稳定性主要由肩锁韧带（关节囊韧带）和喙锁韧带（囊外韧带）维持，三角肌的前部纤维和斜方肌的上部纤维（关节周围肌肉）也提供动力稳定作用。肩锁关节囊薄弱，关节囊增厚部分为肩锁韧带，而肩锁韧带维持肩锁关节前后方向（水平）的稳定，并与三角肌及斜方肌的肌纤维相混合。从锁骨外侧端到肩锁关节上韧带和肩锁关节囊在锁骨止点之间的距离平均为 5.2 ~ 7mm（女性）和大约 8mm（男性）。喙锁韧带起自锁骨外端下面，止于喙突基底部，直径较粗且坚韧，分为内侧的斜方韧带和外侧的锥状韧带两组，主要维持锁骨外端垂直方向的稳定。锁骨外侧端至斜方韧带的最外侧的距离只有 10mm。

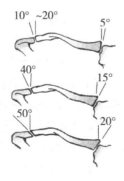

图 6 - 41　不同人群中肩锁关节和胸锁关节倾斜角度变化

肩锁关节脱位比较常见，占肩部损伤的 4% ~ 6%，肩部脱位的 12%。多见于年轻人的运动创伤，

男女比例为（5~10）:1。直接暴力损伤最为常见，损伤机制是在上肢下垂或轻度内收时跌倒，患肩外侧着地时发生的。在上肢外展、肩胛骨回缩时，严重直接暴力作用于锁骨远端上方所致的锁骨喙突下脱位极为罕见。当怀疑为肩锁关节脱位时，要尽可能让患者在站立位或端坐位来进行查体。这时臂部的重量作用于肩锁关节，会使已经存在的畸形更加明显。

一、X 线摄片

X 线平片是诊断肩锁关节脱位的最为方便、经济的方法。上肢下垂，摄双侧肩锁关节前后位片可以显示移位情况，并方便对比。肩锁关节间隙平均 3mm（2~5mm），个体差异明显，随年龄增长而逐渐减小。喙突与锁骨之间的距离正常为 1.1~1.3cm，双肩对比 X 线摄片，如果患侧喙锁间隙增宽 3~4mm，只能提示喙锁韧带损伤或牵拉伤；只有增宽大于 5mm 时，才提示喙锁韧带断裂，肩锁关节完全脱位时喙锁间隙至少增加 25% 以上。需要注意，拍摄肩锁关节 X 线片所需要的放射线量仅为盂肱关节的 1/3~1/2，常规的肩前后位片能清晰地显示盂肱关节，但由于 X 线曝光过度导致肩锁关节很暗，难于分辨，易漏诊微小骨折。因此，应要求放射科拍摄肩锁关节而不是常规肩部前后位 X 线片。

（1）肩锁关节前后位片：由于常规肩前后位片锁骨远端和肩峰与肩胛骨的骨嵴发生重叠，锁骨远端微小骨折容易被漏诊。因此，Zanca 推荐，将球管头向倾斜投照 10°~15°，可清晰地显示肩锁关节，避免任何重叠。目前该方法已被常规用于肩锁关节损伤的评估，在标准 X 线片怀疑有细小骨折或游离体时特别有价值（图 6-42）。

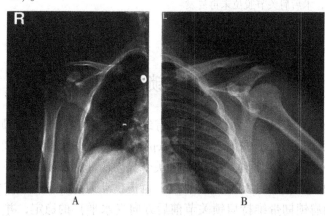

图 6-42 肩关节与肩锁关节前后位片

常规肩前后位片能清晰显示盂肱关节，但曝光过度导致肩锁关节很暗，难于分辨

（A）；当曝光量减至 1/3 时，球管头向倾斜 15°，能完全显示肩锁关节，并可避免

肩锁关节下角与肩峰重叠（B）

（2）应力位片：在双腕关节上方悬挂 3~5kg 重物的应力下摄片，可以明确锁骨外端向上方突出的程度。为准确诊断涉及肩锁关节和喙锁韧带的损伤，必须在双侧腕部捆绑约 4kg 重物的悬垂状态下，摄双肩的重力牵引位片进行比较。如喙突与锁骨间距离加大及骨折端移位程度加剧，则表明喙锁韧带断裂。注意如果手抓重物摄片因肌肉收缩会影响移位观察。应力摄片对于区分 Ⅱ 型和 Ⅲ 型损伤最有帮助，在 Ⅱ 型损伤，锁骨和肩峰有部分重叠，Ⅲ 型损伤则不出现这种情况。

（3）侧位片：当怀疑肩锁关节脱位时，需要拍摄腋位的侧位片。将片盒放置于肩部上方，尽量向内（中线）以显露锁骨外侧 2/3，此时可显露前后位上易漏诊的锁骨后方脱位及细小骨折。

（4）Stryker 位：喙突骨折是肩锁关节损伤的一种变异形式。尽管在常规 X 线片上分辨喙突骨折有一定困难，但在肩锁关节完全脱位时，喙锁间隙与健侧相比却正常，这时就要考虑喙突骨折的可能性。观察喙突骨折最好拍摄 Stryker 位片。

二、X 线诊断与分型

根据损伤程度的不同，Tossy 把肩锁关节脱位分为 3 型，Rockwood 在此基础上发展为 6 型，两者均较常用。

（1）肩锁关节脱位的 Tossy 分型：见表 6 - 4。

（2）肩锁关节损伤的 Rockwood 分型：参见表 6 - 5。

在 Ⅰ 型和 Ⅱ 型损伤中，喙锁韧带尚未受损。在 Ⅲ 型损伤中，喙锁韧带破裂，肩锁关节脱位，但三角肌和斜方肌仍附着于肩带上。Ⅳ 型到 Ⅵ 型损伤很少见，软组织损伤相当大。临床检查时，Ⅲ 型损伤上抬肘部能使脱位复位，而 Ⅳ、Ⅴ 型则无法复位，这是两者的鉴别要点。

表 6 - 4　肩锁关节脱位的 Tossy 分型

分型	临床表现
Ⅰ 型（轻度压痛和肿胀）	肩锁韧带扭伤而未断裂，关节囊部分损伤，关节稳定。X 线检查无阳性发现，有时可发现软组织肿胀。锁骨下缘在肩峰突起下缘延长线上
Ⅱ 型（半脱位）	肩锁韧带和关节囊断裂，喙锁韧带完整，锁骨外端半脱位（前后方向不稳定，轻度向上移位）。X 线示锁骨外端轻度向上移位，与健侧对比，关节腔增大，锁骨下缘在肩峰突起下缘延长线的上方
Ⅲ 型（完全脱位）	肩锁韧带和和喙锁韧带均断裂，锁骨外端完全脱位（高耸，患肩及上肢下沉）。X 线示锁骨外端明显移位，喙锁间隙明显加宽，锁骨下缘超过肩峰上缘

表 6 - 5　肩锁关节损伤的 Rockwood 分型

类型	肩锁关节	肩锁韧带	喙锁韧带	三角肌和斜方肌	临床表现
Ⅰ	完整	扭伤	完整	完整	轻度暴力作用于肩部，肩锁韧带和喙锁韧带扭伤，但保持完整
Ⅱ	移位	撕裂	扭伤/完整	完整	中到重度暴力作用于肩部，肩锁韧带断裂，喙锁韧带完整
Ⅲ	移位	撕裂	撕裂	通常完整	重度暴力作用于肩部，肩锁和喙锁韧带均断裂
Ⅳ	移位	撕裂	撕裂	撕脱	肩锁和喙锁韧带均断裂，锁骨远端后脱位进入或穿透斜方肌
Ⅴ	移位	撕裂	撕裂	撕脱	剧烈暴力作用于肩部，肩锁和喙锁韧带均断裂，锁骨远端肌肉止点全部撕脱，锁骨远端与肩峰间移位明显
Ⅵ		锁骨向下移位（极罕见）			锁骨远端向下脱位，锁骨脱位至喙突下方、联合腱后方

三、治疗原则

（1）仅肩锁韧带损伤而无喙锁韧带损伤者，非手术治疗可获得良好的结果。

（2）肩锁与喙锁韧带均损伤并发三角肌和斜方肌撕裂者，均需要手术治疗。

（3）对肩锁与喙锁韧带均损伤但三角肌和斜方肌完整者，手术治疗尚有争议。年轻、从事体力劳动及对美观有极高要求者，宜选择手术治疗。

（魏　明）

第六节　胸锁关节脱位

胸锁关节是连结上肢带和躯干的唯一滑膜关节，由锁骨近端、胸骨上端和第一肋胸骨端构成的鞍状关节，其间有完整的软骨盘。胸锁关节面呈长圆形较小，关节腔前后不一，是产生退行性变的潜在因素。胸锁关节的活动度大，参与上肢的每一个运动，虽缺乏骨性稳定性，但由于有强大的韧带结构保护，因而胸锁关节脱位少见，仅占所有肩部脱位的 3%，前脱位是后脱位的 20 倍。多数为肩部损伤间接导致，偶可由直接暴力引起后脱位，通常损伤的暴力极大。

一、影像学诊断与分类

根据锁骨内端移位的方向可分为前脱位和后脱位。根据病因可分为外伤性脱位和病理性脱位。胸锁关节损伤需要摄 X 线片协助诊断。标准的正位摄片应该是垂直于前后位的投照，此时如果锁骨内侧端上下移位大于锁骨胸骨端宽度的 50% 时，就应该考虑为胸锁关节脱位。如果移位严重、锁骨内侧端移至胸骨前方，或在罕见的锁骨移到胸骨后面而危及大血管时，X 线摄片有肯定的诊断价值，但对移位较小的脱位前后位与斜位 X 线片则帮助不大。普通前后位 X 线片难以显示锁骨内端的移位情况，侧位 X 线片由于有胸廓上口重叠，锁骨内侧与第一肋骨重叠使脱位难以发现，因此需要拍摄特殊位置的 X 线片。由于锁骨内端主要为前后方向的移位，因此胸锁关节在头足方向的侧位 X 线片可清楚地显示锁骨的前后移位。Hobbs 投照法是近于头足方向成 90°的投照方法；而 Serendipity 投照法则是向头侧倾斜 40°位摄片，投照中心指向胸骨，通过比较锁骨内端的位置协助诊断。

（1）Hobbs 投照法：患者站在投照床边，高度以可使上身倾于投照床上为宜。X 线片盒放在投照床上，患者前侧的肋弓倚住片盒（图 6-43）。患者上身倾斜以便于其颈项部屈曲与台面大致平行。两侧屈曲的肘关节跨过片盒并支撑头和颈部。球管在颈项部的上方，X 线束穿过颈椎使胸锁关节投影在片盒上。

（2）Serendipity 投照法：Serendipity 发现在行胸锁关节头尾侧摄片时，投照角度向头侧倾斜 40°可获得最佳的影像。投照时，患者平卧于投照床上，球管以胸骨柄为中心与垂直轴呈 40°倾斜角（图 6-44、图 6-45）。将胶片盒放在投照床上，压在患者上肩部和颈部之下，以便 X 线束以胸骨柄为中心并使双侧锁骨同时投影在胶片上（图 6-46）。球管距患肩儿童 115cm，距胸部肥厚的成人 150cm。

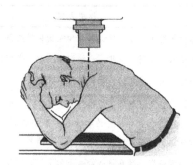

图 6-43 胸锁关节 Hobbs 投照法

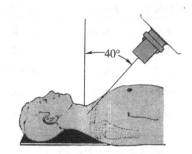

图 6-44 胸锁关节 Serendipity 投照法

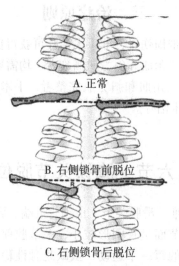

A. 正常

B. 右侧锁骨前脱位

C. 右侧锁骨后脱位

图 6-45 胸锁关节脱位的示意图

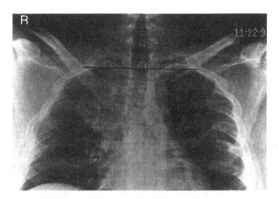

图 6 –46 Serendipity 摄片法拍摄的 X 线影像
见右锁骨的胸骨端向后脱位。与健侧相比，右锁骨的胸骨端向下移位

  X 线断层摄片在诊断胸锁关节损伤方面比常规 X 线更有价值。CT 扫描可以清楚地发现骨折或脱位，是诊断胸锁关节损伤和疾病的最好方法。MRI 则能详细反映胸锁关节及周围软组织情况，有助于鉴别 23 岁以下人群的胸锁关节脱位和骨骺损伤。

  Allman 胸锁关节脱位的分级，分为 3 级。Ⅰ 级：胸锁韧带轻度扭伤，关节囊部分破裂。Ⅱ 级：胸锁韧带和关节囊扭伤，肋锁韧带完整。Ⅲ 级：胸锁韧带、肋锁韧带和关节囊损伤。

二、治疗原则

  胸锁关节损伤，前脱位常采用非手术治疗；后脱位因为其可导致死亡，故应早期、迅速诊断和治疗，使其复位。如果复位不成功，应考虑切开复位。锁骨内侧骨骺在人体长管状骨中闭合最晚，直至 23 ~ 25 岁锁骨融合。成年人在 23 岁以前胸锁关节损伤，不论前脱位还是后脱位通常是骨骺损伤，不需要特殊治疗就可以自愈。

三、典型病例

见图 6 – 47。

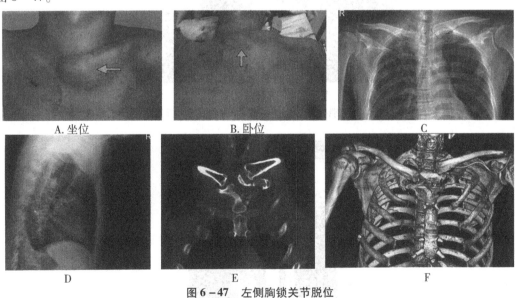

A. 坐位　　　　B. 卧位　　　　C

D　　　　E　　　　F

图 6 – 47 左侧胸锁关节脱位
不同体位外观像，与右侧比较，左锁骨的胸骨端明显隆起（A、B）；常规前后位 X 线片示右胸锁关节前脱位，右胸骨粉碎性骨折显示欠佳（C），侧位 X 线片因骨性结构重叠，锁骨肩峰端的移位情况及胸骨骨折的粉碎程度显示不清楚（D），CT 平扫与三维重建可清楚地显示胸锁关节前脱位及胸骨骨折的粉碎性程度（E、F）

（魏　明）

第七节 肱骨干骨折

肱骨外科颈下 1~2cm 至肱骨髁上 2cm 段内的骨折称为肱骨干骨折。肱骨干上 1/3 段呈圆柱形，下 1/2 段呈棱柱形，近髁上部呈扁形。肱骨的髓腔在肱骨髁上形成一个扩大末端。在肱骨干中上 1/3 段后外侧有桡神经沟，其内桡神经紧贴骨面行走，该处骨折易并发桡神经损伤。肱骨干骨折较常见，约占全身骨折的 1.31%，由高能量创伤引起的多发生于 21~30 岁的年轻男性患者，而由跌倒引起的多发生于 60~80 岁的老年女性患者。老年女性患者骨折 63% 为简单骨折（AO/OT 分型的"A"型），仅 5% 为开放性骨折。由于肱骨被肌肉和软组织良好地包裹，因此多数不复杂的骨折愈后较好。酗酒、吸烟、吸毒、非甾体消炎药的使用是影响骨折愈合的潜在风险因素。

一、X 线诊断及分类

常规 X 线正侧位可确定肱骨干骨折的类型及移位方向。拍 X 线片时应包括肱骨的近端及肩关节，或远端及肘关节，以便识别并发的关节脱位或关节内骨折。拍 X 线片时，应转动患者而不是转动肱骨干来获取正侧位片。对粉碎性骨折或移位大的骨折，牵引下摄片可能有所帮助，对侧肱骨全长 X 线片有助于制订术前计划。

肱骨干骨折按发生部位可分上、中、下 1/3。现在流行的是基于 AO/ASIF 的分类方法，即根据骨折的粉碎程度，采用 Muller 的字母与数字混排系统对长骨骨折进行分类。肱骨用数字 1 表示，分为近端（11）、中段（12）、远端（13）三部分。骨折被分成 3 种类型："A"（简单骨折）、"B"（楔状骨折）及 "C"（复杂骨折），再将每一类型依据骨折形态分成不同亚型（螺旋形、斜形、横形）。这种分类方法是基于骨折的严重程度由 A 到 C 逐渐增加，以帮助制订治疗策略、评价愈后和进行相关研究。对开放性骨折常用 Gustil 分类和 Tscherne 分类。见图 6-48~图 6-49。

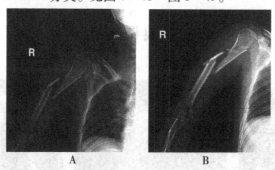

A   B

图 6-48 右肱骨近端并发肱骨干中段粉碎性骨折，折端成角分离移位

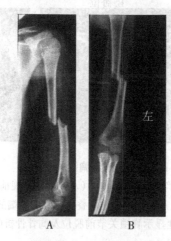

A   B

图 6-49 左肱骨干中段骨折并发桡神经损伤

二、治疗原则

肱骨干骨折的治疗目的是以提高和改善患者生活质量为目的，获得骨性愈合，获得良好的对线及缩短肢体功能恢复的时间，同时重视原发病如老年患者骨质疏松等的治疗。非手术治疗及手术治疗均可获得很好的治疗效果，选择治疗方法时需要综合考虑患者的年龄、并发症、软组织损伤情况及骨折类型等多种因素。

多数肱骨干的横形及短斜形骨折经非手术治疗可以获得很高的骨折愈合率；而开放性骨折、并发桡神经损伤、陈旧性骨折、多发性骨折等需采用手术治疗以获得最佳疗效。非手术治疗可采用各种不同的石膏、夹板和功能支具固定，功能支具疗法被列为非手术疗法的金标准；而手术则可采用钢板、髓内钉、螺钉等内固定及外固定支架固定。切开复位加压钢板固定因愈合率高、并发症发生率低、功能恢复迅速而被列为首选的手术方法和金标准；对于特定的骨折类型和临床情况，锁定髓内钉内固定是一种很好的选择；对于受到广泛污染或感染性骨折，钢板或髓内钉内固定存在禁忌时，外固定架固定可作为姑息的治疗方法。

只要肩、肘关节的活动度达到最大，患肢短缩影响最小，即使 X 线片显示较明显的畸形愈合，如果肱骨干骨折 <3cm 短缩、20°前后成角及 30°内、外翻成角，也都可以认为没有功能缺陷。

三、常见并发症

肱骨骨折后常见的并发症为桡神经损伤，主要是由于骨折时桡神经沟处的桡神经挫伤和（或）牵拉所致。发生率与暴力程度呈正相关，为 3% ~34%。多数可自愈，如果超过 3 个月仍无恢复迹象，则需要手术探查和修复。肱骨干骨折也可并发肱动脉损伤，但并不多见，常由开放性损伤和贯通伤所致，需要急诊进行积极处理。肱骨骨折术后骨不连、骨折延迟愈合、畸形愈合及内固定失效也较为常见，此外，感染也有一定的发生率。晚期可出现邻近肘关节或肩关节僵硬、骨化性肌炎等并发症，应注意预防。以下介绍常见的 X 线检查阳性的并发症。

（1）骨不连与延迟愈合：不论采用何种治疗方法，通常认为肱骨干骨折一般应在 4 个月内愈合，如果 6 个月后仍无愈合迹象可诊断为骨折不愈合。肱骨干骨折中下 1/3 骨折不愈合率较高，由于肱骨干中段骨折，尤其是中下 1/3 交界处的骨折易导致滋养动脉损伤。开放性骨折多为直接暴力致伤，软组织损伤严重，局部血运差，骨折类型也多为粉碎性，固定难度较大，而且开放的伤口容易发生感染，易于发生骨折不愈合。术后骨不连的发生可能与手术技巧和内植物选择有关，包括钢板型号不合适、骨折端分离、螺钉固定不当或骨质减少导致的力学破坏。文献报道接骨板和髓内钉固定中，骨不连的发生率分别为 5% 和 10%。非手术治疗导致的延迟愈合或骨不连的可能原因是软组织嵌顿、骨折端侧方移位、患者不配合、严重肥胖或严重的成角畸形。见图 6 - 50。

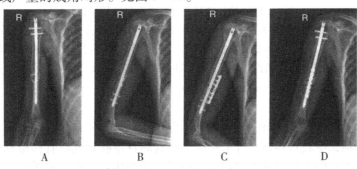

A　　　　B　　　　C　　　　D

图 6 – 50　肱骨干骨折术后骨不连
右肱骨干骨折交锁髓内钉内固定术后 18 个月，X 线片示右肱骨中段骨皮质不连续，可见模糊透亮影，骨折端对位对线良好，髓内钉的最远端锁钉断裂，略移位（A、B），行原骨折端瘢痕组织彻底清除，在原肱骨骨折端前内侧予锁定钢板内固定并同时取自体髂骨植骨（C、D）

手术是治疗肱骨干骨不连的首选方法，其原则是消除骨折间隙，建立骨性连结；纠正畸形，维持骨折对线稳定；消除感染，保护或改善血运；有效稳妥固定和植骨，恢复肢体功能。常用的固定方法有钢板、髓内钉和外固定支架等，通常认为钢板加压内固定的同时植骨是治疗的"金标准"。

肥大型骨不连只需固定牢固并植骨，通常可以愈合，固定方法包括使用更长的钢板，最好是锁定加压钢板。为恢复骨端的活力可考虑肱骨断端行小于3cm的短缩截骨。对粉碎性骨折，可在一期植足量的自体骨松质，以增加骨折端之间的接触面积，并可通过骨松质骨块内的骨髓细胞成分刺激成骨。对感染性骨缺损，可在基本控制感染的情况下，行带血运的骨移植重建肱骨结构完整性的同时，改善局部血运。

（2）感染：肱骨干周围有较厚的软组织包裹且血供丰富，骨折后感染并不多见，但患者并发严重毁损伤或糖尿病时高发。发生深部感染时，需要进行彻底的病灶清除和持续灌洗负压引流，经细菌培养后全身应用敏感抗生素治疗。如果内固定稳定可不必取出，如果出现松动或感染较广泛，则需取出内固定，改用外固定架固定，骨缺损较长时需要选择带血运的骨移植或采用骨搬运技术进行修复。见图6－51。

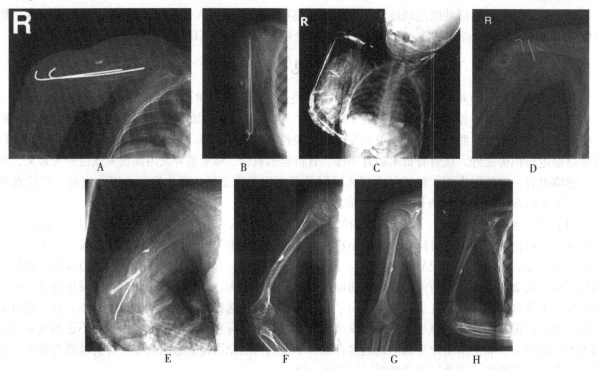

图6－51 幼儿肱骨干骨折并感染性骨缺损

右上臂完全离断再植术后，肱骨干中下段感染性骨缺损（A、B）；设计吻合血管的腓骨移植，修复肱骨骨缺损，移植腓骨近端予克氏针内固定，远端植入肱骨远断端髓腔，贴胸石膏外固定（C）；术后6个月移植腓骨近端与肱骨愈合（D）但远端形成假关节，重新内固定（E）。术后两年半随访，X线片示肱骨缺损修复塑形良好（F）；术后5年随访，腓骨移植重建的肱骨进一步塑形（G、H）

（3）骨缺损：因外伤或肿瘤造成的肱骨缺损，如果缺损长度较小（3～5cm），可予适当短缩后内固定或外固定；如果缺损长度超过6cm，可采用吻合血管的自体腓骨或髂骨移植修复，也可以采用骨搬运技术进行修复；肱骨近端的大段骨缺损尚可采用肩关节置换进行治疗。见图6－52、图6－53。

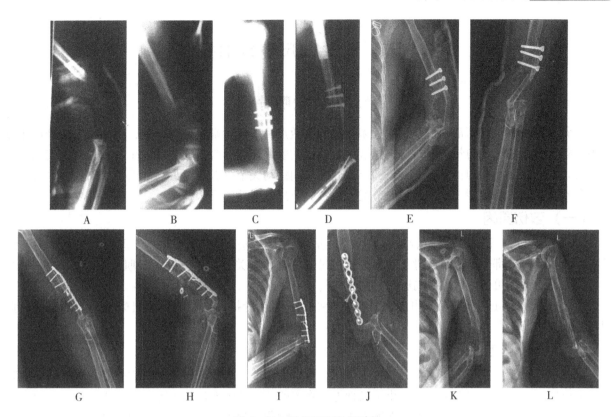

图 6-52　肱骨干下段骨缺损

左肱骨中下段、远端、尺骨鹰嘴车祸伤后缺如 X 线片所示（A、B），设计带上胫腓关节的腓骨皮瓣移植进行肱骨缺损的修复及肘关节重建，术后骨缺损及肘关节重建满意（C、D）；术后 12 年患者不慎摔伤，导致移植的腓骨骨折（E、F）；设计吻合旋髂深血管的髂骨瓣移植重建肱骨结构，并予钢板内固定，术后内固定及重建肱骨结构良好（G、H）。术后 18 个月随访，X 线片（I、J）示骨折愈合良好，肘关节屈伸功能恢复满意，术后两年内固定取出术后，X 线片（K）、（L）示移植腓骨重建的肱骨骨性结构良好，肘关节恢复良好的持重功能

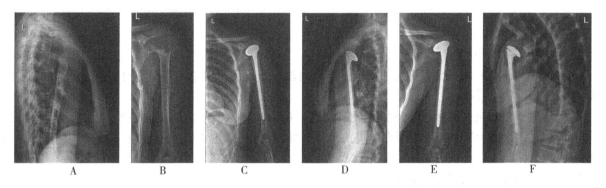

图 6-53　肱骨近端骨巨细胞瘤术后复发，行人工关节置换术

左肱骨近端骨巨细胞瘤病灶清除植骨术后复发（A、B），行右肱骨头及肱骨近端截除病灶清除后，将同种异体骨扩髓并与肱骨近端假体匹配后，植入肱骨截骨近端重建肱骨结构的完整性。术后 X 线片（C、D）示假体位置良好。术后两年随访，未见肿瘤复发，X 线片（E、F）示假体位置良好，无松动表现

（魏　明）

第八节　肘关节尺桡骨端损伤

一、尺骨鹰嘴骨折

尺骨鹰嘴骨折是肘部常见损伤，成人多见。除少数尺骨鹰嘴尖端撕脱骨折外，大多数病例骨折线波及半月状关节面的关节内骨折。由于肘关节伸、屈肌的收缩作用，骨折很容易发生分离移位。因此，在治疗时，恢复其关节面的正常解剖对位和牢固固定早期活动关节是获得良好功能的重要措施。如果关节面对合不整齐，日后可能引起创伤性关节炎，导致关节疼痛和功能受限。

（一）致伤原因

1. 间接暴力　当跌倒，手掌着地时，肘关节呈半屈状，肱三头肌猛烈收缩，即可将尺骨鹰嘴造成撕脱骨折；或在肘部着地时，肱骨下端直接撞击尺骨半月切迹关节面，和肱三头肌向相反方向的牵拉，致鹰嘴骨折。甚者可造成肘关节前脱位伴鹰嘴骨折。

2. 直接暴力打击　所致骨折可能是粉碎性骨折。只要在骨折发生的瞬间，肌肉收缩力量不是很强烈，骨折移位并不明显。

（二）致伤机制

尺骨鹰嘴骨折后，其正常解剖关系遭受破坏，骨折近侧段和远侧段骨折端分别受到附着的伸、屈肌收缩牵拉作用，失去生物力学平衡。止于尺骨近端喙突的肱肌和附着尺骨鹰嘴的肱三头肌，分别司肘关节伸、屈运动的动力。尺骨鹰嘴关节面侧为压力侧，鹰嘴背侧为张力侧，在二者之间是中心轴，既无压力也无张力。骨折后，通常以肱骨远端（滑车部）为支点，致骨折背侧张开或分离。这种骨折的应力特点是治疗中的注意点。

（三）临床表现

尺骨鹰嘴背侧表浅，骨折后局部肿胀明显。由于肘关节内积血，使肘关节两侧肿胀，隆起。压痛比较局限，有时可触及骨折线。肘关节呈半屈状，伸屈功能障碍。X线片可见明显骨折，骨折类型和移位程度。

（四）治疗

1. 手法复位　如下所述。

（1）无移位骨折：不完全骨折无须复位，一经确诊，即可用上肢石膏托固定于功能位。3~4周后拆除石膏，进行功能锻炼。

（2）轻度移位骨折：在无麻醉下将肘关节旋于130°~140°位，使肱三头肌放松。术者握紧伤肢的上臂，一手用鱼际抵于鹰嘴尖部，用力推按，使骨折对合复位。复位后上肢伸130°，石膏托固定，3周后开始功能锻炼。

2. 手术开放复位和内固定　如下所述。

（1）适应证：骨折移位明显，经手法复位失败或不宜手法复位者均应采用手术切开复位内固定治疗。

（2）手术操作：臂丛麻醉。患肢置于胸前。取肘后侧切口：自鹰嘴顶点上方3.0cm，向下沿尺骨鹰嘴内侧至尺骨嵴，长5.0~6.0cm。切开皮肤即可暴露骨折端，清除关节内积血。沿尺骨嵴切开骨膜并向两侧剥离，确定骨折类型。将肘关节略伸展120°~130°位置，放松肱三头肌，骨折两端常能靠拢复位。如果张力较大仍有分离移位，可用两把巾钳将骨折端钳夹将骨折端复位。应用内固定有多种方法，如钢丝张力带、螺丝钉等。

1）钢丝交叉固定：于骨折线两侧1.5~2.0cm处，相当于鹰嘴厚度的1/2处横向各钻一孔，将22号钢丝一端穿过骨折的近侧端或远侧端的骨孔，再斜向绕过鹰嘴背侧贯穿另一骨孔，使绕过骨折线的钢丝在鹰嘴背侧紧贴骨面呈"8"字形交叉，抽紧钢丝打结并扭紧固定。张力带固定后，将肘关节轻轻伸屈活动，在直视下观察骨折对位是否足够稳定。上肢石膏固定，肘关节固定在90°或略>90°，2~3周后拆除石膏，进行关节功能活动。

2）克氏针钢丝张力带或螺钉固定：克氏针穿过骨折线的，自尺骨上1/3骨嵴两侧穿出，留3cm针尾并折弯，以防克氏针滑动后针尾刺激皮肤影响关节功能活动。将钢丝绕过鹰嘴尖及骨干的针尾在尺骨背面交叉，组成张力带钢丝固定。

3）应用AO桥式钢板螺钉固定更有利于骨折对位和愈合。则术后可不用外固定，早练习肘关节活动，可使肘关节功能早日恢复。

二、桡骨头骨折

桡骨小头骨折是成年人容易发生的肘部损伤。通常疼痛症状较轻，临床上容易误诊。

（一）致伤机制

桡骨头骨折多发生在平地跌倒或体育运动时致伤。跌倒时，肘关节伸直并在肩关节外展位手掌着地，使肘关节置于强度的外翻位，导致桡骨头猛烈地撞击肱骨小头，引起桡骨头骨折。有时，这种类似暴力可能导致肱骨小头骨折或肘关节内侧损伤，如肱骨内上髁撕脱骨折。

由于桡骨头与其颈、干并不排列在一条线上，而是向桡侧偏心地与颈部相接，故桡骨头外侧1/3的骨小梁不与颈、干部垂直，形成力学上的薄弱部。当外力致使桡骨肱骨小头撞击时，桡骨头外1/3骨小梁不与颈、干部垂直，形成力学上的薄弱部。当外力致使桡骨肱骨小头撞击时，桡骨头外1/3缺乏抗衡剪切力的作用，故该部骨折机会明显增多。

（二）骨折类型

按照Mason分类法，共分3型。

1. Ⅰ型　桡骨头骨折但无移位。骨折线可以通过桡骨头边缘或劈裂状，有时斜行通过关节面。

2. Ⅱ型　桡骨头骨折并有分离移位。骨折块有大小，有时小骨折片嵌入关节间隙或游离于肱桡关节外侧缘。

3. Ⅲ型　桡骨头粉碎性骨折。桡骨头呈粉碎状，移位或无移位。有时骨折片呈爆裂状向四周分离移位，也有呈塌陷性骨折。

（三）临床表现

桡骨头骨折主要临床表现是肘关节功能障碍及肘外侧局限性肿胀或压痛。尤其前臂旋后功能受限最明显。拍摄肘关节前后位和侧位X线片可以诊断并能确定骨折类型。这种三型分类法能够代表损伤程度，并可提供选择治疗方法的依据。必要时可做双侧对比摄片，借此鉴别。

（四）治疗

1. 非手术治疗　如下所述。

（1）Ⅰ型：直接用上肢石膏托或石膏管型，将肢体固定于功能位。

（2）Ⅱ型：通常采用手法复位，一助手用双手固定上臂，肘屈90°，另一助手用双手分别握紧伤肢拇指和示、中指，牵引拉开肘关节，术者以其拇指指腹摸清并按压桡骨头，其他四指握尺桡骨近端，用拇指加压力，同时令助手做前臂旋转动作，使骨折片复位。复位后用上肢石膏固定并加压塑形。

（3）Ⅲ型：其中部分病例的桡骨头虽为粉碎性骨折，但骨折片尚无明显分离移位，仍保持桡骨小头的完整外形者，可用上肢石膏固定，不必过多按动，以避免骨折移位。有移位骨折其正常解剖形态已遭破坏，手法复位不易达到解剖对位，影响肘关节及前臂功能者，于伤后3周根据情况可采用机械骨头切除术，早期切除桡骨头会引起尺桡关节脱位。

（4）术后3周后拆除石膏并开始进行肘关节全范围的功能锻炼，必要时辅以理疗。桡骨头切除者，术后2周即可做功能训练，少数病例于缝线撤除后进行。

2. 手术治疗　如下所述。

（1）对桡骨头切除的指征，在实践中仍存在某些不同看法。桡骨头骨折累及关节面1/3以下者应采用非手术治疗，并提倡早期功能锻炼，如累及关节面 2/3 以上者，则应早期施行桡骨头切除。若活动范围受限或活动肘关节发生响声，即认为桡骨头有切除指征，否则就可以采用非手术治疗。有的学者认为凡属桡骨头边缘骨折和粉碎性骨折均宜切除，并称效果较好。我们认为治疗方法应根据各骨折类型的具体情况加以选择。无移位骨折（Ⅰ型），通常采用非手术疗法，就能获解剖对位及优良功能范围。对移位的Ⅱ、Ⅲ型骨折，如果移位较小，波及关节面 1/3 以下者仍应先进行手法复位，常常发现愈合后骨折裂隙消失，可以采用内固定，以维持复位的位置并促进愈合；对Ⅲ型粉碎性骨折，骨片分离移位者宜用桡骨头切除术，对无明显移位（仍保持桡骨头关节面的正常形态）的粉碎性骨折，采用非手术治疗及早期功能锻炼，也能获得良好的效果。

（2）桡骨头对稳定肘关节起到重要的作用：生物力学证明：在肘伸直位承受的轴向力时，60% 的负荷通过肱桡关节。在抗外翻应力时，桡骨头起力臂支点作用，可减少肘内侧结构的张力性应力。切除桡骨头后可减少对抗外翻力量的 20%～30%。桡骨头切除后，肘和腕关节可因生物力学的变化而发生畸形，肘关节活动时桡骨残端前后滑动，甚者导致尺桡下关节脱位或半脱位，并引起腕关节无力和疼痛，腕三角软骨面损伤也常常并存，即使如此，对于那些解剖形态不能还原的病例还是需要做桡骨头切除术。严格掌握手术指征和时机对治疗效果有重要作用。

（3）桡骨头切除的时机：确定桡骨头粉碎性骨折具有手术指征者，手术宜早期进行还是后期施行，也有不同看法。早期手术通常在损伤后 1 周内进行，最短为 1d 内。经验证明，对于桡骨头粉碎性骨折，其骨折片明显分离，非手术治疗无法恢复对位，则应早期施行桡骨头切除术，但应慎重。有时可考虑人工桡骨小头置换术。而部分的边缘骨折，虽有移位，但不明显者，则宁可锻炼一个短时期（3～4 周）以获得最好的功能。如果活动范围受到明显限制或疼痛，则再施行手术。

（4）陈旧性桡骨头骨折视肘关节功能而定，对不大影响肘关节功能活动者，可不进行桡骨头切除治疗；如有影响肘关节功能活动者，可施行桡骨头切除，手术方法同上。

三、桡骨头半脱位

桡骨头半脱位（或称 Malgaine 半脱位）多发生在 4 岁以下的幼儿。多由于手腕和前臂被拉所致，故又称牵拉肘。

（一）致伤机制

幼儿期桡骨头发育尚未健全，小头和桡骨颈的直径基本相同。环状韧带相对松弛，对桡骨小头不能确实地稳定。当肘关节处于伸展、前臂旋前位，手腕或前臂突然受到纵向牵拉；桡骨头即可自环状韧带内向下脱位，而环状韧带近侧边缘滑向关节间隙并嵌入肱桡骨关节腔内。

（二）临床表现

（1）桡骨头半脱位后，患儿哭闹不止并拒绝伤肢的活动和使用，肘关节呈略屈或伸展位，前臂处于旋前位。

（2）桡骨头外侧压痛明显，在幼儿，表述不明确，必须轻柔仔细地检查方可确定。

（3）X 线片通常无异常表现，但易与肘部其他损伤区别。

（三）诊断

明确的牵拉损伤史。患儿肘部痛并哭泣，伤肢不能活动、桡骨头部位压痛等即可诊断。

（四）治疗

采用轻柔手法都可达到复位目的，手法简单，效果满意。复位手法：术者一手托起并握住前臂，将肘关节屈曲约 90°，并将桡骨纵轴抵向肱骨下端；另一手掌托住肘内侧，其拇指置于桡骨小头部位加压。前臂迅速旋后，通常在叩压的拇指处有一弹跳感，即表示桡骨小头已经复位。随后即令患儿活动和使用伤肢。如果一次复位未获成功，则可采用上述步骤重复操作并注意拇指按压桡骨小头。

（五）注意事项

复位后，可用三角巾将上肢悬吊 3～5d，令其减少活动。防止造成习惯性半脱位。对于经常复发的习惯性半脱位，家长们应注意，防止牵拉伤肢，或手法复位后，用上肢石膏托固定肘关节90°位，前臂稳定7~10d。这种半脱位，待5~6岁后即极少再发。但有极个别病例因前臂牵拉力较大，使尺桡骨间隙变松，桡骨小头脱位于环状韧带之下方，即环状韧带挤夹于肱骨小头与桡骨头之间，这种病例复位较难，如上手法整复时，将肘关节屈曲90°位，使桡骨头沿其纵轴方向抵紧于肱骨小头，多旋转几下，常可获得成功。尚无报道需手术治疗者。

四、桡骨颈骨折和桡骨头骨骺分离

桡骨颈骨折大多发生在骨骺尚未闭合的少年和儿童，因此，为桡骨头骨骺分离。相反，儿童极少发生桡骨头骨折。桡骨头骨化中心通常出现在4~5岁，闭合时间为16~20岁。桡骨头骨骺分离，多属于Salter-Harris分型的Ⅱ型和Ⅰ型。良好的复位，对日后形态和功能无明显影响。

（一）致伤机制

跌倒时肘关节屈曲，前臂旋前位。自下向上和自上而下的暴力传至肘部，导致肱骨小头与桡骨相互撞击，并由内后向前外侧产生剪切力，引起桡骨小头骨骺分离。骨骺部常伴有骺板和干骺端三角形骨片一并分离或移位，其外侧有骨膜相连。

（二）临床表现

（1）肘部疼痛，肿胀及功能障碍。压痛局限于肘外侧。

（2）X线片显示桡骨颈骨折或桡骨头骨骺分离，这种骨骺分离呈"歪戴帽"状，与桡骨干纵轴呈30°~60°，甚者达90°。

（三）治疗

1. 手法复位　手法复位对多数病例可获良好效果。局部麻醉或无麻下，将肘关节伸展或屈曲90°，前臂内收，使肘关节外侧间隙加大或减少压应力。术者以拇指在桡骨头部按压，并使前臂反复旋转，桡骨头即可复位。然后将肘关节屈曲90°，上肢石膏固定。桡骨头骨骺分离复位后，对桡骨近端的发育没有太大影响，如果有轻度的移位，在日后生长发育过程中常能塑形改造。因此，不必反复使用粗暴手法，以避免加重软组织损伤。

2. 手术复位　如下所述。

（1）适用于移位明显，成角超过30°以上者，或手法复位失败者。

（2）手术取肘后外侧纵向切口，显露桡骨远端及桡骨头。清除血肿，细心保护骨膜，已分离的桡骨头拨正复位。复位一般比较稳定，不需做内固定。如果复位不稳定，可用丝线贯穿缝合，或应用细克氏针贯穿肱骨小头、桡骨头和桡骨近端。克氏针尾端外露于皮外，上肢屈90°，石膏固定，3周后拔除克氏针。在拔除克氏针之前不准许患儿伸屈活动肘关节，以防克氏针折断，影响治疗效果，增加手术取克氏针的痛苦。

五、孟氏骨折脱位

孟氏（Monteggia）骨折原系指尺骨上1/3骨折并发桡骨头前脱位的一种联合损伤。后来许多学者对这种损伤做了进一步观察和机制研究，使该损伤概念的范围逐渐扩大，将桡骨头各方向脱位并发不同水平的尺骨骨折或尺、桡骨双骨折都列入在内。该损伤可见于各年龄组，但以儿童和少年多见。要充分了解小儿肘部解剖特点及其临床特征。以免对小儿孟氏骨折缺乏足够的认识，而延误治疗。

（一）致伤机制

Monteggia骨折脱位的机制颇为复杂，直接暴力和间接暴力都可能造成。各型损伤其机制也不尽相同。

（二）骨折类型

通常按损伤机制和X线表现，即尺骨骨折成角与桡骨小头移位方向作为分类依据。一般分为前侧型（Ⅰ型）、后侧型（Ⅱ型）、外侧型（Ⅲ型）和尺桡骨双骨折并发桡骨小头前脱位的特殊型（Ⅳ型）。

1. 前侧型（Ⅰ型或伸展型）　桡骨小头向前脱位，尺骨骨折有移位则向掌侧成角，此型多见于儿童。跌倒时，肘关节呈伸展或过度伸展，前臂旋后位。外力自肱骨向下传导，地面的反作用力通过掌心向上传导。尺骨上端可发生骨折，暴力转移至桡骨上端，使桡骨小头脱出环状韧带向前外侧脱位，骨折端也随之向掌及桡侧成角移位。直接暴力作用于尺骨侧也可引起此种类型骨折。

2. 后侧型（Ⅱ型或屈曲型）　桡骨头向肘后外侧脱位，尺骨骨折如有移位则向背侧成角，此型多见于成年人。当暴力作用时，肘关节呈微屈状，前臂旋前位置，外力通过肱骨向下方向传导，地面反作用力自手掌向上传导，尺骨近侧可先发生骨折。桡骨头在肘关节屈曲和向后的外力作用下，即造成脱位，骨折端随之向背侧、桡侧成角移位。

3. 外侧型（Ⅲ型或内收型）　桡骨小头向外侧或前外侧脱位，尺骨青枝骨折如有移位则向外侧成角，此型多见幼儿和年龄较小的儿童。在暴力作用的瞬间，肘关节呈伸展位、前臂旋前位。由于上下外力传导至肘部，在肘内侧向外侧作用，致尺骨鹰嘴发生骨折并向桡侧成角移位。同时引起桡骨头向外侧脱位，该型尺骨骨折多且纵行劈裂，褶皱或横行劈裂，移位不明显，容易被忽略误诊。

4. 特殊型（Ⅳ型）　桡骨小头向前脱位，并发尺骨和桡骨中1/3或中上1/3骨折。成人和儿童都可发生。通常认为此型骨折系肘关节伸展位时引起尺桡骨双骨折，同时造成桡骨骨折。

（三）诊断

（1）明确的外伤史，疼痛、压痛和清晰的X线片，诊断并无困难。仅在小儿多不能确切叙述外伤史和准确的疼痛部位，因此临床检查和X线摄片甚为重要。

（2）儿童肘部X线解剖关系是根据关节端骨骺相互对应位置来判断的。在正常条件下桡骨头纵轴延伸线通过肱骨小头中央。否则即表示桡骨头有脱位。应注意观察尺骨干和尺骨近端有无骨折。同样，如尺骨骨折，就应注意桡骨头有无脱位，必要时加摄健侧肘部X线片与此对比。

（3）在儿童，孟氏骨折另一特点是尺骨骨折可以发生在骨干中上1/3，但有相当多的病例发生在尺骨近端鹰嘴部。骨折可以纵行和横行劈裂，也可皮质呈褶状。这种特殊表现可能与儿童骨结构特点有关。当小儿跌倒致伤时，尺骨干较有弹性不发生骨折，鹰嘴部直接受到肱骨下端的撞击而劈裂。

（四）治疗

1. 手法复位　应用手法治疗新鲜闭合性孟氏骨折是一种有效而简便的治疗措施。尤其小儿肌肉组织较纤弱，韧带和关节囊弹性较大，容易牵引分开，桡骨头也易还纳。尺骨近端无移位或轻度移位者，复位更较容易。根据不同的损伤类型，采用不同的手法操作。

（1）桡骨头脱位并发无移位的尺骨骨折：可不采用麻醉。二位助手分别握住患肢上臂和腕部（肘关节的位置依骨折类型而定）进行牵引和对抗牵引。术者以拇指沿桡骨头脱位相反的方向按压并使前臂做旋前旋后动作，桡骨头即可复位。然后轻轻做肘关节伸屈活动，如不再脱位，即表示复位是稳定的。上肢石膏固定，前臂保持中立位或轻度旋后位。

（2）有移位骨折的各型损伤：臂丛或全身麻醉。患者取仰卧位、肩关节外展90°，肘关节屈曲程度视骨折类型而定。上臂绕以布带向地面悬吊重量做对抗牵引，助手的双手分别握紧伤肢拇指和2~4指向上作牵引，也可将患肢手指吊放盐水架上，万能石膏台更好，然后按各型采用不同手法。①前侧型：将肘关节屈曲90°，前臂旋后，术者以拇指自前向后按压桡骨小头，同时将前臂做旋转动作，有时可听到桡骨小头复位声或有复位感。由于牵引和桡骨的支撑作用，尺骨骨折成角移位可同时获得复位。若骨折未能复位，可将肘关节屈曲略<90°，在维持桡骨头复位的情况下将尺骨骨折折屈复位。②后侧型：牵引时将肘关节自90°略加伸展达120°~130°，术者拇指向前按压桡骨小头，然后将向后成角的尺骨骨折复位。③外侧型：牵引方法与前侧型相同。术者拇指加压方向应自外向内。此型多发生于年龄较幼者，尺骨骨折多为近端青枝骨折，移位不明显，但若偏歪会阻碍复位，故要加压整复。④特殊型：牵引后，复位的注意力仍在桡骨小头脱位。然后按尺桡骨双骨折处理。复位后，采用上肢石膏管型或石膏托固定。石膏凝固前，术者以一手鱼际按压桡骨小头和尺骨成角部；另一手鱼际在对侧加压以对抗，慢慢

放松牵引至石膏定形。然后将石膏剖开，剖开缝内填塞少许棉花，以绷带包扎，嘱病孩回家后将伤肢抬高。1 周后肿胀消退，应更换石膏，继续固定 3～5 周。在石膏固定期间做全身和局部未固定关节的功能活动。

（3）桡骨头复位不稳定的处理：桡骨头复位时有轻度再脱出。不稳定原因可能是撕裂的环状韧带嵌顿，无损伤的环状韧带滑过桡骨小头嵌入关节腔或因软骨碎片等物的阻碍作用。但有时用轻柔手法或重复手法操作并将肘关节屈曲 90°以内可获稳定，尽量不要放弃手法而切开复位。

（4）尺骨骨折不稳定的处理：尺骨骨折复位后，常由于前臂伸肌收缩导致骨折向桡背侧成弓状畸形。为防止这一情况发生可将前臂固定在中立位或轻度旋前位以减少肌张力，并在骨折部的桡侧背侧石膏上加压塑形。如尺骨骨折轻度成角或侧方移位，不宜反复粗暴施行手法，以免增加局部软组织损伤。因为在生长发育过程中轻度畸形会塑形改造过来。

（5）开放性损伤的处理：骨折端未直接暴露于外，可在清创缝合同时在直视下将其复位但通常不必采用内固定。

2. 手术治疗　手术治疗的目的在于矫正尺骨畸形及维持桡骨头稳定性并恢复功能。

（1）适应证：①某些经手法复位挫败者，多系青壮年；②陈旧性损伤，肘关节伸屈功能受限及前臂旋转障碍。

（2）开放复位和骨折内固定：手法复位挫败宜早施行开放复位，某些陈旧性损伤，但时间尚短，桡骨小头尚可复位者（3～6 周内）。

手术方法：臂丛麻醉。取肘外后侧切开，自肱外髁上方 2.0cm，沿肱三头肌外缘至鹰嘴外侧，向远侧沿尺骨背至尺骨上 1/3 骨折处。剥离肘后肌及尺侧屈腕肌。注意保护近端的桡尺关节处的环状韧带附着处。在剥离肘后肌时，应自尺骨附着点开始，将桡骨头，桡骨近端和尺骨桡侧面加以暴露，防止桡神经深支损伤。观察桡骨头复位的障碍和环状韧带损伤状况。清除关节内血肿，将桡骨头复位，环状韧带修理缝合。然后复位尺骨骨折，如果复位后稳定，可不做内固定，依靠石膏外固定加以维持。如骨折不稳定，则可应用 AO 桥式钢板内固定。术后用上肢石膏将肘关节固定于屈曲略＜90°，前臂固定于旋前旋后中间位抬高伤肢，活动手指，6 周左右拆除石膏摄 X 线片检查骨折愈合情况，尺骨骨折愈合后加强功能锻炼辅以理疗。

（3）尺骨畸形矫正、桡骨头复位及环状韧带重建术：适用于陈旧性损伤，尺骨骨折愈合畸形严重及桡骨头脱位者。以成人为多见。

手术方法：暴露法同前。将尺骨畸形截骨矫正，并尽量延长恢复尺骨长度，施行内固定以保证稳定。切除影响桡骨头复位的瘢痕组织，并使之复位。如果原环状韧带不完整，可切除瘢痕，分离粘连，加以修整，并可借助部分瘢痕组织将环状韧带修复缝合。

（4）环状韧带已经破损，必须重建方能稳定桡骨头。取大腿阔筋膜，长度 1.2cm×7.0cm。筋膜条的深面在外，折叠缝合成长条状。于尺骨桡切迹下方钻孔，贯穿筋膜条，并围绕桡骨颈，达尺骨桡切迹孔附近，与穿进的筋膜条互相缝合，重建的环状韧带松紧程度，以不阻碍桡骨头自由旋转又不能滑出为宜。亦可就近将尺骨背侧桡侧缘的深筋膜和骨膜连在一起切成一个长条（约 0.4cm×5.0cm）作为新的环状韧带绕过桡骨颈缝合，即造成一个新的环状韧带。

（5）术后用上肢石膏将伤肢固定略小于功能位。抬高伤肢，活动手指，几天后即可带上肢石膏进行伤肢功能锻炼。6 周左右拆除石膏，摄 X 线片检查骨折愈合情况。尺骨骨折愈合后加强伤肢功能锻炼，并辅以理疗。

六、肘关节脱位

肘关节脱位是肘部常见损伤，多发生于青少年，成人和儿童也时有发生。由于肘关节脱位类型较复杂，常并发肘部其他结构损伤，在诊断和治疗时应加以注意，防止误诊。

（一）损伤机制和类型

肘关节脱位主要系由间接暴力所引起。肘部系前臂和上臂的联结结构，暴力的传导和杠杆作用是引起肘关节脱位的基本外力形式。

1. 肘关节后脱位 这是最多见的一种脱位类型，以青少年为主要发生对象。当跌倒时，手掌着地，肘关节完全伸展，前臂旋后位，由于人体重力和地面反作用力引起肘关节过伸，尺骨鹰嘴的顶端猛烈冲击肱骨下端的鹰嘴窝，即形成力的支点。外力继续加强引起附着于喙突的肱前肌和肘关节囊的前侧部分撕裂，则造成尺骨鹰嘴向后移位，而肱骨下端向前移位的肘关节后脱位。由于构成肘关节的肱骨下端内外髁部宽而厚，前后又扁薄，侧方有副韧带加强其稳定，但如发生侧后方脱位，很容易发生内、外髁撕脱骨折。

2. 肘关节前脱位 前脱位少见，又常并发尺骨鹰嘴骨折。其损伤原因多系直接暴力，如肘后直接遭受外力打击或肘部在屈曲位撞击地面等，导致尺骨鹰嘴骨折和尺骨近端向前脱位。这种损伤时肘部软组织损伤较严重。

3. 肘关节侧方脱位 以青少年为多见。当肘部遭受到传导暴力时，肘关节处于内翻或外翻位，致肘关节的侧副韧带和关节囊撕裂，肱骨的下端可向桡侧或尺侧（即关节囊破裂处）移位。因在强烈内、外翻作用下，由于前臂伸或屈肌群猛烈收缩引起肱骨内、外髁撕脱骨折，尤其是肱骨内上髁更容易发生骨折。有时骨折片可嵌夹在关节间隙内。

4. 肘关节分裂脱位 这种类型脱位极少见。由于上、下传导暴力集中于肘关节时，前臂呈过度旋前位，环状韧带和尺桡骨近侧骨间膜被劈裂，引起桡骨小头向前方脱位，而尺骨近端向后脱位，肱骨下端便嵌插在两骨端之间。

（二）临床表现

肘关节肿痛，关节置于半屈曲状，伸屈活动受限。如肘后脱位，则肘后方空虚，鹰嘴部向后明显突出；侧方脱位，肘部呈现肘外翻或外翻畸形。肘窝部充盈饱满，肱骨内、外髁及鹰嘴构成的倒等腰三角形关系改变。X线检查可确定诊断，是判断关节脱位类型和并发骨折及移位状况的重要依据。

（三）治疗

1. 手法复位 如下所述。

（1）新鲜肘关节脱位或并发骨折的脱位主要治疗方法为手法复位，对某些陈旧性骨折，为期较短者亦可先试行手法复位。

（2）单纯肘关节脱位：取坐位，局部或臂丛麻醉，如损伤时间短（30min内）亦可不施麻醉。令助手双手紧握患肢上臂，术者双手紧握腕部，着力牵引将肘关节屈曲60°～90°，并可稍加旋前，常可听到复位响声或复位的振动感。复位后用上肢石膏将肘关节固定在功能位。3周后拆除石膏，做主动的功能锻炼，必要时辅以理疗，但不宜做强烈的被动活动。

（3）并发肱骨内上髁撕脱骨折的肘关节脱位：复位方法基本同单纯肘关节脱位，肘关节复位之时，肱骨内上髁通常可得以复位。如果骨折片嵌夹在关节腔内，则在上臂牵引时，将关节外展（外翻），使肘关节内侧间隙增大，内上髁撕脱骨片借助于前臂屈肌的牵拉作用而脱出关节并得以复位。若骨折片虽脱出关节，但仍有移位时，加用手法复位及在石膏固定时加压塑形。也有如纽扣样嵌顿无法复位者，要考虑手术切开。

（4）陈旧性肘关节脱位（早期）：超过3周者即定为陈旧性脱位。通常在一周后复位即感困难。关节内血肿机化及肉芽组织形成，关节囊粘连等。对肘关节轻柔的伸屈活动，使其粘连逐渐松解。将肘部缓慢伸展，在牵引力作用下逐渐屈肘，术者用双手拇指按压鹰嘴，并将肱骨下端向后推按，即可使之复位。经X线片证实已经复位后，用上肢石膏将肘关节固定略<90°位，于3周左右，拆除石膏做功能锻炼。

2. 手术治疗 如下所述。

（1）手术适应证：①闭合复位失败者，或不适于闭合复位者，这种情况少见，多并发肘部严重损伤，如尺骨鹰嘴骨折并有分离移位的；②肘关节脱位并发肱骨内上髁撕脱骨折，当肘关节脱位复位，而肱骨内上髁仍未能复位时，应施行手术将内上髁加以复位或内固定；③陈旧性肘关节脱位，不宜进行闭合复位者；④某些习惯性肘关节脱位。

（2）开放复位：臂丛麻醉。取肘后纵向切口，肱骨内上髁后侧暴露并保护尺神经。肱三头肌腱舌状切开。暴露肘关节后，将周围软组织和瘢痕组织剥离，清除关节腔内的血肿、肉芽和瘢痕。辨别关节骨端关系加以复位。缝合关节周围组织。为防止再脱位可采用一枚克氏针自鹰嘴至肱骨下端固定，1~2周后拔除。

（3）关节成形术：多用于肘关节陈旧脱位，软骨面已经破坏者，或肘部损伤后关节僵直者。臂丛麻醉。取肘后侧切口，切开肱三头肌腱，暴露肘关节各骨端。将肱骨下端切除，保留肱骨内、外髁一部分。切除尺骨鹰嘴突的顶端及部分背侧骨质，喙突尖端亦切小一些，保留关节软骨面，桡骨头若不影响关节活动可不切除，否则切除桡骨头。根据新组成的关节间隙，如狭窄可适当将肱骨下端中央部分切除0.5cm呈分叉状。理想的间隙距离应在1~1.5cm。

（4）关节间隙以阔筋膜做关节成形术，对于骨性强直的肘关节有良好作用。注意衬缝阔筋膜作关节面及关节囊时，要使阔筋膜的深面向关节腔一侧，将阔筋膜衬于关节面缝合后，检查伤口，将肘关节对合，观察关节成形的情况，逐层缝合伤口。术后用上肢石膏托将肘关节固定于90°，前臂固定于旋前旋后中间位。抬高伤肢，手指活动。几天后带上肢石膏托进行功能锻炼，3周左右拆除固定，加强伤肢功能锻炼，并辅以理疗。

七、复杂的肘关节骨折脱位

肘关节遭受多方向复杂外力作用时，可造成某些复杂类型的骨折或骨折脱位，给治疗带来一定困难。

（一）肘关节伸展性半脱位

肘关节伸展性半脱位是一种极少见的肘部损伤，因此对此种损伤的认识不足，易于误诊或漏诊。

1. 损伤的机制　由于肱骨小头及滑车和桡骨头及鹰嘴半月切迹构成内外宽、前后扁的肘关节，内外侧均有侧副韧带加强关节的稳定性；前后侧的关节囊较松弛，以利肘关节的伸屈活动。正常肘关节伸展活动范围为0°~150°。肱骨小头及滑车向掌侧突出，其轴线与肱骨干相交成45°左右。肱骨下端前后呈柱状，关节面约占3/4，骨质约占1/4，鹰嘴窝与喙突窝之间的骨质更薄，有利于肘关节伸展活动。正常肘关节屈曲到完全伸展时，鹰嘴半月切迹及桡骨头的关节面沿着肱骨下端的关节面向后转动到肱骨小头及滑车的后部，尺骨喙突尖端可抵于滑车前突顶点之后下方。当跌倒时，肘关节伸展位，手掌着地，暴力经桡骨沿尺骨向上传导，躯干重力沿肱骨向下传导，因肘关节的提携角关系，两种暴力在肘关节尺侧的作用较大，使肱骨滑车沿鹰嘴半月切迹向前下滑动，撕破掌侧局部的关节囊，导致鹰嘴突尖端向上抵嵌于鹰嘴窝的顶部，同时使喙突尖端向滑车下后方滑动，并抵卡于滑车下端轴线之后上方，使鹰嘴关节面离开了与滑车关节面的正常对合关系，但桡骨头关节面未离开与肱骨小头关节面的正常对合关系，上尺桡关节亦未分离，即能发生肘关节伸展性半脱位。

2. 诊断　如下所述。

（1）均有跌倒手掌着地的外伤史。

（2）伤后伤肢肘关节呈伸直位，肘关节疼痛，不能屈曲活动，检查伤肢肘关节呈超伸展位僵直，压痛，不能屈肘活动；X线片检查显示肱骨滑车向掌侧明显突出并外旋；尺骨呈明显后伸状态，其轴线与肱骨干呈20°~35°，并使鹰嘴关节面离开了与滑车关节面的正常对合关系，即可诊断，如仍不能确诊时，可摄健侧肘关节伸展的正侧位X线片对比检查，即可明确诊断。

3. 治疗　用布带经腋窝部向对侧牵引固定，作为对抗牵引，肘关节伸展位，用手牵引前臂，即可使鹰嘴突鹰嘴窝向下后滑动，并屈曲肘关节即可复位，用上肢石膏托固定2~3周，即可治愈。

（二）肘关节其他类型骨折脱位

1. 肘关节脱位并发桡骨头或肱骨小骨折　如下所述。

（1）在肘关节脱位的同时伴有桡骨头或肱骨小头骨折。这种损伤系跌倒时，手掌着地。肘关节伸展位时，桡骨头与肱骨小头相互撞击，继之肘关节屈曲导致肘关节后脱位。通常需要 X 线摄片检查，方可做出正确诊断。

（2）手法复位：先采用牵引法将脱位的肘关节复位。如果桡骨小头骨折无明显移位者，即应用上肢石膏固定；桡骨头骨折移位，先予以手法复位。3 周后拆除石膏并进行肘关节功能锻炼。

（3）若桡骨头为粉碎性骨折或有移位骨折闭合复位失败者，宜手术将桡骨小头切除。仅为桡骨小头边缘骨折时，骨折片分离后，应手术将骨折片切除之。

2. 肘关节脱位并发桡骨干骨折　如下所述。

（1）肘关节脱位并发桡骨干骨折损伤机制属于间接暴力所致。常由于跌倒时，手掌着地，肘关节微屈，并引起肘关节后脱位。损伤瞬间，前臂发生旋前动作，使桡骨骨折通常系螺旋形骨折。

（2）手法复位可获较满意效果：臂丛麻醉。助手双手紧握伤肢的手腕部并牵引，术者以鱼际部推按尺骨鹰嘴部，将肘关节屈曲90°，肘关节即可复位。在维持肘关节屈曲90°时，术者以两指按压桡骨骨折成角部，如有短缩则使用屈折手法使之复位。复位后，上肢石膏固定，并加压塑形。4~6 周后拆除石膏，做关节功能锻炼。

（3）对于某些难复位或经手法闭合复位失败者，则在肘关节脱位复位后，在臂丛麻醉下，取外后侧切口，暴露桡骨骨折端，加以复位。复位如不稳定，可应用髓内针或钢板螺丝钉内固定。术后用上肢石膏将肘关节固定于90°位，待骨折愈合后，拆除石膏，做肘部功能锻炼。

3. 肘关节脱位并发肱骨外髁、桡骨颈骨折　如下所述。

（1）肘关节脱位并发肱骨外髁、桡骨颈骨折，这种罕见的肘关节骨折脱位，易发于青少年和儿童。损伤机制十分复杂：既有肘关节脱位的暴力，又有使肱骨外髁及桡骨颈骨折的外力。在跌倒时，手掌着地。肘关节可能置于微屈位时，使上下方传导暴力，致桡骨头和肱骨头发生相互撞击，并在桡骨颈的剪切外力导致桡骨颈骨折；暴力作用时引起肘关节脱位。

（2）手法复位：臂丛麻醉。助手双手牵引伤肢手腕部，若肱骨外髁未外翻90°者，牵引可以增加肱骨外髁外翻移位，故不能做牵引，使肘关节屈曲90°~100°，术者手鱼际推按尺骨鹰嘴部，另一只手抵于上臂下端的前内侧。在肘关节位复位的同时，肱骨外髁也常能跟着复位。桡骨颈骨折的复位就比较困难，可在肘关节复位后，再以手法复位。

（3）如果肱骨外髁和桡骨颈骨折手法复位失败者，应采用开放复位。

4. 肘关节侧方脱位并发肱骨外髁骨折　如下所述。

（1）本损伤极少见。肱骨外髁骨折系由间接暴力撞击所致。但在肘关节脱位时，其损伤机制就并非如此简单。根据损伤史及 X 线片推测，跌倒时，肘关节呈半屈曲状，前臂内收时手掌着地，致肘关节向外侧脱位，在尺桡骨近端向外侧脱位时，关节间压力较大，尺骨近端自内向外撞击导致肱骨外髁骨折。损伤后肘关节局部肿胀和畸形比较明显，凭借 X 线摄片才能正确诊断。

（2）手法复位：局部血肿内麻醉或臂丛麻醉。若外髁无翻转移位应避免牵引，将肘关节置于稍屈位并稍内翻。术者一手鱼际推按桡骨近端及外髁骨折块，即能复位（见肱骨外髁骨折Ⅳ型）。

（3）肘关节脱位复位后，若肱骨外髁仍未能复位，可再试用手法复位。对于外髁旋转移位或手法复位失败者，应采用手术切开复位。外固定于4~5 周后拆除，施行关节功能锻炼。

5. 肘关节脱位并发上尺桡关节分离及肱骨外髁骨折　如下所述。

（1）肘关节脱位并发上尺桡关节分离及肱骨外髁骨折是一种复杂损伤，实际是构成肘关节的肱尺关节、肱桡关节和尺桡近端关节均发生脱位，其损伤机制尚不甚清楚。

（2）手法复位可以达到复位目的。

八、婴幼儿肘部损伤

婴幼儿肋骨下端仍为软骨组织，4 个骨化中心除肱骨小头骨化中心可在出生后 1~9 个月时出现外，其他 3 个骨化中心各在出生后 5~12 个月后相继出现，因而在肘部外伤后不易确定损伤性质。

（一）临床表现

1. 骨骺分离骨折　局部肿胀、压痛，手法将前臂对肱骨活动时，有弹响，并感到有抑压性捻发音，不同于骨折端的骨摩擦音。

2. 关节脱位　肿胀严重，有明显畸形。

（二）诊断

1. 前后位 X 线片　根据桡骨轴线与肱骨小头关系判断肘部结构有无改变，正常肘部桡骨长轴经过肱骨小头，且不因肘部位置有所改变，判断桡骨头与肱骨头的关系。此片表示肱骨小头骨骺出现的骨化部分，多在 3 岁以后。MRI 能将未骨化软骨显示满意，但需给患儿麻醉。

2. 关节造影　有一定诊断意义，但有创伤及可能发生感染等缺点。

3. 超声波检查　无创伤，对肘部骨折、骨骺分离及脱臼诊断确诊率高。检查时，从多个平面观察。

（三）治疗

婴幼儿骨折后的塑形能力虽很强，但也有一定限度，因此，一旦确诊后，要手法复位。骨骺分离骨折多向内移位，复位后屈肘90°，前臂旋前位石膏托固定 3～4 周。对 2～3 周后的诊患儿，已有骨痂，不再用手法，以后不遗留肘内翻畸形。肘部脱臼，手法复位屈肘90°位石膏托固定 2～3 周。

（田大为）

第九节　前臂骨折

一、前臂解剖生理

前臂由并行的尺桡两根长骨组成，尺骨上端膨大，下端细小；桡骨上端则细小，而下端膨大，尺桡骨上端互相构成上尺桡关节，并与肱骨下端构成肱尺关节及肱桡关节；尺桡骨下端互相构成下尺桡关节，桡骨下端与腕骨构成桡腕关节；上下尺桡关节主前臂旋转活动，前臂的旋转活动包括桡骨的自转和桡骨围绕尺骨的公转活动；前臂旋转的轴线位于自桡骨头中心到尺骨下端中心的连线上。从前臂掌侧正面观，见尺骨较直，桡骨中部约有 9.3° 的弧度凸向背侧；此两骨的弧度均有利于前臂旋转活动。前臂旋转活动是桡骨围绕着尺骨，两骨间有骨间膜紧密相连，可以任意做旋前和旋后活动。

（一）尺桡骨

桡骨本身具有两个弯曲，称为旋转弓。桡骨颈斜行向远侧及尺侧，桡骨干的近侧则斜行向远侧及桡侧，两侧之间形成了一个夹角，称为旋后弓，恰处于桡骨结节的水平。桡骨干的远侧斜行向远及尺侧，与近侧段之间又形成了一个夹角，称旋前弓，此角恰位于旋前圆肌粗隆处。旋前弓和旋后弓分别处于桡骨远近端连线（桡骨旋转轴）的两侧。这两个旋转弓并不在同一平面上，以致桡骨的正侧面都可以见到这个弯曲。尺骨近端的冠状突、鹰嘴突所围成的半月切迹，与肱骨的滑车构成关节，称肱尺关节，为解剖上肘关节的主要部分。远端变圆形成尺骨小头，小头远侧为圆形关节面与三角纤维软骨盘相对；侧方的拱桥形关节面与桡骨的尺侧切迹关节面相关节，称下尺桡关节，尺骨远端 1/3 处有轻度的向尺侧的弯曲。

（二）上尺桡关节

为桡骨头与尺骨桡侧切迹构成关节，由附着在尺骨桡侧切迹前后缘的环状韧带包绕桡骨头，防止脱位，因环状韧带是一个坚韧具有一定弹性的纤维束，能够保持桡骨头在旋转时的一定张力。起于尺骨桡侧切迹下缘，止于桡骨颈的方形韧带，有一定限制桡骨旋转作用，当前臂旋前时，方形韧带后部纤维紧张，防止桡骨过度旋前；当前臂旋后时，方形韧带前部纤维紧张，防止桡骨过度旋后。上尺桡关节的活动主要是桡骨头在环状韧带、尺骨桡侧切迹及肱骨小头的关节腔内运动，在前臂旋转轴上做自转的旋转活动。

（三）下尺桡关节

由尺骨头、桡骨尺侧切迹、三角软骨和掌背侧韧带组成，下尺桡关节的活动主要是桡骨远端围绕尺骨头旋转，前臂旋前时下尺桡背侧韧带变为紧张，前臂旋后时，掌侧韧带变为紧张，以限制前臂过度的旋转活动。当下尺桡关节对合不佳或其他病变使前臂旋转活动受限时，切除尺骨头即可消除下尺桡韧带和三角软骨对下尺桡关节束缚作用，可以增加前臂的旋转活动。

（四）前臂骨间膜

骨间膜是一致密的纤维结缔组织，膜状，远近侧均较薄，而中部较厚韧。掌侧纤维起于尺骨骨间嵴，斜向近侧止于桡骨骨间嵴；背侧纤维则方向相反，走向近侧和尺侧。近侧部有一束加厚的纤维称为斜索。前臂骨间膜不仅为前臂肌肉提供止点，也由桡骨向尺骨传导应力。更重要的是骨间膜为前臂的旋转活动，限定了一个最大的活动范围。前臂的旋转活动是不能超越此范围的，否则将受到骨间膜的制约。当前臂中立位时，两骨中部距离最宽，为 $1.5 \sim 2.0\text{cm}$，此时骨间膜上下一致紧张，亦为最紧张，两骨的骨间嵴互相对峙，很稳定，旋后位次之，旋前位骨间隙最窄，骨间膜最松弛，骨间嵴亦不对峙，两骨间的稳定即消失。骨间膜的瘢痕挛缩将造成前臂旋转功能障碍。

（五）前臂肌群

上 2/3 肌肉丰富，下 1/3 多是肌腱，因而上部粗下部细，外形椭圆，前臂有四组肌肉：①屈肌群起于肱骨内上髁；②伸肌群起于肱骨外上髁；③旋前肌群，即为旋前圆肌和旋前方肌；④旋后肌群，即为旋后肌、肱二头肌及肱桡肌等。此四组肌肉的作用，可使前臂旋转，能够伸腕伸指和屈腕屈指，由于前臂肌肉多是跨关节或跨尺桡两骨的，故若前臂发生骨折，亦可导致骨折端的各种移位，如骨干骨折端的侧方重叠及成角移位，主要为前臂伸屈肌群的作用，而骨折端的旋转移位主要为旋前或旋后肌群的作用。由于骨折部位的不同，前臂骨折端产生的移位也有不同，手法复位外固定治疗时，均需注意肌肉的牵拉作用，使之易于整复。

二、前臂骨折类型

（一）尺桡骨干双骨折

尺桡骨干双骨折较为多见，占全身骨折的 6% 左右，青壮年占多数。由于解剖功能的复杂关系，两骨干完全骨折后，骨折端可发生侧方、重叠、成角及旋转移位，复位要求较高，手法复位外固定治疗时，必须纠正骨折端的各种移位，特别是旋转移位，并保持骨折端整复后的对位，进行外固定直至骨折愈合。

1. 致伤原因及类型　如下所述。

（1）直接暴力：较多，为暴力或重物打击伤或轧伤。两骨骨折多在同一水平，呈横行、粉碎性或多节段骨折。直接暴力所致骨折的局部软组织损伤较严重，骨折端整复对位不太稳定，骨折愈合较慢，所以对前臂及手的功能影响较大。

（2）传导暴力：跌倒时手掌着地，地面的反击力沿腕及桡骨下段向上传导，至桡骨中 1/3 部骨折，多为横行骨折或锯齿状骨折，暴力通过骨间膜转移到尺骨，造成尺骨低位骨折，多呈短斜型骨折，此类骨折的软组织损伤一般不严重，如为儿童可发生青枝骨折，尺桡骨的骨折端均有向掌侧成角移位，且有远侧骨折端的旋后移位。

（3）扭转暴力：多为机器的转轮或皮带绞伤或向后跌倒，手臂极度旋前撑地，尺桡骨相互扭转而产生骨折，致两骨折成角相反，如桡骨向背侧成角，尺骨向掌侧成角，即两骨折方向不一致，使手法整复困难。

2. 临床表现及诊断　伤员均有明显外伤史，前臂伤后疼痛、肿胀及功能障碍，特别前臂不能旋转活动；肢体骨折部位的压痛明显，且有肢体环形压痛，局部有明显畸形，有时可触及骨擦音，即可诊断前臂骨折。X 线摄片检查既可确诊，又可明确骨折类型、移位方向等。有助于手法复位外固定治疗，注意X线摄片应包括上下尺桡关节，以免遗漏关节脱位。临床检查中容易遗漏对上下尺桡关节的检查和对手部血供、神经功能的检查。

3. 分型　按有否与外界交通分为闭合性和开放性骨折；按骨折的部位分为远端、中段、近端骨折。通常混合使用。骨折的分型与治疗的选择及其预后有关，例如开放性骨折预后较闭合骨折要差；粉碎性骨折及多段骨折治疗较复杂；尺桡骨近端骨折，闭合复位成功机会较少。

4. 治疗　前臂主司旋转功能，其对手部功能的发挥至关重要，前臂骨折若治疗不适当，可造成严重的功能丧失。即使骨折愈合很满意，也会发生严重的功能障碍。肱桡、近端尺桡、肱尺、桡腕和远端尺桡关节及骨间隙必须在解剖位置，否则会导致功能部分受损。因此，对前臂骨折的治疗，不应作为一般的骨折来处理，而应像对待关节内骨折一样加以处理。

（1）闭合复位外固定：用臂丛神经阻滞麻醉，使伤员完全无痛，使前臂肌肉放松，便于手法整复骨折的移位。伤员仰卧位或靠坐位，肩关节外展90°，前屈30°～45°，肘关节屈曲90°，腕关节0°，如此可使前臂周围肌肉张力一致，在牵引和对抗牵引下，纠正骨折端重叠、成角及旋转移位，再用手法整复侧方移位。于伤员的体位和伤肢的适中位放置后，用一布带绕肘关节掌侧向伤员的头侧或背侧固定在铁钩上，作为对抗牵引，用扩张板撑开牵引带，以利于骨折整复后施行石膏外固定。助手一手握住伤肢拇指，另一手握住2～4指进行牵引，5min后，在继续牵引情况下，将前臂放在以远侧骨折端对向近侧骨端所指的方向。如尺桡骨在上1/3内骨折，因旋后肌使桡骨近端旋后，远侧骨折端放在旋后位；尺桡骨在中1/3骨折，骨折线在旋前圆肌下方，桡骨近段近于中间位，应将远侧骨折端放在旋前旋后中间位，再以手法整复位整复侧方移位。

1）手法复位的技巧

a. 骨折部位及类型关系：如尺桡骨在上1/3部位骨折者，因尺骨位于皮下，上段较粗，能触摸清楚，可考虑先整复尺骨骨折的移位；如骨折下1/3部位者，因桡骨下段较粗，位于皮下可以触摸清楚，可先整复桡骨骨折的移位；如尺桡骨的骨折端一个为横行骨折，另一个为斜行骨折，可先整复横行骨折端的移位，如尺桡骨中1/3部位骨折者，可考虑两骨折端的移位同时整复，且以用牵引加大成角手法整复为好。

b. 在手法复位的过程中，每个步骤均要注意两侧骨折端的骨间膜作用，若骨折端发生并拢成角移位，骨间膜将发生牵缩，要及时将两侧骨端分开，才有利于骨折端移位的整复对位。

c. 用牵引加压复位手法：术者立于伤侧，先用两手拇指及其他手指纠正两侧骨折端并拢移位，再用两手掌对压两侧骨折端的侧方移位，即可使之复位。骨折移位整复后，在术者未放松加压复位力时，助手即放松一些牵引力，使骨折端相互抵紧，以防再移位，有利于外固定处理，此法适用尺桡骨中1/3或下1/3骨折移位的整复。

d. 用牵引成角复位手法：术者用两手拇指沿尺桡骨骨折的致伤方向推顶骨折端，即向骨膜破损的一侧推之成角而复位，同时纠正骨折端的并拢移位，待两拇指将两侧骨折端推顶平整，即将两侧骨折端迅速拉直，即可使之复位，助手稍放松牵引力，使骨折端相互抵紧，以利于外固定处理。

e. 在牵引与对抗牵引情况下，术者两手拇指及其他指摸清骨折端的部位，用一手拇指与其他4指对捏于桡骨侧方移位的骨折端，两手拇指与其他4指对捏及前后摇动之，同时注意纠正两侧骨折端的靠拢移位，即可使之复位。

2）注意事项

a. 尺桡骨上1/3部位骨折，因该处肌肉丰厚，骨间隙狭窄，手法复位较困难，采用上述两拇指与其他手指摸清楚两侧骨折部位，并将两骨折端分别捏住使之分骨，同时使骨折端复位，尺骨骨折端移位易于整复，而桡骨近侧骨折有旋后移位，远侧骨折有旋前移位，更增加手法整复骨折复位的困难。因此在将远侧骨端呈旋后位牵引下，术者用一手拇指将桡骨近侧骨折端向尺骨掌侧推压，另一手将桡骨远侧骨折端向桡骨背侧推压，即可使桡骨骨折移位整复。

b. 如儿童尺桡骨青枝骨折向掌侧成角移位，可先包上肢石膏，未成形前术者用手掌托抵于掌侧成角部位，再用另一前臂掌侧纵行压在伤臂的背侧，利用术者前臂的生理弯曲用力压迫石膏，纠正尺桡骨折的成角移位，并恢复患肢的生理弯曲，可避免手法造成完全移位。

3）外固定方法

a. 上肢石膏：在上石膏同时，要在尺桡骨前后加压塑形，使尺桡骨向两侧撑开，以免骨折端发生再移位，石膏固定后立即纵行剖开，以防发生血循环障碍。若尺桡两骨折端或其中一骨折端为不稳定性骨折，上肢石膏加压塑形固定后，还需用铁丝手指夹板做手指持续牵引，以维持骨折的对位。术后抬高伤肢，在伤员无痛苦的情况下，即开始全身及伤肢功能锻炼。

b. 夹板固定：在牵引情况下，前臂敷祛瘀消肿药膏，铺薄棉垫，于尺桡骨折部位的掌侧及背侧分别放一骨垫，并用二条胶布固定，在上 1/3 和中 1/3 骨折时，于前臂背侧上下端各置放一纸压垫，掌侧骨折部位放置一块纸压垫，施行 3 点挤压维持尺桡骨干背弓的生理弧度，再将掌侧、背侧、尺侧及桡侧四块夹板放妥，并用布带捆扎四道，使布带松紧适当，肘关节屈曲 90°，前臂中立位，并用三角巾将伤肢悬吊于胸前，要时时观察以防捆扎过紧产生肌缺血坏死。如前臂肿胀严重，皮肤条件不佳，或需控制在特定旋转体位者，可用前臂 U 形石膏，或用上肢石膏托固定，待伤肢肿胀消退后，及时更换为上肢石膏加压塑形固定，或换用夹板固定。骨折复位后不论用何种外固定，均必须严密观察手的血供，注意手皮肤温度、颜色、感觉及手指活动情况等，如伤肢或手疼痛剧烈，肿胀严重，手皮肤青紫或苍白，手指麻木、不能活动和无脉搏，这是肌间隔综合征的先兆，应立即放松外固定，必要时手术探查或切开减压处理。

4）功能锻炼：术后在伤员不痛的情况下，即开始全身及伤肢的功能锻炼，要充分做手指的伸屈活动及肩关节的活动并逐渐增加功能锻炼次数及活动量。

Bohler 等主张基本上采用闭合复位和外固定。Trojan 报道 277 例新鲜前臂双骨折的治疗经验，其中 115 例为儿童和少年，无一例施行手术。其余 162 例成人中，仅有 11 例（6.87%）需要切开复位与内固定，随访 247 例的治疗效果，功能正常者占总数的 84.2%。但另一些学者认为闭合复位外固定治疗前臂双骨折，其愈合情况并不理想。Knight 和 Purvis 分析了 100 例成人前臂双骨折，其中大约一半采用保守治疗，另一半用四种不同形式的内固定方法切开复位治疗。在保守治疗中由于骨折不愈合或功能丧失，71% 结果不满意；Bolton 及 Quinlon 报道的 90 例中结果有功能障碍者 37 例（41%），不愈合为 4.4%，迟缓愈合 4.4%。Bohler 报道的 165 例前臂骨折中 6% 不愈合。De Buren 报道的 131 例前臂骨折中 6.3% 不愈合。

目前，多数人的观点认为对于前臂骨折的治疗应持积极手术的态度。保守治疗应仅仅限于移位不显著或者稳定性的前臂双骨折，反对反复多次的闭合复位。闭合复位必须满足以下标准才能取得良好的效果。桡骨近端的旋后畸形不得 >30°，尺骨远端的旋转畸形不得大于 10°，尺桡骨的成角畸形不得 >10°，桡骨的旋转弓应予以恢复。低于此标准，将会造成明显的功能障碍。

（2）切开复位内固定

1）前臂骨折除重建肢体长度、对位和轴线外，如果要恢复良好的旋前和旋后活动范围，还必须取得正常的旋转对线。因为有旋前和旋后肌的存在，对成角和旋转有影响，要整复和保持两个平行骨骼的复位比较困难，所以常发生畸形愈合和不愈合。由于这些因素，对成人有移位的尺桡骨骨干骨折，虽然用闭合复位可能取得成功，但一般仍认为切开复位和内固定是最好的治疗方法。肱二头肌和旋后肌通过其止点，对桡骨近侧 1/3 骨折段施加旋转力。旋前圆肌经远侧止于桡骨干中段，旋前方肌止于桡骨远侧 1/4，都具有旋转外力和成角外力。尺骨骨折主要易受成角应力的影响，因为近端骨块常向桡骨移位。前臂近端的肌肉使闭合复位难以保持。桡骨远端骨折由于旋前方肌的活动和前臂长肌的牵拉，易向尺骨成角。虽然闭合复位可以获得愈合，但如果成角和旋转对线不良没有完全纠正，仍会发生功能障碍使最后的结果不满意。

2）适应证：开放性骨折伤后在 8h 以内者，或软组织损伤严重者；多发骨折，特别一个肢体多处骨折者；多段骨折或不稳定性骨折，不能满意的手法复位或不能手法维持整复骨折端的对位者；尺桡骨上 1/3 骨折手法复位失败，或难以外固定者；对位不良的陈旧性骨折，手法已不能整复者；火器性骨折，伤口愈合骨折端移位未整复者。

3）切口选择：桡骨上、中、下 1/3 骨折，均可选用前臂背侧入路（即 Thompson 切口），上 1/3 骨折桡骨背侧切口在腕伸肌、指伸肌间分离，切开部分旋后肌附着处即可暴露桡骨，注意桡神经深支自旋后肌中穿出，切勿损伤；中 1/3 的桡骨背侧切口，将拇长展肌向尺侧牵开，即显露桡骨；下 1/3 桡骨背侧切口，自拇短展肌与拇长伸肌之间显露桡骨，亦可用桡骨掌侧切口（即 Henry 切口），沿肱桡肌内缘与桡侧腕屈肌之间进入，并向桡侧牵开桡神经，向尺侧牵开尺动脉，尺骨全长均位于皮下，均可直接经尺骨嵴切口，显露尺骨。

4）内固定物的选择

a. 钢板螺钉内固定：可用钢板治疗尺桡骨任一位置有移位的骨折，但主要用于桡骨干远侧 1/3 或近侧 1/4 骨折和尺骨干近侧 1/3 骨折。为减少对骨组织血供的进一步损伤，应尽量少地剥离骨膜，能放置钢板即可。我们以前认为应置钢板于骨膜上，而不放在骨组织上。然而，Whiteside 和 Lesker 在报道中指出，用这种显露方法比将骨膜同附着的肌肉一起剥离的显露方法血供破坏更大。必须仔细地整复骨折，可利用骨的交错的尖刺对合整复。粉碎性骨折块即使没有软组织附着，也应尽可能地准确复位。在使用钢板之前，可用拉力螺丝钉将较大的粉碎性骨块固定到主要骨块上，以产生骨块间的压缩力。尺骨和桡骨都骨折时，在用钢板固定任一骨之前，应显露两个骨折处，并做暂时性复位。否则，在对另一个骨折复位时，会使已经复位和固定骨折再脱位。必须将钢板准确地置于整复的骨折中央，钢板应有足够的长度，允许在骨折的每一侧应用至少 4 枚最好 6 枚螺丝钉固定在骨皮质上。如螺丝钉太靠近骨折处，则拧紧螺丝钉时或钢板加压时会造成骨劈裂。因此比需要的略长的钢板比较短的钢板为好。应将钢板塑形以适合骨的原形，特别是对桡骨，因为要想恢复正常的功能，必须恢复正常的桡骨弓。建议对前臂骨折使用 3.5mm 的 AO 加压钢板，而不用 4.5mm 的钢板，因为后者较厚，会产生过多的应力遮挡。Hidaka 和 Gustilo 于 1984 年报道在加压钢板取出后，再骨折的发生率令人警惕。在 23 例患者的 32 个前臂骨折中，取出钢板后发生了 7 个再骨折。在临床及实验中均已证实，在坚强的钢板下骨皮质由于应力遮挡而变薄弱、萎缩，几乎具有骨松质的特征。如果软组织剥离范围较大，缺血性坏死和再血管化可进一步削弱骨皮质。在 Hidaka 和 Gustilo 的报道中，在术后不到 1 年取出的 10 个钢板中，有 4 个发生再骨折。Chapman、Gordon 和 Zissimos 报道使用 3.5mm AO 动力性加压钢板治疗 117 例骨折，取出钢板后没有发生再骨折。然而，他们却发现在用 4.5mm 钢板治疗的 3 例骨折中，去除钢板后有 2 例发生了再骨折，可能是由于较大的应力遮挡所致。虽然还提不出钢板取出的确切时间，但 Andrew 赞同 Bednar 和 Grandwilewski 的观点，即在术后 2 年以前不应将钢板取出，推迟时间越长，再骨折的机会越少。近来，在前臂粉碎性骨折常规使用自体髂骨移植受到质疑。Wei 等发现前臂粉碎性骨折是否使用自体骨移植对骨折的愈合率并无影响。Andrew 等仍主张在严重粉碎性骨折（累及骨的 1/3 周径）施行自体髂骨移植，尤其存在死骨块时。但应避免在骨间膜边缘植骨，因为可能导致骨性连接形成或活动受限。

b. 髓内钉固定：在 20 世纪 40 年代和 50 年代初期用克氏针和细 Rush 针对前臂骨干骨折进行髓内穿针治疗，但由于缺乏坚强的固定而效果不佳。首次广泛使用的嵌压配合前臂髓内针系统由 Street 在 1954 年发明，该系统是把直径稍大的方形直钉插入已扩髓的髓腔内而获得牢固固定的。1959 年，Sage 设计了预弯的嵌压配合前臂髓内钉系统，使桡骨弓得以恢复。Schemitsch 和 Richards 明确证实桡骨弓的正常弧度和位置的恢复与前臂旋转握力的恢复直接相关。这些嵌压配合钉的治疗效果明显优于克氏针和 Rush 钉。在 20 世纪 70 年代和 80 年代，加压钢板广为应用，并获得同等的效果。但髓内钉在一些中心仍在应用，与在股骨和胫骨用法一样的闭合穿钉技术成为治疗前臂骨折的标准方法。Zinar 等用改良的 Street 钉，在插入前预弯，治疗共 339 例骨折，愈合率分别为 93% 和 97%。在处理前臂骨干骨折中，交锁髓内钉系统的出现扩大了前臂髓内钉的作用。如果存在骨缺损，嵌压配合髓内钉一般不能维持骨的长度。用嵌压配合髓内钉处理干骺交界处的骨折难于控制旋转。Crenshaw 和 Staton 用 Foresight 髓内钉系统治疗 37 例骨折，100% 愈合。对其中 20% 的骨折使用了静态交锁以控制旋转不稳定。使用髓内钉固定时，髓内钉的长度或直径的选择、手术方法和术后处理的错误都与导致不良的结果，前臂的髓内钉固定也不例外。在这种情况下虽然髓内钉长度的测量错误是不常见的，但常发生髓内钉的型号和髓腔的大小不相称，如果髓内钉太小，则会有侧向和旋转移位。如果髓内钉太大，可造成骨折进一步粉碎或另外的骨折。

适用于多段骨折、皮肤条件较差（如烧伤）、某些不愈合或加压钢板固定失败、多发性损伤、骨质疏松患者的骨干骨折、某些Ⅰ型和Ⅱ型骨干骨折（使用不扩髓髓内钉），大范围的复合伤在治疗广泛的软组织缺损时，可使用不扩髓的尺骨髓内钉作为一个内部支架，以保持前臂的长度。

禁用于活动性感染、髓腔小于3mm、骨骺未闭者。髓内钉优于加压钢板之处为根据使用的开放或是闭合穿钉技术，只需要少量剥离或不剥离骨膜；即使采用开放穿钉技术，也只需要一个较小的手术创口；使用闭合穿钉技术，一般不需要进行骨移植；如果需要去除髓内钉，不会出现骨干应力集中所造成的再骨折。

5）影响前臂旋转和手功能的因素：尺桡骨折由于前臂的解剖复杂，功能的需要和治疗的要求高，在治疗过程中的各个步骤中稍不当，或骨折暴力强大所致骨或软组织损伤严重，均可影响前臂旋转和手功能。

a. 软组织因素：肌肉损伤严重，形成瘢痕组织粘连广泛，或长时间的固定发生肌肉挛缩；骨间膜由于复位时尺桡骨并拢长时间固定而挛缩、瘢痕粘连或骨化；尺桡骨折伴有上、下尺桡关节脱位未整复，形成关节囊的挛缩。

b. 骨性因素：尺桡骨折成角畸形愈合；桡骨骨折旋转畸形愈合；尺桡骨粉碎性骨折；移位的骨折片未复位者，尺桡骨折端交叉愈合。

c. 关节的因素：尺桡骨的上或下关节的脱位或半脱位未整复或尺桡上、下关节的对合不正。

5. 并发症　如下所述。

（1）前臂肌间隔综合征：发生原因为：①引起尺桡骨折和前臂肌肉损伤严重，如有挤压伤，局部出血多肿胀严重，使前臂肌间隔内压力逐渐增高引起；②手法复位时，手法不当，反复多次手法复位，挤压肌肉损伤严重，造成局部出血肿胀引起；③切开复位内固定手术粗暴，肌肉损伤多，止血不完善，将深筋膜缝合，造成肌间隔内压力不断升高；④不适当的外固定，如外固定过紧或前臂肿胀严重未及时剖开石膏。

（2）骨折不愈合：尺桡骨折不愈合较为常见，其发生率各学者报道有较大差异，为9%~16%，一旦确诊骨折不愈合，应施行手术治疗，切开暴露并修整骨端，纠正旋转和成角畸形，植骨，加强固定。

（3）骨折畸形愈合：尺桡骨骨折畸形愈合，导致功能障碍，是否需施行手术截骨矫正畸形治疗，必须根据伤员年龄、生活及工作的情况而决定，还要看患肢骨及软组织的条件，以及障碍的原因，综合分析再决定手术治疗的方案，如为尺桡两骨折端同一方向成角畸形愈合，且为青少年或壮年，可施行骨折部位的截骨和植骨及内固定治疗；若为尺桡骨的上或下关节脱位或半脱位或关节对合不好，导致前臂旋转功能差者，可考虑切除桡骨小头或尺骨小头，以改善其前臂旋转功能，亦可根据年龄及职业情况，在桡骨近下端部位或尺骨上1/3部位做截骨术纠正轴线及旋转畸形。

（4）尺桡骨折交叉愈合：多为伴有严重的骨间膜损伤，特别是火器性尺桡骨折易有严重的骨间膜损伤；或粗暴地切开复位内固定所造成的骨间膜损伤，使尺桡骨的骨折端连通在同一血肿内，血肿机化和成骨而形成交叉愈合，使尺桡骨连成一块，不能旋转活动，应施行手术切除尺桡骨之间的骨桥，并间隔以筋膜或脂肪，即施行筋膜或游离脂肪移植，术后早期活动，可逐渐恢复前臂旋转功能。

（5）前臂旋转活动受限：除以上各种影响前臂旋转活动障碍外，如因上下尺桡关节骨折或脱位未能整复因素，影响前臂旋转活动功能者，可考虑施行桡骨头或尺骨头切除治疗，可改善前臂旋转活动功能。

（二）尺骨单骨折

尺骨单骨折较为少见，多为暴力直接打击或挤压损伤。旋转暴力亦可致骨折，多发生下1/3骨折，因桡骨完整，有骨间膜相连，骨折移位较少，由于暴力作用方向和旋前方肌的牵拉作用，远侧骨折端可向桡骨掌端移位，该骨折应注意有无桡骨头脱位；下1/3骨折伴有较严重的成角和重叠移位者，应注意有下尺桡关节脱位，所以拍摄X线照片检查应包括上下尺桡关节，以免漏诊。多采用手法复位外固定治疗，下1/3骨折手法复位时，可将远侧骨折放于旋转前位，放松旋前方肌，以利手法复位和外固定，外固定多用上肢石膏或夹板固定，对极少数复位困难或不稳定性骨折，可考虑施行切开复位内固定治疗，宜用髓内针或钢板螺丝钉内固定。

（三）桡骨单骨折

桡骨单骨折亦较少见，可由直接或间接暴力引起，桡骨任何部位均可骨折，但多见中下 1/3 骨折，因为尺骨为轴心骨，桡骨为旋转骨，前臂旋转活动时是桡骨受旋转肌牵拉作用的关系，桡骨单骨折因尺骨完整，重叠移位不同，但有明显的旋转移位，桡骨单骨折的移位与尺桡骨双骨折的桡骨移位略同，中、下 1/3 骨折，特别是下 1/3 骨折，应注意检查有无尺桡关节脱位（Galeazzi 骨折）。治疗以手法复位外固定治疗为主，与尺骨单骨折相同，手法复位困难或失败者或为不稳定性骨折者，可进行切开复位内固定治疗，多用钢板螺丝钉或髓内针内固定，术后处理与尺桡骨双骨折切开复位内固定相同。

（四）桡骨中下 1/3 骨折伴下尺桡关节脱位（Galeazzi 骨折 - 脱位）

桡骨干中下 1/3 骨折并发下尺桡关节脱位，这种复合性损伤被 Campbell 称为"危急的骨折"。与 Monteggia 骨折 - 脱位一样，Galeazzi 骨折 - 脱位常常漏诊。在桡骨干中下 1/3 骨折有移位的损伤时必须考虑下尺桡关节有无脱位。儿童的桡骨中下 1/3 骨折可以并发尺骨下端骨骺分离，而不发生下尺桡关节脱位，治疗时应注意。

1. 致伤原因及类型　直接暴力和间接暴力均可引起，直接暴力如机器绞伤或直接打击伤；间接暴力为跌倒时手掌着地，可造成这种骨折。桡骨骨折端多为横形或短斜行、长斜行；螺旋形及粉碎性者均较少，远侧骨端易发生重叠移位，并向尺侧靠拢移位，下尺桡关节脱位，严重者可造成三角软骨、下尺桡关节韧带及尺侧副韧带损伤，甚至可引起尺骨茎突骨折。

2. 临床表现及诊断　均有明显外伤史。伤后前臂及腕部疼痛、肿胀、前臂活动受限，前臂桡侧及腕部压痛明显，有时有骨擦音，拍摄 X 线片检查，可以确诊及了解骨折移位情况，有利于手法复位；拍摄时还应包括腕关节，以免漏诊，影响治疗效果。

3. 治疗　如下所述。

（1）手法复位外固定：所采用的麻醉、伤员的体位、伤肢的适中位置及牵引与对抗牵引的方法，与尺桡骨干双骨折的手法复位外固定方法相同。助手牵引使前臂为中立位，远侧骨折端稍旋后位，术者用两拇指与其他手指分别对捏桡骨的远近两骨折端，纠正骨折端掌背侧移位，同时向尺桡骨两侧分骨，即可纠正远侧骨折端向尺侧成角移位，使骨折移位完全整复。骨折移位整复后，可进行上肢石膏加塑形固定，因桡骨折处常见不稳定型，在拇指加牵引治疗。

（2）切开复位内固定：用闭合复位和管形石膏固定治疗，效果不满意者很多。切开复位内固定适用骨折端嵌入软组织、手法复位失败、桡骨骨折畸形愈合或桡骨骨折不愈合等。在成人可通过前侧 Henry 手术入路，对桡骨干骨折做切开复位和用动力加压钢板做内固定。对桡骨干骨折做坚强的解剖固定，一般可使远端桡尺关节脱位复位。如该关节仍然不稳定，应在前臂旋后位时用一枚克氏针将其临时横穿固定。在 6 周后去除克氏针，并开始做前臂主动旋转活动。桡骨干骨折常因位置过于远侧，髓内针常无法固定。

对陈旧性骨折已畸形愈合，而前臂旋转受限及疼痛者，必须手术纠正桡骨畸形，并用钢板螺丝钉内固定加植骨治疗，若旋转功能仍不好者，可再进行尺骨头切除治疗。

（田大为）

第七章

下肢损伤

髋部损伤是创伤骨科中常遇到的问题。近年来发生率有上升的趋势，其原因之一是社会人口年龄提高。

髋部骨折多发生于老年人，女性发病率高于男性，并与骨质疏松有一定的关系。由于髋部骨折后肢体活动严重受限，会继发很多并发症。有人统计髋部骨折的死亡率为15%～20%。年轻患者的髋部骨折常由高能量损伤所致。随着机动车意外的增加，年轻人中髋部骨折的发生率也不断上升。

髋部骨折根据解剖部位分为股骨头骨折、股骨颈骨折、粗隆间骨折、大粗隆骨折、小粗隆骨折及股骨粗隆下骨折。髋臼骨折由于其解剖特点，创伤机制、专门的分类及治疗方法等原因，划分为另一专题。股骨头骨折常由高能量直接暴力所致。有些同时合并髋关节脱位，损伤严重。单纯股骨大小粗隆骨折较为少见，部分由病理因素引起。在小儿单纯小粗隆骨折常由髂腰肌牵拉造成，多可行保守治疗。单纯大粗隆骨折则由直接暴力所致，骨折常常移位不大，保守治疗及保护下部分负重即可奏效。股骨颈骨折及股骨粗隆间骨折一般需要手术治疗并予内固定。二者均高发于老年人，女性多于男性。有人解释其原因在于女性骨盆较男性宽大而相对髋内翻；女性平均年龄高于男性；女性活动较少，骨质疏松发生年龄较早。股骨粗隆下骨折发生年龄有两个分布组：20～40岁及60岁以上。前者多为高能量创伤所致。

股骨颈骨折、股骨粗隆间骨折及股骨粗隆下骨折三者预后有很大差别。股骨粗隆间骨折由于骨折端宽大而且均为松质骨，血运良好，一旦获得很满意复位及固定，大多数均可愈合而且并发症很少。股骨颈骨折多属关节囊内骨折。骨折端血供少及股骨头营养血管常被损伤，故晚期股骨头缺血坏死发生率较高。股骨粗隆下骨折由于局部应力分布特点，有较高的骨折不愈合及内固定失效的发生率。

第一节　股骨颈骨折

股骨颈骨折多发生于老年人，随着社会人口年龄的增长，股骨颈骨折的发生率不断上升。年轻人中股骨颈骨折的发生主要由于高能量创伤所致，常合并有其他骨折。股骨颈骨折存在两个主要问题：①骨折不愈合。②晚期股骨头缺血坏死。因此一直是创伤骨科领域中重点研究的对象之一。

（一）临床解剖

髋关节囊是由非常致密的纤维组织构成，包绕股骨头及大部分股骨颈，其前后方起自粗隆间线。股骨颈外侧约一半的部分位于关节囊外。位于关节囊内的股骨颈部分没有骨膜覆盖。因此在骨折愈合过程中，如同其他部位的关节内骨折一样，没有外骨痂生成，因而使骨内愈合。

1. 股骨头颈血供　许多学者对于股骨头颈部的血供进行了大量的研究工作。目前公认的观点是Crock所描述的股骨近端有三组动脉系统提供血供：①位于股骨颈基底部的关节囊外动脉环。由关节囊外动脉环发出的，走行于股骨颈表面的颈升动脉。②圆韧带动脉。③骨内动脉系统。

关节囊外动脉环后部主要由旋股内侧动脉分支构成，而前部主要由旋股外侧动脉分支构成。臀上动脉及臀下动脉也少量参与该动脉环的构成。颈升动脉起自关节囊外动脉环，在前方自粗隆间线水平穿入髋关节囊。在后方穿过关节囊环形纤维向近端走行。颈升动脉在滑膜返折处继续向近端走向股骨头颈交界处的关节软骨部分，该段动脉 Weitbrecht 称之为支持带动脉。

颈升动脉走行于股骨颈表面时随发出许多小分支进入股骨颈。颈升动脉分为四组（前、内、后、外），外侧颈升动脉供应股骨头颈大部分血供，在股骨头颈交界处关节软骨下方，颈升动脉构成另一个动脉环——滑膜下关节囊内动脉环。该动脉环具有较大的解剖变异，可以是完整的，也可以是不全的。由滑膜下关节囊内动脉环发出的动脉支进入股骨头。高位股骨颈骨折（头下型）常损伤滑膜下关节囊内动脉环。滑膜下关节囊内动脉环发出的动脉进入股骨头后称为骺动脉。骺动脉在股骨头中有两组：①外侧骺动脉。②下方干骺动脉。Crock 认为这两组动脉都发自一个动脉环，因此均可以称为骺动脉。

圆韧带动脉来自旋股内侧动脉分支。多数学者认为圆韧带动脉功能有限。部分成年人圆韧带动脉已没有血供，而圆韧带动脉即便有血供也仅供应很少部分的股骨头及滑膜。如果骨折损伤了其他血供系统，圆韧带动脉血供远不足以供应整个股骨头。

股骨头血供主要有 3 个来源：①骨内动脉系统。②圆韧带动脉系统。③起自关节囊外动脉环的颈升动脉系统。其中颈升动脉系统占主要地位。一旦股骨颈发生骨折，骨内动脉系统必然损伤，股骨头血供便依靠残留的部分颈升动脉系统及尚存在血供的圆韧带动脉系统。Trueta 等人曾对各动脉系统之间的吻合情况进行了研究，认为即使存在吻合，其吻合的程度也难以营养全部股骨头。换言之，一旦主要血供系统损伤后，其他血供系则难以代偿（图 7 - 1）。

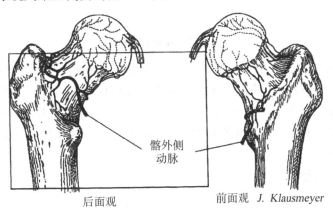

髂外侧
动脉

后面观   前面观   *J. Klausmeyer*

图 7 - 1 股骨头颈血供系统

2. 骨骼解剖   股骨近端骨骼内的解剖结构形态与其所受到的生理应力情况完全适应。骨小梁的分布及走行与股骨近端所受到的不同应力相一致。1838 年，Ward 首先研究并描述了股骨近端骨小梁的分布情况，股骨头颈部在正常生理状态下主要承受压力。一组起自股骨距，向上行至股骨头负重区的骨小梁承受大部分压力，称之为主要压力骨小梁。另一组骨小梁起股骨矩下方，向外上止于大粗隆，称之为次要压力骨小梁。股骨颈上部主要承受张力，有一组骨小梁自圆韧带窝后下方经股骨颈上部行至大粗隆下方及外侧骨皮质，称之为主要张力骨小梁。在大粗隆部位还有一组自上向下的大粗隆骨小梁。主要压力骨小梁、主要张力骨小梁及次要压力骨小梁之间形成一个三角区，称之为"ward 三角"。该区域较为薄弱。以上几组骨小梁在股骨颈中的分布形成了一个完整的抗应力结构。Singh 根据骨小梁系统来判断骨质疏松情况，并提出了 SinghIndex，对其分级定量。在临床上，患者的骨质疏松与否对于内固定物置入后的稳定程度有直接影响。因此常常需要根据 Singh Index 来选择不同的治疗方法（图 7 - 2）。

（二）股骨颈骨折的病因学因素

1. 骨骼质量   股骨颈骨折多发生于老年人，女性发生率高于男性。由于老年人多有不同程度的骨质疏松，而女性活动相对较男性少，由于生理代谢的原因骨质疏松发生较早，故即便所受暴力很小，也会发生骨折。Atkin 在 1984 年的研究结果显示，84% 的股骨颈骨折的患者有不同程度的骨质疏松。Barth 等人对股骨颈骨折的患者在人工关节置换术时取下的股骨内侧皮质进行组织学观察，发现与对照组相比，骨单位明显减少，哈佛管变宽。Frangakis 研究了老年女性股骨颈骨折与骨质疏松的关系，认为在

65 岁女性中，50% 的骨骼矿物质含量低于骨折临界值。在 85 岁女性中，100% 的骨骼矿物质含量低于骨折临界值。目前普遍认为，尽管不是唯一的因素，骨质疏松是引起股骨颈骨折的重要因素，甚至于有些学者认为可以将老年人股骨颈骨折看作为病理骨折。骨质疏松的程度对于骨折的粉碎情况（特别是股骨颈后外侧粉碎）及内固定后的牢固与否有直接影响。

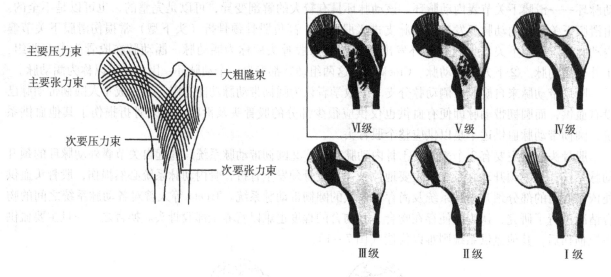

主要压力束
主要张力束
大粗隆束
次要压力束
次要张力束

Ⅵ级　Ⅴ级　Ⅳ级
Ⅲ级　Ⅱ级　Ⅰ级

图 7-2　Singh Index

2. 创伤机制　大多数股骨颈骨折创伤较轻微，年轻人股骨颈骨折则多为严重创伤所致。Kocher 认为创伤机制可分为两种：①跌倒时大粗隆受到直接撞击。②肢体外旋。在第二种机制中，股骨头由于前关节囊及髂股韧带牵拉而相对固定，股骨头向后旋转，后侧皮质撞击髋臼而造成颈部骨折。此种情况下常发生后外侧骨皮质粉碎。年轻人中造成股骨颈的暴力较大，暴力延股骨干直接向上传导，常伴软组织损伤，骨折也常发生粉碎。

（三）股骨颈骨折分型

股骨颈骨折分型很多，概括起来可分为 3 类：①根据骨折的解剖部位。②骨折线的方向。③骨折移位程度。

1. 解剖部位分型　许多作者曾根据骨折的解剖部位将股骨颈骨折分为 3 型：头下型、经颈型和基底型（图 7-3）。其中头下型和经颈型属于关节囊内骨折，而基底型则属于关节囊外骨折。头下型是指位于股骨颈上部的骨折；经颈型是指位于股骨颈中部的骨折；基底型是指位于股骨颈基底部与粗隆间的骨折。Klenerman，Garden 等人认为在 X 线片上由于投照角度不同，很难区分头下型与经颈型。Klenerman、Marcuson 及 Banks 均研究发现，实际上单纯的经颈型骨折极为罕见。由于经颈型骨折发生率很低，各型的 X 线表现受投照角度影响很大，目前此类分型已很少应用。

2. 骨折线方向分型（Pauwels 分型）　1935 年，Pauwels 根据股骨颈骨折线的方向将股骨颈骨折分为 3 型（图 7-4）。Ⅰ型：骨折线与水平线夹角为 30°。Ⅱ型：骨折线与水平线夹角为 60°。Ⅲ型：骨折线与水平线夹角为 70°。Pauwels 认为，夹角度数越大，即骨折线越垂直，骨折端所受到的剪式应力愈合，骨折越不稳定。不愈合率随之增加。但该分型存在两个问题，第一，投照 X 线时股骨颈与 X 线片必须平行，这在临床上难以做到。患者由于疼痛等原因，在拍 X 线片时骨盆常发生倾斜，而骨折线方向便会改变。同一股骨颈骨折，由于骨盆倾斜程度的不同，在 X 线片上可以表现出自 Pauwels Ⅰ型至 Pauwels Ⅲ型的不同结果。第二，Pauwels 分型与股骨颈骨折不愈合及股骨头缺血坏死无明显对应关系。Boyd、George、Salvatore 等人发现在 140 例 Pauwels Ⅰ型患者中不愈合率为 0，股骨头缺血坏死率为 13%。29 例 Pauwels Ⅱ型的患者中不愈合率为 12%，股骨头缺血坏死率为 33%。在 92 例 Pauwels Ⅲ型的患者中，不愈合率仅为 8%，股骨头缺血坏死率为 30%。由于 Pauwels 分型受 X 线投照影响较大，与骨折不愈合率及股骨头缺血坏死率缺乏对应关系，目前也较少应用。

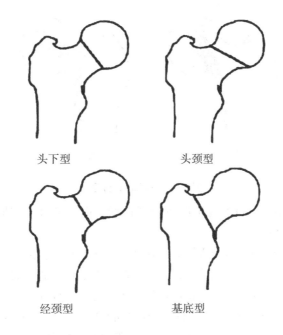

头下型   头颈型

经颈型   基底型

图 7 - 3   解剖学分型

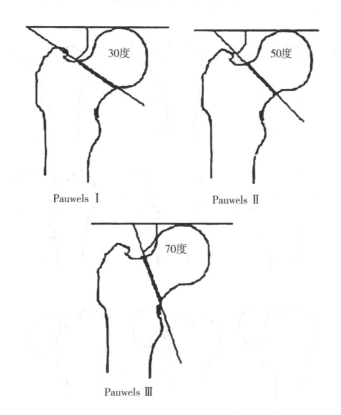

Pauwels Ⅰ   Pauwels Ⅱ

Pauwels Ⅲ

图 7 - 4   骨折线走向分型 Pauwels 分型

3. 骨折移位程度分型（Garden 分型）   Garden 根据骨折移位程度将股骨颈骨折分为 4 型（图 7 - 5）。Ⅰ型：不全骨折，股骨颈下方骨小梁部分完整，该型包括所谓"外展嵌插型"骨折。Ⅱ型：完全骨折，但无移位。Ⅲ型：完全骨折，部分移位，该型骨折 X 线片上可以看到骨折近端上移、外旋，股骨头常后倾，骨折端尚有部分接触。Ⅳ型：完全骨折，完全移位。该型骨折 X 线片上表现为骨折端完全失去接触，而股骨头与髋臼相对关系正常。

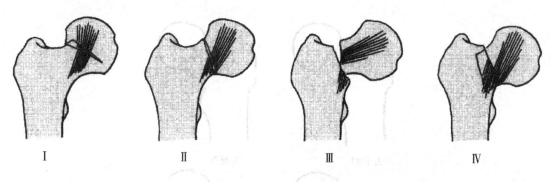

图 7 - 5 Graden 分型

Garden 分型中自 Ⅰ ～ Ⅳ 型，股骨颈骨折严重程度递增，而不愈合率与股骨头缺血坏死率也随之增加。Garden 分型在国际上已被广泛应用。

Frandsen 等人对 100 例股骨颈骨折分别请 8 位医生进行 Garden 分型，结果发现，8 位医生分型后的相互符合率只有 22%。对于移位与否的争议占 33%。研究中发现，骨折移位程度与股骨头缺血坏死及股骨头晚期塌陷有极大的相关关系。但 Garden Ⅰ 型与 Ⅱ 型之间，Garden Ⅲ 型与 Garden Ⅳ 型之间没有统计学差异。Garden Ⅰ 、Ⅱ 型与 Garden Ⅲ 、Garden Ⅳ 型之间有明显统计学差异。Eliasson 等人建议将股骨颈骨折简单地分为无移位型（Garden Ⅰ 、Ⅱ 型）及移位型（Garden Ⅲ 、Garden Ⅳ 型）。

4. AO 分型　AO 将股骨颈骨折归类为股骨近端骨折中的 B 型（图 7 - 6）。

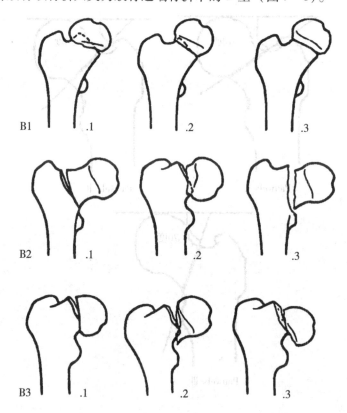

图 7 - 6 AO 分型

B1 型：头上型，轻度移位。①嵌插，外翻≥15°；②嵌插，外翻＜15°；③无嵌插。

B2 型：经颈型。①经颈部基底；②颈中部，内收；③颈中部，剪切。

B3 型：头下型，移位。①中度移位，内收外旋；②中度移位，垂直外旋；③明显移位。

（四）治疗

无移位及嵌插型股骨颈骨折（Garden Ⅰ 、Ⅱ 型）占所有股骨颈骨折的 15% ～20%。无移位的股骨颈骨折虽然对位关系正常，但稳定性较差。嵌插型股骨颈骨折端相互嵌插，常有轻度内翻。由于骨折端嵌入骨松质中，其内在的稳定性也不可靠。Lowell 认为嵌插型股骨颈骨折只要存在内翻畸形或股骨头后倾超过 30°便失去了稳定性（图 7 - 7）。由于嵌插型股骨颈骨折的患者症状轻微，肢体外旋、内收、短缩等畸形不明显，骨折端具有一定的稳定性，因此，对此是采取保守治疗还是手术治疗存在争议。一些作者主张保守治疗。保守治疗具有避免手术风险，降低治疗费用等优点。主要缺点是骨折会发生再移位。其发生率各作者报道从 8% ~ 20%。Roaymakers 和 Madi 报道 15%。Mac Ausland，Moore，Fielding 等许多作者认为对于嵌插型股骨颈骨折应该同移位型股骨颈骨折同样行手术治疗。Bentley 应用内固定治疗嵌插型股骨颈骨折，愈合率 100%。3 年后随诊，股骨头缺血坏死率 18%，而保守治疗组缺血坏死率 14%。由此可见，手术治疗具有很高的骨折愈合率，而且并未明显增加股骨头缺血坏死率。目前认为，对于无移位或嵌插型股骨颈骨折，除非患者有明显的手术禁忌证，均应考虑手术治疗。以防止骨折再移位。并减少患者卧床时间，减少骨折并发症的发生。

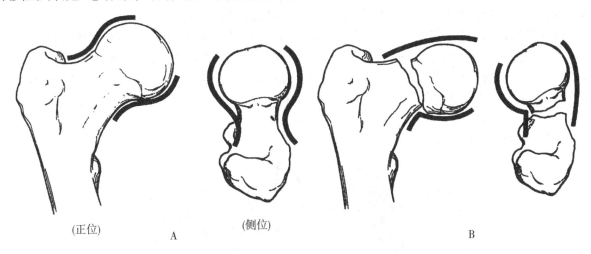

（正位） A （侧位） B

图 7 - 7 Lowell 曲线

移位型股骨颈骨折（Garde Ⅱ，Ⅳ型）的治疗原则：①解剖复位。②骨折端加压。③坚强内固定。

移位型股骨颈骨折如患者无手术禁忌证均应采取手术治疗。目前多数作者主张应予以急诊手术。由于股骨颈骨折的患者多为老年人，尽快手术可以大大减少骨折并发症发生及原有心肺疾病的恶化。Bredhal 发现 12h 之内进行手术治疗的患者死亡率明显低于迟延手术对照组。另外，急诊手术尽快恢复骨折端的正常关系，对于缓解对股骨头颈血运的进一步损害有一定的益处。Masie 统计的一组患者中，12h 之内手术者，股骨头缺血坏死率 25%，13 ~ 24h 手术者，股骨头缺血坏死率 30%，24 ~ 48h 手术者，股骨头缺血坏死率 40%。目前多数作者主张应在 6 ~ 12h 急诊手术。

对于手术之前是否需要牵引争议较大。Needbof，Finsen 等人观察到术前皮牵引对于患者肢体疼痛的缓解、术中骨折复位以及手术难易程度均无影响。因此认为术前的牵引价值不大，反而增加皮肤压疮的危险及护理困难。另有些作者从恢复血供的角度上考虑，提出应予以术前牵引。Manninger 应用动脉造影研究指出，中立位或轻度内旋位肢体牵引后，股骨头血供较牵引前明显增加。Clevelard，Bosowth 也认为中立位牵引后股骨头血供改善。因此，对于移位型股骨颈骨折，首先应尽早施行手术（6 ~ 12h）。如由于某种缘由无法急诊手术，可考虑术前皮肤或骨骼牵引，但牵引一定要保持肢体处于中立位或轻度内旋位，以避免肢体处于外旋位对于血供的继续损害。

1. 骨折复位　骨折的解剖复位是股骨颈骨折治疗的关键因素。直接影响骨折愈合及股骨头缺血坏死的发生。Moore 指出，X 线显示复位不满意者，实际上股骨颈骨折端接触面积只有 1/2。由于骨折端接触面积减少，自股骨颈基底向近端生升的骨内血管减少或生长受阻，因而降低了股骨头颈血供。

复位的方法有两种，闭合复位和切开复位。应尽可能采取闭合复位，只有在闭合复位失败，无法达到解剖复位时才考虑切开复位。

（1）闭合复位

1）Mc Elvenny 法：将患者置于牵引床上，对双下肢一同施行牵引；患肢外旋并加大牵引；助手将足把持住后与术者把持住膝部一同内旋；肢体内旋后将髋关节内收。Mc Elvenny 认为解剖复位及外展复位均不稳定，主张使股骨颈骨折远端内侧骨皮质略内移，使其位于股骨头下方，以使其稳定性增加。因此提出在复位完成以后自大粗隆向内侧用力推骨折远端，至远端内移。

2）Leadbetter 氏法：Leadbetter 采用髋关节屈曲位复位方法：首先，屈髋90°后行轴向牵引，髋关节内旋并内收。然后轻轻将肢体置于床上，髋关节逐渐伸直。放松牵引，如肢体无外旋畸形即达到复位。

（2）复位的评价

X 线评价：闭合复位后，应用高质量的 X 线影像对复位的满意程度进行认定。Simon 和 Wyman 曾在股骨颈骨折闭合复位之后进行不同角度 X 线拍片，发现仅正侧位 X 线片显示解剖复位并未真正达到解剖复位。Lowell 提出：股骨头的凸面与股骨颈的凹面在正常解剖情况下可以连成一条 S 形曲线，一旦在 X 线正侧位任何位置上 S 形曲线不平滑甚至相切，都提示未达到解剖复位。

Garden 提出利用"对位指数"（后被称为 Garden Index）对股骨颈骨折复位进行评价（图 7 - 8）。Garden Index 有两个角度数值：在正位 X 线片上，股骨颈内侧骨小梁束与股骨干内侧骨皮质延长线的夹角正常为160°，在侧位 X 线片上股骨头中心线与股骨颈中心为一条直线，其夹角为18°。Garden 研究了大量病例后发现股骨颈骨折复位后，在正侧位 X 线片上 Garden Index <155°病例组中。股骨头缺血坏死率近为7%，而 Garden Index >180°病例组中，股骨头缺血坏死率达53.8%。Garden 认为，如果复位后 Garden Index 在155°~180°即可认为复位满意。

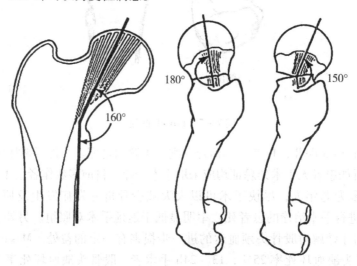

图 7 - 8　Garden Index

尽管有些作者认为外展位复位可以增加骨折端的稳定性，但目前大多数作者均提出应力求达到解剖复位。只有解剖复位，才可以最大限度地获得股骨头血供重建的可能性。

（3）复位后的稳定性：股骨颈骨折复位后稳定与否很大程度上取决于股骨颈后外侧是否存在粉碎。如果后外侧粉碎则失于后外侧有效的骨性支撑，随后常发生复位失败以至骨折不愈合。Banks 发现在股骨颈骨折术后骨折不愈合的患者中有60%原始骨折有后外侧粉碎。Scheck 等人认为即使内固定物置放位置正确也无法抵消股骨颈后外侧骨缺损造成的不稳定。因此，有人主张，对于伴有后外侧粉碎的股骨颈骨折，可考虑一期植骨。

（4）切开复位：一旦闭合复位失败，应该考虑切开复位，即直视下解剖复位。以往认为切开复位会进一步损害股骨头颈血供。近年来，许多作者都证实切开复位对血供影响不大。Banks 的结论甚至认为切开复位后不愈合率及股骨头缺血坏死率均有下降。其理由是，首先切开复位时关节囊切口很小，而解剖复位对血供恢复起到了良好的作用。切开复位可采用前侧切口或前外侧切口（Watson - Jones 切口）。有人提出，如存在股骨颈后外侧粉碎，则应选择后方切口以便同时植骨。但大多数作者认为后方切口有可能损害股骨颈后外侧残留的血供，故应尽量避免。

2. 内固定 应用于股骨颈骨折治疗的内固定物种类很多。合格的内固定原则是坚强固定和骨折端加压。应再次强调，解剖复位在治疗中至关重要，因为不论何种内固定材料都无法补偿不良复位所产生的问题。各种内固定材料均有自身的特点和不足。医生应该对其技术问题及适应证非常熟悉以便选择应用。

三翼钉作为治疗股骨颈骨折的代表性内固定物曾被应用多年，由于其本身存在许多问题而无法满足内固定原则的要求，在国际上早已废用。目前经常应用的内固定材料可分为多针、螺钉、钩钉、滑动螺钉加侧方钢板等。

（1）多针：多针固定股骨颈骨折为许多作者所提倡。多针的种类很多：主要有 Knowles，Moore-Neufeld 等。多针固定的优点主要是可在局部麻醉下经皮操作，从而减少出血、手术死亡及感染的危险。其缺点：①固定强度不足。②在老年骨质疏松的患者中，有在股骨粗隆下进针入点处造成骨折的报道。③存在固定针穿出股骨头的可能。多针固定时如进针过深，此针道应该废弃，否则如再次经此针道穿针，容易穿出股骨头。

多针固定时，每根针应相互平行，许多作者的试验结果证明，多针平行打入股骨颈（不论何种形式排布：三角形、四边形等）可有效地防止骨折端旋转，并且增加骨折端的稳定性。Moore 发现多针集中排布，股骨颈骨折不愈合率增加。

Swiontkowski、Hansen 及 Holmer 等人的试验均显示 3 根针固定后的强度与 4 根针固定没有差别，因此提出 3 根针平行排列固定足以获得良好的稳定性。而针数目增加，只会增加固定针穿出股骨头的危险。多针固定总的牢固强度较弱，因此主要适用于年轻患者中无移位的股骨颈骨折（Garden Ⅰ、Ⅱ型）。

（2）钩钉：Stromgqvist 及 Hansen 等人设计了一种钩钉治疗股骨颈骨折，该钉插入预先钻孔的孔道后在其顶端伸出一个小钩，可以有效地防止钉杆穿出股骨头及向外退出，手术操作简便，损伤小，Stromqvist 认为可降低股骨头缺血的坏死率。

（3）加压螺钉：多根加压螺钉固定股骨颈骨折是目前主要提倡的方法，其中常用的有 AO 中空加压螺钉、Asnis 钉等。中空加压螺钉的优点有：骨折端可获得良好的加压力；三枚螺钉固定具有很高的强度及抗扭转能力；手术操作简便，手术创伤小等。由于骨折端获得加压及坚强固定，骨折愈合率提高。Rehnberg，Asnis 报道中空加压螺钉治疗股骨颈骨折骨折愈合率分别为 100% 和 96%。北京积水潭医院对于 212 例应用 AO 中空加压螺钉治疗股骨颈骨折患者进行了回顾性研究，骨折愈合率为 95.8%。术后患者可以早期活动肢体，有效地防止骨折并发症发生。但对于严重的粉碎骨折，单纯螺钉固定的支持作用较差，有继发骨折移位及髋内翻的可能。

（4）滑动螺钉加侧方钢板：滑动螺钉加侧方钢板主要有 AO 的 DHS 及 Richards 钉，其特点是对于股骨颈后外侧粉碎，骨折端缺乏复位后骨性支持者提供可靠的支持。其头钉可延套管滑动，对于骨折端产生加压作用，许多作者指出，单独应用时抗扭转能力较差，因此建议在头钉的上方再拧入一颗加压螺钉以防止旋转。

（5）内固定物在股骨头中的位置：对于内固定物在股骨头中的合理位置存在较大的争议。Cleceland、Bailey、McElvenny 等人均主张在正侧位 X 线片上，内固定物都应位于股骨头中心。任何偏心位置的固定在打入时有可能造成股骨头旋转。另外股骨头中心为关节下致密的骨质较多，有利于稳定固定。Fielding、Pugh、Hunfer 等人则主张内固定物在 X 线片正位上偏下，侧位上略偏后置放。主要是为了避免髋关节内收，外旋时内固定物切割股骨头。Lindequist 等人认为远端内固定物应尽量靠近股骨颈内侧，以利用致密的骨骼来增加其稳定性。尽管存在争议，目前一致的看法是由于血供的原因，内固定物不应置于股骨头上方。关于内固定物进入股骨头的深度，目前一致认为应距离股骨头关节面至少 5mm 为宜。

（五）人工关节置换术

1940 年，Moore 与 Bohlman 首先应用金属人工假体置换术治疗股骨近端骨肿瘤。随后人工关节技术不断发展。在对于新鲜股骨颈骨折治疗方面，人工关节置换术曾被广泛应用于老年人移位型骨折。应用人工关节置换治疗老年人股骨颈骨折主要基于两点考虑：①术后患者可以尽快肢体活动及部分负重，以利于迅速恢复功能，防止骨折并发症，特别是全身并发症的发生，使老年人股骨颈骨折的死亡率降低。这一点曾被认为是应用人工关节置换术的主要理由。近年来，内固定材料及技术不断发展提高。当代的内固定材料完全可以满足上述要求。因此，人工关节置换术的这一优点便不再突出。②人工关节置换术对于股骨颈骨折后骨折不愈合及晚期股骨头缺血坏死是一次性治疗。关于这一点有许多不同意见。首先，目前无论采用何种技术方法，对于新鲜骨折不愈合及晚期股骨头缺血坏死都无法预测。其次应用当代内固定材料后，多数作者报道股骨颈骨折不愈合率低于 5%。

另外晚期股骨头缺血坏死的患者中只有不到 50% 因症状而需进一步治疗。总体而论，股骨颈骨折的患者内固定治疗之后，如骨折愈合而未发生股骨头缺血坏死者，其关节功能评分大大高于人工关节置换者。同时，人工关节置换有其本身的缺点：①手术创伤大，出血量大，软组织破坏广泛。②存在假体松动等危险而补救措施十分复杂。因此，目前的趋势是对于新鲜股骨颈骨折，首先应争取内固定。对于人工关节置换术的应用，不是简单根据年龄及移位程度来定，而制定了明确的适应证的标准。Thomas. A. Russell 在凯氏手术学中对于人工关节置换应用于新鲜股骨颈骨折的治疗提供了相对适应证和绝对适应证。国际上对此予以承认。

相对适应证：

（1）患者生理年龄在 65 岁以上。由于其他病患，预期寿命不超过 10~15 年。

（2）髋关节骨折脱位，主要是指髋关节脱位合并股骨头骨折。特别是股骨头严重粉碎骨折者。

（3）股骨近端严重骨质疏松。难以对骨折端牢固固定。这一点十分相对。因为严重疏松的骨质不但难以支撑内固定物，同样也难以支撑人工假体。如应用人工假体，常需同时应用骨水泥。

（4）预期无法离床行走的患者。其目的主要是缓解疼痛并有助于护理。

绝对适应证：

（1）无法满意复位及牢固固定的骨折。

（2）股骨颈骨折内固定术后数周内固定物失用。

（3）髋关节原有疾患已适应人工关节置换。如原来已有股骨头无菌坏死、类风湿、先天性髋脱位、髋关节骨性关节炎等，并曾被建议行人工关节置换。

（4）恶性肿瘤。

（5）陈旧性股骨颈骨折，特别是已明确发生股骨头坏死塌陷者。

（6）失控性发作的疾病患者。如癫痫、帕金森病等。

（7）股骨颈骨折合并髋关节完全脱位。

（8）估计无法耐受再次手术的患者。

（9）患有精神疾患无法配合的患者。

总之，对于绝大多数新鲜股骨颈骨折，首先考虑解剖复位，坚强内固定。人工关节置换术则应根据患者的具体情况，按照其适应证慎重选用。

（六）陈旧性股骨颈骨折及股骨颈骨折不愈合

对于陈旧性股骨颈骨折在诊断时间上分歧很大。King 认为股骨颈骨折由于任何原因而未经治疗超过 3 周即可诊断为"陈旧性骨折"或"骨折不愈合"。Reich 认为诊断陈旧性股骨颈骨折的时间标准应为伤后 6 周。Delee 将诊断时间定为 3 个月。究竟股骨颈骨折未经诊治多长时间后仍可行内固定抑或人工关节置换术尚无定论。一般认为，可将陈旧性股骨颈骨折分为两类：

①根据适应证可行人工关节置换术者。②不需或无法行人工关节置换术者。对于后者，根据不同情况，可考虑闭合式切开复位、坚强内固定。由于陈旧性股骨颈骨折不愈合率较高，常需在切开复位的同时行植骨术。常用的有肌骨瓣植骨、游离腓骨植骨等。Meyer 报道其一组 30 例陈旧性股骨颈骨折病例（30~90d）采取内固定加肌瓣植骨方法治疗，骨折愈合率为 72%。Nagi 报道一组 16 例 6~62 周陈旧性股骨颈骨折的病例，应用螺钉固定加腓骨移植，愈合率达 100%。目前认为，植骨术对于骨折愈合有肯

定的作用，但对于股骨头缺血坏死及晚期塌陷则无影响。截骨术曾被用来治疗股骨颈骨折不愈合，但由于截骨术后肢体短缩，股骨头与髋臼正常生理关系改变，晚期并发症较多，目前很少提倡应用。

股骨颈骨折不愈合在无移位型骨折中很少发生。在移位型股骨颈骨折中的发生率曾普遍被认为20%~30%。近20年来，由于内固定材料的改进及手术技术的改进，骨折愈合率大为提高。目前多数文献报道股骨颈骨折术后愈合率为85%~95%。关于不愈合的诊断标准多数作者认为6~12个月仍不愈合者即可诊断。影响骨折愈合的因素有：骨折复位质量，固定牢固程度，骨折粉碎情况等。Cleveland的研究证明骨折复位，固定与骨折愈合有明确的相关关系。Banks的一组病例中股骨颈后外侧皮质粉碎者不愈合率为60%。另外患者年龄，骨质疏松等因素也对愈合有一定影响。Phemister认为尽管存在不愈合，但股骨头形态及关节间隙会在很长时间内保持完好。一旦经过治疗骨折愈合，关节功能可以恢复。在治疗方面应注意以下3点：股骨头血供，股骨颈长度，骨质疏松情况。在治疗方面也可分为人工关节置换和保留股骨头两类。如股骨头完整，股骨颈长度缺损不大，颈干角基本正常可行单纯植骨。股骨头外形正常，股骨颈有一定短缩合并髋内翻者可酌情考虑截骨术，植骨术或二者结合应用。对于股骨头血供丧失，股骨头变形，股骨颈严重缺损，骨质疏松难以固定的患者则应选择人工关节置换术。

（七）年轻人股骨颈骨折

年轻人中股骨颈骨折发生率较低。由于年轻人（20~40岁）骨骼最为致密，造成骨折的暴力必然很大，因此损伤更为严重。有人认为，年轻人股骨颈骨折与老年人股骨颈骨折应区分开来，而作为一个专门的问题来研究。Bray、Templeman、Swiont-kowski等人甚至认为年轻人股骨颈骨折不适用于Garden分型或Pauwels分型。

年轻人股骨颈骨折有以下特点：①骨髓密度正常。②创伤机制多为高能量暴力。③骨折不愈合率及股骨头缺血坏死率均高于老年人股骨颈骨折。④股骨头缺血坏死改变后多伴有明显症状。⑤人工关节置换术效果不佳。

年轻人股骨颈骨折后骨折不愈合率及股骨颈缺血坏死率各作者报道不同，分别为25%（Kuslich）至62%（Protzman和Burkhalter）及45%（Kuslich）至90%（Protzman和Burkhalter），多数人认为愈合后较差的原因在于创伤暴力较大、损伤严重、难以解剖复位及坚强固定。

Cave指出，对于所有股骨颈骨折均应解剖复位，在年轻人股骨颈骨折中解剖复位尤为重要，一旦闭合复位难以奏效，应积极采取切开复位。

由于较高的股骨头缺血坏死发生率，许多人认为应尽早（6~12h）实施手术。常规在术中切开前关节囊进行关节内减压。Swiontkowski等人治疗了27例12~49岁的股骨颈骨折的患者，均可在手术达到解剖复位。以AO 6.5mm螺钉坚强固定，均行前关节囊切开，所有患者手术时间均在伤后8h之内。结果显示，无骨折不愈合病例，缺血坏死率只有20%，他们建议12~24个月去除内固定物。

目前多数作者认为Bray及Templeman所提出的原则是成功治疗年轻人股骨颈骨折的关键：①急诊手术（伤后12h之内）。②一定要解剖复位，必要时切开复位。③多枚螺钉坚强固定。有人补充提出前关节囊切开减压的必要。

（八）股骨头缺血坏死

股骨颈骨折后股骨头缺血坏死的发生率不同作者报道差异很大。其差异的原因可能在于各组病例骨折移位程度不同。

移位型股骨颈骨折发生后，股骨头便可以被认为已部分或全部失去血供。Phemister，Cano等人认为，血供的重建主要靠残留血供的爬行替代。血供重建主要有3个来源：①圆韧带动脉供血区域与其他部分的吻合。②骨折端骨内血管的生长，这一过程较为缓慢。骨折端的移位及纤维组织生成都将阻碍骨内血管的生长。因此，良好的骨折复位，牢固的固定极为重要。③股骨头未被关节软骨覆盖部分血管的长入。

关节囊内股骨颈骨折发生后，关节囊内的出血及凝血块将增加关节囊内的压力，产生所谓"填塞效应"（temponade effect）。许多作者认为填塞效应对于股骨头的血供有一定影响，甚至是股骨头晚期塌陷的原因之一。实验表明，当关节囊内压力大于舒张压时，股骨头内血流明显减慢，甚至可造成骨细胞坏死。因此，很多作者主张在内固定手术时应行关节内穿刺或关节囊部分切除，以减小关节囊内压力，对降低股骨头坏死的发生率有一定作用。

骨折端的复位情况对于股骨头血供有很大影响，骨折端复位不良、股骨头旋转及内外翻都将使圆韧带动脉及其他残留的动脉扭曲，从而影响股骨头血供。Garden 指出，任何不良复位都会使股骨头缺血坏死及晚期股骨头塌陷的发生率增加。

内固定物也是股骨头血循的影响因素之一。Linton、Stromqvist 等人均指出，内固定物的体积增大对股骨头的血循是有害的。另外内固定物的位置也对股骨头的血供产生影响。许多作者认为，内固定物置于股骨头外上方时将会损伤外侧骺动脉（股骨头主要血供动脉）。因此，应避免将内固定物置于股骨头上方。内固定物（如三翼钉）会使骨折端产生一定分离，同时反复地捶击振动，会造成不同程度的骨损伤。目前认为，应选择对股骨头颈损伤较小的内固定物置入。

在此应明确一个概念：股骨颈骨折后股骨头的缺血改变或股骨头缺血坏死与晚期股骨头塌陷是不同的两种病理变化。股骨头缺血坏死是指在股骨颈骨折的早期，继发于骨折、复位及固定之后股骨头发生的缺血改变。实际上，骨折一旦发生，股骨头血循即部分或全部受到破坏。而晚期股骨头塌陷是在股骨颈骨折愈合之后，股骨头血循重建过程中，关节软骨下骨在尚未修复的坏死区域发生骨折，从而造成股骨头的变形。股骨颈骨折后股骨头血供均不可避免发生缺血改变，而由于不同的损伤程度，不同的治疗方法等因素使得血供重建的时间与范围不同。部分患者股骨头血供未获得重建，而股骨头受到应力作用而发生软骨下骨折，即造成股骨头晚期塌陷。股骨头晚期塌陷的发生率低于股骨头缺血坏死率。

综上所述，股骨颈骨折后股骨头是否成活取决于两个因素：①残留的血供系统是否足够营养股骨头；②能否在股骨头晚期塌陷之前重建股骨头血供。对于新鲜股骨颈骨折的治疗原则是解剖复位、骨折端加压、坚强固定，以保护残留血运及血运重建过程。

股骨颈骨折后继发的股骨头缺血坏死尚无单独的诊断标准。目前仍然普遍借用股骨头无菌性坏死的 Ficat – Arlet 分期：Ⅰ期股骨头正常；Ⅱ期股骨头内出现骨硬化及囊变；Ⅲ期股骨头软骨下塌陷；Ⅳ期关节间隙窄、关节塌陷及骨性关节炎。Ficat – Arlet 分期系统是基于 X 线的诊断系统。X 线诊断的优点：一是应用普及，二是价格低廉。其缺点是无法早期发现病变及无法对于病变的位置和范围进行描述。

近年来，由于磁共振技术的广泛应用，逐渐磁共振是目前唯一可以早期诊断股骨头缺血坏死并了解其病变范围和位置的方法。其中具有代表性的是宾夕法尼亚大学系统，它是依据磁共振影像对股骨头缺血坏死进行分期的系统。

0 期：正常 X 线、骨扫描及 MRI

Ⅰ期：X 线（ - ），骨扫描（ + ）或 MRI（ + ）

A 轻度 <15%（波及股骨头）

B 中度 15% ~30%

C 重度 >30%

Ⅱ期：股骨头出现透亮区、硬化区

A 轻度 <15% 股骨头

B 中度 15% ~30%

C 重度 <30%

Ⅲ期：软骨下塌陷（新月征），未变扁平

A 轻度 <15% 关节面

B 中度 15% ~30%

C 重度 >30%

Ⅳ期：股骨头变扁平

A 轻度 <15% 关节面和 <2mm 的下陷

B 中度 15% ~30% 关节面或 2 ~4mm 凹陷

C 重度 >30% 关节面或 >4mm 凹陷

Ⅴ期：关节间隙变窄和（或）髋臼病变

A 轻度

B 中度

C 重度

Ⅵ期：进行性退行性变

股骨颈骨折后股骨头缺血坏死在伤后 1 年即可出现（X 线诊断），2~3 年出现率最高，5 年后明显下降。其早期临床表现：①疼痛；②跛行；③髋关节内旋外展受限。因此，股骨颈骨折治疗后，应该至少随访 5 年，同时要重视临床检查。

股骨头缺血坏死的治疗要根据患者的症状，体征及放射学表现而综合考虑。在临床工作中经常可以见到有些患者虽然 X 线表现很重，但症状轻微，体征并不明显。此时应以保守治疗为主。手术治疗方法很多。大致可分为两类：保留股骨头手术和人工关节置换术。保留股骨头手术主要有髓芯减压术和植骨术。主要应用于 Ficat - Arlet Ⅰ、Ⅱ期。其效果并不肯定。国际文献报道有效率 10%~47%。人工关节置换术应用于 Ficat - Arlet Ⅲ、Ⅳ期。可根据患者的不同情况选择半髋或全髋置换。一般情况下，全髋置换术效果优于半髋置换。半髋置换术由于手术创伤较小而主要应用于高龄患者。

另外，在欧美有些医生采用一种介于保留股骨头和人工关节置换之间的手术——股骨头表面置换。主要应用于年轻患者。股骨头表面置换来源于双杯置换术。其优点在于：①保留股骨头；②保留股骨近端髓腔；③更加符合生物力学；④延缓人工股骨头置换时间。

1948 年，Smith - Peterson 发明双杯置换术。Charnley 对其进行了改进。传统的双杯置换术经过临床应用证明效果很差。由于当时假体的材料均为聚乙烯，聚乙烯及骨水泥的磨削是引起假体松动的主要原因。Muller 首次应用金属材料双杯假体。Amstutz 总结了应用股骨头表面置换术治疗的 322 例股骨头缺血坏死患者，共 586 个髋。其优良率：91%（5 年），66%（10 年），43%（15 年）。手术适应证选择非常严格。均为年轻患者，估计需要 2 次人工关节置换者。

股骨头表面置换在国内尚未见报道。对于年轻股骨头缺血坏死的患者可以作为一种治疗选择。

（田大为）

第二节　股骨粗隆间骨折

（一）发生学

随着社会人口老龄化，髋部骨折的发生率不断增高。美国目前每年髋部骨折发生率高达 25 万人。专家预测到 2040 年该数字将达到 50 万人。90% 的髋部骨折发生于 65 岁以上的老年人。其中 3/4 发生于女性。Griffin 和 Boyd 对 300 例股骨粗隆间骨折病例的研究显示：伤后 3 个月内的患者病死率为 16.7%，大约是股骨颈骨折患者病死率的 2 倍。如此高的病死率有以下原因：患者年龄较大；造成骨折的创伤较重；骨折后失血量大；治疗手术相对较大。由此可见，股骨粗隆间骨折是较为严重的骨折。

美国、英国和北欧的调查结果显示在骨密度低于 0.6g/cm 的女性中，髋部骨折发生率达 16.6%。Zain - Elabdien 等人的研究表明年龄与髋部骨折的发生率以及骨折不稳定及粉碎程度具有明显的相关关系。目前对于骨质疏松诊断的主要方法有 X 线，双光子骨密度仪，定量 CT 等。其中双光子骨密度仪应用较为普遍。文良元等通过对 742 例老年髋部骨折患者骨密度测定的研究指出，男性测定的敏感部位在 ward 三角区，而女性则在大粗隆。骨密度降低与髋部骨折相关阈值男性为 2.5s，女性为 4.5s。

（二）创伤机制

多数患者的股骨粗隆间骨折为跌倒所致，并主述粗隆部受到直接撞击。由于患者多为老年人。其跌倒的原因与其原有疾病所引起的步态异常有关。如心脑疾病，视力听觉障碍，骨关节疾病等。此类患者中合并其他部位骨折的发生率为 7%~15%。常见有腕部，脊柱，肱骨近端及肋骨骨折。

高能量所致的股骨粗隆间骨折较为少见。多为机动车伤和高处坠落伤。其骨折类型多为逆粗隆间骨折或粗隆下骨折。Barquet 发现在此类患者中合并同侧股骨干骨折的发生率为 15%。如不注意则容易漏诊。

（三）放射学诊断

标准的正侧位 X 线片对于正确诊断尤为重要。正位 X 线片应包括双侧髋关节。对于患侧应施以轻度内旋牵引，以消除患肢外旋所造成的重叠影像。从而对于骨折线方向，小粗隆是否累及，骨折粉碎和移位的程度做出正确判断。标准侧位 X 线片可以显示后侧骨折块及其移位程度。健侧 X 线片可以帮助医生了解正常的股骨颈干角及骨质疏松情况，以便正确选择治疗方法。多数情况下普通 X 线足以诊断。极个别患者由于骨折无移位而 X 线显示阴性，但主述髋部疼痛并体检高度怀疑时需行 CT 或 MIR 检查。

（四）分型

股骨粗隆间骨折的分型很多，目前公认并得以应用的有以下 10 种：

Evans'classification

Boyd and Griffin's classification

Ramadier's classification

Decoulx &Lavarde's classification

Endefs classification

Tronzo's classification

Jensen's classification

Deburge's classification

Briot's classification

AO classification

所有分型可归为两类：①解剖学描述（Evans；Ramadier；Decoulx and Lavarde）。②提示预后（Tronzo；Ender；Jensen's modification of the Evans grading；Muller et al.）。任何骨折分型必须应用简便并能指导治疗，同时提示预后才能具有临床意义。就股骨粗隆间骨折分型而言，能够对于骨折的稳定性及复位，固定之后骨折部位能否耐受生理应力作出判断尤为重要。Evans 分型，Jensen 型，Boyd and Griffin 分型，Tronzo 分型和 AO 分型为大家熟知并得以广泛应用。

1. Boyd – Griffin 分型　Boyd 和 Griffin 将股骨粗隆周围的所有骨折分为 4 型，其范围包括股骨颈关节囊外部分至小粗隆远端 5cm（图 7 – 9）。

Ⅰ型：骨折线自大粗隆沿粗隆间线至小粗隆。此型复位简单并容易维持。

Ⅱ型：粉碎骨折。主要骨折线位于粗隆间线，但骨皮质多发骨折。此型复位困难，因为骨折粉碎并存在冠状面骨折。

Ⅲ型：此型基本上可以认为是粗隆下骨折。骨折线自股骨干近端延至小粗隆，可伴不同程度粉碎。此型骨折往往更难复位。

Ⅳ型：骨折自粗隆部至股骨近端，至少有两个平面的骨折。

Evans 分型根据骨折线方向，大小粗隆是否累及和骨折是否移位而将股骨粗隆间骨折分为 6 型。其中 1、2 型为稳定型。其余均为不稳定型。Evan 的结论基于保守治疗的结果。

Jensen 对于 Evans 分型进行了改进。基于大小粗隆是否受累及复位后骨折是否稳定而分为 5 型。其研究发现ⅠA（2 部分骨折无移位），ⅠB（2 部分骨折有移位）94% 骨折复位后稳定。ⅡA（3 部分骨折，大粗隆骨折）33% 骨折复位后稳定。ⅡB（3 部分骨折，小粗隆骨折）21% 骨折复位后稳定。Ⅲ（4 部分骨折，大粗隆骨折，小粗隆骨折）8% 骨折复位后稳定。Jensen 指出大小粗隆的粉碎程度与复位后骨折的稳定性成反比。

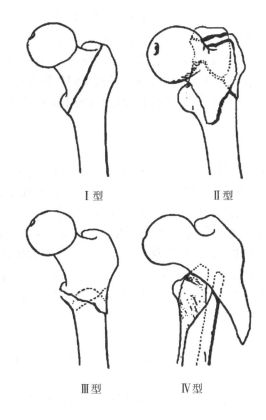

Ⅰ型　　　　Ⅱ型

Ⅲ型　　　　Ⅳ型

图 7 - 9　Boyd - Griffin 分型

2. 改良 Evan's 分型　如下所述。

Ⅰ型：无移位顺粗隆骨折。

Ⅱ型：移位型顺粗隆骨折。

Ⅲ型；移位型顺粗隆骨折合并大粗隆骨折。

Ⅳ型；移位型顺粗隆骨折合并小粗隆骨折。

Ⅴ型；移位型顺粗隆骨折大，小粗隆骨折。

Ⅵ型：反粗隆骨折。

AO 将股骨粗隆间骨折纳入其整体骨折分型系统中。归为 A 类骨折。A1 为简单骨折。A2 为粉碎骨折。A3 为粗隆下骨折。每型中根据骨折形态又分为 3 个亚型。AO 分型便于进行统计学分析。既对于股骨粗隆间骨折具有形态学描述，又可对于预后做出判断。同时在内固定物的选择方面也可提出建议。

3. AO 分型　AO 将股骨粗隆间骨折划分至股骨近端骨折 A 型。

A1：股骨粗隆部简单骨折

Ⅰ. 沿粗隆间线骨折。

Ⅱ. 骨折线通过大粗隆。

Ⅲ. 骨折线向下至小粗隆。

A2：股骨粗隆部粉碎骨折。

Ⅰ. 有一块内侧骨块。

Ⅱ. 有数块内侧骨块。

Ⅲ. 骨折线向下至小粗隆远端 1cm。

A3：股骨粗隆中部骨折。

Ⅰ. 简单骨折，斜形。

Ⅱ. 简单骨折，横形。

Ⅲ. 粉碎骨折。

无论选择哪种分型，在术前对于骨折的稳定性做出判断十分重要。股骨粗隆间骨折稳定与否取决于两个因素：①内侧弓的完整性（小粗隆是否累及）。②后侧皮质的粉碎程度（大粗隆粉碎程度）。另外，逆粗隆间骨折非常不稳定。小粗隆骨折使内侧弓骨皮质缺损而失去力学支持，造成髋内翻。大粗隆骨折则进一步加重矢状面不稳定。其结果造成股骨头后倾。逆粗隆间骨折常发生骨折远端向内侧移位，如复位不良则会造成内固定在股骨头中切割。骨折的不稳定是内固定失用（弯曲，断裂，切割）的因素之一。

（五）治疗

股骨粗隆间骨折多见于老年人，保守治疗所带来的肢体制动和长期卧床使骨折并发症的发生难以避免。牵引治疗无法使骨折获得良好复位，骨折常常愈合于短缩，髋内翻的畸形状态，从而造成患者步态异常。因此，手术治疗，牢固固定是股骨粗隆间骨折的基本治疗原则。

1. 保守治疗　只在某些情况下考虑应用。对于长期卧床肢体无法活动的患者，患有全身感染疾患的患者，手术切口部位皮肤损伤的患者，严重内科疾患无法耐受手术的患者，保守治疗更为安全。保守治疗根据患者治疗后有无可能下地行走可以归为两类方法。对于根本无法行走的患者无须牵引或短期皮牵引。止痛对症治疗。积极护理防止皮肤压疮。鼓励尽早坐起。对于有希望下地行走的患者，骨牵引8～12周。力求骨折复位。定期拍 X 线片，对复位和牵引重量酌情进行调整。去除牵引后尽快嘱患者功能练习及部分负重。骨折愈合满意后可行完全负重。

2. 手术治疗　目的是使骨折得以良好复位，牢固固定，以允许患者术后早期肢体活动及部分负重。从而尽快恢复功能。

骨折能否获得牢固固定取决于以下因素：①骨骼质量。②骨折类型。③骨折复位质量。④内固定物的设计。⑤内固定物在骨骼中的置放位置。

3. 手术时机　Kenrora 等人的研究显示，24h 内急诊手术患者病死率明显增加。Sexsen，White 等人指出，24h 后立即手术病死率有所增加。目前多数作者认为伤后 72h 手术较为安全。在最初 12～24h 应该对于患者进行全面检查，对于异常情况予以纠正。其中包括血容量的补充，吸氧及原有疾患的相关药物治疗。与此同时，进行充分的术前计划和麻醉准备。

骨折复位：骨折的良好复位是下一步治疗的关键。如果复位不佳，不论选择哪种内固定材料都难以获得满意的固定。

对于稳定型骨折，轴向牵引，轻度外展内旋即可获得解剖复位。由于骨折端扣锁后完整的内侧弓可以提供稳定的力学支持，任何内固定物置入后均可得到牢固固定。

对于不稳定型骨折，难以达到完全解剖复位。强行将大，小粗隆解剖复位使手术创伤增加。另外术后的解剖复位往往不易维持。Rao、Banzon 等人的一组 162 例不稳定型股骨粗隆间骨折均行解剖复位，滑动髋螺钉固定的患者随访显示，98% 的病例发生继发移位。目前多数作者主张对于不稳定型骨折恢复股骨颈干的解剖关系即可，而无须追求解剖复位。

近年来治疗股骨粗隆间骨折的内固定材料不断发展更新，其中常用的标准内固定物可分为两类：①滑动加压螺钉加侧方钢板，如 Richards 钉板，DHS（图 7-10）。②髓内固定，如 Ender 针，带锁髓内针，Gamma 钉等。

（1）滑动加压螺钉加侧方钢板固定

20 世纪 70 年代，滑动加压螺钉加侧方钢板应用于股骨粗隆间骨折的治疗。其基本原理是将加压螺钉插入股骨头颈部以固定骨折近端，在其尾部套入一侧方钢板以固定骨折远端。Sanstegard 等人对 Richards 钉板固定的研究表明，骨折固定后，大部分负荷由 Richards 钉板承担，而骨折部位所承受负荷很小。另外，加压螺钉穿出股骨头、加压螺钉切割股骨头等情况极少发生。Gudler 等人对不稳定型股骨粗隆间骨折应用 Enders 针及加压螺钉加侧方钢板固定后的比较研究，发现后者的固定强度较前者高 5 倍。由于滑动加压螺钉加侧方钢板系统固定后承受大部分负荷直至骨折愈合；固定后股骨颈干角自然恢复、骨折端特别是骨距部分可产生加压力、目前已成为股骨粗隆间骨折的常用标准固定方法。

滑动加压螺钉加侧方钢板根据加压螺钉与加侧方钢板之间的角度不同，分为低位（130°、135°、

140°）和高位（145°、150°）。低位钉板应用与大多数股骨粗隆间骨折，特别是稳定型骨折。术前应根据健侧 X 线片确定正常颈干角后选择相应角度的钉板。由于钉板置入后骨折端可沿加压螺钉滑动而产生动力加压，如钉板角度与解剖复位后的颈干角不一致，加压螺钉则会对骨折端滑动产生阻力而减弱动力加压作用。某种情况下需行外展截骨以增加骨折端稳定性，此时应用高位钉板。

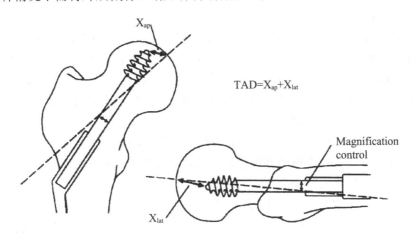

$$TAD=X_{ap}+X_{lat}$$

Magnification control

图 7-10　DHS

关于头钉置放的合理位置存在争议。Baum-gaertner 认为头钉置放与股骨头颈中心最为牢固，不易发生头钉切割。并提出 TAD 值的概念。TAD（Tip Apex Distance）值是指正常解剖状态下股骨头颈中轴线在正侧位与股骨头关节面交点与头钉顶点的距离之和。Baum-gaertner 和 Solberg 的研究发现，在 118 例滑动加压螺钉加侧方钢板固定的股骨粗隆间骨折中，TAD 值＜20mm 组无一例发生切割。而 TAD 值＞50mm 组中，切割率高达 60%。

有人主张头钉的位置位于股骨头颈中下 1/3（正位），偏后（侧位）。股骨头中下 1/3 偏后部位骨质较密，头钉置入后不易发生切割。Hartog 等人的尸体标本实验结果认为，偏心位固定抗旋转力较差。主张以中心位固定为佳。

内上方固定应该避免。其原因：①股骨头内上方骨质薄弱，内固定难以牢固。切割发生率较高。②外侧骺动脉位于股骨头上方偏后，该动脉供应股骨头大部分血供。头钉内上方置放极易损伤外侧骺动脉而引起股骨头缺血坏死。

头钉进入的深度应位于股骨头关节面下方 5~12mm。此区域骨质致密，螺钉拧入后具有良好的把持作用。头钉进入的深度如果距离股骨头关节面 12mm 以上则把持作用明显减弱。螺钉松动及切割的发生率增加。

头钉的长度应为位于股骨头关节面下方 5mm 为宜。考虑动力加压因素，可将实测距离再减去 5mm。

（2）髓内固定：目前常用的髓内固定可分为两类：股骨髁-股骨头髓内针和股骨头-髓腔髓内针。

1）股骨髁-股骨头髓内针：1950 年 Leizius 首先应用髓内针自股骨中段向股骨头穿入，以固定股骨粗隆间骨折。1964 年 Kuntcher 将其入点移至股骨内下侧。由于股骨内下侧皮质较薄，软组织覆盖少，因此更容易插入髓内针。1970 年 Enders 等人首先报道应用 3 根较细而且更有弹性的髓内针治疗股骨粗隆间骨折。与 Kuntcher 髓内针相比，Enders 针更容易插入。在股骨粗隆部可分别放置于压力、张力骨小梁处，提高了固定的稳定性。在 20 世纪 70~80 年代曾得以广泛应用。

Enders 针固定的优点：手术时间短，创伤小，出血量少；患者肢体功能恢复快；感染率低；骨折延缓愈合及不愈合率低。

Enders 针由于以上优点，20 世纪 70 年代至 80 年代曾得以广泛应用，与此同时也暴露出一些缺点，其中有：术后膝关节疼痛；髓内针脱出；髓内针穿出股骨头；术后外旋畸形愈合等。近年来，Enders 针的应用逐渐减少。

2）股骨头-髓腔髓内针：股骨头髓腔髓内针固定股骨粗隆间骨折在近年来有很大发展，主要有

Gamma 钉，Russell – Tayler 重建钉、PFN 等。其特点是通过髓内针插入一螺栓至股骨头颈（Interlocking）。其优点：①有固定角度的螺栓可使股骨颈干角完全恢复；②有效地防止旋转畸形；③骨折闭合复位，髓内固定使骨折端干扰减少，提高骨折愈合率；④中心位髓内固定，内固定物所受弯曲应力较钢板减少，内固定物断裂发生率降低。目前股骨头髓腔髓内针已逐渐成为股骨粗隆间骨折，特别是粉碎、不稳定型的首选固定方法。

Gamma 钉自 1980 年在北美问世以来曾经得以广泛应用。近年来，许多医生通过长期随访观察，发现 Gamma 钉在股骨粗隆间骨折治疗中存在很多问题。Gamma 钉近端部分直径较大，固定牢固。生物力学结果发现固定之后股骨近端所受应力明显减少而股骨远端所受应力是增加的。因此，在靠近钉尾部的股骨远端常发生继发骨折。文献报道的发生率为 1% ~ 8%。另外其头钉较为粗大，又只是单枚螺钉。抗旋转能力较差，螺钉在股骨头中切割的发生率较高。

AO 近年来所发明的 PFN 具有以下优点：一是近端直径较 Gamma 钉细小，远端锁定螺栓距钉尾较远，从而避免因股骨远端应力集中造成的继发骨折。二是股骨头颈部有两枚螺钉固定。有效地防止了旋转应力。大大降低了头钉切割的发生率。

对于股骨粗隆间骨折是采取髓内固定还是髓外固定要酌情而定。一般认为髓内固定对于骨折端血供干扰小，手术创伤轻微。骨折愈合率高。近年来多名作者对于股骨粗隆间骨折髓内外固定进行了回顾性研究。特别是 Parker 的 2 472 例大样本，多中心统计结果显示，两种固定方式在骨折愈合、手术时间、术中出血量及并发症等方面没有显著差异。髓内固定手术操作要求较高。固定之前骨折需获得良好复位。在某种情况下只有外展位才能获得复位而在此位置髓内针则无法打入。另外髓内针操作技术的学习曲线较长。目前普遍认为，对于稳定型股骨粗隆间骨折髓外固定即可。而对于不稳定型股骨粗隆间骨折，特别是反粗隆间骨折，由于髓内针属中心位固定而具有很好的抗弯能力，应视为首选。

（3）外固定支架：外固定支架治疗股骨粗隆间骨折时有报道。其优点是手术操作简便，创伤轻微。缺点是术后活动不方便，需严格进行针道护理。主要应用于严重多发创伤及老年体弱多病，无法耐受内固定手术的患者。

（4）人工关节置换：主要应用于严重粉碎股骨粗隆间骨折并伴有严重骨质疏松的患者。其目的在于减少卧床时间，早期下地部分或全部负重。Green 报道的一组双极骨水泥伴髋关节置换的病人平均手术后 5d 可下地负重。有人认为患有类风湿疾患的患者内固定失用以至骨折不愈合的发生率较高。Bogoch 报道为 24%。主张行一期人工关节置换。由于股骨粗隆间骨折常累及股骨矩，使得人工关节置换后的稳定性降低。因此适应证的选择非常严格。

（田大为）

第三节　股骨大粗隆骨折，小粗隆骨折

单纯的股骨大粗隆骨折非常少见。其发生率分布于两个年龄组：其一，也是相对多发生于小儿及 7 ~ 17 岁少年人的大粗隆骨骺分离。此类多为撕脱骨折，骨折块分离较明显，最多可达 6cm。其二是成年人的大粗隆粉碎骨折，常由直接暴力所致。大粗隆一部分骨折，骨折块常向后上方移位。

股骨大粗隆骨折后患者表现为局部疼痛及屈髋畸形，X 线即可确诊。

由于粗隆部骨折绝大多数可很好地愈合，因此，治疗的目的是恢复骨折愈合后髋关节的功能。

有 3 种治疗方法：①患髋外展牵引 6 周；②无牵引，卧床休息至局部症状消失 4 ~ 6 周后开始练习负重；③Armstrong 及 Watson – Jones 主张切开复位内固定，主要是针对明显移位的骨折。

由于绝大多数股骨大粗隆骨折预后良好，较多采取保守治疗。某些情况下，年轻患者中大粗隆移位较大者，可考虑切开复位内固定，以恢复外展肌功能。内固定多采用松质骨螺钉或钢丝。术后在扶拐保护下可部分负重 3 ~ 4 周，之后视愈合情况完全负重。

单纯股骨小粗隆撕脱骨折主要见于儿童及少年。85% 的患者 <20 岁，12 ~ 16 岁为发生率高发年龄。老年人中的单纯股骨小粗隆骨折常继发于骨质疏松。由于小粗隆骨矩部疏松，无法抵抗髂腰肌牵拉力而

至撕脱骨折。患者常表现为股三角部疼痛及屈髋畸形。Ludloffs 征阳性——即患者坐位时不能主动屈髋。大多数情况下采取卧床休息，对症处理。数周后症状消失即可负重。只有在骨折块分离十分明显时可酌情考虑切开复位。

（何春珂）

第四节　股骨粗隆下骨折

股骨粗隆下骨折是指自股骨小粗隆至股骨干中段与近端交界处——即骨髓腔最狭窄处之间部位的骨折。股骨粗隆下骨折发生率占髋部骨折的 10%～34%。其年龄分布有两组：20～40 岁及 60 岁以上。老年组骨折多由低能量创伤所致。年轻组骨折多由高能量损伤造成，常合并其他骨折和损伤。股骨粗隆间骨折的死亡率各作者报道不同，从 8.3%～20.9%。由于股骨粗隆下生理应力分布特点，手术治疗有较高的骨折不愈合及内固定物失用率。骨折发生后，在肌肉的牵拉下，股骨干发生短缩，外旋畸形，股骨头颈外展，后倾。因此，股骨粗隆下骨折的治疗目的，是要恢复股骨干的内收短缩，外旋，纠正股骨头颈外展及后倾外旋，恢复髋关节内收肌的张力，从而恢复机体功能。因此，对于股骨粗隆下部位生物力学特点的了解，对于骨折类型的分析，以及各类内固定物的应用及适应证的认识，将直接影响治疗效果。

（一）生物力学特点

股骨粗隆下部分在负重的情况下除承受轴向负荷外，还受到来自偏心位置的股骨头颈所传导的弯曲应力。在弯曲应力作用下，股骨粗隆下内侧承受压力而外侧承受张力，压力大于张力。Koch 等人的实验显示：在负重情况下在股骨小粗隆远端 1～3cm 部分，内侧承受 1 200 磅/英寸的压力。外侧承受的张力比压力约小 20%。这种应力分布的不均衡状态直接影响骨折复位后的稳定性以及内固定物上所承受的负荷。如果骨折端内侧粉碎或缺损，复位后稳定程度下降，内固定物所承受的弯曲负荷加大，常会造成骨折不愈合并导致内固定物断裂。因此，在骨折复位时，应尽可能恢复内侧骨皮质的完整性。在骨折端内侧粉碎缺损情况下，应考虑一期植骨，尽快恢复内侧的完整。因此，对于股骨粗隆下部位应力分布的认识，结合骨折类型的分析，直接影响内固定物的选择，术中及术后处理。其基本原则是获得骨折复位及固定的稳定。

影响骨折复位及固定稳定性有 3 个主要因素：①骨折粉碎程度；②骨折部位；③骨折类型。

1. 骨折粉碎程度　对于简单骨折，如横断形骨折或短斜形骨折，较易解剖复位，通过加压钢板的轴向加压作用，骨折端易获得牢固固定。在生理负荷下，骨折端之间几乎没有活动，内固定物所承受的应力相对较小。在粉碎骨折或内侧缺损情况下，难以达到解剖复位。因此，骨骼结构的稳定性无法获得，生理应力几乎全部被内固定物所承担。因此，常会发生内固定失败。过大的负荷会使内固定物脱出或断裂，继而发生骨折不愈合或畸形愈合。

2. 骨折部位　可分为所谓"高位"骨折即小粗隆水平的骨折，及"低位"骨折即股骨干近端与中段交界处附近的骨折。越靠近小粗隆的骨折，其近端弯曲应力力臂越短，骨折处的弯曲力矩越小。

3. 骨折类型　内固定物的选择取决于不同类型的骨折。对于横断或短斜形骨折，常选用加压钢板或传统髓内针。对于长斜形骨折，可考虑应用拉力螺钉行骨折块间加压并以中和钢板保护。对于粉碎骨折则应选择髓内固定。

（二）骨折分型

1. Fieldling 分型　Fieldling 根据骨折发生的部位将股骨粗隆下骨折分为三型（图 7-11）。

1 型：位于小粗隆水平。

2 型：位于小粗隆下 2.5～5cm。

3 型：位于小粗隆下 5～7.5cm。

该分型主要适用于横断骨折。而对于斜形或粉碎骨折则要根据主要骨折部位的位置来确定分型。一

— 153 —

般来说，高位的骨折愈合率及预后优于低位骨折。

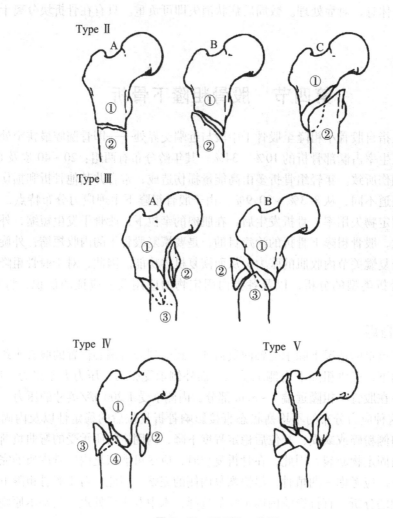

图 7 - 11　Fieldling 分型

2. Seinsheimer 分型　Seinsheimer 根据骨折块的数目、骨折线的形态和位置，将股骨粗隆下骨折分为 5 型。

Ⅰ型：无移位骨折或移位 <2mm。

Ⅱ型：2 部分骨折。

Ⅱa 型：横断骨折。

Ⅱb 型：螺旋骨折，小粗隆与近端骨折块连续。

Ⅱc 型：螺旋骨折，小粗隆与远端骨折块连续。

Ⅲ型：3 部分骨折。

Ⅲa 型：3 部分螺旋骨折，小粗隆为单独的一部分。

Ⅲb 型：3 部分螺旋骨折，其中一部分为一单独的蝶形骨块。

Ⅳ型：4 部分以上粉碎骨折。

Ⅴ型：粗隆下合并粗隆间骨折。

3. AO 分型（图 7 - 12）　如下所述。

A 型：简单骨折，横断或短斜形。

B 型：粉碎骨折、内侧或外侧有一蝶形骨块。

C 型：严重粉碎骨折，骨皮质缺损。

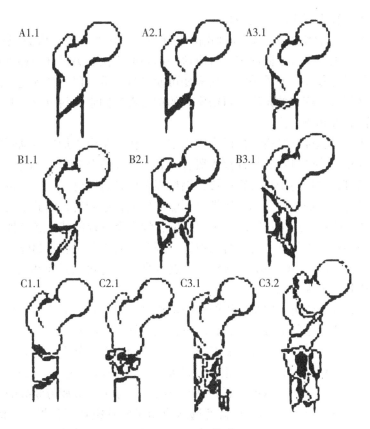

A1.1　　　　A2.1　　　　A3.1

B1.1　　　　B2.1　　　　B3.1

C1.1　　　C2.1　　　C3.1　　　C3.2

图7－12　AO分型

（三）治疗

股骨粗隆下骨折的治疗可分为保守治疗和手术治疗。常用的保守治疗方法是对患肢施行股骨髁上牵引。股骨近端均为强大的肌群包绕，骨折发生后骨折端受肌肉牵引而明显畸形。骨折近端在内收肌、外旋肌及髂腰肌作用下呈屈曲、内收、外旋。骨折远端在外展肌作用下呈外展、在重力作用下轻度外旋。在所有肌肉收缩作用下骨折端明显短缩畸形。牵引治疗可以控制短缩，但对于其他畸形则难以纠正。另外，牵引时患肢需置于90°/90°体位（屈髋90°屈膝90°）。这在成人很不易维持。牵引治疗对于明显移位的骨折无法减小骨折间隙，因而延长愈合时间。由于留有畸形，骨折愈合后患者常存在一定症状。主要是臀肌步态和大腿前侧疼痛。骨折近端外展畸形使得大粗隆顶点上移，髋关节外展肌松弛，即可造成臀肌步态。骨折近端的屈曲则是大腿前侧疼痛的主要原因。Waddell报道非手术治疗股骨粗隆下骨折满意率只有36%。因此，目前认为手术治疗股骨粗隆下骨折已成为主要方法。

手术治疗的目的：①解剖复位或纠正所有畸形。②牢固内固定。

应用于股骨粗隆下骨折的内固定材料很多。可归纳为两类：①髓内固定。②钢板螺钉固定。髓内固定主要有Enders钉、传统髓内针、Ziclcel钉、Russell－Taylor重建钉等。钢板螺钉类主要有角钢板、髋关节加压螺钉（Rlchard钉板，DHS），髁加压螺钉（DCS）等。各内固定材料均有其特点和适应证。

1. Enders钉　20世纪70~80年代，许多医师应用Enders钉治疗股骨粗隆下骨折，由于Enders钉固定强度较弱，其结果不甚满意。Pankovich等人应用Enders钉的结果显示：愈合率100%，但由于畸形需要再手术者达30%。对于稳定型骨折（横断及蝶形型）Enders钉则不足以控制旋转、成角及短缩。术后需加牵引维持3~6周，很大地限制了肢体活动，从而减慢了肢体的功能恢复。目前，除特殊情况外，Enders钉很少被提倡应用。

2. 传统髓内针　髓内针固定的牢固程度主要取决于髓内针与骨髓腔之间接触的长度。股骨粗隆下骨折的近端髓腔宽大，至髓腔狭窄部逐渐变窄，再向远端又逐渐增宽。只有髓腔最窄处与髓内针相接触。在年轻的患者，由于骨松质密度较大，传统髓内针在股骨髓腔内尚可有较强的把持作用。而在老年人，由于骨密度下降，髓内针在较宽的髓腔内把执作用减小，常造成骨折端内翻及复发短缩。因此，传统髓内针固定仅适用于年轻患者中的稳定型骨折。

3. 钢板螺钉　应用一般直钢板来固定股骨粗隆下骨折非常困难。由于螺钉只能横行穿过钢板，骨折近端的固定力臂太短，无法施行牢固固定。解决这一问题的方法是另设计一种钢板螺钉材料。其特点是螺钉或钢板的一端经股骨颈插入股骨头中，这样变可使骨折近端得以充分固定。此类内固定物在钢板与股骨头颈固定螺钉之间有一固定的角度。目前常用的钢板螺钉固定材料可分为两类：①滑动加压螺钉（Richards 钉、DHS 等）；②角钢板。

滑动加压螺钉对于股骨粗隆下骨折可提供牢固固定。其优点是由于加压滑动螺钉为中空结构，术中先用导针定位，位置满意后将螺钉穿过导针拧入股骨头颈。手术操作简易。对于粉碎骨折不易复位者，可先行拧入滑动加压螺钉，之后与钢板套管连接，钢板固定后骨折即已复位。骨折远端至少需要 4 枚螺钉固定。对于不稳定型骨折，股骨头颈部加压螺钉不能很好地控制旋转，因此常需再加一枚拉力螺钉来加强固定。130°滑动加压螺钉入点位置较低，对于高位股骨粗隆下骨折其入点与骨折部位较近，其稳定性降低。另外附加拉力螺钉也不易选定合适行入位置。因此，对于高位股骨粗隆下骨折，近年来多应用髁加压螺钉（DCS）固定。由于 DCS 角度为95°，入点较高，另外可通过钢板拧入 1～2 枚拉力螺钉至骨矩部位，其固定牢固程度大大提高。

角度钢板对于股骨粗隆下骨折也曾是常用的内固定材料。根据骨折部位的高低，可选 90°或 130°角度钢板。角度钢板在股骨头颈中的部分呈铲状，较螺钉能较好地控制旋转。但铲状部分插入股骨头颈的操作较复杂，需准确定位。另外插入前骨窗需充分开大，否则入点部分将会劈裂。由于角度钢板为偏心位固定，与 Richards 钉、DHS 相比，固定后钢板上所承受的弯曲应力更大。根据骨折复位后的稳定程度常需在钢板对侧植骨，以尽快恢复钢板对侧骨骼的连续性，减少钢板疲劳断裂的发生。

4. 带锁髓内针　近年来，带锁髓内针日益普遍地应用于股骨粗隆下骨折。其优点在于：闭合复位下操作手术创伤小，对骨折端环境干扰小，由于中心位固定，具有良好的抗弯曲应力强度。

常用的标准带锁髓内针有 Zickel 钉、Russell - Taylor 重建钉等。Zickel 钉插入股骨头颈部位为三叶状，通过钉杆近端孔插入并与钉杆锁定。由于三叶钉与钉杆之间角度固定，故可有效地防止内翻畸形的发生。但 Zickel 钉只有近端锁定，对于严重粉碎的股骨粗隆下骨折则无法防止短缩。

Russell - Taylor 重建钉在近端及远端均可锁定。通过近端锁定孔可向股骨头颈拧入 2 枚拉力螺钉，通过远端锁定孔可行入 1～2 枚全螺纹螺钉。有效地防止短缩并可很好地控制旋转。改进型 Russell - Taylor 重建钉（R - T Delta 钉）直径较小，可用于髓腔较小或严重粉碎骨折的患者。Klemm 等人曾提出根据不同骨折类型应用带锁髓内针的基本原则：对于稳定型骨折，可用非锁式髓内针，即远近端均不锁定。对于位于髓腔狭窄处近端的骨折，可仅在近端锁定。对于位于髓腔狭窄处远端的骨折，需行远端锁定。用于在某些情况下存在无移位的骨折块而不易发现，有报道仅在近端锁定，术后常发生不同程度的短缩。因此，远近端同时锁定更为可靠。

目前认为影响骨折愈合的因素有：早期骨折端血肿，骨膜血供，周围软组织血运，稳定的力学环境，骨折端微动。过去一味强调切开复位以求解剖复位，坚强内固定的代价是破坏周围软组织血运，丢失早期骨折端血肿。其结果往往是骨折不愈合。股骨粗隆下骨折不愈合率较高进而发生内固定失效。因此保护血运以保证骨折愈合是治疗的关键。对于股骨粗隆下骨折，间接复位，髓内固定目前被认为是治疗的首选。

（四）术后处理

不论应用以上何种内固定材料进行固定，原则上术后第 2 天可容许患者进行患肢练习并离床扶拐活动。术后数日内患者应尽量不采取坐位，因此时髋部及腹股沟部分软组织肿胀，坐位影响静脉回流，有可能造成静脉血栓。患者离床后患肢可否部分负重要根据骨折类型及内固定情况而定。稳定型骨折并予牢固固定者可准许 10～15kg 部分负重。不稳定型骨折应在 X 线显示骨折端有骨痂连接后开始部分负重。对于应用带锁髓内针固定的不稳定型骨折，有人主张在连续骨痂出现后应将髓内针取出，以恢复骨骼的负重。否则锁定螺钉在长期负荷下会发生疲劳断裂。

（何春珂）

第五节 股骨干骨折

(一) 概述

股骨是体内最大的管状骨，周围有丰厚的肌肉包围。发育过程中股骨形成前凸，内侧承受压力，外侧承受张力。股骨干骨折包括发生在小转子远端5cm至内收肌结节近端5cm范围内的骨折。

大腿部肌群可分前、内、后为3个间室，前间室包含股四头肌、髂腰肌、缝匠肌及耻骨肌、股动脉及股静脉、股神经及股外侧皮神经；内侧间室包含股薄肌、长收肌、短收肌、大收肌、闭孔外肌、闭孔动静脉、闭孔神经及股深动脉；后侧间室包含股二头肌、半腱肌、半膜肌、部分大收肌、坐骨神经、股深动脉分支及股后皮神经。与小腿相比，大腿部筋膜间室容积大，筋膜间室综合征的发生率低，但间室内出血可造成压力升高，深部血管供血减少。

股骨干骨折后骨折端受到不同肌群的作用发生移位，这些肌群包括外展肌、内收肌、髂腰肌、腓肠肌及阔筋膜张肌。外展肌包括臀中、小肌，止于大转子，转子下骨折或近端股骨干骨折时可牵拉骨折近端外展；髂腰肌止于小转子，其作用使骨折近端屈曲外旋；内收肌通过牵拉骨折远端造成内翻短缩畸形；腓肠肌作用于骨折远端使其向后方旋转屈曲；阔筋膜张肌作用于股骨外侧对抗内收肌的内翻应力。

供应股骨干的血管来自股深动脉，从近端后侧骨嵴进入髓腔分支供应皮质内2/3，骨膜血管同样自后侧骨嵴进入，供应皮质外1/3。股骨干骨折造成髓内血管损伤，骨膜血管增生，成为骨折愈合主要营养血管，骨折愈合后髓内血管重建恢复供血。股骨血管不过度损伤则股骨干骨折一般能顺利愈合，手术时应避免过度分离骨膜，特别是后侧骨嵴及肌间隔附着处。

(二) 损伤机制

发生在成年人的骨折多是高能创伤，多继发于交通事故、高处坠落、重物砸伤及枪击伤。此外骨质发生改变时轻微外伤可造成病理骨折；军人或长跑运动员可发生应力骨折，多发生于股骨近端或中段。

(三) 临床表现

股骨干骨折多由严重的暴力引起，骨折后出现局部剧烈疼痛、肿胀，畸形及肢体活动受限，结合X线检查，诊断多不困难。对于清醒的患者，疼痛和畸形通常很明显，在早期外科医生会注意到软组织肿胀。对于意识不清的患者，股骨骨折也会出现局部畸形和肿胀。这些发现通常比较明显，但是对于所有意识不清的患者必须考虑股骨干骨折的可能性，尤其对于车祸伤或者高处坠落伤。对于所有意识不清患者按照常规进行系统检查，应该仔细检查股骨。由于其受伤机制及局部解剖特点，在诊断时要进行全面的考虑。

(1) 由于股骨干周围有丰富的肌肉，在其后侧有股深动脉穿支通过，骨折后会大量出血，最多可达2 000mL，检查时肿胀可能会不明显，这样会使医生对失血量估计不足，加之骨折的剧痛，容易出现休克。对于股骨干骨折患者在急诊室应进行血压、脉搏检测，并常规进行输液处理，血压稳定后方可进行手术或住院治疗。

(2) 骨折常由高能暴力引起尤其是交通事故伤，在检查股骨干骨折的同时，应注意身体其他部位是否合并有损伤。首先排除头颅、胸、腹可危及生命的重要内脏器官的损伤，然后排除其他肢体的损伤。诊断股骨干骨折的X线片需包括髋关节及膝关节。股骨干骨折常合并其他损伤，据统计合并其他部位损伤的病例可达到全部病例的5%~15%，合并伤包括全身多系统创伤、脊柱骨盆及同侧肢体损伤。文献中报道股骨干骨折合并股骨颈骨折漏诊率可高达30%，闭合股骨干骨折同侧膝关节韧带及半月板损伤的概率高达50%。

(3) 股骨干骨折后，局部形成血肿，髓腔开放，周围静脉破裂。在搬运过程中不能很好制动，髓内脂肪很容易进入破裂的静脉，因而股骨干骨折后出现脂肪栓塞综合征的可能性很大。在骨折的早期，要进行血气监测，血氧分压进行性下降应高度警惕脂肪栓塞综合征的发生。骨股骨干骨折的患者，血气分析应作为常规的检测指标。

（4）合并神经血管损伤并不多见，但应认真仔细地对末梢的血供、感觉、运动进行检查，并做详细记录。在极少数病例中，股骨干骨折后当时足背动脉搏动好，但在24h内搏动减弱至消失，手术探查发现由于血管内膜损伤，形成动脉血栓。

（四）骨折分类（AO 分类）（图 7 - 13）

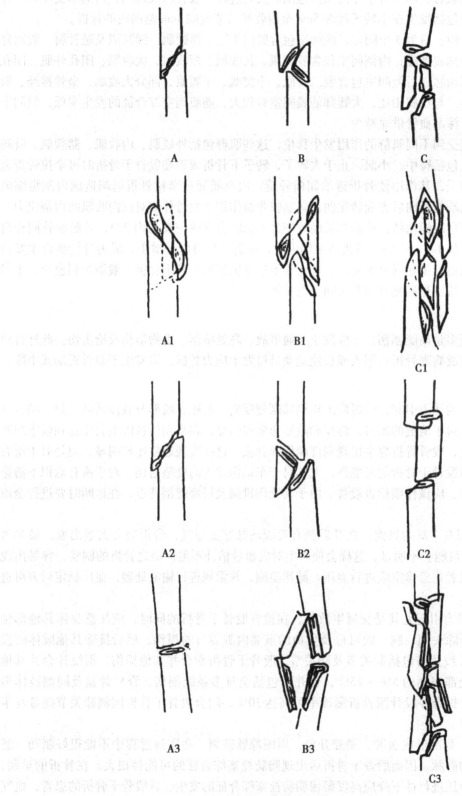

图 7 - 13　股骨干骨折的 AO 分类

A 型：简单骨折

A1：螺旋形。

A2：斜形（＞30°）。

A3：横形（30°）。

B 型：楔形骨折

B1：螺旋形。

B2：折弯楔形。

B3：碎裂楔形。

C 型：复杂骨折

C1：螺旋形。

C2：节段骨折。

C3：不规则骨折。

（五）治疗

股骨干骨折是危及生命及肢体的严重损伤，因此，在治疗股骨干骨折时，首先要处理危及生命的严重损伤，然后再考虑肢体的损伤。应根据患者的年龄、全身健康状况、骨折的类型、医院的设备、医师的技术水平等综合因素做出适当的选择，治疗方法有牵引、外固定及内固定 3 种方法。

1. 牵引　是一种传统的治疗方法，可分为皮牵引和骨牵引，配合使用各种支架。牵引可将下肢在大体上恢复肢体轴线，但不能有效的控制旋转及成角畸形，另外需要长时间卧床，并可由其带来多种并发症。目前，除儿童及部分患者的全身情况不允许手术治疗外，较少采用牵引治疗，牵引仅作为手术前的准备。

（1）悬吊皮牵引：一般 3～4 岁以下儿童采用，将双下肢用皮肤牵引，双腿同时向上通过滑轮进行牵引，调节牵引重量至臀部稍稍离开床面，以身体重量作为对抗牵引。3～4 周时 X 线检查见有骨痂生长后，可去除牵引。由于儿童骨骼的愈合及塑形能力强，牵引维持股骨干的骨折对线即可，即使有 1～2cm 的重叠和轻度的与股骨干弧度一致的向前向外成角畸形，在生长过程中也可纠正，但要严格的控制旋转畸形。

（2）骨牵引：目前主要应用于骨折固定手术前的临时制动，也适用于身体虚弱不能耐受手术的患者。牵引的目的是恢复股骨长度，限制旋转和成角。牵引部位可通过股骨髁上或胫骨结节，股骨髁上牵引容易造成膝关节僵硬，膝关节韧带损伤则不能行胫骨结节牵引。文献报道骨牵引的骨折愈合率可达 97%～100%，但可引发膝关节僵硬、肢体短缩、住院时间长呼吸系统及皮肤疾患，还会发生畸形愈合。

2. 外固定　股骨干骨折应用外固定器治疗的适应证有广泛污染的严重开放骨折、感染后骨不连、部分合并有血管损伤的骨折及在患者全身情况不允许固定时，对骨折进行临时固定。安装时固定针尽可能接近骨折端，连接杆尽可能接近股骨，根据骨折类型固定杆可安装在外侧或前侧。使用外固定架治疗股骨干骨折最主要的并发症是固定不坚强及出现与针道有关的并发症。因此外固定器不作为常规使用。

3. 内固定　如下所述。

（1）髓内针固定：最理想的治疗方法是闭合复位髓内钉固定。内置物位于股骨中央，承受的张力和剪力小；手术创伤小，感染率低，股四头肌瘢痕少，患者可早期活动，骨折愈合快，再骨折发生率低。扩髓的交锁髓内针固定是目前最好的方法，愈合率达 98%，感染率低于 1%。股骨干骨折合并肺损伤时使用扩髓交锁髓内针固定还存在争论，理论上扩髓可造成脂肪栓塞。非扩髓交锁髓内针可用于 I 度 II 度 IIIA 开放性骨折。交锁螺钉的强度不足以承受全部体重，因此完全负重要等到骨折端至少 3 面骨皮质出现连续骨痂。

常用于股骨干骨折的交锁髓内针为顺行交锁髓内针，进针点为梨状肌窝或大粗隆尖部，适用于成年人小转子下方到膝关节面上方 6～8cm 的股骨干骨折；对于肥胖患者顺行进针较困难时可选用逆行交锁髓内针。

尽管髓内钉固定可广泛地用于绝大部分股骨干骨折，但是对于特殊的、粉碎的特别是波及远近侧干骺端骨折及严重污染的开放性骨折建议采用其他方法。

（2）钢板内固定：与髓内钉固定相比，钢板在治疗股骨干骨折时有明显的缺点：钢板为偏心固定，与负重轴之间距离比髓内钉固定要长 1～2cm，在负重时，钢板要承受比髓内钉更大的弯曲负荷。因此钢板固定骨折，不能早期负重。在负重时，骨骼的近端负荷通过近段螺钉到钢板，再经远段螺钉到远段骨骼，形成了钢板固定下骨折部的应力遮挡。采用钢板固定骨折时，需要切开复位，这样会剥离骨膜，同时也要清理骨折端的血肿，骨膜的剥离及血肿清理均会使骨折延迟愈合。

在应用动力加压钢板固定时，应遵循 AO 技术原则，尽量减少剥离骨膜，将骨折解剖复位。对于大的蝶形骨块，以拉力螺钉进行固定，将钢板置于张力侧，即股骨干的后外侧。骨折的两侧应以 8～10 层骨皮质被螺钉贯穿（即骨折远近端各有 4～5 枚螺钉），以达到足够的稳定。在钢板对侧有骨缺损时，必须植骨。

钢板内固定适应证：①生长发育中儿童股骨干骨折，钢板内固定不通过骨骺线，不会影响骨的生长发育。②合并有血管损伤需要修复的骨折，在局部骨折采用钢板固定后，进行血管的修复。③多发骨折，尤其是合并有头颅和胸部损伤患者，患者体位难以进行髓内钉固定。④髓腔过度狭窄及骨干发育畸形不适合髓内钉固定。

（六）特殊类型股骨干骨折

1. 股骨干骨折合并同侧髋部损伤　股骨干骨折合并股骨颈骨折的发生率为 1.5%～5%，比合并粗隆间骨折更常见，比例大约是 7∶1。1/4～1/3 的股骨颈骨折初诊时被漏诊。典型的股骨颈骨折表现为从下方股骨颈基底延伸到上方的股骨颈头下部分，因为大部分能量分散到股骨干骨折，股骨颈骨折移位很小和不粉碎。最常用的方法是用顺行髓内钉固定股骨干骨折和用多枚针或螺丝钉固定股骨颈骨折，精确安放 3 枚空心钉又防止髓内钉的扩髓和插入是重要的问题，建议在髓内钉插入前至少用 1 枚螺钉固定股骨颈骨折以防止其移位。重建髓内钉固定股骨颈骨折比空心钉的力量大，通过髓内钉的锁定来防止股骨颈骨折内翻塌陷。

股骨干骨折合并髋关节脱位有 50% 患者在初诊时漏诊髋脱位，对股骨干骨折进行常规骨盆 X 线片检查是避免漏诊的最好方法。此种损伤需急诊复位髋脱位，以预防发生股骨头缺血坏死，并应尽可能同时治疗股骨干骨折。

2. 股骨干骨折合并同侧股骨髁间骨折　股骨干骨折很少合并股骨髁间骨折，分为两种情况：①股骨髁间骨折近端骨折线与股骨干骨折不连续；②股骨髁间骨折是股骨干骨折远端的延伸。股骨髁间骨折的关节面解剖复位非常重要。可以采用切开复位钢板螺钉固定或拉力螺钉结合带锁髓内钉治疗这些少见的骨折。

3. 儿童股骨干骨折的特点　儿童股骨干骨折由于愈合迅速，自行塑形能力较强，牵引和外固定治疗不易引起关节僵硬。因而儿童股骨干骨折理应行保守治疗。若儿童年龄越小，骨折部位越近于干骺端，并其畸形方向与关节轴活动一致，自行塑形能力为最强，而旋转畸形因难以塑形应尽力避免。儿童股骨干骨折的另一个重要特点是，常因骨折的刺激可引起肢体生长过速，其可能的原因是由于在骨折后邻近骨骺的血液供应增加之故。至伤后 2 年，骨折愈合，骨骺重新吸收，血管刺激停止，生长即恢复正常。在手术内固定后，尤为髓内定固定，患肢生长也可加速，因此在骨骺发育终止前，应尽可能避免内固定。

根据以上儿童股骨干骨折的特点，骨折在维持对线情况下，短缩不超过 2cm，无旋转畸形，均可被认为达到功能要求，避免采用手术治疗。手术适应证严格限制在下列范围：①有明显移位和软组织损伤的开放骨折；②合并同侧股骨颈骨折或髋关节脱位；③骨折端间有软组织嵌入；④伴有其他疾病，如痉挛性偏瘫或全身性骨疾病；⑤多发性损伤，为便于护理。儿童股骨干骨折的治疗方式，应根据其年龄、骨折部位和类型，采用不同的治疗方式。

4. 髋关节置换术后假体周围骨折　随着接受髋关节置换术的老年患者数量增加，假体周围骨折的发生不可避免地会明显增加。通常发生于高龄患者，经常存在数个合并疾病，因为其他关节炎症而活动能力受限。存在骨质疏松，内置物可能会发生松动，骨干骨皮质很少，已经不能承受金属内置物。假体周围股骨干骨折给骨科创伤医生和重建医生提出了挑战。

髋关节置换术后假体周围股骨骨折的病因包括：①骨皮质缺陷，造成这些缺陷的原因包括原有内固定物和骨水泥的取出、假体松动、髓腔开口定位及扩髓技术不正确。手术所致的皮质缺损与术后 1 年内假体周围骨质高度相关。②关节翻修术，关节翻修术特有的危险因素包括清除骨水泥时骨皮质穿孔、开窗去除骨水泥、在尝试脱位原人工关节时由于表面瘢痕组织粘连而骨折以及感染等。以前手术的损伤造成血液供应中断或者骨质疏松症也可能使股骨近端骨质易于骨折。以前的关节成形术、截骨术和骨折等均可改变股骨近端的几何形状，从而增加骨折的风险。③置入物失配，尺寸过大的股骨髓腔锉和关节假体可引起股骨环状应力增加，从而导致骨折。④假体松动，1/4 ~ 1/3 的假体周围骨折都与股骨假体松动有关。⑤骨质疏松症。

与髋关节置换术相关的假体周围骨折分类有数种。随着时间推进，Vancouver 分类是现代分类的典范，充分考虑了影响治疗的因素。不仅考虑骨折的部位，也包括骨量储备和股骨内置物稳定的状态。Vancouver 分类根据骨折部位，将股骨假体周围骨折分为 3 个基本类型。A 型骨折为大转子（Ac）和小转子骨折（AL）。B 型骨折位于假体柄周围或刚好在其水平以下，根据股骨内置物稳定的状态和骨量储备又分为 3 个亚型。B1 型骨折假体稳定，而 B2 型骨折假体柄松动。B3 型骨折假体周围骨量丢失。C 型骨折发生于股骨内置物水平以下。Duncan 和 Masri 复习了 10 年间治疗的 75 例假体周围股骨干骨折。他们发现 4% 属于 Vancouver A 型，86.7% 为 B 型，其余 9.3% 是 C 型骨折。对 B 型骨折进一步研究发现：B1 型占 18.5%，44.6% 属于 B2 型，B3 型是 36.9%。因此 71% 股骨假体周围骨折发生于股骨内置物周围或稍偏下，与内置物松动和骨量丢失有关。这种分类反映了这些骨折的复杂性（图 7 - 14）。

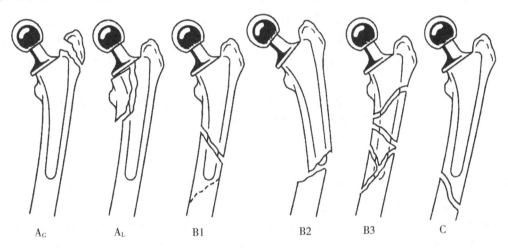

图 7 - 14　假体周围骨折 Vancouver 分类

4 种基本治疗方法用于处理假体周围股骨骨折：非手术治疗、钢丝或钢缆、钢板和利用加长柄进行髋关节翻修术。治疗的 3 个目的是治愈骨折、患者早期活动以及提供稳定结构，使内置物获得最长使用寿命。像创伤后股骨干骨折的处理一样，假体周围骨折的治疗近 30 年来也发生了明显变化，近几年，医生逐渐倾向于积极的手术治疗。

（1）非手术治疗：因为患者早期活动是处理任何股骨假体周围骨折的主要目标，所以牵引或石膏很少采用。支具可以应用于 AL 型骨折或很少见的无移位稳定性骨折或近端移位很小的 B1 型骨折，需要严密随访，确保不会发生骨折晚期移位。对大多数患者而言，牵引不会维持对线，而且会引起一系列已知的内科和外科问题。基本上，牵引和支具疗只适用于全身情况不宜手术的患者，然而，对于这些患者而言，非手术治疗的预后亦不好。

（2）手术治疗

1）A 型骨折：移位的大转子骨折通常需要固定，否则会减弱髋部外展力量，可能对患者活动能力产生不良影响。应该采取钢缆系统或钩板系统固定。

2）B 型骨折：股骨假体骨水泥无松动的稳定性 B1 型骨折最好采取钢板固定，联合应用螺钉和钢缆。B2 和 B3 型骨折采取加长柄股骨内置物治疗，存在骨质丢失的 B3 型骨折需要进行骨移植手术。

3）C 型骨折：C 型骨折应该根据骨折部位和形态采取合适的治疗方法，通常采用钢板或逆行髁上髓内钉治疗。

（七）并发症

1. 神经损伤　股神经和坐骨神经在大腿全程包裹在肌肉之间，骨折很少累及神经，骨牵引治疗股骨干骨折时小腿处于外旋状态，腓骨近端受到压迫，腓总神经有可能损伤，特别在熟睡和意识不清的患者容易发生，可通过调整牵引方向、在腓骨颈部位加用棉垫、鼓励患者自由活动牵引装置来避免。术中神经损伤多发生在手术中的牵拉和挤压，特别应避免会阴神经损伤，仔细包裹会阴部减少骨牵引的时间和力量、避免髓内收时间太长，能够减少这种并发症的发生。

2. 血管损伤　在内收肌裂孔处血管固定，容易因骨折移位继发损伤。筋膜间室高压也可造成血管压迫，供血减少。股动脉可以是完全或部分撕裂或栓塞和牵拉或痉挛，微小的撕裂可以引起晚期血管栓塞，股动脉栓塞不一定必然引起肢体坏死，但是血管损伤立即全面诊断和治疗对保肢非常重要。

3. 感染　股骨干骨折钢板术后感染率约为 5%，高于闭合带锁髓内钉技术，与骨折端广泛剥离和开放性骨折一样。治疗如内固定稳定，进行扩创、开放换药，骨折愈合后取出钢板；如内固定不稳定，取出钢板，牵引或用外固定架固定，伤口稳定半年后再选择合适的固定植骨达到骨折愈合。

股骨髓内钉偶尔会发生感染，感染的发生与髓内钉的插入技术和在骨折端用其他固定和开放伤口有关。患者在髓内钉术后数周或数月大腿有红肿热痛，应怀疑感染。多数感染患者在大腿或臀部形成窦道流脓。一旦存在深部感染，必须做出髓内钉是否取出的合理决定。在感染清创术中检查内固定良好控制骨折稳定性，应保留髓内钉，采取彻底清除死骨和感染的软组织、伤口换药和合理应用抗生素，骨折愈合到一定程度可取出髓内钉，进行扩髓取出髓腔内感染的组织。若髓内钉对骨折不能提供稳定，需考虑其他方法。若存在大范围死骨，取出髓内钉后彻底清创，用外固定架或骨牵引固定，在骨缺损部位放置庆大霉素链珠。

4. 延迟愈合和不愈合　多数骨不愈合的原因是骨折端血供不良、骨折端不稳定和感染，导致延迟愈合的主要因素有开放性骨折、手术操作中对骨折端软组织的广泛剥离、骨折端稳定不够、骨折分离、感染和既往有大量吸烟史。可根据骨折愈合情况取出静态交锁螺钉，使骨折端动力化，也可扩大髓腔更换髓内针。

5. 畸形愈合　畸形愈合一般认为短缩 >1cm、旋转畸形超过 10°、成角畸形 >15°。畸形可引起步态不正常，肢体短缩和膝关节创伤性关节炎。

6. 异位骨化　在股骨干骨折髓内钉固定后常见有不同程度的异位骨化覆盖髓内钉的尾端，临床无症状，很少有异位骨化影响髋关节的活动，可能与肌肉损伤导致钙代谢紊乱有关，也可能与扩髓碎屑没有冲洗干净有关。

7. 再骨折　多发生在早期骨痂形成期及内固定取出后。牵引治疗所获得的骨折愈合可形成大量骨痂，但新的骨小梁并没有沿着应力的方向进行排列，超负荷时更易发生骨折，多数发生在石膏固定后3~4周。钢板坚强内固定可使骨折获得一期愈合，X 线表现为没有骨痂形成，但是骨折部位的骨强度恢复至正常的速度较慢，必须依靠新形成的骨单位进行爬行替代，若在术后 18 个月前取出钢板，则骨痂未成熟，有发生再骨折的危险。多数发生在钢板取出术后 2~3 个月，而且多数发生在原螺丝钉钉孔的部位。闭合髓内钉固定后骨折部位可形成大量骨痂，取出髓内钉后不易发生再骨折。内固定物一定要在骨折塑形完成后取出，通常钢板是术后 2~3 年，髓内钉是术后 1 年。

8. 钢板疲劳弯曲和折断　若骨折的类型是粉碎或有骨缺损时，在骨折粉碎或缺损区必须早期植骨，以获得因骨愈合而得到骨性支撑，防止钢板应力集中而发生疲劳弯曲和折断。

9. 膝关节功能障碍　股骨干骨折后的膝关节功能障碍是常见的并发症，其发生的主要病理改变是由于创伤或手术所致的股四头肌损伤，又未能早期进行股四头肌及膝关节的功能锻炼，膝关节长期处于伸直位，以至在股四头肌和骨折端间形成牢固的纤维性粘连。术中可见股中间肌瘢痕化，且与股骨间形成牢固的粘连。粘连之股中间肌纤维在膝关节伸直位时处于松弛状态，屈曲时呈现明显紧张。其他病理改变有膝关节长期处于伸直位固定而造成四头肌扩张部的挛缩。关节内的粘连则常由于长期制动造成浆液纤维索性渗出所致，粘连主要位于髁间窝和髌上囊部位，有时甚至是膝关节功能障碍的主要原因。

（何春珂）

第六节　股骨远端及髁部骨折

（一）概述

股骨远端骨折是指股骨远端15cm以内的骨折，包括股骨髁上、股骨髁及股骨髁间骨折。股骨远端骨折占整个股骨骨折的4%～6%，或约为全身骨折的0.4%。此种骨折有两个年龄特征：年轻人群组，特别是参与高动能活动的人群，这些骨折通常是开放、粉碎性骨折，其受伤机制是外力直接作用处于屈曲状态的膝关节，损伤原因多数是车祸和工伤，大多数患者年龄低于35岁而且主要是男性；老年患者组，特别是老年妇女，其受伤特点是低动能损伤且多患骨质疏松，多发生在50～64岁以上的老年妇女。有1/3年轻患者可为多发性创伤，且近一半关节内严重骨折者为开放性损伤。由于股骨远端的解剖特点（股骨髁后方腓肠肌起点，交叉韧带位于髁间窝，血管、神经靠近股骨远端后内侧等），股骨远端骨折伴血管损伤者约3%，神经损伤约1%，伴半月板损伤、骨软骨骨折者为8%～12%。

股骨髁解剖上的薄弱点在髁间窝，髌骨如同楔子嵌于该处，暴力自前方通过髌骨传导至髁间窝，容易造成股骨髁劈裂。股骨髁上部骨质为骨皮质移行为蜂窝状骨松质处，是骨折的好发部位。

（二）损伤机制

1. 直接暴力　作用于股骨远端的暴力，经髌骨传导并转变为楔形力，造成股骨单髁或双髁骨折。水平方向的暴力作用于股骨髁上时，常造成股骨髁上骨折。直接内外翻暴力造成股骨髁骨折较少见。在MRI检查中可见有髁软骨及骨挫伤的影像改变。

2. 间接暴力　多为坠落致伤。伸膝位时暴力自胫骨与股骨之间传达，可产生股骨或胫骨单髁或双髁骨折，同时伴有足踝部及胫腓干骨折。屈膝时膝关节前方受到冲击暴力，向上传导，于髁上部位骨皮质与骨松质交界处发生骨折。外翻应力可产生股骨外髁的斜形骨折，有时产生股骨内上髁撕脱骨折、内侧副韧带撕裂或胫骨外侧平台骨折。内翻应力可造成股骨内髁斜形骨折，如果发生胫骨平台骨折，则由于胫骨平台内髁的抵抗力较强，骨折线先出现在胫骨棘外侧，经过骨干与干骺端的薄弱区再转至内侧。

（三）临床表现

有明确的外伤史，伤后膝部肿胀、畸形及疼痛，关节活动受限，可触及反常活动。X线片可明确骨折类型。查体时应注意肢体血供，是否存在血管神经损伤。CT对于累及股骨髁部关节面的骨折显得非常重要，CT扫描能进一步明确损伤程度，便于医生术前制订手术方案，选择更适宜的内固定方式。MRI可协助诊断关节韧带及半月板损伤、关节软骨骨折、挫伤，便于术前明确诊断。

（四）骨折分类（图7-15）

A型：关节外骨折

A1：简单骨折。

A2：干骺端楔形骨折。

A3：干骺端复杂骨折。

B型：单髁骨折，部分累及关节

B1：外髁矢状面骨折。

B2：内髁矢状面骨折。

B3：冠状面骨折（Hoffa骨折）。

C型：髁间或双髁骨折，累及全关节

C1：简单关节内骨折，干骺部骨折简单。

C2：简单关节内骨折，干骺部骨折复杂。

C3：关节面粉碎骨折。

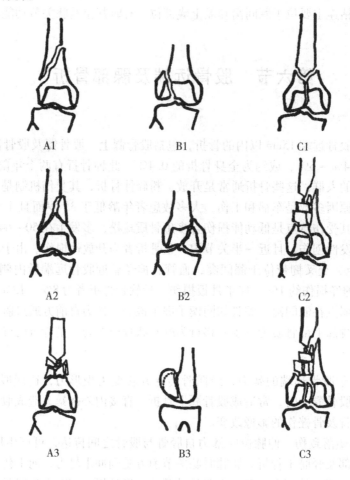

图 7 - 15　股骨远端骨折的 AO 分类

（五）治疗

由于股骨远端解剖的特殊性和人们对膝关节关节功能的关注，使股骨远端髁上和髁间骨折的治疗历来即为较难处理的骨折之一。这些骨折多表现为不稳定性、粉碎性，常为高能性损伤、多发伤或为伴有骨质疏松的老年人；骨折为膝关节内或接近关节，完全恢复膝关节活动度及其功能很难，早期治疗过程中的常可见较多骨折畸形愈合、不愈合或感染的报道，在 20 世纪 60 ~ 70 年代，多数学者仍主张保守治疗，有不少报道称保守治疗的满意率高于手术治疗。随着对骨折认识程度的提高以及内固定材料和固定技术的发展和进步，股骨远端骨折的手术治疗得以长足发展。从钉板系统的改进和发展，到更符合生物力学要求的髓内固定系统，从大创伤、大切口追求解剖复位到小创伤、功能复位的微创概念的引入，股骨远端骨折的治疗方式有了广泛的选择余地。

1. 非手术治疗　单纯非手术治疗主要有牵引、手法复位后石膏或夹板固定、功能支具及中西结合治疗等，但是股骨远端骨折的复位、稳妥固定及尽早关节功能锻炼是其获得骨折愈合和良好功能的基础，然而这些传统方法大都存在复位难，维持复位更难；固定不确实，超关节固定时间长；长期卧床，并发症发生率高等问题。所以，非手术治疗主要考虑用于嵌插型，无移位或无明显移位的稳定型股骨远端骨折；存在明显手术禁忌的老年股骨远端骨折等，而对于儿童股骨远端骨折的治疗价值则明显优于成人。此外，可利用电刺激，电磁效应，超声波，体外冲击波，利用功能支具部分负重等手段刺激骨折处来促进骨折愈合。

2. 手术治疗　手术指征包括开放性骨折、伴有血管神经损伤的骨折、不稳定型骨折、关节内骨折移位 >2mm。随着内固定材料的不断改进和发展以及内固定技术普及，目前股骨远端及涉及关节面骨折的内固定术已被广泛应用。虽然内固定物品种繁多，固定方式各异，但总体可分为偏心负荷型的钢

（钛）板系统和均分负荷型的髓内钉系统。

（1）钢板系统：早期主要采用的有普通钢板、"T"形钢板等，固定强度差，并发症高。95°角钢板虽然安放时定位较困难，定位不良易造成膝关节内翻畸形，对 C 型骨折及老年骨质疏松骨折的固定强度也不够理想。但95°角板宽大的刃表面为骨折提供了很好的固定，并具有较好抗弯和抗扭转能力，是股骨髁上、髁间骨折的良好适应证。股骨外侧髁支撑钢板则为股骨远端广泛粉碎骨折及严重粉碎的股骨 C3 型骨折提供了良好的治疗手段。这种钢板硬度较低，可塑形，能与骨面贴附较好。对于内侧不稳者可加用螺丝钉固定，内侧皮质缺损才可同时植骨，以减少内翻及骨不连的发生。动力髁螺钉（DCS）由于钢板和螺丝钉是非一体的各自独立部件，安装时可在矢状面（屈－伸）平面上调整，操作技术较角板容易，也是被广泛应用于治疗股骨远端骨折的有效内固定材料之一。DCS 适用于股骨内侧髁至少有4cm 完整内侧皮质的股骨髁上和髁间骨折，如果粉碎严重者还是选用髁支撑板为好。应用95°角钢板，DCS 和髁支撑板等治疗股骨远端骨折，虽然增加了固定稳定性，减少了并发症，提高了治疗效果。但对于广泛粉碎性骨折及关节内严重骨折者的固定仍存在各自的缺陷，而且手术创伤大，不能很好地解决良好复位固定与减少创伤、尽量保留局部血供之间的矛盾。为了保护好骨端血供，一些学者从力学角度对钢板进行了改良，如限制接触加压钢板，桥式钢板等。同时亦有学者着重关注生物学固定的要求，主张应用间接复位的微创技术。目前临床常用于解决此类问题的锁定钢板能将螺丝钉锁定于钢板上，从而解决了钢板与螺丝钉界面运动的缺点，加强了内固定结构的稳定性。这种技术的关键不要求解剖复位，而是恢复肢体长度，纠正成角及旋转畸形。钢板与骨面不需直接接触，能最大限度地保护好血供，其骨膜外的插入也有利于减少周围软组织损伤，同时，钢板与螺钉之间的自锁结构亦为骨折提供了良好的稳定。

（2）髓内系统：传统的 V 形针或梅花针因固定的稳定性差，并发症多，现基本不使用。可屈性 Ender 钉和半屈曲性 Zickel 钉，不能有效地控制股骨远端骨折段的旋转、分离或重叠移位，治疗效果不理想，但对于股骨髁上稳定型骨折或不能耐受切开复位的老年患者仍有一定的应用价值。

带锁髓内钉有扩髓和不扩髓两种置钉方式，在骨折远、近端加用锁钉，使骨组织与髓内钉有效地连为一体，能有效地预防骨折端的旋转，手术创伤小，不破坏骨折端血供，且属均分负荷型固定，目前已广泛用于临床。单纯股骨髁上骨折可行顺行髓内钉固定，但由于股骨远端髓腔增大，顺行钉工作力臂长，固定的牢固性差，不建议使用。逆行交锁钉有效工作力臂短，明显提高固定力学的稳定性，对于股骨髁上骨折，髁间的 C1、C2 型骨折有较好的稳定作用。如果采用闭合复位，小切口置钉的微创操作技术，能更好地发挥逆行髓内钉的治疗优势。此外，逆行还能用于带开放切迹的全膝假体上方骨折的治疗。如果将胫骨钉用于倒打，可提高股骨髁上粉碎骨折的稳定性，髁部的交叉锁定则增强了髁部骨折固定的可靠性。但对于股骨远端冠状面骨折，股骨髁间粉碎性骨折（C3 型），倒打钉固定往往很难奏效。对于是否扩髓仍存在一定争议，虽然扩髓有扩髓的优点，但扩髓所造成的血供破坏甚至扩髓后的碎屑可能滞留于关节内亦不能不考虑，所以，建议能不扩髓时尽量减少手术操作。

（3）外固定架系统：外固定架固定术骨外固定技术是介于手术和非手术之间的一种固定方式，目前市场上外固定产品繁多，其中以单侧单平面及半环式或环式外固定器更适合于股骨远端骨折的使用。其主要适用于因各种原因而不宜行内固定的患者提供有效固定。主要优点是：操作简单，创伤小；钢针分布合理者，能提供骨折端的加压、牵伸和中和力固定；病情不稳定或不能耐受手术者可于局部麻醉下穿针；通过对严重开放性骨折、感染性骨折损伤或感染部位的旷置，有利于伤口愈合和感染的控制；允许患者进行适当关节功能练习等。但是，由于外固定术后的针道感染，术后护理不便，外固定器本身笨重等而使外固定器并非广泛应用于临床。外固定架固定术的主要适应证：严重的 Ⅱ、Ⅲ 型开放性骨折，合并其他部分损伤无法进行其他固定的骨折，无法耐受手术甚至于麻醉的老年股骨远端骨折，严重粉碎性骨折或骨缺损需要维持肢体长度者，需要延长肢体长度者。

（六）特殊的股骨远端骨折

1. 股骨冠状位单髁骨折　又称 Hoffa 骨折。此骨折在股骨外髁的发生率较内髁多 2～3 倍。在膝关节部分屈曲时，股骨后侧突起部受到胫骨平台撞击所造成，骨折线在冠状位呈垂直。骨折块含有股骨内髁或外髁后部突起的关节面。外髁骨折块可呈向后外旋转移位，仍可有膝前交叉韧带和腘肌腱附着。内髁骨折块可能无膝后交叉韧带附着。术前 CT 扫描很有价值，应切记，两个髁部都有累及的可能。由于骨折块累及全关节面因此无法用钢板固定，只能通过螺钉固定。

2. 全膝关节置换术后假体周围骨折　全膝置换术后的髁上骨折较为复杂，存在许多潜在的并发症。这类骨折可能完全改变全膝假体的完整性。将此类骨折定义为全膝置换术后膝关节髁上区域 15cm 以内的骨折，其易患因素包括：手术侵及股骨远端的前侧骨皮质（即切迹），既往有神经疾患，骨量减少，导致骨量减少的疾病（如类风湿、使用激素等），有股骨远端缺损的全膝关节翻修等。

当遇到全膝置换术后股骨髁上骨折的患者时，医生首要的任务是评估骨–假体界面完整性，但只有在术中才能获得完全正确的评估。因此，医生必须寻找限制性更强的膝关节假体来准备翻修。对于伴有假体不稳定、关节僵硬、松动或假体损坏的患者，或严重的远端或粉碎骨折合并股骨干骺端骨质疏松的患者，推荐使用髓内稳定假体进行翻修。若假体和髁部稳定，远端又有充足的骨量固定，可使用内固定物。

（七）并发症

1. 血管神经损伤　股骨远端骨折的致伤暴力常较大，多为高处坠落伤或车祸等高动能损伤，骨折常为粉碎性，股动静脉穿出收肌管后紧贴股骨干后侧向下方人腘窝移行为腘动静脉，骨折后易被骨折端压迫或被骨折碎块刺破血管壁。对于股骨远端骨折患者应常规检查患肢足背动脉及胫后动脉、足趾感觉运动情况。

2. 膝关节韧带、半月板损伤　股骨远端骨折后疼痛干扰，临床查体很困难，容易漏诊韧带损伤，对于此种骨折，应常规行膝关节 MRI 检查以明确韧带损伤情况。

3. 延迟愈合及假关节形成　原因为内固定方法不得当或错误导致骨折端出现间隙、松动乃至内固定物折断。

4. 畸形愈合　包括内外翻及前后成角。

5. 膝关节功能障碍　系感染或长期制动造成髌股间、股骨髁与胫骨平台间及股四头肌粘连，肌纤维变性；关节囊周围粘连所致；然而在一般情况下，有效的手术治疗，允许患肢早期活动，可以防止膝关节功能障碍的发生，或将膝关节功能障碍减少到最小程度。

6. 创伤性关节炎　来自骨折复位不良或骨折端轴线上偏差造成。

7. 内固定物折断　骨折愈合不良，内固定物承受不了负重时产生的应力时发生折断。因此，应注意选择符合生物学固定方式，如髓内钉或外固定支架，并注意植骨促进骨折愈合。

8. 膝关节不稳定　由残留的韧带松弛造成，在初次手术时，损伤的韧带未予修复加上术后出现内、外翻畸形可加重韧带的松弛，导致膝关节不稳定。

（何春珂）

第七节　髌骨骨折

（一）概述

髌骨骨折占全身骨折的 1%，男女比例约为 2 : 1，可发生在任何年龄段，以 20 ~ 50 岁多见。常为低能损伤所致，在高能损伤时可同时伴有同侧的股骨干、股骨远端、胫骨近端骨折或髋关节后脱位。髌骨是人体最大的籽骨，作为支点它是伸膝装置的重要组成部分。从膝前面看它似三角形，从髌骨的关节面看似椭圆形。髌骨共有 7 个关节面，内外侧关节面间有一纵嵴，嵴两侧各有 3 个成对的关节面，最内侧是第 7 个关节面，称为单面。髌骨与股骨关节面在伸直位接触很少，只有当屈膝 45° 时，才有最大面积的接触。在完全屈曲位，髌骨的单面与股骨接触。股四头肌在髌骨上缘处形成混合的股四头肌肌腱，共同附着与髌骨并形成薄膜跨越髌骨表面加入进髌腱。

（二）损伤机制

1. 直接损伤　可发生不完全骨折、简单骨折或粉碎骨折，表面可有挫伤或开放伤口，两侧支持带保留，膝关节仍可主动活动。

2. 间接损伤 膝关节半屈位股四头肌剧烈收缩，超过髌骨强度，发生横形骨折，下极粉碎支持带撕裂，主动伸膝丧失。

3. 高能损伤 可由复合机制引起。

（三）临床表现

（1）体征：膝关节软组织肿胀，髌前皮下瘀血明显；髌骨压痛、异常活动；能够摸到骨折凹陷区；不能主动伸膝。

（2）影像学检查：X 线平片投照位置包括膝关节正位、侧位、斜位。侧位虽然对判明横断骨折以及骨折块分离最为有用，但不能了解有无纵形骨折以及粉碎骨折的情况。斜位可常规采用外旋 45°位，以避免与股骨髁重叠；既可显示其全貌，更有利于诊断外侧的纵形骨折。如怀疑内侧有损伤时，则可取内旋 45°位，如临床高度怀疑有髌骨骨折而斜形及侧份 X 线片均未显示时，可再照髌骨切位 X 线片。

（3）临床上怀疑有髌骨骨折而 X 线片阴性者，还应考虑有股四头肌的髌骨附着部或髌韧带的髌骨附着部损伤可能。这两类损伤可以不带有骨折片，但局部应有显著的压痛，伸膝困难。

（4）在鉴别诊断中应注意除外二分髌骨，它多位于髌骨外上极（约占 75%），位于外缘及下缘者少见。副髌骨与主髌骨之间的间隙较整齐，临床上局部无压痛。但如有髌骨的应力骨折则与副髌骨或其损伤较难区别。

（四）骨折分类

髌骨骨折可分为 4 个基本类型，即横断、粉碎、纵形和撕脱型。横断者包括斜形，约占所有髌骨骨折的 2/3，这种类型骨折的受伤机制为间接暴力。粉碎骨折包括星形者，约占所有髌骨骨折的 1/3，主要为直接暴力。纵形者及撕脱者均较少见，纵形者多在外侧，当屈膝位同时有外翻动作时，髌骨被拉向外侧，在股骨外髁上形成支点而造成。撕脱者多在髌骨下极，不涉及关节面。

AO/OTA 分类：

A 型：关节外骨折。

A1 撕脱骨折。

A2 单纯体部骨折。

B 型：部分关节内骨折。

B1 外侧垂直骨折。

B2 内侧垂直骨折。

B3 粉碎骨折（星状）。

C 型：完全关节内骨折，伸膝装置断裂。

C1 横形骨折。

C2 横形骨折伴有其他骨块。

C3 复杂关节面骨折。

（五）治疗

髌骨骨折的治疗原则是：尽量保留髌骨，充分恢复其关节面的平整，修复股四头肌扩张部分的横形裂伤，保持伸膝装置完整性，早期锻炼股四头肌，在可能条件下早期练习膝关节伸屈运动，避免并发症。

1. 非手术治疗 以 10°屈膝位长腿石膏前后托和各种抱膝固定装置制动 4～6 周。固定期间可练习股四头肌收缩，去除固定后开始练习膝屈伸活动。适用于无移位、移位（前后、远近）＜2mm 者，及有手术禁忌证患者。

2. 手术治疗 关节面台阶＞2mm，骨块分离＞3mm，及开放性骨折适合采取手术治疗者。

（1）切开复位内固定术：常用的内固定术方式有：①克氏针加张力带；②克氏针加骨松质拉力螺钉；③钢丝固定；④骨松质拉力螺钉；⑤形状记忆骑缝钉；⑥抓髌器。固定牢固者术后 24～48h 可以开始练习膝屈伸活动。

（2）切开复位缝合固定术：以钢丝或粗丝线行环形缝合。再修补缝合两侧的扩张部及髌前腱膜。以长腿石膏前后托制动4～6周。固定期间可练习股四头肌收缩，去除固定后开始练习膝屈伸活动，适用于粉碎严重的星形骨折。

（3）髌骨部分去除术：适用于髌骨下极粉碎骨折未波及软骨面，近折段大而完整者。取髌前横切口，清除无法复位的碎骨块，保留与腱髌相连的骨块；钢丝通过近折段的横行钻孔（钻孔应靠近髌骨软骨面，以防止近折端骨折面向后反转），远端通过髌腱与骨块交界处，收紧钢丝。修补撕裂的关节囊及伸膝扩张部。术后石膏固定4周左右，固定期间可练习股四头肌收缩，去除固定后开始练习膝屈伸活动。

（4）髌骨切除术：仅适用于严重粉碎性骨折而且用任何办法都无法保留髌骨的病例。仔细将髌骨碎块完全切除后将股四头肌腱与髌腱重叠缝合或直接缝合。对吻合口紧张度的判断是：术中将吻合口拉紧之前，膝关节至少能够被动屈曲90°；若术中被动屈膝达120°，会造成术后伸膝延缓、外力。术中应注意修补内外侧支持带。术后石膏制动3～6周，逐步练习膝关节功能。

（六）并发症

包括感染（少见）、固定失败、再骨折（1%～5%）、不愈合（2%）、缺血坏死、创伤性骨关节炎、膝关节活动度减小、伸膝力减弱、髌骨不稳定等。

（赵　谦）

第八节　胫骨平台骨折

（一）应用解剖

胫骨是下肢的主要承重骨之一，而腓骨承受体重之1/6。胫骨近端向内、外侧增宽，组成了胫骨髁。近端关节面自前向后倾斜约10°。两髁之间有胫骨棘，是交叉韧带和半月板附着的区域。在胫骨近端还有两个骨性隆起，一是胫骨结节，位于胫骨嵴前方，膝关节水平以下2.5～3cm，有髌腱附丽；二是Gerdy结节，位于胫骨外髁的前外侧面，是髂胫束的止点。胫腓之间组成上胫腓关节，位于胫骨髁的后外侧。腓骨对胫骨近端有支撑作用，并且为外侧副韧带、腘肌腱和股二头肌腱提供了附丽位置。

胫骨平台由透明软骨覆盖，内侧平台的软骨约有3mm厚，而外侧约有4mm厚。内侧平台呈凹面，较大；而外侧平台呈凸面，较小。每一平台的周边部分均由半月板纤维软骨覆盖。外侧半月板覆盖的区域比内侧多，胫骨平台边缘和半月板之间由半月板胫骨韧带相联系。内侧和外侧副韧带（MCL、LCL）和前、后交叉韧带（ACL、PCL）以及关节囊提供了膝关节的稳定。

（二）损伤机制

胫骨平台骨折是强大外翻应力合并轴向载荷的结果。有文献统计表明，55%～70%的胫骨平台骨折是胫骨外髁骨折。此时，股骨髁对下面的胫骨平台施加了剪切和压缩应力，可导致劈裂骨折，塌陷骨折，或二者并存。而内翻应力是否造成胫骨内髁骨折文献中有不同的意见，一种意见认为仍然是外翻应力时股骨外髁对胫骨内髁产生剪切应力而发生胫骨内髁骨折，另一种意见则认为存在内翻应力所致之胫骨内髁骨折。

（三）骨折分类

AO/ASIF对胫骨平台骨折的早期分类是将其分为楔形变、塌陷、楔变和塌陷、"Y"形骨折、"T"形骨折以及粉碎骨折。1990年，AO又提出了一种新的胫骨近端骨折的分类，将其分为A、B、C 3种，每一种骨折又分3个亚型，代表了不同程度的损伤。

现在，比较合理、临床上应用也最广泛的一种分类是Schatzker分类，它归纳总结了以前的分类方法，将其分为6种骨折类型。

Ⅰ型：外侧平台劈裂骨折，无关节面塌陷。大多数发生在松质骨致密，可抵抗塌陷的年轻患者。

Ⅱ型：外侧平台的劈裂塌陷，是外侧屈曲应力合并轴向载荷所致。常发生在 40 岁左右或年龄更大的年龄组。

Ⅲ型：单纯外侧平台塌陷。关节面的任何部分均可发生，但常常是中心区域的塌陷。根据塌陷发生的部位、大小及程度，外侧半月板覆盖的范围，可分为稳定型和不稳定型。后外侧塌陷所致的不稳定型比中心性塌陷为重。

Ⅳ型：内侧平台骨折，因内翻和轴向载荷所致，比外侧平台骨折少见得多。常由中等或高能量创伤所致，常并发交叉韧带、外侧副韧带、腓神经或血管损伤。

Ⅴ型：双髁骨折，伴不同程度的关节面塌陷和移位。常见类型是内髁骨折并发外髁劈裂或劈裂塌陷。

Ⅵ型：双髁骨折并发干骺端骨折。常见于高能量损伤或高处坠落伤。X 线像检查常呈"爆裂"样骨折以及关节面破坏、粉碎、塌陷和移位，常并发软组织的严重损伤，包括出现筋膜间室综合征和血管神经损伤。

（四）诊断

患者膝部疼痛、肿胀，不能负重。有些患者可准确叙述受伤机制。最为常见的是外翻损伤所致，如足球运动损伤或高处坠落伤。体检可发现主动活动受限，被动活动时膝部疼痛，胫骨近端和膝部有压痛。应注意检查软组织情况、筋膜室张力、末梢脉搏和下肢神经功能状态。

（五）影像学检查

除了一些轻微的关节损伤之外，膝关节正位和侧位 X 线像常可以清楚地显示平台骨折。也可拍摄内旋 40° 和外旋 40°X 线像。内旋斜位像可显示外侧平台，而外旋斜位像可以显示内髁。当不能确定关节面粉碎程度或塌陷范围，或考虑采用手术治疗时，可行 CT 或 MRI 检查。

当末梢脉搏搏动有变化或高度怀疑有动脉损伤时，可考虑行血管造影术，特别是对高能量损伤、骨折脱位型损伤、无法解释的筋膜间室综合征，以及 Schatzker Ⅳ、Ⅴ、Ⅵ型骨折，更应特别注意

（六）治疗

1. 保守治疗 保守治疗包括闭合复位、骨牵引或石膏制动。尽管避免了手术治疗的危险，但却常常造成膝关节僵硬和对线不良。主要适用于低能量损伤所致的外侧平台骨折。相对适应证包括：①无移位的或不全的平台骨折；②轻度移位的外侧平台稳定骨折；③某些老年人骨质疏松患者的不稳定外侧平台骨折；④并发严重的内科疾病患者；⑤医师对手术技术不熟悉或无经验；⑥有严重的、进行性的骨质疏松患者；⑦脊髓损伤并发骨折患者；⑧某些枪伤患者；⑨严重污染的开放骨折（Gustilo Ⅲ B 型）；⑩感染性骨折患者。

2. 手术治疗 一般认为关节面"台阶"超过 2mm 即应采取手术治疗，其绝对指征包括：①开放胫骨平台骨折；②胫骨平台骨折并发筋膜间室综合征；③并发急性血管损伤。相对指征包括：①可导致关节不稳定的外侧平台骨折；②多数移位的内髁平台骨折；③多数移位的胫骨平台双髁骨折。

（1）手术切口：根据骨折累及内髁或外髁的情况，可采用内侧或外侧的纵切口。应避免使用"S"或"L"形以及三向辐射状切口（"人"字形）。对于双髁骨折，建议用膝前正中纵形切口。偶尔在特殊复杂的病例，采用 2 个切口：第一个在正前方，第二个在后内或后外方。前正中纵形切口的优点是暴露充分，对皮瓣的血供损伤小，而且若需晚期重建，亦可重复使用此切口。

（2）手术方法：下面按 Schatzker 分类阐述手术方法。

Ⅰ型：术前可行 MRI 检查，亦可用关节镜来直视骨折或外侧半月板。若其边缘撕裂，或卡在骨折端内，应行切开复位和半月板修补；若半月板保持完整，亦可行闭合复位，经皮空心拉力螺钉固定，可用关节镜或 X 线监测复位情况。

Ⅱ型：多数塌陷发生在偏前或偏中心部位，可采取外侧直切口。将前间室肌肉小心自胫骨近端剥离，通过半月板下方的横切口显露关节，用半月板拉钩帮助直视关节腔。尽量保留或修补半月板。可在折块下方用嵌入器将塌陷的折块向上顶起，并用植骨支撑。若外髁骨折保持完整，可用松质骨螺钉固

定；若骨折粉碎，或骨质疏松，则必须用支撑钢板固定。

Ⅲ型：外侧平台塌陷骨折，无外髁劈裂。塌陷部位在中心或边缘区域。CT和MRI可确定塌陷部位和深度。传统方法是行外侧入路，采用皮质开窗，顶起塌陷的关节面。也可用关节镜直视关节面复位程度和用C臂影像增强器间接监测，在前外侧行小切口，行皮质开窗，其大小应足以将关节面顶起，并以植骨支撑，并经皮置入平行于关节面的6.5mm或7.0mm空心拉力螺丝钉。

Ⅳ：只有无移位骨折才考虑保守治疗。即使骨折轻度移位，若采取保守治疗，亦可发生严重的、不可接受的内翻畸形愈合。若骨质良好，且属中低度能量损伤，可采用闭合复位、经皮穿刺空心钉内固定。高能量损伤者，骨折移位较大，且常并发外侧韧带复合体撕裂或腓骨头骨折，使腓神经或腘血管受到牵拉损伤。可采用正中切口或内侧纵形直切口，骨膜外显露骨折块进行复位，并用支撑钢板固定。若主要骨折块在后方，可行后内侧切口。

Ⅴ型和Ⅵ型：包括了一组复杂损伤，特点是双侧平台骨折，常是伸膝位遭受轴向载荷所致，常合并严重的软组织损伤，许多病例属开放骨折。极少采用非手术方法。传统的手术治疗是采取广泛暴露，双钢板内固定，但并发症较多，如伤口裂开和感染等。

为减少外科软组织剥离和改善对线、固定，可用1个或2个股骨牵开器进行间接复位，通过韧带整复作用常可改善胫骨髁的对线，根据关节塌陷和骨折粉碎的部位，可在胫骨近端行局限的正中、内侧或外侧切口，通过劈裂的胫骨髁前方部分或小的皮质窗口，用弯曲的嵌入器或捣棒将关节面自下向上顶起复位，并且用植骨支撑。完成关节面重建后，用2或3枚空心拉力螺钉固定。若患者骨质良好，中度或轻度软组织损伤，可在外侧骨膜外用支撑钢板固定。多数病例中，亦可用比较坚强的胫骨髁钢板来桥接干骺端与骨干的粉碎区域，在少数病例也可在后内侧骨膜外放置一块小的支撑钢板来固定内髁骨折。

若干骺端粉碎程度高，软组织损伤重，一般不宜在内侧放置钢板。在这种情况下，放置钢板所需要的软组织剥离可增加伤口坏死和感染的危险。在某些病例，外侧用支撑钢板，内侧以简单的只穿透一侧皮质的超关节外固定架固定，足可以替代内侧支撑钢板固定。

若软组织损伤非常严重，则不能进行外侧暴露和钢板固定。此时可采用混合型外固定架固定。

近年来AO组织推出的锁定钢板可通过微创操作对胫骨平台骨折进行固定（LISS），对此种骨折的治疗有其独特优势。

（七）开放骨折

需急诊手术治疗。对骨折和伤口进行彻底的冲洗和清创是预防感染的最重要步骤。对许多Gustilo Ⅲ型开放性骨折，可能需要几次清创术。应用抗生素必须个体化，一般对Ⅰ、Ⅱ型开放性骨折可用头孢菌素48h，对Ⅲ型开放损伤应另加用氨基糖苷类抗生素。除非极个别情况，如关节或髌腱裸露，一般对伤口不宜进行一期闭合。若伤后立即行内固定治疗，则手术切口可以一期闭合，而开放骨折的伤口应保持开放和二期闭合。

（八）血管损伤

最基本的临床检查是评估末梢脉搏情况。动脉造影术的指征是：脉搏缺如或减弱，出现膨胀性血肿和血管杂音，肢体进行性肿胀，持续性动脉出血，与解剖相关的神经损伤等。若对血管的完整性存在怀疑，应行血管造影术，以除外隐匿性血管损伤。血管损伤的治疗取决于缺血的严重程度和骨折后的时间。若末梢脉搏搏动良好，应首先固定骨折。若动脉损伤严重，或伤后时间超过了6h，则应首先重建血循环，进行临时性的动脉血流转路或行血管修补术，常需静脉移植或人工血管移植来进行动脉修补。无论何时，均应同时修补受损的静脉。不要把修补的血管置于移位的骨折端，可使用股骨牵开器或外固定架维持长度或对线。对所有缺血时间超过6h，再灌注后筋膜间室内张力增加或有广泛软组织损伤者，应行筋膜切开减张术。若患者有许多开放的伤口并合并严重的血管损伤，则存在一期截肢的适应证，特别是在合并胫后神经损伤更具截肢指征。

（九）关节镜的作用

关节镜在治疗胫骨平台骨折中的作用分为两类，其一是作为诊断工具，评估半月板、交叉韧带及关节面受损的程度，明确骨折本身的解剖情况；其二是它可以作为治疗手段，通过关节镜可将关节内积血和颗粒碎屑彻底冲洗出来，亦可在镜下行半月板部分切除和修补术，评估平台骨折复位和固定的情况。关节镜对某些低能量损伤所致的外侧平台骨折很有用处，但对内髁或双髁骨折，特别是高能量损伤者，不太适宜于关节镜检查。使用关节镜也有并发症，包括：感染、深静脉栓塞、肺栓塞、液体外渗进入软组织可导致筋膜间室综合征等。避免在压力下灌洗可以减少筋膜间室综合征。

（十）并发症

分为两类，一类是早期并发症，包括：复位丧失、深静脉血栓形成、感染；另一类是晚期并发症，包括：骨不愈合，内置物失效，创伤后骨关节炎等。

1. 感染　最常见也是最严重的并发症之一。常常因对软组织损伤的程度估计不足，通过挫伤的皮肤进行不合时宜的手术切口，并做广泛的软组织剥离来放置内固定物，导致伤口早期裂开和深部感染。谨慎地选择手术时机，骨膜外操作，对粉碎折块行有限剥离，可减少感染的发生率。采用股骨牵开器行间接复位，或通过韧带复位法经皮夹持固定置入较小的内固定物或中空拉力螺钉，也可减少软组织血供进一步的丧失，降低伤口裂开和深部感染的发生率。

对伤口裂开或渗出应行积极的外科治疗，将坏死的骨质和软组织进行彻底清创和冲洗。有时感染可累及膝关节，为防止软骨破坏，应对膝关节进行全面评估和灌洗。深部感染伴有脓肿形成时，应保持伤口开放，二期闭合。若有小窦道形成，但无明显的脓液流出，可彻底清创和冲洗，放置引流管，闭合伤口。应根据具体情况，静脉给予适当的抗生素。若有软组织缺损，不能进行局部转移皮瓣覆盖时，可行腓肠肌内侧头或外侧头皮瓣移位。少数病例可能需要游离组织移植。在发生感染时，若内固定仍能提供稳定，应予保留；若已发生松动，则可考虑取出，行胫骨远端骨牵引或外固定架固定。感染症状消退后，若骨折延迟愈合，可行植骨术。在发生感染后对内固定行翻修手术，则需要慎重地考虑。

2. 不愈合　低能量损伤所致的平台骨折极少发生不愈合，这归因于骨松质有丰富的血液供应。常见的不愈合发生在 Schatzker Ⅵ 型损伤的骨干与干骺端交界区域，常因骨折严重粉碎、内固定不稳定、植骨失败、内固定力学失效、感染以及其他一些因素所致。因其部位接近于膝关节，原来就存在骨质疏松或进行过手术处理，再次治疗则比较困难。若属无菌性不愈合，骨质较好，可行植骨术，根据情况决定是否同时行内固定翻修术；若患者有严重的骨质疏松，可将内固定与外固定架结合起来治疗，一般也应行植骨术。感染性不愈合伴骨缺损的主要治疗包括使用抗生素，转移皮瓣移植和外固定架固定等。

3. 创伤后关节炎　在已发表的文献中，远期研究不多，故平台骨折后创伤性关节炎的发生率仍不十分清楚。但已有多位学者证实，关节面不平滑和关节不稳定可导致创伤后关节炎。遗憾的是许多青年和壮年患者在骨折后出现退行性关节炎，但并不是人工全膝关节置换的理想适应证。若关节炎局限于内侧室或外侧室，可用截骨矫形来纠正；若是两个室或三个室的严重关节炎，则需行关节融合或人工关节置换术。在决定是否手术治疗时，年龄、膝关节活动范围及是否有感染等因素起着重要作用。

4. 膝关节僵硬　胫骨平台骨折后膝关节活动受限比较常见。这种难治的并发症是由于伸膝装置受损、原始创伤致关节面受损以及为内固定而行的外科软组织暴露所致。而骨折术后的制动使上述因素进一步恶化，一般制动时间超过 3～4 周，常可造成某种程度的关节永久僵硬。

对多数平台骨折来讲，早期行稳定的内固定，仔细地处理软组织，术后立刻行膝关节活动，可望最大限度地恢复活动范围。一般在术后 4 周，屈膝应达 90°，否则应在理疗师和临床医师指导下进行积极的功能锻炼。若在术后 8～10 周时，屈膝仍未达 90°，可在关节镜下松解粘连带，并结合轻柔的手法操作，尽可能恢复膝关节活动范围，但应避免暴力操作。

（赵　谦）

第九节　胫腓骨骨折

（一）应用解剖

胫骨体呈三棱柱形，有 3 个嵴或缘和 3 个面。其前方的嵴及前内侧面从胫骨结节至内踝上仅位于皮下，易触及，而且骨质坚硬。在闭合复位及使用外固定架进针时可以利用上述特点。胫骨干髓腔纵向较直，横断面呈三角形，在远近干骺端髓腔逐渐扩大，临床上如使用不锁定直髓内针则较难控制旋转稳定。

腓骨头及远 1/3 腓骨仅有皮肤覆盖，可触及。其余部分有肌肉和韧带附着。腓骨体对胫骨有支持作用，无负重功能。临床上切除一段腓骨一般不影响负重。腓骨远 1/4 与胫骨远端共同构成踝穴，目前认为腓骨的完整性对踝穴稳定有重要作用。

胫骨的血供有 3 个来源：即滋养动脉系统、骨膜血管系统和干骺端血管系统。

腘动脉进入小腿在腘肌下缘分为胫前、胫后动脉。胫前动脉穿过骨间膜后沿其前方走行于小腿前间隔内，其体表标志为两踝中点至腓骨头与胫骨结节中点间连线。胫前动脉过两踝中点后的终支移为足背动脉。胫前动脉在从腘动脉穿骨间膜处易受损伤。它在小腿中 1/3 处的分支常与腓动脉及胫后动脉相吻合，故有时胫前动脉虽已受损，但是足背动脉搏动仍可及。胫后动脉在小腿后方中线下行于比目鱼肌深层，至内踝与跟结节之间，终支为足底内、外侧动脉。

腓总神经分为腓浅和腓深神经。腓浅神经支配腓骨长、短肌。腓深神经支配足及踝的伸肌。腓总神经损伤常由腓骨颈骨折、贯通伤、石膏压迫、下肢止血带使用时间过长、蹲位姿势时间过长等造成。腓总神经损伤后伸肌瘫痪，马蹄足畸形，行走呈跨越步态。

胫神经支配所有小腿后侧肌群，它行走于深浅两层肌间隔中。

小腿有致密的深筋膜，它将小腿的肌肉分为 4 部分，形成 4 个筋膜间隔。①小腿前间隔：前间隔的内侧是胫骨前方，外侧是腓骨，后侧是骨间膜，前方是坚韧的筋膜。胫腓骨骨折时，易发生前间隔的筋膜间隔综合征。此时由于损伤出血使间隔内压力增加，组织灌注减少，肌肉组织缺氧，如果缺血 6～8h 以上将造成不可逆的肌肉坏死。②外侧间隔：外侧间隔内有腓骨长、短肌两条肌肉。腓浅神经走行于伸趾长肌与腓骨肌之间支配此二肌，主要作用为使足跖屈外翻。单独腓浅神经损伤少见。外侧间隔发生筋膜间隔区综合征者较前间隔少。③浅后间隔：腓肠肌、比目鱼肌、腘肌及跖肌位于浅后室内。腓肠肌跨越膝、踝关节，主要作用为屈膝关节及跖屈踝关节。比目鱼肌在小腿远 1/3 处加入腓肠肌，组成小腿三头肌，远端形成跟腱。腘肌能屈膝关节，内旋胫骨。跖肌无实际作用，但可作为肌腱移植之供体。浅后室内还包括腓肠神经和大、小隐静脉。浅后室也可发生筋膜间隔综合征，临床检查易发现。腓肠肌可作为肌瓣治疗小腿近、中 1/3 处之缺损。④深后间隔：深后室内包括胫后肌、趾长屈肌、踇长屈肌，胫后神经，胫后动脉和腓动脉。此组肌群主要作用为屈趾、内翻及跖屈足，受胫后神经支配。

（二）损伤机制

导致胫腓骨骨折的损伤形式有 3 种：超越骨自身能力的损伤即疲劳骨折（应力骨折）；低能量暴力导致的较稳定的轻度移位骨折；高能量暴力造成的严重软组织合页破坏、神经血管损伤、粉碎骨折、骨缺损，这种高能量暴力常导致肢体多种组织严重创伤，肢体存活困难。

（三）骨折分类

1. AO/ASIF 分类　将胫骨分为 3 个区，即近、中、远端。A、B、C 三个字母表示粉碎程度逐步加重。A 组表示简单骨折，不粉碎；B 组表示有蝶形块的骨折，骨干一侧折断一次而另一侧折断数次；C 组表示所有骨皮质折断多次，例如多段严重粉碎骨折。数字 1、2、3 表示出直接或间接暴力造成的骨折形态。1 型骨折指间接暴力或旋转应力造成的所有螺旋形骨折，这样 A1 表示简单螺旋形骨折，B1 表示有蝶形骨块的螺旋形骨折；C1 表示有多个蝶块的螺旋形骨折。2 和 3 型骨折包括由直接暴力或弯曲应力（三点或四支点）造成的骨折。A 组简单的弯曲外力骨折分为 A2 型，骨折线 >30°，A3 型，骨折线为横行（<30°）。有蝶形块的 B 组骨折中，B2 型表示有一个蝶形骨折块，B3 型表示有多个蝶形块。在 C 组骨折中，C2 表示多段骨折，其中有环形完整的骨折块。C3 型是无完整环形骨折块的类型。胫骨全长以 1、2、3 分别代表近、中、远骨块。这样胫骨干骨折可用 42A，42B，42C 表示，近端关节外骨折用 41A1，41A2 表示简单骨折，41A3 表示粉碎骨折；远端关节外干骺端骨折以 43A1 表示简单骨折，43A2 干骺端楔形骨折及 43A3 代表干骺端复杂骨折。上述以 Muller 分类为基础建立的分类方法已被美国骨创伤协会分类法采用。

2. 软组织损伤分类　不仅要注重骨折的 X 线表现，更应注意软组织损伤程度，Tscherne 和 Gotzen 提出的软组织损伤分类是：0 级表示没有或轻微软组织损伤，通常为间接暴力伤，如滑雪损伤；1 级表示有表浅皮擦伤或由骨折块从内向外暴力造成的软组织挫伤；2 级表示由于直接暴力造成的深在的、有污染的挫伤并伴有局部皮肤或肌肉挫伤，筋膜间隔综合征包括在此级中；3 级代表严重皮肤挫伤或捻压伤并伴严重肌肉损伤，包括失代偿性的筋膜间隔综合征及闭合骨折有主要的动脉损伤。

（四）开放性骨折 Gustilo 分类法

Ⅰ型：伤口不到 1cm 长，一般为比较干净的穿刺伤，骨尖自皮肤内穿出，软组织损伤轻微，无碾挫伤，骨折较简单，为横断或短斜形，无粉碎。

Ⅱ型：伤口超过 1cm，软组织损伤较广泛，但无撕脱伤亦未形成组织瓣，软组织有轻质或中度碾挫伤，伤口有中度污染，中等程度粉碎骨折。

Ⅲ型：软组织损伤甚广泛，包括肌肉、皮肤及血管、神经，有严重污染。

ⅢA 型：尽管有广泛的撕裂伤及组织瓣形成，或为高能量损伤，不管伤口大小，骨折处有适当的软组织覆盖。

ⅢB 型：广泛的软组织损伤和丢失，伴有骨膜剥脱和骨暴露，这种类型的开放性骨折常伴有严重污染。

ⅢC 型：伴有需要修复的动脉损伤。

（五）治疗

对于闭合胫骨骨折的治疗有下列方法：①闭合复位以石膏、支具等制动；②外固定架固定；③切开复位内固定；④闭合复位髓内针内固定。对于开放性骨折，选用上述 4 种方法之一固定骨折，开放伤口则遵循下面原则：彻底反复清创，合理应用抗生素，早期关闭伤口（包括使用肌瓣及游离皮瓣），早期植骨治疗。

1. 非手术治疗　对于不稳定型和开放的胫骨骨折，由于内固定的发展，手术治疗取得了较好的结果。但对于低能量造成的移位小的简单胫腓骨骨折，非手术闭合复位使用石膏外固定能有效地治愈骨折。

2. 外固定架治疗　如下所述。

（1）适应证：①Ⅱ或Ⅲ度（Gustilo 分类）开放性骨折损伤；②骨折伴肢体严重烧伤；③骨折后需进一步行交腿皮瓣、游离皮瓣和其他重建过程；④骨折后有严重骨缺损或需维持肢体长度；⑤肢体延长；⑥关节融合；⑦骨折后有或怀疑有或骨折不愈合。

（2）优越性：①可在远离损伤、骨病或畸形的局部固定骨折；②Ⅰ期或Ⅱ期均可较易接近伤口；③对各种骨或软组织损伤，包括多个邻近肢体的固定能显示较大灵活性；④安装外固定架后可进行对骨折固定对位对线、长度及力学特性的调节；⑤可同时和（或）随后进行内固定；⑥对邻近关节影响小；⑦可早期使肢体或患者活动，包括完全负重。

（3）主要并发症：①针道感染；②穿针造成神经、血管损伤；③穿针造成肌肉、肌腱损伤；④可形成骨折的延迟或不愈合；⑤筋膜间隔区综合征；⑥再骨折；⑦因针道感染而可使骨固定困难。

3. 带锁髓内针治疗　分为扩髓和不扩髓两种。同意扩髓腔的作者认为扩髓腔有着重要意义：①扩髓腔后，可以使用足够粗度的髓内针来替代骨折部位的功能。②扩髓腔可以增加针与髓腔内壁的接触面积和接触精确度，使得力学稳定性提高，同时也避免插针困难和骨劈裂。③扩髓后的骨屑在骨折处有植骨作用。支持不扩髓的作者认为，用不扩髓技术不仅简化了扩髓的复杂步骤，更重要的是，它避免了扩髓造成的对营养血管的破坏；使髓腔内压力增高；扩髓产生的热造成的骨坏死；脂肪或骨屑造成的血管栓塞等不良影响。由于锁定作用，使扩髓腔带来的力学稳定性并未显示出应有的优势。

（1）适应证：由于髓内针及其器械的不断改进，治疗骨折的适应证越来越扩大。最初髓内针只适用于股骨干及胫骨髓腔最为规则和狭窄的中 1/3 部位骨折。使用锁定螺钉后，在髓腔较宽的近、远 1/3 骨干的稳定性也能获得。所以，髓内针可适用于骨干全长。其适应证为：①胫骨非感染性骨折不愈合；②胫骨的病理骨折；③闭合的有移位的胫骨骨折；④腓骨完整的胫骨骨折；⑤开放的胫骨骨折；⑥需要延长肢体，纠正短缩、旋转、成角等畸形愈合的截骨后固定。

（2）禁忌证：①感染性骨折不愈合；②近端 1/4 胫骨骨折；③Gustilo 三度开放性骨折。对开放性骨折的髓内针固定是有异议的。在使用扩髓髓内针时，因扩髓而使本来就受损的骨内膜血循环进一步破坏，增加了形成死骨的机会，使得骨不愈合率和感染率增高。此外，由于开放性骨折常伴有严重的软组织损伤、缺损，污染较重，故使用扩髓髓内针感染的危险较大。

（3）并发症：感染、筋膜间隔综合征、骨折延迟或不愈合、锁定螺钉及针折断、畸形愈合等。

4. 钢板螺丝钉治疗　随着对骨折周围软组织更加重视以及对内置物特性的深入研究，钢板螺钉固定骨折趋向于有限地显露骨折而间接复位，尽量地减少紧密接触骨而造成的坏死以及促进骨痂形成。

胫骨远近干骺端部以及涉及膝、踝关节内有移位的骨折，大多数学者主张使用加压钢板和螺钉做内固定。此外纠正畸形愈合及治疗不愈合也是使用钢板螺钉的适应证。对胫骨骨折行钢板螺钉内固定可选用前外侧切口。

胫骨骨折行切开复位钢板螺钉内固定的缺点一般认为有皮肤易坏死从而形成伤口感染，过长时间地限制负重。

5. 开放骨折　应遵循下列 5 项原则：第一，多次彻底清创和充分灌洗以稀释细菌浓度，切除可作为细菌繁殖培养基的坏死组织。第二，尽量减少进一步地破坏软组织而对骨折进行固定，为软组织修复提供稳定的力学环境。第三，合理应用抗生素。第四，尽可能地在 4~7d 以各种方法关闭伤口，皮肤覆盖的完整对防止细菌污染有重要作用。第五，早期功能恢复及早期植骨以延长内、外固定物的疲劳寿命。

（六）并发症

1. 骨折延迟愈合和不愈合　局部疼痛和反常活动是骨折延迟愈合和不愈合患者的临床症状。X 线片上显示骨折线清楚，无连续骨痂通过骨折线。在肥大型不愈合的患者 6 个月时 X 线片可显示骨折端有硬化和骨痂生长；在萎缩型则骨端骨质减少无骨痂生长。骨折延迟愈合和不愈合的原因很多，但主要决定骨折本身，例如高能量的骨折，有皮肤、软组织缺损的开放性骨折，有 100% 移位的骨折，这些骨折比低能量损伤造成的骨折更易形成延迟和不愈合。如果有感染发生，形成不愈合的可能性大。骨折端分离移位或有完整的腓骨均能阻碍负重时骨端接触，可形成延迟或不愈合。不稳定的内或外固定使骨折端过量的活动得不到控制，易形成延迟和不愈合。

胫骨骨折不愈合可分为生物性和力学性。对生物性不愈合患者可采用植骨、扩髓、电刺激，软组织或带血管的组织转移，或者按 lizarov 法进行骨延长再生骨。如果骨不愈合与开放伤口有关，或者皮肤条件差，可行局部皮瓣或游离带血管蒂的皮瓣移植促进愈合。如果胫骨骨折纤维愈合对线、对位良好，通过骨折周围植骨可有利于骨愈合。使用电刺激治疗骨折延迟愈合，呈不愈合仍有争议，目前电刺激仅用于有手术禁忌证的患者。有明确假关节及明显折端有 >1cm 间隙的患者不能使用电刺激。如果胫骨髓腔连续性存在，使用不植骨闭合扩髓带锁髓内针方法治疗不愈合取得满意效果，如果行切开复位髓内针固定则应加自体骨松质植骨，若有旋转不稳定则使用静力锁定，否则使用动力锁定较好。

2. 感染　胫骨骨髓炎及感染性不愈合是胫骨骨折最为严重的并发症，常导致截肢。感染易发生于下列情况下抬小腿骨折型式，高能量损伤，有皮肤坏死的，开放损伤或切开复位内固定术后有皮肤缺损或皮瓣失败。术前、术中及术后使用抗生素是降低深部感染有效的方法。然而最重要的预防感染措施还是彻底的清创、灌洗和尽可能地保护骨膜。治疗感染的一般原则包括感染局部切开引流，扩创清除所有无血供的骨及软组织，稳定固定骨折，选择合适时间关闭伤口，合理应用抗生素，断层 X 线法有助于确定死骨，窦腔 X 线片有助于确定感染范围。放射性核素扫描也可有效地用于感染程度的判断。MRI（磁共振）技术是最有效和特异性的放射诊断方法，但往往内固定物妨碍了使用 MRI。

使用内固定后感染者若内固定仍稳定，则可以保留内固定物到骨愈合实现，然而去除内固定同时切除坏死组织。如内固定已失效则需尽早取出并使用外固定架固定骨折。

3. 骨缺损　自体骨松质植骨仍是治疗骨缺损的有效方法，也可采取 lizarov 技术治疗骨缺损。

4. 畸形愈合　对于胫骨干畸形愈合需要手术矫正的标准至今尚无明确定义。有很多没有解剖复位的骨折同样获得满意功能恢复和外观结果。没有一个明确的移位比例来判断畸形愈合。完全移位的骨折可以牢固愈合，对线良好无成角，肢体功能恢复佳，但肢体外观有问题，这种情况往往不需手术治疗以获得解剖复位。判断畸形时需考虑下面 4 个方面：矢状面和冠状面上的成角畸形，旋转畸形和移位。>15°~20°的畸形且临床上膝踝关节有症状时常需手术纠正畸形。外旋畸形比内旋畸形更能接受，例如 10°内旋畸形可以造成行走困难，而 20°的外旋畸形将不造成明显步态异常。

胫骨近端 1/3 处骨折使用带锁髓内针固定易形成成角畸形，这常与近端胫骨髓腔宽而只用一个锁定钉，进钉入点偏内，髓内针方向指向后外方有关。因此近端 1/3 胫骨骨折使用髓内针应注意成角畸形问题。

胫骨骨折后短缩较为常见，特别在早期负重时，短缩后骨折端相接触、加压，促进了骨折愈合。

截骨、内固定和植骨是治疗造成功能障碍的畸形愈合的方法。加压钢板和髓内针是最为常用的内固定方法。

5. 皮肤缺损　胫骨前内侧仅位于皮下，所以骨折往往造成皮肤损伤或缺损。首先应对皮缘和骨折周围软组织清创。对 Ⅱ 度和 Ⅲ 度开放性骨折，需要多次扩创来确定失活坏死软组织范围，此时往往开放伤口以便引流，3~5d 后关闭伤口。常用皮肤移植、局部皮瓣或带血管蒂游离皮瓣覆盖创面，较少使用交腿皮瓣。在暴露胫骨上直接植皮很少成功。如果 Ⅰ 期使用内固定稳定骨折，则>7~10d 关闭伤口感染率较高。

6. 血管损伤　高能量损伤所致粉碎、移位的开放胫骨骨折、特别是近 1/3 处的胫骨骨折，常易造成血管损伤，这是由于在胫骨近端胫前动脉从后方穿过骨间膜。动脉损伤常由于骨块直接刺伤，或由于骨块压迫及软组织肿胀阻塞血管。不可修复的动脉损伤将导致在损伤平面水平的截肢。下肢骨折时都应注意是否有血管损伤。有时我们只注意明显的骨折畸形或开放伤口而忽略血管损伤，所以应注意足背和胫后动脉的检查。可用局部修补或大隐静脉移植来修补动脉，但是否进行治疗取决于肢体的血供情况，因为只损伤胫前和胫后动脉中的一条肢体仍能存活，应注意胫前动脉与腓动脉有交通支，所以胫前动脉损伤后足背动脉搏动仍然可及，此时应检查足趾是否有颜色变化，毛细血管充盈情况等。有时可用血管造影来判断。胫后动脉不易损伤，小腿后室内压力的增高可导致胫骨动脉的阻塞。后室肌肉缺血可造成爪形趾畸形。如果胫前动脉完全阻塞，而胫后动脉正常，肢体仍可存活，但前室肌，肌肉可有坏死。一般来讲骨折先予固定后再行血管修复，但如受伤时间较长，则应先修复血管再对骨折进行内或外固定，同时应做筋膜减张术。

7. 筋膜间隔综合征　闭合骨折中前室筋膜间隔综合征发生率较高，在开放性骨折中也可发展成此症。其发生是由于在密闭的前室中因出血、软组织水肿而压力增高，使得静脉回流受阻，进而供应肌肉的小动脉和毛细血管阻塞。密闭的前室壁是由胫骨、筋膜、腓骨和骨间膜构成。患者在受伤后的 24h 常无症状，在此期间受伤肢体常有石膏外固定，更加重了前室压力的增加。有报道说使用髓内针治疗骨折后可出现筋膜间隔综合征。如怀疑有筋膜间隔综合征可用压力测定仪测量前室内压力，明确诊断后应立即行筋膜减张术，因为肌肉组织只能耐受 6~8h 的缺血，减张要彻底，皮肤待 Ⅱ 期关闭，骨折则以外固定架或不扩髓内针固定。

后室发生筋膜间隔综合征率比前室低，但后果同样严重，特别是深后室。患者小腿后方剧痛，跖侧感觉减弱，足趾跖屈力弱，被动背伸疼痛加剧。后室的筋膜间隔综合征将造成足爪形畸形。后室压力测量与前室相同，一旦确诊后应彻底减张，常使用内侧切口，切断筋膜和间隔。

前外室筋膜间隔综合征常与其他室同时发生，单独出现很少。对于筋膜间隔综合征，最重要的是早期诊断和及时处理。

8. 神经损伤 在小腿由于创伤造成的原发神经损伤不常见。高能量损伤造成的胫腓骨近端骨折伴有严重内翻畸形或直接暴力作用于腓骨颈可以损伤腓神经。继发的神经损伤较为常见，例如严重软组织肿胀，石膏压迫腓骨颈部，应认真检查胫后、腓深和腓浅神经的功能，让患者做主动背伸和跖屈动作，检查第1、2趾间区域的皮肤感觉，骨折复位石膏固定时应在腓骨头颈部加软垫以防腓总神经受压。石膏固定后48h内每隔4h应检查足趾背伸和跖屈活动，确定没有石膏压迫情况。神经受压1h将出现功能障碍，但如及时解除压迫则神经功能可以恢复。神经受压6~12h将出现永久性损害。当怀疑有腓总神经受压时应立即拆除石膏并在腓骨颈处加软垫，如神经功能已出现损害，则足踝应以石膏后托固定维持中立位以等待神经功能的恢复，6周后开始定期行肌电图检查已明确神经恢复情况，如10~12周无恢复迹象，例如Tinel征无变化，肌电图无改变，则应考虑行神经探查和松解或切除腓骨头以减压。如果足背伸活动完全丧失，行胫后肌前移能获得满意的功能恢复，而大多数患者可使用踝足支具。

9. 关节僵硬和强直 胫骨骨折后产生关节的骨性或纤维性强直较少见，但膝、踝及距下关节僵硬可见。关节僵直的病因有人认为是由于固定时间过长所致。另外有人认为是由于原始软组织损伤或继发感染造成。往往上述病因共同作用，因为原始软组织损伤重的或感染的需要更长的关节固定时间。踝关节较膝关节更易强直。手术内固定的优点就是让患者尽早主动活动关节防止其僵硬。

创伤性关节炎：除非涉及关节内骨折，胫骨骨折后形成创伤性关节炎者少见。目前仍无法确定对线畸形与膝、踝关节创伤性关节炎的关系。

10. 反射性、交感性萎缩（Sudek's atrophy） Sudek萎缩多见于胫骨骨折后不能早期负重及石膏固定过长的患者，这些患者往往骨折及软组织损伤严重。其临床表现为早期肢体肿胀、疼痛，后期发生肢体萎缩，X线表现为足和胫骨远端斑点状脱钙。治疗Sudek萎缩的方法首先应消除肿胀和疼痛，可采用弹力绑带包扎肢体，间断抬高患肢，肌肉主动收缩的方法，随后拄拐部分负重，用支具、矫正器来纠正足畸形，如马蹄内翻足。随着负重逐渐增加，Sudek萎缩现象逐步消失。早期活动关节及负重可以减少Sudek萎缩的发生。

11. 再骨折 再骨折发生于石膏固定过早拆除或过大应力作用于胫骨强度未完全恢复的患者，常见于喜爱运动的年轻人，坚强固定的钢板下骨质疏松是钢板螺钉固定的并发症，去除内固定后9个月内在此薄弱区域内可发生再骨折，此外螺钉及钉孔可成为应力集中点而造成再骨折，螺钉孔往往需要6个月的时间才能充填以正常骨。大多数再骨折可采取石膏外固定并早期负重，如果出现延迟愈合则需内固定及植骨。

12. 爪形趾畸形 后室肌肉缺血可以造成较严重的爪形趾畸形，胫骨前方的伸肌粘连一般不造成爪形趾畸形。无论治疗方法如何，应鼓励患者伸屈足趾活动，被动活动也应每日至少1次。

（赵 谦）

第十节 跟骨骨折

跟骨骨折是一种很常见的骨折，约占全身骨折的2%，占跗骨骨折的60%，而跟骨关节内骨折约占跟骨骨折的75%。跟骨骨折经常作为多发骨折的一部分，常常合并脊柱及下肢近端的骨折。除了骨折本身所带来的不良影响之外，其在社会经济方面导致的负面影响也是巨大的，表现在患者不得不长时间地离开工作，长时间内不能应付日常活动。跟骨骨折的预后一直不好，近年来由于影像学及手术技术的进步，其预后有了一定改观，然而我们还得对跟骨进行更进一步的研究。

（一）实用解剖

跟骨的骨与X线解剖。跟骨是最大的一块跗骨，作为足纵弓的后侧部分，固定而有弹性地支撑体重，为小腿肌肉提供一个很强的杠杆支点。跟骨远端支撑距骨传来的身体负荷。除跟骨结节以外，跟骨的外侧壁骨皮质很薄，它的外表很像一个不规则长方体，共有6个面及4个关节面：3个与距骨相关节，一个与骰骨相关节。跟骨的上表面有 3 个关节面，分别为前、中、后关节面，它们互为角度。后关节面最大而孤立，呈向外凸出的椭圆形，其纵轴与矢状面约呈 45°，它有自己的关节腔，承载距骨体。中关节面位于载距突上，轻度内凹。前关节面亦轻度内凹，在侧位片上很难看到，然而因为它位于跟骨前突上，所以在临床上跟骨前突的骨折就变得很有意义。前、中关节面经常融为一体。在中后关节面之间有一个骨间沟为跟骨沟，它的外侧开口较大，与距骨沟共同组成跗骨窦，跟骨的 3 个关节面与距骨的关节面组成复杂的距下关节，这 3 个关节面都位于跟骨的前 1/2，后 1/2 的最后部分是跟骨结节，跟腱附着于其下 2/3 处。从跖侧面上可见两个突起即内侧突及外侧突。它们作为跖筋膜和足底小肌肉的止点。跟骨的外侧面有一浅沟，腓骨肌腱在此走行。内侧表面向内凹陷，结构坚固，可以看见一个较大的突起，称载距突，在跟骨轴位片上可以清楚地看到，载距突的上表面是跟骨中关节面，下表面是宽大的屈踇长肌腱沟。由于载距突骨质坚硬，而且骨折时常为内侧骨块的一部分，故此在复位时常作为复位的标志，并可以提供牢固的固定。跟骨的前面是马鞍形的关节面与骰骨相关节。

　　跟骨的周围有许多重要的软组织结构。其外侧面的腓骨肌腱位于腓骨的后下方，腓骨短肌腱位于腓骨长肌腱的前上方，止于第五跖骨基底，腓骨长肌止于第一跖骨基底，两个肌腱走行于同一腱鞘内，跟腓韧带位于其深层，跟腓韧带与距腓前韧带交为 70°～140°。腓肠神经位于腓骨肌腱的后方，其固定位置为外踝尖上 10cm 的跟腱外缘深筋膜浅层，它在第五跖骨基底处分为两个终末支。跟骨的内侧面覆盖着致密的筋膜脂肪层、踇收肌和跖方肌内侧头，浅筋膜与支持带覆盖跟腱内缘与胫后肌之间的间隙，组成跗骨管的顶，其前方为胫骨与内踝，跗骨管的底为跟骨内侧壁。胫后神经跟骨支分出两个分支负责足及足跟内侧的感觉，在行跟骨内侧入路时很容易伤及这些跟骨分支。在神经血管束的后方是屈踇长肌腱，前方是屈趾长肌腱，屈趾长肌腱的前方是胫后肌腱。三角韧带位于肌腱和神经血管束的深层（图 7-16、图 7-17）。

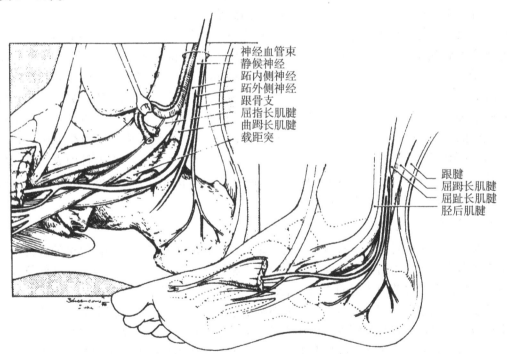

图 7-16　跟骨内侧软组织结构

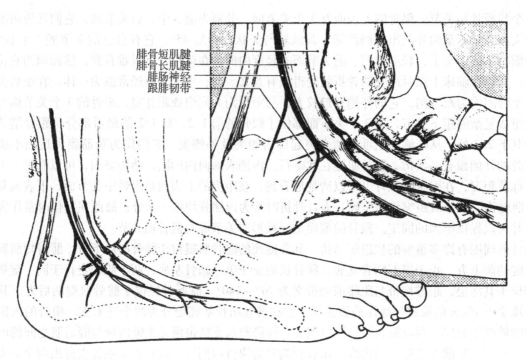

腓骨短肌腱
腓骨长肌腱
腓肠神经
跟腓韧带

图 7 - 17　跟骨外侧软组织结构

　　跟骨的血液供应较为丰富，跟骨 10% 的血液供应来自跗骨窦动脉，45% 来自跟骨内侧动脉，45%来自跟骨外侧动脉。跟骨内侧动脉一般由胫后动脉的分支组成，而跟骨外侧动脉大多由胫后动脉组成，偶尔来自腓动脉。由于跟骨为骨松质而且血供丰富，因此临床上跟骨的缺血坏死并不多见。

　　跟骨内骨小梁的走行反映了跟骨所受到的压力和张力。张力骨小梁放射自下方骨皮质，压力骨小梁汇聚在一起支撑前后关节面。Soeur 和 Remy 将后关节面下骨小梁的浓聚部分称为跟骨丘部。在跟骨侧位片上可以见到两个角，一个是结节关节角（Bohler's angle），另一个是交叉角（Gissane's angle）。Bohler 角由两条线相交而成：一条线是后关节面最高点到跟骨结节最高点的连线，另一条线是后关节面最高点到跟骨前突的最高点连线，两者组成的锐角范围是 25°~40°，常需与对侧对照，它反映骨折时跟骨畸形和塌陷的程度。Gissane 角由后关节面及跟骨沟至前突的连线组成，范围在 120°~145°。侧位片上组成 Gissane 角的骨质非常坚硬，由后关节面软骨下骨及前中关节面软骨下骨构成，负载距骨外侧突，骨折时往往变大。在轴位片上（Harris view）只能看到后关节面的中央部分，为了看到后关节面的每一部分，则需要拍摄不同角度的 Broden 位片。

（二）损伤机制

　　扭转暴力是导致许多跟骨关节外骨折的原因，尤其是跟骨前突、载距突和内侧突的骨折。而跟骨结节骨折大多由于肌肉牵拉暴力所致，撕脱骨块大小各不相同。直接暴力可以导致跟骨任何位置的骨折。

　　轴向应力是导致跟骨关节内骨折的原因。跟骨有一个很好的外形来承受每日的应力。它的重量和宽度使它可以承受很高的张力、弯曲应力及压应力而不至于疲劳。然而瞬间的高负荷，如从较高的地方坠落，却经常导致跟骨骨折。跟骨与距骨的特殊关系，是发生常见骨折的基础，剪切与压缩应力可以产生两个不同的骨折线，它们在骨折产生的早期出现，而且可以在微小移位的骨折中单独发生。

　　在剪切应力骨折时，正如 Palmer 所述，作用于距骨的负荷导致距骨的反常移位，并将跟骨剪切为内外两部分。骨折线可以向前延伸至跟骨前关节面及骰骨关节面，骨折线的位置与受伤时足内翻和外翻位有关。如果受伤时足处于外翻位，则骨折线偏外，反之则偏内。内侧骨块由一部分后关节面、中关节面及跟骨的内侧壁组成。由于跟距内侧韧带及骨间韧带很坚韧，所以内侧骨块常维持在原位，而外侧半骨块因缺乏这些坚固的韧带，常常维持压缩状态，向距侧移位并旋转。

　　在压缩应力骨折中，由于距骨前外侧突在坠落时传导压缩应力至跟骨，作用于 Gissane 角处，形成初级骨折线，骨折线可以横行延伸至内侧并劈裂中关节面和上内侧骨块。暴力继续作用又可导致继发骨折线的发生，继发骨折线的走行有助于从平片上判断骨折类型。

多数情况下，跟骨骨折后跟骨内翻加重，跟骨短缩，跟骨关节面的塌陷导致跟骨的高度变小，由于后关节面嵌入跟骨体中，导致跟骨外侧壁骨折及跟骨增宽，使跟腓间距变小，成为跟腓撞击综合征腓骨肌腱卡压的病理基础。需要注意的是，有时由于载距突的骨折，可以导致屈踇长肌腱嵌入骨折端，使得骨折难以复位。

值得注意的是压缩应力不仅可以导致跟骨骨折，而且可以引起身体近侧如脊柱和骨盆的骨折，据Cave 报道，有 10% 的跟骨骨折患者同时合并腰椎压缩骨折，26% 合并下肢其他损伤。另外一些作者报道的这一比率更高。

（三）跟骨骨折分类

广义上讲，跟骨骨折分为涉及距下关节面的关节内骨折及不涉及距下关节面的关节外骨折。跟骨关节外骨折相对简单，大致包括跟骨前突、内侧突、跟骨体、跟骨结节（鸟嘴样或撕脱）的骨折，占所有跟骨骨折的 25%～30%。跟骨关节内骨折占所有跟骨骨折的 70%～75%，由于跟骨关节内骨折的表现形式千差万别，骨折移位多种多样，因此要将其满意分型较为困难。

基于广泛的共识，跟骨关节内骨折的结局主要由受伤当时关节面的损害程度而决定。然而由于自放射学获得的资料有限及因缺乏一种有用的分类系统使我们不能全面评估、了解和比较跟骨骨折。

根据 Crosby 和 Kamins 的报道，跟骨骨折的分类始自 Malgaigne，他第一次描述了两种类型的跟骨骨折，而 Bohler 是第一位介绍这一分类法的人，也着重分析了不同骨折类型的预后。

最为广泛应用的分类法是 Essex - Lopresti 在 1952 年提出的，已经应用了将近 30 年，他将跟骨骨折分为舌型和关节塌陷型。这一分类法因为比较简单而得到广泛应用。它的最大缺点是关节塌陷型包含了太多的骨折。这为评价不同的骨折类型与临床预后带来困难。有几位作者在这一分类法的基础上通过加入损伤机制，基础骨折线和骨块大小等指标，对此分类法进行了改良。

CT 的发明和使用，特别是跟骨距下关节后关节面垂直位和水平位扫描的使用，使得跟骨关节内骨折的分型和治疗进入了一个新的起点，Crosby 和 Fitzgibbons 较早地在 CT 的基础上对跟骨骨折进行分类，他们根据后关节面的损伤形式将关节内骨折分为三种类型。Crosby 和 Fitzgibbons 将此分类与长期的临床预后结合了起来。

Soeur 和 Remy 经研究创立了后关节面的三柱理论，Sanders 在这一理论的基础上创立了分类，并根据初级与继发骨折线的位置分为若干亚型，它根据跟骨距下关节后关节面骨折线和骨折块数，将跟骨关节内骨折分为四型：Ⅰ型，无移位骨折（<2mm）；Ⅱ型，有 1 条骨折线 2 个骨折块，骨折明显移位（≥2mm）；Ⅲ型，有 2 条骨折线 3 个骨折块；Ⅳ型，有 3 条骨折线和 4 个骨折块及以上（图 7 - 18）。

基于 CT 的分型还有，Eastwood 等人提出的一种基于 3 个主骨块的破坏的分型。Carr 提出的分型则将跟骨分为内外侧柱，并且同时考虑到跟骨后关节面及跟骰关节。Levin 和 Nunley 则以软组织情况建立了 6 个不同的分型组。Zwipp 等人将跟骨划分为 5 个主骨块及 3 个关节，这一分型考虑到了损坏骨块及关节的数量以及软组织损伤的程度。

原则上讲，一种好的分型系统应当是简单的，能指导治疗，能预见结果，可以作为比较不同治疗方法的基础。上述的方法中没有一种能完全满足这些要求。作为临床应用，Essex - Lopresti 的分型方法很简单，但它却不能很好地指导治疗和预见结果。相比而言，Sanders 等人的分型比较全面而简单，对不同的骨折类型能够指导治疗及预后。而 Zwipp 等人的分型是描述典型的复杂跟骨骨折的最好方法。

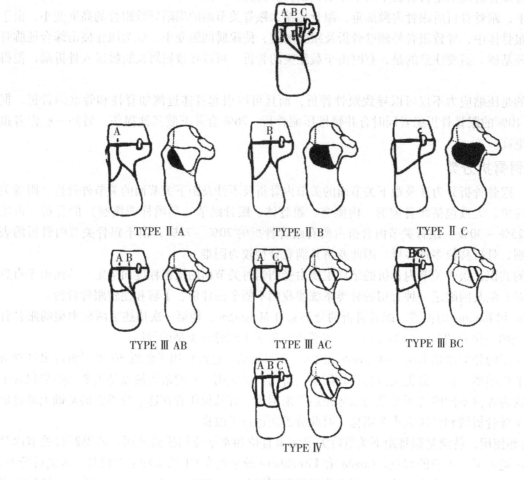

图 7 - 18　跟骨关节内骨折 Sanders 分型

（四）诊断

对于跟骨骨折的诊断有赖于详细的询问病史、物理检查及必要而全面的放射学检查。自以为是的诊断或过多地依赖于辅助检查都是不恰当的。跟骨骨折的患者都有明显的外伤史，通常为高处坠落伤，亦可偶见于交通伤或爆炸伤。物理检查一般为足跟部的肿胀压痛或叩痛，踝关节或距下关节活动受限，足跟不能着地，足跟增宽，足跟内外翻畸形，足弓塌陷等。检查时应注意是否同时合并足筋膜间隔综合征的可能，如若存在，须及时手术减张。在诊断跟骨骨折时，X 线平片很重要，近年来，CT 的出现为跟骨骨折的诊断与治疗带来了革命性的改变，跟骨骨折后的 CT 检查尤其对于跟骨关节内骨折的分型、治疗及预后评估变得非常必要。

跟骨骨折的 X 线评价。对于跟骨骨折的评估，应当具有如下资料：双跟骨侧位片，轴位片，患侧踝正位片，患侧足正位片，患侧跟骨距下关节后关节面垂直位及水平位 CT。

跟骨的侧位片应用最为广泛，可以发现大多数的跟骨骨折，诸如：关节外的跟骨结节骨折、跟骨体骨折、跟骨前突骨折及内侧突骨折等。关节内的跟骨骨折，通常都有跟骨高度的丢失，如果全部后关节面与载距突分离，在侧位片上表现为 Bohler 角变小和 Gissane 角变大。如果仅仅是外侧半关节面塌陷，则在侧位片上 Bohler 角是正常的，而跟骨后关节面下方骨质密度增高，经常可以在跟骨体中找到旋转了 90° 的关节面骨块，另外从侧位片上可以区分骨折是舌型或是关节塌陷型。足正位片可以发现跟骰关节的受累情况和跟骨外侧壁的膨出。跟骨轴位片可以发现跟骨的增宽，看到后关节面骨折，载距突骨折及成角畸形的结节骨块，然而，由于急诊时患足非常疼痛，所得到的轴位片往往不满意，现今，它已被冠状位 CT 取代。在踝关节正位片上除了可以避免合并的踝关节骨折以外，也可以发现由于跟骨外侧壁的增宽导致的跟腓间距变小。

　　跟骨轴位片可以更清晰地看到跟骨内外侧突骨折和载距突骨折，另外，跟骨轴位时 X 线与跟骨后关节面的前 1/3 相切，因此可以清楚地看见，若想看见后 2/3 则需要进一步拍摄几个角度的 Broden 位片。拍片方法是：患者平卧位，X 线片盒置于足下，小腿内旋 30°～40°，射线中心对准外踝，分别拍摄向头侧成角 40°，30°，20°，10° X 线片，40° 位片可见后关节面的前部，10° 位片可见后关节面的后部（图 7－19）。

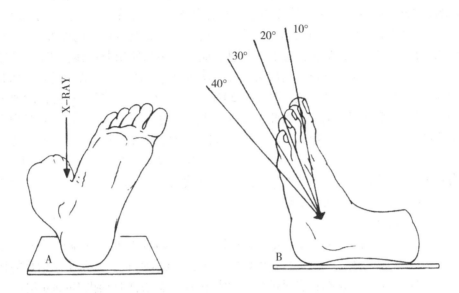

图 7－19　Broden 位片（Brodelrfs view）的拍摄方法

　　跟骨 CT 扫描可以清楚地判断跟骨骨折的部位及移位程度，为骨折的分型和指导手术治疗带桌很大帮助。检查时，患者只需要平卧屈髋屈膝足底置于台上，调整扫描平面直到其真正与后关节面垂直为止，每 3mm 间距扫描跟骨，之后，调整扫描平面至与后关节面平行，以 3mm 的间距扫描。在冠状位 CT 片上，可以清楚地看到后关节面、载距突、足跟的外形以及屈踇长肌腱和腓骨肌腱的位置。在水平位 CT 片上，应注意观察跟骰关节、跟骨的外侧壁、载距突及后关节面的前下部。因水平位 CT 片与后关节面平行，所以不能清楚地分析后关节面。

（五）治疗

　　跟骨关节外骨折的治疗。对于大多数关节外骨折，都可以采取保守治疗的方法，加压包扎并免负重 6～8 周。但是对于明显移位的跟骨结节骨折应予切开复位内固定。如果关节外骨折导致 Bohler 角 < 10°，并且跟骨明显增宽时，也可以辅以穿针牵引手法复位。跟骨关节外骨折的预后大多很好。

　　跟骨关节内骨折的治疗。跟骨关节内骨折的治疗方法很多，总体说来包括保守治疗和手术治疗。保守治疗包括：①原位石膏固定；②手法整复＋石膏固定；③功能疗法。近来跟骨关节内骨折的保守治疗更倾向于不用石膏的功能治疗。手术治疗包括：撬拨复位＋石膏固定；撬拨复位＋多根针固定；有限切开复位内固定；切开复位内固定。切开复位又包含仅使用螺钉和克氏针的有限内固定方法及使用跟骨钢板的固定方法两种。

　　由于跟骨关节内骨折是一种很复杂的骨折，手术治疗跟骨骨折又通常容易出现骨折复位不良、皮坏死、感染、骨髓炎、术后足跟部疼痛仍需再次手术等并发症，常常导致预后不满意，这也使得众多手术医师对于跟骨骨折更多地选择保守治疗或是撬拨复位，即便如此，患者也经常抱怨由于持续的患足疼痛，不能恢复正常的负重及行走功能。近年来随着手术技术的进步及内固定材料的改进，对于跟骨关节内骨折予以切开复位内固定的手术效果越来越好。

1. 保守治疗（非手术治疗） 如下所述。

（1）保守治疗指征：对于大多数跟骨关节外骨折（有移位的跟骨结节骨折除外），后关节面骨折移位小于 2mm 的患者，因有严重的心血管疾病和严重的糖尿病而不能承受麻醉和手术的，不适合进行关节重建包括不能行走的老人以及半身不遂者，不能与医生配合者（比如吸毒者），都可以保守治疗。另外对于有生命危险的多发创伤患者和不能进行有限切开手术的患者，也应进行保守治疗。

（2）保守治疗的方法：传统的保守治疗方法是应用短腿石膏前后托或管型固定患足至伤后 4～6 周。石膏去除后进行踝关节及距下关节的功能锻炼，伤后 3 个月完全负重，此种方法已经基本被废弃。现代功能治疗标准的步骤包括受伤后抬高患肢、休息、应用冰袋和使用非甾体抗炎药，患足加压包扎。小腿被置于软夹板中踝关节置于中立位。伤后第 2 天在疼痛允许的情况下小心地进行背屈和跖屈，应用持续被动关节练习器练习踝关节，从中立位至跖屈 20°位每天 2 次。在伤后第 6 天，改加压包扎为弹力包扎，大多数患者疼痛和水肿明显消退，因此可以进一步进行内翻和外翻的练习。在足中立位主动的踏板练习，可以练习足的内在肌和外在肌的等长收缩。标准的理疗包括等长收缩练习和小心的手法按摩以运动足的各个关节。4～10d 疼痛和水肿完全消除以后，开始令患者拄拐下地患肢允许 15kg 的部分负重（有作者建议伤后 3 周）。伤后 6 周允许增加负重。理疗持续到伤后 12 周。患者须穿着特殊定做的气垫鞋。对于严重后足畸形的患者应使用矫形鞋。

2. 手术治疗 如下所述。

（1）手术治疗指征：根据 Sanders 的分类，所有移位大于 2mm 的 II 型和 III 型骨折患者，估计软组织条件不会增加发生并发症的风险，而且患者可以配合术后康复治疗的，都是手术治疗的指征。手术之前一定要有相关的放射学资料，包括：患足的侧位和轴位片，有条件时拍摄 Broden 位片，跟骨距下关节后关节面垂直位和水平位 CT 片，同时健足的侧位片也是必需的，以利比较复位情况。

（2）手术时机及方法：由于骨折后，足跟部往往明显肿胀，不宜急诊手术，一般在伤后早期令患者严格卧床，患肢抬高，足部冰敷及加压包扎，5～6d 后肿胀消退，此时手术，出现软组织问题的概率明显降低。

手术方法大致包括以下几种，闭合复位多根针内固定（撬拨复位），有限切开复位内固定（semio-pen），切开复位内固定（ORIF）包括有限内固定（螺钉 + 克氏针）和钢板螺钉内固定（minimal plate）等。

1）闭合复位多根针内固定（撬拨复位），对于舌型骨折都可以通过闭合复位的方法治疗，手术中注意恢复距下关节的对合关系，恢复 Bohler 角以及跟骨的宽度。这种方法已普遍应用，手术的关键是注意选择好位于跟骨结节处的入针点，在透视下监视打入斯氏针的方向及深度，无误后即行撬拨，有时如能在跟骨结节处打一临时牵引针，则使复位变得更容易。复位后以直径 1.5mm 多根针经或不经距下关节固定，术后不予石膏固定，克氏针于术后 6 周拔除。

2）有限切开复位内固定术（semi - open）：适用于关节塌陷型骨折或 Sanders II 型骨折，患者为多发创伤，或软组织条件差，或是开放骨折，或有足筋膜间隔综合征，或是骨折移位较小的患者。首先以一 Schanz 针或是斯氏针打入跟骨结节牵引复位，在透视下于跟骨外侧切一小口（1.5～2cm），切口位于外侧骨块的基底部，掀开外侧壁，将后关节面外侧半顶起，横向以 1～2 枚直径 3.5mm 空心钉或普通松钉固定，若跟骨前突移位明显，则用 AWL 将前突复位，在跟骨结节上方，后关节面下方打入 2 枚克氏针穿入骰骨。在持续不稳定的病例可以 2 枚直径 2.0mm 克氏针自跟骨结节穿经后关节面打入距骨。如果前突有骨折，可以经皮复位，再以螺钉或克氏针固定。此种手术方法的优点是在跟骨关节内骨折不具备应用切开复位内固定术条件的情况下，最大限度地恢复后关节面的对合关系，同时将发生手术并发症的机会降到最小。

3）切开复位内固定术（ORIF）：对于 Sanders II、III 型骨折，软组织条件好，估计不会出现软组织并发症，患者与医生能合作的病例，采取切开复位内固定治疗。近十年来，跟骨骨折切开复位通常采取 Regazzonl 和 Benirschke 提出的外侧 "L" 形入路（extended lateral approach）结合牢固的内固定。采用这一入路的目的是：便于显露跟骨；有利于骨折解剖复位；避免应用内侧入路。该入路为 "L" 形，起于外踝尖上4cm，位于腓骨后缘及跟腱之间，切口在足跟与外踝中点处弯作圆弧形延伸走行于外踝与足底之间，到达第五跖骨基底。掀起跟腓韧带，腓骨肌腱连同腱鞘被一同掀起，腓肠神经位于皮瓣之内，以几枚细克氏针打入距骨及外踝用以牵开皮瓣，显露距下关节。以Schanz针或斯氏针打入跟骨结节，牵引并外翻内移以利复位，撬起外侧壁骨片，以骨凿将关节面外侧半骨块顶起，临时以克氏针固定后术中拍片，关节面复位满意后，根据情况选择有限内固定或是"Y"形或"H"形钢板固定，在骨折固定较为牢固时缺损处可以不植骨。有时为了跟骨内侧壁的复位，也联合应用内侧入路或开一后内侧窗，在跟骰关节面较难复位的情况下，也可在"L"形切口上方开一前外侧窗，直视下复位跟骰关节。由于跟骨切开复位内固定，很容易出现伤口问题，加之跟骨在不负重的情况下，所受应力较小，因此采用有限内固定加植骨的方法，其结果也很好。有时为了便于手术切口的愈合，术后可以短时间应用石膏外固定。

Sanders Ⅳ型骨折通常暴力较大，关节面粉碎，而且移位明显，若不手术则预后很差，对于Sanders Ⅳ型骨折的治疗，目前还有争论，有人建议行有限切开复位，以尽量解决足跟增宽、平足、骨折明显移位等问题，有作者建议行Ⅰ期或延迟Ⅰ期距下关节融合，Ⅰ期距下关节融合虽然不失为一种有效的办法，但是经常不为患者接受。需要注意的是，这类骨折术后很容易出现软组织问题，其预后也经常较差。有学者认为，对于Sanders Ⅳ型骨折，应当采取较为积极的手术方法治疗，无论是切开复位还是Ⅰ期距下关节融合。

（3）术后处理：术后第2天，去除敷料，开始冰敷治疗。从术后第3天或第4天，对于骨折已进行钢板牢固固定的患者，可令其挂拐下地，患足部分负重15kg直到第6周。到第10～12周，令患者增加负重，如果患者能够承受，可以让其完全负重。为了术后的部分或完全负重，患者更愿意使用类似篮球鞋那样的拥有软垫和高帮的鞋。与膝下的行走支具相比，这种鞋的好处是它有更好的关节活动度。然而对于那些不能配合及严重粉碎骨折的患者，石膏固定则是必要的。对于有大的植骨块的患者，部分负重应延长到3个月。康复练习包括等长收缩练习，协同练习，本体感受的神经肌肉及筋膜组织练习和步态控制。手法治疗距下关节以及所有相邻关节对于增加总的活动度是很重要的。对于有经距下关节和跟骰关节克氏针固定的患者，要在术后第6周去除克氏针，此后加强负重练习，直至术后3个月允许完全负重。

（六）跟骨骨折的并发症

1. 保守治疗的并发症　保守治疗虽然可以免除手术带来的不利影响，但是，也可以发生一些并发症，诸如足跟增宽，腓骨长短肌腱卡压综合征，距下关节及跟骰关节创伤性关节炎，腓肠神经炎，创伤后平足，创伤后足内翻，创伤后肢体变短及跟腱短缩等。

2. 手术并发症　如下所述。

（1）感染：一旦发生感染，必须进行反复的清创。如果感染比较浅表则钢板及螺钉可以保留。创面冲洗干净后采取游离组织移植覆盖创面，并且静脉抗感染6周。如果发生了骨髓炎则应将感染及坏死骨与钢板螺钉一并去除。经过反复的清创及6周的培养药敏试验，基于残存跟骨进行相应的保留、融合或截肢。

（2）腓骨肌腱撞击综合征：同保守治疗一样，手术患者也可以出现腓骨肌腱撞击综合征。由于手术中没有恢复跟骨的长度、高度及对线，跟骨外侧壁依然增宽，与外踝和腓骨肌腱发生撞击卡压而出现。向腓骨肌腱鞘内注入麻醉药可以明确诊断。腓骨肌腱造影可以显示肌腱撞击及卡压的情况。

（3）腓肠神经炎：通常发生在应用外侧入路时，因为它伴随腓骨肌腱走行，所以在使用标准的Kocher入路时，它经常被牵拉、碾锉，甚至被切断。解决的方法只有一个，那就是应用外侧"L"形入路（extended lateral approach）。如果发生了有症状的神经瘤时，则应采取近端切除的方法。在采取了广泛外侧入路以后，很少有发生腓肠神经炎或神经瘤的情况。

（4）距下关节炎：多数发生在关节复位不好的情况下，而在关节对位好但在受伤当时有软骨坏死时亦可以发生。对于发生了距下关节炎的患者，通常是先采取保守的方法，诸如：调整活动，使用特殊的鞋子，抗感染治疗。如果这些方法没有效的话，可以通过距下关节内注射来改善局部的疼痛，如果注射是成功的，那么就可以避免采取距下关节或三关节融合术。

（5）软组织问题：有研究表明，影响跟骨术后伤口愈合的因素有：①BMI 指数，即体重 - 体表面积比（kg/m²），它增高则伤口愈合时间延长。②创伤至手术时间，时间越长越容易出现伤口问题。③全层缝合，全层缝合使伤口坏死增加。④术前吸烟也影响伤口愈合。⑤骨折严重程度，越重越容易出现问题。同时患者的年龄，植骨的种类，制动的种类，全身疾患（包括糖尿病）以及是否应用引流都不影响伤口愈合。

如果手术时伤口不可能闭合，可以采取延迟的一期闭合。在这一区域单纯植皮是不会成功的，而应采取游离组织移植。伤口裂开最迟可以发生在术后 4 周，常见于切口拐角处。此时应换药治疗，如果不成功，则应尽快采用游离组织移植覆盖以避免发生骨髓炎。根据我们的经验，跟骨骨折切开复位较易出现切口拐角处的皮缘坏死，但大多数情况下，经过换药就可愈合，而不会发生严重情况。

（6）跟骨缺血性坏死，出现的情况不多，但是文献上有报道。

（七）预后评估

我们对跟骨骨折施行手术治疗的目的是为了最大限度地减少跟骨关节内骨折对患者的影响，使患者最大限度地恢复足部功能，无痛地返回到生活和工作中去。值得提出的是，医患双方都要有充分的心理准备，这一手术是一个有较大风险的手术。对于跟骨骨折的预后，从 Essex - Lopresti 的分型可见，舌型骨折经过治疗后一般较关节塌陷型好，在 Sanders 分型，分型越高预后越差，即 Sanders Ⅳ 型最重。为了评价足部的功能情况并将之量化，目前有不少足部评分方法，根据这些足部评分系统我们可以更清楚地了解到患者的功能情况，将骨折的分型与预后联系起来，并可以评价治疗效果，从而起到指导治疗的作用。我们发现美国足踝骨科协会的足踝临床评分系统比较全面和实用，现简单介绍如下：

美国足踝骨科协会之足踝临床评分系统：

疼痛（40 分）

功能（50 分）

活动受限及支撑情况（10 分）

最大行走距离（5 分）

行走路面（5 分）

步姿异常（8 分）

矢状面运动（跖屈及背屈）（8 分）

后足运动（内旋及外旋）（6 分）

踝及后足稳定性（前后向及内外翻）（8 分）

对线（10 分）

很好 90 ~ 100，好 80 ~ 89，一般 70 ~ 79，差 ≤69

对于跟骨骨折进行恰当的治疗，有赖于全面的病理解剖知识，丰富的手术经验，以及对于可能的手术并发症的了解，否则将导致严重的后果。因此，Calhoun 指出："事实上，不好的复位还不如不复位。"对于跟骨骨折的治疗，我们在最初就应当注意到它的分型，预见它可能的预后，从预后的角度来选择合适的治疗方法，我们既不能为了追求完美的 X 线片，而忽略了主体的人，手术越做越大，而预后并不很好，也不能畏缩不前，唯恐避之不及。跟骨骨折毕竟是一个很复杂而难以治疗的骨折，很容易发生一些诸如皮坏死、术后感染等并发症，对于它的治疗还在进一步的探讨之中。

根据经验，对于有手术指征的新鲜跟骨关节内骨折，手术时间一般选择在伤后 5 ~ 10d 进行，对于舌型骨折，可以采取撬拨复位多根针固定。对于 Sanders Ⅱ 型，Ⅲ 型骨折，软组织条件好的，采用广泛外侧入路，切开复位钢板螺钉或螺钉加克氏针固定。对于软组织条件差的或全身情况不允许行广泛切开复位的，则予以有限切开复位。对于 Sanders Ⅳ 型骨折，可以进行 Ⅰ 期或延迟 Ⅰ 期距下关节融合。

（赵　谦）

第八章

脊柱创伤

第一节　脊柱创伤概论

在所有节段的脊柱损伤患者中，10%～25%会发生不同程度的脊髓神经损伤，其中发生于颈椎者神经损伤可达40%，发生于胸腰椎者为15%～20%。这些患者平均和中位数年龄在25～35岁之间，80%～85%患者为男性。脊柱损伤最主要的原因为交通伤（45%），其次为摔伤（20%）、运动损伤（15%）、暴力打击（15%）以及其他原因（5%）。对于个人和社会而言，处理这些损伤的经济负担都是巨大的。

一、脊柱解剖生理特点在脊柱创伤中的意义

脊柱是人体的中轴，四肢和头颅均直接或间接附着其上，故身体任何部位的冲击力或压力，均可能传导到脊柱而造成损伤。在诊治多发损伤患者时，应记住这一点，以免漏诊。

脊柱有4个生理弧度，在脊柱的后凸和前凸的转换处，受力作用较大，是整个脊柱中最易受伤害的部分。绝大多数的脊柱骨折和脱位均发生在脊柱活动范围大与活动度小的移行处，此处也正是生理性前凸和后凸的转换处，如$C_{1～2}$、$C_{5～6}$、$T_{11～12}$、$L_{1～2}$和$L_{4～5}$处的骨折脱位最为常见，约占脊柱骨折的90%以上，而胸腰段$T_{11～12}$和$L_{1～2}$的骨折，又约占脊柱骨折的2/3～3/4。

不同部位脊椎关节突的方向不同。第一颈椎无椎体和棘突，寰椎的前部及背部均比较细，和侧块相连处尤为薄弱，故局部容易发生骨折。颈椎关节突的方向呈冠状位，与横断面呈45°，可作屈、伸、侧屈和旋转运动，故易向前后或左右脱位，又容易在脱位后自然复位，在临床上常常可见到外伤性高位截瘫的病例，其X线片显示颈椎的解剖结构正常。胸椎关节突的方向呈冠状斜行，与横断面呈60°，可作旋转、侧屈，但只有少量屈伸运动，故极少脱位。腰椎关节突的方向呈矢状面，与横断面呈90°，小关节突的排列是一内一外，即上关节突在外、下关节突在内，可做屈伸和侧屈运动，但几乎不能旋转。因此，腰椎不易发生单纯性脱位和绞锁，除非并发有一侧的关节突骨折。

胎儿1～3个月时脊髓与椎骨长度一致。自胚胎第4个月起，脊髓与椎骨的生长不一致，椎骨生长速度快而脊髓慢，终使脊髓的节段和椎骨的平面不相符。新生儿脊髓的下端平对第三腰椎；至成人则平对第一腰椎下缘。第二腰椎以下无脊髓，仅有脊髓发出的马尾神经。因而脊髓内部运动和感觉的分节及其神经的分出，均与相应的脊椎平面不符合，脊髓分节平面较相应椎体节段高，在颈部高1个节段，在胸椎1～6部位高2个节段，胸椎6～11部位高3个节段。整个腰脊髓位于胸椎10～12之间，骶脊髓位于胸椎12与腰椎1之间。应根据脊柱损伤的节段来分析神经损伤的情况。

二、损伤原因及机制

造成脊柱骨折的各种暴力包括屈曲暴力、旋转暴力、后伸暴力、侧屈暴力和纵向压缩暴力，也可以是复合暴力。由各种暴力引起的骨折、脱位和骨折脱位的形式取决于脊柱受累的部位以及前方或后方韧带结构是否破裂。脊柱损伤后稳定与否，除与骨、关节损伤类型有关外，与周围软组织和韧带损伤的程度也很有关系。如周围的软组织和韧带还比较完整，则脊柱可保留一定的稳定性，若软组织和韧带也同

时破裂，则脊柱将丧失其稳定性。

1. 屈曲暴力引起的损伤 最常见，占全部脊柱骨折的60%~70%左右，致伤原因有：

（1）从高处跌下，足或臀部先着地，脊柱随之猛烈向前屈曲，上位椎体前下部挤压下位椎体的前上部，致使下位椎体发生楔形压缩骨折。若屈曲力较弱，则椎体压缩只累及1或2个椎体。屈曲力较大时可波及5~6个椎体。后方韧带结构可有不同程度的断裂。脊柱可有后凸、侧弯等畸形。

（2）向前变腰时，重物砸于上背部，致使脊柱极度前屈，发生椎体压缩骨折，压缩范围可达椎体1/2以上，且常为粉碎骨折。脊椎的后方韧带结构也可断裂，常并发椎间关节半脱位、脱位、绞锁等。也常有关节突骨折。

（3）正在运动的物体撞击于站立或行走的人体背部，可发生脊柱的骨折脱位。椎体可压缩或粉碎，后方有椎板骨折、关节突骨折脱位，常有脊髓损伤。上位椎体大都移位至下位椎体的前方或侧方。在纯粹的屈曲应力下，后方韧带结构是很难破裂的。后方韧带结构完整时，应力消耗在椎体上，产生楔形压缩骨折。这是由纯粹的屈曲应力引起的。常见于胸、腰椎。

2. 屈曲旋转暴力 若受伤时的作用力不仅屈曲且伴有旋转，椎体除可发生前楔形或侧楔形压缩外，还可有一侧椎间关节脱位、半脱位或绞锁。后方韧带结构常破裂，而且旋转的成分越大，破裂的程度越严重。后方韧带断裂后，一个或2个关节突同时骨折，上位椎体带着椎间盘和下椎体上部薄薄的一块三角骨片在下位椎体之上旋转，形成典型的屈曲旋转骨折脱位，常并发截瘫。这种骨折脱位极不稳定。

3. 后伸暴力 因前纵韧带很坚强，且外力使脊椎后伸较前屈的机会少，故后伸性损伤少见。可发生于舞蹈、杂技等演员，腰部急剧过度后伸时，有时可发生椎板或关节突骨折或骨折脱位。跌倒时面部着地，颈椎过伸，也可发生此类损伤，易并发脊髓损伤。在纯粹的后伸暴力作用下，韧带通常是完整的。椎体的后部可有椎板和椎弓根骨折，较罕见。

4. 后伸旋转暴力 后伸性损伤少见，后伸旋转性损伤也极少。损伤的类型同后伸性损伤。因并发韧带断裂，故更不稳定，更易并发脊髓损伤。

5. 纵向压缩暴力 暴力直接沿着脊柱纵轴传导，只能发生于能保持直立的脊柱，即颈椎和腰椎。暴力作用于颅顶后，沿着脊柱纵轴向下传导至脊柱产生椎体的暴散骨折。在颈部常并发四肢瘫痪，脊髓常被椎体后部所伤。这种暴力也可引起典型的寰椎前后弓骨折。

6. 侧向暴力 发生的机会相对少，多发生于颈椎，可造成侧块关节突的骨折。

三、事故现场处理

对各种创伤患者进行早期评估应从受伤现场即开始进行。意识减退或昏迷患者往往不能诉说疼痛。对任何有颅脑损伤、严重面部或头皮裂伤、多发伤的患者都要怀疑有脊柱损伤的可能，通过有序的救助和转运，减少对神经组织进一步损伤。

不论现场患者的体位如何，搬运时都应使患者脊柱处于沿躯体长轴的中立位。搬动患者前，最重要的事就是固定患者受伤的颈椎或胸腰椎。用硬板搬运，颈椎用支具固定，移动患者要用滚板或设法使躯干各部位保持在同一平面，避免扭曲和头尾端牵拉，以防骨折处因搬动而产生过大的异常活动，而引起脊髓继发损伤（通过直接脊髓牵拉、挫伤或刺激供应脊髓的血管引起痉挛致伤）。

循ABC抢救原则，即维持呼吸道通畅、恢复通气、维持血液循环稳定。要区别神经性休克和失血引起的低血容量休克而出现的低血压。神经源性休克是指颈椎或上胸椎脊髓损伤后交感输出信号阻断（$T_1 \sim L_2$）和迷走神经活动失调，从而导致血管张力过低（低血压）和心动过缓。低血压并发心动过速，多由血容量不足引起。不管原因为何，低血压必须尽快纠正，以免引起脊髓进一步缺血。积极输血和补充血容量，必要时对威胁生命的出血进行急诊手术。当血容量扩充后仍有低血压伴心动过缓，应使用血管升压药物和拟交感神经药物。

四、急诊室初步评估

首先评价呼吸道的通畅性、通气和循环功能状态并进行相应处理。快速确定患者的意识情况，进行 Glasgow 评分，包括瞳孔的大小和反射。硬膜外或硬膜下血肿、凹陷性颅骨骨折或其他颅内病理改变都可以造成神经功能的进行性恶化。

检查脊柱脊髓情况，观察整个脊柱有无畸形、皮下瘀血及皮肤擦伤。头颈部损伤常提示颈椎外伤，枕部有皮裂伤提示为屈曲型损伤，而前额或头顶的损伤则分别提示为伸展型或轴向压缩型损伤，胸腹部外伤提示胸腰段的损伤，注意肩部或大腿是否存在安全带勒痕。观察呼吸周期中胸腹部活动情况，吸气时胸廓活动正常提示肋间肌神经支配未受损。触摸棘突有无台阶或分离。四肢的感觉运动及反射功能检查，特别是骶段脊髓的功能检查，包括肛门周围皮肤感觉、肛门括约肌自主收缩功能、肛门反射和球海绵体反射。对脊柱脊髓损伤情况作出初步判断，受伤局部用支具制动保护，下一步行影像学检查。

对于多发伤并发脊柱创伤的患者，脊柱损伤的诊断延误可能是影响创伤患者治疗的一个大问题。主要原因是警惕性不高、醉酒、多发伤、意识差以及跳跃性脊柱骨折。严重头外伤患者，表现为意识下降或并发头皮撕裂者，很有可能会有颈椎损伤。跳跃性脊柱骨折的发生率在所有脊柱骨折中占 4% ~ 5%，而在上颈段发生率更高。

相反，存在脊柱骨折时应高度警惕有严重而隐匿性内脏损伤的可能性。胸椎骨折导致截瘫时，很可能并发多发肋骨骨折和肺挫伤，该水平的平移剪力损伤与大动脉损伤密切相关。脊柱损伤患者中内脏损伤的诊断延误率可高达 50%。将近 2/3 的安全带引起的屈曲牵张性骨折患者会并发有空腔脏器的损伤。总之，有 50% ~60% 的脊柱损伤患者可并发脊柱以外的损伤，从简单的肢体闭合性骨折，直到危及生命的胸腹部损伤。

强直性脊柱炎的患者由于脊柱周围的软组织不断发生骨化以及进行性僵硬，而椎体骨密度减低，因此容易发生创伤性脊柱骨折。发生长节段融合的椎体失了间盘、韧带对能量的吸收作用，一些低能量损伤甚至生理性负荷都可能引起脊柱骨折。在遭受创伤后一定要高度怀疑其有无隐匿性骨折以及跳跃性脊柱骨折，这类患者遭受创伤后应检查全脊柱 X 线片，因为一旦漏诊就可能会导致进行性脊柱畸形和神经症状。MRI 在评价遭受创伤后的强制性脊柱方面最为敏感，它能够显示出急性骨折后出现的髓内水肿和周围血肿。其损伤形式与长骨的损伤形式相似，颈椎是最容易受累的部位。脊柱的骨折往往穿越椎间盘，伴或不伴椎体受累，并且常伴发后柱骨折。

强直性脊柱炎患者发生脊柱创伤后应保持创伤前脊柱的位置，尽量避免使脊柱受到轴向牵引力和使脊柱处于平直位，若将已发生慢性颈椎后凸的脊柱强行伸直，会造成医源性骨折脱位而导致患者出现截瘫或四肢瘫。强直性脊柱炎患者创伤后硬膜外血肿的发生率较高，有报道称高达 20%。若患者出现神经症状加重，尤其是伤后早期并无神经症状，一段时间后出现明显的神经症状时，应高度怀疑硬膜外血肿的发生。强直性脊柱炎可能累及肋骨、胸椎以及胸骨等，导致关节融合、呼吸时胸廓扩张度降低，严重者可引起限制性肺疾病。最大吸气时胸廓扩张受限是强直性脊柱炎的特异性表现。在以手术或非手术的方法治疗这类患者所发生的脊柱骨折之后往往会发生肺部的并发症。

五、影像学检查方法的选择

（一）X 线片

脊柱 X 线片检查的目的是明确可疑部位有无骨折，大体观察脊柱的序列、骨折脱位程度，协助确定损伤类型，确定进一步 CT 或 MRI 检查的部位。

颈椎侧位 X 线片应尽可能包括颈胸交界区，若不能充分显示 C_7 ~ T_1 结构，应进行其他位置的检查或 CT 检查。侧位片可观察椎体的骨折脱位、关节突的骨折及绞锁、棘突骨折、寰椎后弓骨折、寰椎前后脱位、枢椎的椎弓骨折移位和齿突骨折、椎前软组织影像。前后位片可观察椎体的侧方移位、侧块的压缩骨折及椎体侧方的压缩骨折、棘突的旋转、椎体矢状面的骨折。张口前后位片可观察颅底、寰椎及枢椎、齿突两侧间隙、环枢侧块关节对合关系，可发现寰椎暴散骨折、齿突骨折、枢椎的侧屈骨折，寰椎侧块外移超过7mm提示横韧带断裂。斜位片可显示一侧的椎间孔和对侧椎弓根，椎板呈叠瓦状排列，可较侧位片更好地观察颈胸交界部位，也可更好地观察关节突和椎板的脱位。泳姿侧位片为颈胸交界区轻微斜位像，一侧上肢上举过头顶，另一侧上肢后伸可显示颈胸交界部位，可大体显示椎体序列和损伤部位。屈伸应力侧位片适合于清醒且无神经损伤表现的患者，可观察椎体有无滑移成角、棘突间隙有无变化及关节对顶。

胸腰椎平片一般只用正侧位片，正位可观察侧凸、侧方移位、椎弓根的上下排列顺序，侧位可观察椎体压缩、前后移位、棘突间分离；骶尾椎的正侧位片可显示骶尾骨的骨折脱位，但由于肠内容物、盆腔内钙化和周围软组织结构的重叠干扰，前后位像上骶尾骨微小移位的骨折显示不清，CT可用于检查平片上不明显的微小损伤。因为骶尾骨解剖结构的正常变异范围较大、女性骨盆生育后的影响，对这些患者的诊断，相关临床病史特别重要。

（二）CT检查

可进一步评价X线片上不确定的影像，详细显示骨性结构损伤情况，为外科手术提供参考，可显示颈胸交界部位、内固定的位置、骨块和异物对椎管的侵占。在颈部可显示枕骨髁、寰椎、齿突及各椎体的关节突、椎板骨折，在胸腰椎及骶尾部损伤的重要用途是显示骨块和异物对椎管的侵占。

（三）MRI检查

在矢状和横断显示脊柱结构，更准确地显示软组织损伤，准确显示硬膜外间隙以便观察血肿、骨块、间盘组织及骨刺，直接显示脊髓本身的损伤，对脊髓损伤的预后提供参考依据。T_1加权成像显示基本解剖结构，T_2加权成像显示病理结构和韧带损伤。急性颈椎损伤MRI可显示脊髓的水肿出血和挫伤，水肿时T_1像正常或略低信号，T_2高信号；急性和亚急性出血（1~7天）T_1像呈高或与脊髓等信号，T_2低信号，7天后T_1和T_2像均为高信号。

六、脊髓损伤的急诊室药物治疗

当脊柱损伤患者复苏满意后，主要的治疗任务是防止已受损的脊髓进一步损伤，并保护正常的脊髓组织。要做到这一点，恢复脊柱序列和稳定脊柱是关键的环节。在治疗方法上，药物治疗恐怕是对降低脊髓损害程度最为快捷的。

（一）皮质类固醇

甲基泼尼松龙（methylprednisolone，MP）是唯一被FDA批准的治疗脊髓损伤（spinal cord injury，SCI）药物。1979年、1985年美国二次全国急性脊髓损伤研究（national acute spinal cord injury study，NASCIS）表明，在SCI早期（伤后8小时内）给予大剂量MP［首次冲击量30mg/kg静脉滴注30分钟完毕，30分钟之后以5.4mg/（kg·h）持续静脉滴注23小时］能明显改善SCI患者的运动、感觉功能。第三次NASCIS研究证明对SCI后3小时内用MP者，宜使用24小时给药法［首次冲击量30mg/kg静脉滴注30分钟完毕，30分钟之后以5.4mg/（kg·h）持续静脉滴注23小时］，对伤后3~8小时内给MP者宜使用48小时给药法［首次冲击量30mg/kg静脉滴注30分钟完毕，30分钟之后以5.4mg/（kg·h）持续静脉滴注48小时］，但超过8小时给药甚至会使病情恶化，因此建议8小时内给药。但是，这三个随机试验想当然的分析被用来证明类固醇对运动功能的微弱作用，这些分析均存在明显的瑕疵，使有效性的结论令人怀疑。这些研究已经使两个全国性组织发表了指南，推荐甲泼尼龙作为治疗的选择，而不是标准性治疗或推荐性治疗方法。另外，也有少数学者的研究结果表明MP治疗急性脊髓损伤无效并可造成严重的并发症。

MP对脊髓断裂者无效，脊髓轻微损伤不需要应用MP，可自行恢复，完全脊髓损伤与严重不全脊髓损伤是MP治疗的对象。但应注意，大剂量MP可能产生肺部及胃肠道并发症，高龄者易引起呼吸系统并发症及感染。总之，在进行MP治疗的过程中应注意并发症的预防。也可应用地塞米松，20mg一天一次，持续应用5天停药，以免长期大剂量使用激素出现并发症。

（二）神经节苷脂

神经节苷脂（ganglioside）是广泛存在于哺乳类动物细胞膜上含糖酯的唾液酸，在中枢神经系统外层细胞膜有较高的浓度，尤其在突触区含量特别高。用 GM-1 治疗脊髓损伤患者，每天 100mg 持续 18~23 天静脉滴注，1 年后随访较对照组有明显疗效。尽管它们的真正功能还不清楚，实验证据表明它们能促进神经外牛和突触传递介导的轴索再生和发芽，减少损伤后神经溃变，促进神经发育和塑形。研究认为，GM-1 一般在损伤后 48 小时给药，平均持续 26 天，而甲泼尼龙在损伤后 8 小时以内应用效果最好。也有学者认为 GM-1 无法阻止继发性损伤的进程。目前神经节苷脂治疗脊髓损伤虽已在临床开展，但由于其机制仍不明确，研究仍在继续，因此其临床广泛应用也受到限制。

（三）神经营养药

甲钴胺是一种辅酶型 B_{12}，具有一个活性甲基结合在中心的钴原子上，容易吸收，使血清维生素 B_{12} 浓度升高，并进一步转移进入神经组织的细胞器内，其主要药理作用是：增强神经细胞内核酸和蛋白质的合成；促进髓鞘主要成分卵磷脂的合成，有利于受损神经纤维的修复。

（四）脱水药减轻脊髓水肿

常用药物为甘露醇，应注意每次剂量不超过 50g，每天不超过 200g，主张以 0.25g/kg 每 6 小时 1 次静点，20% 甘露醇静脉输注速度以 10mL/min 为宜，有心功能不全、冠心病、肾功能不全的患者，滴速过快可能会导致致命疾病的发生。对老年人或潜在肾功能不全者应密切观察尿量、尿色及尿常规的变化，如每天尿量少于 1 500mL 要慎用。恰当补充水分和电解质以防脱水、血容量不足，并应监测水、电解质与肾功能。

（张昭涛）

第二节　寰枕关节脱位

多为创伤导致。创伤性寰枕关节脱位是指寰椎和枕骨分离的病理状态，是一种并非罕见的致命性外伤，患者多在事故现场死于脑干横贯性损伤。随着时间的推移，越来越多的病例被报道，车祸伤增加是原因之一，而 CT、MRI 等设备的使用和对寰枕关节脱位认识水平的提高也是重要因素。

一、损伤机制和分型

枕骨、寰椎和枢椎构成一个功能单元，有独特的胚胎学发生和解剖学构成。这个功能单元有最大的轴向活动范围。依枕骨髁的形状仅能对寰枕关节起有限的骨性稳定作用。枕寰之间的稳定性主要由复杂的韧带结构来保障。这些韧带可以分为两组：一组连接枕骨和寰椎，另一组连接枕骨和枢椎。连接枕骨和寰椎的韧带包括寰枕关节囊和前、后、侧寰枕膜。连接枕骨和枢椎的韧带包括覆膜、翼状韧带和齿突尖韧带。这后一组韧带对寰枕关节的稳定起更重要的作用。尸体研究发现，当切断覆膜和翼状韧带后寰枕关节即失去稳定性。寰枕关节脱位通常是由暴力产生的极度过伸动作所致，有时在过屈动作下也可以发生，偶有在侧屈动作下发生的。在暴力作用下，覆膜和翼状韧带断裂，可以发生单纯的韧带损伤，也可以并发枕骨髁骨折。

依据侧位 X 线片提出以下分型：①Ⅰ型：前脱位，枕骨髁相对于寰椎侧块向前移位；②Ⅱ型：纵向脱位，枕骨髁相对于寰椎侧块垂直向上移位大于 2mm；③Ⅲ型：后脱位，枕骨髁相对于寰椎侧块向后移位，此型相对少见。

二、临床表现

寰枕关节脱位的临床表现差异很大，可以没有任何神经症状和体征，也可以表现为颈部疼痛、颈椎活动受限、低位颅神经麻痹（特别是展神经、迷走神经和舌下神经）、单肢瘫、半身瘫、四肢瘫和呼吸功能衰竭。据 Przybylski 等学者的文献综述统计，18% 的患者没有神经损伤，10% 存在颅神经损伤，

34%表现为单侧肢体功能障碍，38%为四肢瘫。有学者认为颅椎区创伤引起的神经损害多是血管源性的，而非直接的机械性损伤，是椎基底动脉或其分支（如脊髓前动脉）供血不全所致。

三、诊断

寰枕关节脱位靠平片诊断比较困难。大多数伴有完全性脊髓损伤的病例都可见到枕骨髁与寰椎侧块的分离。对于尚存在部分脊髓功能的病例，平片上均无明显异常，寰枕关节的对线尚可，也没有纵向分离，这是因为颈部肌肉痉挛的缘故。大多数寰枕关节脱位的患者都有严重的脑外伤，这使得诊断更加困难。平片诊断寰枕关节脱位的依据包括：严重的椎前软组织肿胀、颅底点与齿突尖的距离（Basion - Dens distance）加大和枕骨髁与寰椎侧块的分离。

有几种用 X 线平片测量的方法可以检测寰枕关节脱位。这些方法都是利用侧位平片测量颅底与颈椎的关系（图 8 - 1）。

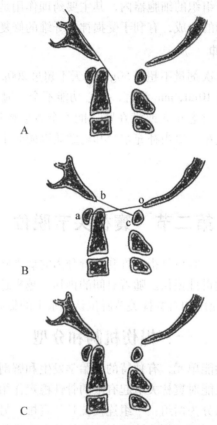

图 8 - 1 寰枕关节脱位的 X 线片测量

A. Wackenheim 线；B. Power's ratio；C. Basion - Dens 距

Wackenheim 线是斜坡后表面的一条由头向尾侧的连线，这条线应与齿突尖的后部相切。如果枕骨向前脱位，这条线将与齿突交叉。如果枕骨向后脱位，这条线将与齿突分离。它可以对寰枕关节脱位有一个大概的评价。

Power's ratio 是两条线的长度比：颅底点与寰椎后弓间的连线为 BC 线，颅后点与寰椎前弓的连线为 OA 线。正常人 BC/OA = 0.77，如果比值大于 1.0 即可诊断前脱位。这种方法不能应用于儿童或颅椎区先天畸形的病例，当存在纵向及后脱位时可以表现为假阴性。另有研究证实，在重建 CT（矢状面）上测量该指标的准确性优于平片。

Basion – Dens 距是测量颅底点与齿突尖中点的间距。正常人平均是 9mm，成人如大于 15mm 或儿童大于 12mm 应视为异常。

对各种原因造成的寰枕关节脱位，平片上的测量方法都不够敏感和精确。标准位置的侧位片是必需的，但在片子上不易得到可靠的标志点，乳突和乳突气室都会干扰对寰枕关节面的观察。有作者认为平片至多只能检测出 50%～70% 的病例。虽然平片对寰枕关节脱位的直接检出率不高，但颈椎椎前软组织肿胀却很常见，文献报道在 41 个寰枕关节脱位的病例中 37 个有软组织肿胀（90%）。这个异常影像可以作为警示信号，提示有做进一步检查的必要。正常的情况下，颈部椎前软组织的宽度，观察椎前软组织对于诊断颅椎区的损伤相当重要。

对可疑病例行颅椎区行 CT 检查，薄层扫描的 CT 及三维影像重建对于确定诊断很有帮助。文献报道 25 个寰枕关节脱位的病例中 21 个经 CT 检查获得证实（84%）。颅椎区 CT 检查发现椎管内出血灶是诊断寰枕关节脱位的一个间接依据。在 29 个寰枕关节脱位病例中有 24 个 CT 检查发现了出血的影像。在 9 个平片未发现寰枕关节脱位的病例中，8 个 CT 发现有蛛网膜下隙或并发其他部位出血。

MRI 虽然不能清楚显示骨的解剖结构，但它可以确定颅椎区广泛的韧带和软组织损伤，可以估计脊髓和脑干的完整性。

四、治疗

寰枕关节脱位后由于韧带撕裂会出现非常严重的不稳定，有迟发性神经损伤的危险，现场救治时头颈部制动很重要。纠正脱位的尝试可能会造成进一步损伤，应在 X 线摄片或透视监测下小心施行。对于仅有纵向移位的 II 型脱位，轴向的负荷或轻压头可以减轻分离，而颈椎牵引或颈围领都可以产生使寰枕关节分离的损伤应力，使神经症状加重。

对于寰枕关节不稳定的治疗有外固定和内固定植骨融合两种方法可以选择。儿童的组织愈合能力强，在 Halo – vest 的制动下即可以达到坚强的纤维愈合，不必手术治疗；对成年病例保守治疗效果不好，枕颈内固定植骨融合术才是更好的选择。

（张昭涛）

第三节　寰椎横韧带损伤

一、寰椎横韧带的结构与功能

寰椎横韧带位于枢椎齿突的后方，它的两端附着于寰椎侧块内结节上。横韧带将齿突束缚于寰椎前弓的后面。横韧带腹侧与齿突后面相接触的部位有纤维软骨，韧带在此处增厚，并与齿突构成寰齿后关节。横韧带的长度约为 20mm，中间部比较宽阔，宽度大约为 10.7mm，在接近两侧块的附着部最窄，宽度约为 6.6mm，横韧带中点部位的厚度约为 2.1mm。

寰椎横韧带几乎完全由胶原纤维构成，仅有少量的弹性纤维以疏松结缔组织的形式包绕在韧带表面，韧带的中部没有弹性纤维。总体来说，纤维组织的走行与韧带是一致的。横韧带由侧块内结节附着点走向齿突的过程中逐渐变宽，纤维束以约 30° 角互相交叉形成网状。这种组织结构使得以胶原纤维为主体的横韧带也具有了一定程度的弹性，在张力作用下横韧带可以拉长 3%。这样，屈颈动作时，由于横韧带被拉长，寰椎前弓与齿突间可以有 3mm 的分离。

寰椎横韧带是维持寰枢关节稳定的最重要的韧带结构，它的作用是限制寰椎在枢椎上向前滑移。当头颅后部突然遭受暴力寰椎前移，横韧带受齿突切割可能发生断裂。生物力学实验发现，横韧带的载荷为 330N，超过这个量横韧带即可断裂。

二、临床表现和诊断

寰椎横韧带断裂后寰椎前脱位，在枢椎齿突与寰椎后弓的钳夹下可能会出现脊髓损伤。由于呼吸肌麻痹，患者可以当场死亡。由于有脊髓损伤的病例多来不及抢救而死于呼吸衰竭，所以我们在临床上见到的因外伤导致横韧带断裂的病例多没有神经损伤。

普通 X 线片无法显示寰椎横韧带，但可以从寰枢椎之间的位置关系判断横韧带的完整性。最常用的方法是观察颈椎侧位 X 线片上的寰齿间距（atlanto–dental interval，ADI），当屈颈侧位 X 线片上由寰椎前弓后缘至齿突前缘的距离超过 3mm（儿童超过 5mm）即表明寰椎横韧带断裂，CT 也不能直接观察到韧带，但可以发现韧带在侧块内结节附着点的撕脱骨折，在这种情况下，虽然韧带是完整的，但已失去了它的功能。MRI 用梯度回波序列成像技术可以直接显示韧带并评价它的解剖完整性，在韧带内有高强度信号、解剖形态中断和韧带附着点的积血都是韧带断裂的表现。

Dickman 把寰椎横韧带损伤分为两种类型：Ⅰ型是横韧带实质部分的断裂；Ⅱ型是横韧带由寰椎侧块附着点的撕脱骨折。两种分型有不同的预后，需要不同的处理。

三、治疗

Ⅰ型损伤在支具的保护下是不能愈合的，因为韧带无修复能力。这种损伤应尽早行寰枢关节融合术。Ⅱ型损伤应先行保守治疗，在头环背心固定下，Ⅱ型损伤的愈合率是 74%。如果固定了 3～4 个月韧带附着点仍未愈合，仍存在不稳定，则应手术治疗。

（张昭涛）

第四节　寰椎骨折

寰椎骨折各种各样，常伴发颈椎其他部位的骨折或韧带损伤。寰椎骨折占脊柱骨折的 1%～2%，占颈椎骨折的 2%～13%。在临床实践中，典型的 Jefferson 骨折是很少见的，3 处以下的寰椎骨折比较多见。如果前后弓均有骨折，导致两侧块分离，我们称其为寰椎暴裂骨折。寰椎骨折后椎管变宽，一般不会出现脊髓损伤。

一、损伤机制及骨折类型

最常见的致伤原因是高速车祸，其他如高处坠落、重物打击及与体育运动相关的损伤都可以造成寰椎骨折。Jefferson 推测，当暴力垂直作用于头顶将头颅压向脊椎时，作用力由枕骨髁传递到寰椎，寰椎在膨胀力的作用下分裂为 4 个部分。实际上，来自于头顶的外力在极特殊的方向作用于寰椎才可以造成典型的 Jefferson 骨折。Panjabi 等在生物力学实验中对处于中立位及后伸 30°位的尸体颈椎标本施加以垂直应力，结果在 10 个标本中只出现了 1 个典型 Jefferson 骨折。在 Hays 的实验中用 46 个标本模拟寰椎骨折，出现最多的是 2 处骨折，其次是 3 处骨折，没有出现 4 处骨折。Panjabi 等认为，当头颈侧屈时受到垂直应力容易出现前弓根部的骨折，而颈椎过伸时受力，颅底撞击寰椎后弓或寰枢椎后弓互相撞击容易导致寰椎后弓骨折。事实上，各种损伤机制可以单独或合并发生，形成各种类型的骨折。这取决于诸多因素，如作用于头颅的力的向量、受伤时头颈的位置、寰椎的几何形状以及伤者的体质。

寰椎骨折可以出现在前、后弓，也可以在寰椎侧块（图 8-2）。Sherk 等认为后弓骨折占寰椎骨折的 67%，侧块的粉碎骨折占 30%。当前后弓均断裂时，侧块将发生分离，寰椎韧带在过度的张力作用下断裂。韧带可以在其实质部断裂，也可以在其附着处发生撕脱骨折。横韧带撕脱骨折的发生率占寰椎骨折的 35%。不论横韧带断裂或是撕脱骨折都会丧失韧带的功能，使寰椎向前失稳。如果前弓的两端均断裂，将会出现寰椎向后失稳。如果寰椎后弓的两端均断裂，对寰枢关节的稳定影响不大。

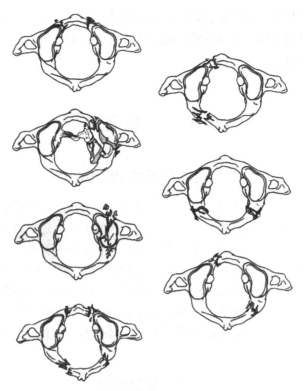

图 8 - 2　寰椎骨折的各种类型

二、影像学诊断

寰椎骨折的诊断首先要做 X 线检查，在颈椎侧位片上可以看到寰椎后弓的骨折。但是，如果骨折位于后弓与侧块结合部，可能看不清楚。如果是前弓骨折，可以在侧位片上看到咽后壁肿胀。但要留意，伤后 6 小时咽后壁肿胀才会出现。在开口位 X 线片上观察寰枢椎侧块的对位情况，如果寰椎侧块向外移位，说明有寰椎骨折。Spenre 等发现，当左右两侧寰椎侧块移位总计达到 6.9mm 时，提示寰椎横韧带已断裂。有时，在开口位片上还可以看到横韧带在侧块附着点的撕脱骨折。CT 扫描可以显示寰椎的全貌，可以看到骨折的位置以及是否有横韧带的撕脱骨折，从而确定寰椎的稳定性。摄屈颈侧位 X线片观察寰齿前间隙是否增大，进而判断寰椎横韧带完整性的方法是不实际的。因为寰椎骨折后疼痛导致的肌肉痉挛将影响患者做屈颈动作。

三、治疗

无论哪种寰椎骨折都应首选保守治疗。对于侧块没有分离的稳定性寰椎骨折，用软围领保护即可。如果寰椎侧块分离小于 6.9mm，应用涉及枕颏胸的支具（SOMI brace）3 个月。侧块分离超过 6.9mm的病例应用头环背心（Halo - vest）固定。头环背心只能制动，而没有复位的作用。颅骨牵引可以使分离的侧块复位，但头环背心难以防止侧块再度分离，因为这套装置没有轴向牵引的作用。要想最终获得良好的对位，只有将牵引的时间延长至 3 周以上，以便侧块周围的软组织达到瘢痕愈合，有了一定的稳定性后再用头环背心固定。文献报道，寰椎骨折保守治疗的效果是很好的，横韧带撕脱骨折的骨性愈合率在 80% 以上。只有极个别的病例因迟发性的寰枢关节不稳定需要手术治疗。寰椎侧块粉碎骨折的病例后期颈椎运动功能的恢复较差。对于寰椎骨折伴有横韧带实质断裂的病例，尽管韧带不可能愈合，也不应急于做寰枢关节融合术，可以先用外固定保守治疗，待寰椎骨折愈合后再观察寰椎关节的稳定性，如果稳定性尚好就可以不做融合术。当轴向负荷作用于寰椎导致横韧带断裂的情况与屈曲暴力造成的情况不同，在前一种情况下，翼状韧带和关节囊韧带都是完好的，它们对寰枢关节的稳定能起一定的作用；在后一种情况下，横韧带断裂的同时翼状韧带和关节囊均已断裂，寰枢关节必然失稳。

如果骨折愈合后确有寰枢关节不稳定，则应做寰枢关节融合术（方法见相关章节）。枕颈融合术只有在寰椎侧块粉碎骨折不良愈合而产生顽固性疼痛时才有必要，对于伴有横韧带断裂或Ⅱ型齿突骨折的后弓骨折没有必要做枕颈融合术。

（刘　辉）

第五节　齿状突骨折

一、相关解剖和分型

作为第二颈椎的枢椎，除了有一个向上突起的齿突外，在结构上比寰椎更像下面的脊椎。齿突的前面有关节面，与寰椎前弓的后面形成关节。齿突有一个尖状的突起，是尖韧带的起点。齿突的两侧比较平坦，各有翼状韧带附着。齿突的后面有一个凹槽，寰椎横韧带由此经过。

枢椎的骨折大多涉及齿突。Anderson 根据骨折的部位将齿突骨折分为三型：齿突尖骨折（Ⅰ型）、齿突基底部骨折（Ⅱ型）、涉及枢椎体的齿突骨折（Ⅲ型）。Anderson 的分型方法对治疗方式的选择有指导意义：Ⅰ型骨折是翼状韧带的撕脱骨折，仅需保守治疗；Ⅱ型骨折位于齿突直径最小的部位，愈合比较困难，可以选择保守治疗或手术治疗；Ⅲ型骨折由于骨折的位置很低，骨折面较大，骨松质丰富，易于愈合，所以适合保守治疗。

二、影像学检查

颈椎侧位和开口位 X 线摄片是首先要做的影像检查。如果患者确有齿突骨折，将会表现为头颈部剧痛，此时做颈椎屈、伸侧位摄片会很困难。如果就诊时创伤已经发生几个小时了，在颈椎侧位 X 线片上可以见到咽后壁肿胀。如果 X 线摄片难以确定有否齿突骨折，可以做枢椎 CT，以齿突为中心的冠状和矢状面重建 CT 可以证实平片上的可疑影像。CT 比 X 线影像可以提供更多的信息，但也容易因为成像质量的问题而产生误导，造成误诊。患者如果没有神经损伤就不必做 MRI 检查在中矢面重建 CT 和 MRI 影像上见到的软骨结合（synchondrosis）残迹容易被误认为是齿突的骨折线。

三、治疗原则

齿突骨折的治疗包括使用支具固定的保守治疗和借助于内固定的手术治疗。支具可以选择无创的，如颈围领（Philadelphia collar）、枕颈胸固定装置（SOMI brace）和有创的头环背心（Halo – vest）。手术有前、后两种入路。前入路用中空螺钉经骨折端固定；后入路手术固定并植骨融合寰枢关节，不指望骨折端的愈合。由于齿突中空螺钉固定可以保留寰枢关节的旋转功能，所以应作为首选的手术方式。

Ⅰ型骨折由于位于寰椎横韧带以上，对寰枢关节的稳定性影响不大，所以用最简单的支具保守治疗就可以。

确定Ⅱ型骨折治疗方案，要参考骨折原始移位的程度、齿突与枢椎体成角的度数、患者的年龄、骨折端是否为粉碎性的、骨折面的走向以及患者自身对治疗方式的选择。骨折发生的一瞬间，齿突平移或与枢椎体成角的程度越大，骨折愈合的可能性越小；患者的年龄越高，骨折越不易愈合；粉碎性骨折即使得到很好的固定也很难自然愈合。如果估计骨折愈合的可能性很小，可以选择直接做后路寰枢关节融合术。

对Ⅱ型骨折，如果选择保守治疗则必须用最坚固的外固定方式（Halo – vest，头环背心）。由于头环背心仅有固定而没有牵引复位作用，所以，如果在骨折发生后马上就安装，不一定能将骨折在解剖对位状态下固定。Ⅱ型骨折由于骨折的对合面比较小，而对合程度与骨折的愈合结果又密切相关，所以应努力将其固定在解剖对位状态。如此，可以先使用头环或颅骨牵引弓在病床上做颅骨牵引，待骨折解剖对位后再持续大约 2～3 周，以便寰枢关节的软组织得到修复、骨折端形成初期的纤维连接。此时再安装头环背心，就可以很容易地将骨折端固定在解剖复位了。文献报道Ⅱ型齿突骨折用头环背心固定的愈合率为70%左右。

Ⅱ型齿突骨折如果骨折面是横的或是从前上向后下的，就适合做中空螺钉固定。如果骨折面是由后上向前下的，在用螺钉对骨折端加压时会使骨折移位，这样的病例相对来说不适合做中空螺钉固定。

Ⅲ型骨折用一枚中空螺钉内固定是不可靠的。这是因为骨折的位置低，螺钉在骨折近端的长度太短；骨折端的骨髓腔宽大，螺钉相对较细。Ⅲ型骨折比较适合保守治疗，文献报道用 Halo – vest 头环背心固定，Ⅲ型骨折的愈合率可以达到98.5%。

（刘　辉）

第六节　枢椎峡部骨折

枢椎峡部骨折也称 Hangman 骨折、枢椎椎弓骨折，是发生于枢椎椎弓峡部的垂直或斜行的骨折，它可使枢椎椎弓和椎体分离，进而引发枢椎体向前滑移，所以也称为创伤性枢椎滑脱（traumatic spondylolisthesis of the axis）。常由交通事故、跳水伤或坠落伤造成。由于出现骨折移位后，椎管是增宽的，所以很少并发神经损伤。有人顾名思义将 Hangman 骨折说成是绞刑骨折，这样的命名从骨折的发生机制上说是不确切的。实施绞刑时，受刑者的颈椎经受过伸和轴向牵拉力，可以造成枢椎与其下颈椎的分离。而我们见到的 Hangman 骨折，虽然也由颈椎过伸损伤造成，但是往往并发有垂直压缩力。发生 Hangman 骨折时可能并发有前、后纵韧带和颈$_{2,3}$间盘纤维环的撕裂，可继发颈椎失稳。

Effendi 将该骨折分为三型，并结合其损伤机制提出了治疗方式。Levein 和 Edwards 改进了该分型（图8–3）。

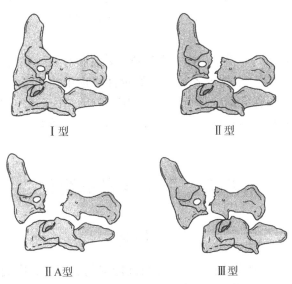

Ⅰ型　　　　　　　Ⅱ型

ⅡA型　　　　　　Ⅲ型

图8–3　Hangman 骨折分型

绝大多数 Hangman 骨折都可以在支具的固定下得到良好愈合。对于没有移位的骨折（Ⅰ型），推荐用 Philadephia 围领和枕颏胸固定支具治疗。如果颈$_2$相对于颈$_3$前移4mm或有11°以上的成角（Ⅱ型），仅靠支具保护是不易自然愈合的，Halo – vest 头环背心效果较好。手术治疗仅仅适于那些用 Halo – vest 不能维持良好复位、骨折陈旧不愈合或并发颈$_{2,3}$关节突关节脱位（Ⅲ型）的病例。

如果只有枢椎椎弓骨折分离而没有颈$_{2,3}$椎间关节的损伤，而患者又无法接受外固定治疗，可以选用后路枢椎椎弓根（即椎弓峡部）螺钉固定。使用拉力螺钉可以将骨折端加压对合。这种固定方法更适合骨折接近枢椎下关节突的病例，这样的病例螺钉在骨折的远端有更长的固定长度，固定效果更好。如果枢椎椎弓骨折分离很严重，伴发枢椎体前滑移或成角移位，就需要对颈$_{2,3}$椎间关节施以固定并植骨融合。前路颈$_{2,3}$椎间关节植骨加椎体间钢板螺钉固定是比较可靠的方法。对于颈$_{2,3}$脱位严重的病例，应在使用颅骨牵引将枢椎尽量复位后再做植骨、固定。也有从后路做颈$_{2,3}$固定、植骨的方法：枢椎做椎弓根螺钉固定，技术难度并不高，利用拉力螺钉还可将枢椎椎弓的骨折分离加以复位。但如果颈3用关节突螺钉固定，则稳定性不可靠；如用椎弓根螺钉固定，在操作上有相当的难度，风险较大。

（李中成）

第七节　枢椎椎体骨折

枢椎椎体骨折即发生在齿突基底与椎弓峡部之间区域的骨折，这一定义将部分 Anderson 定义的Ⅲ型齿突骨折也收入枢椎椎体骨折的范畴。

枢椎椎体骨折占枢椎损伤的 $11\% \sim 19.7\%$，占上颈椎损伤的 $10\% \sim 12\%$，临床上并非罕见。枢椎椎体骨折的致伤原因多见于交通事故伤，占 $71\% \sim 80\%$，其他原因见于坠落伤（$13\% \sim 14\%$）、滑雪伤（6%）、跳水伤（4%），男性略多于女性。

Benzel 将该骨折分为三型：Ⅰ型骨折，侧位 X 线片可见类似于 Hangman 骨折的表现，即表面上看为双侧椎弓峡部骨折，同时伴有 C_2 相对 C_3 的前移，轴位 CT 可见冠状面骨折线位于 C_2 椎体后缘。鉴于损伤机制的不同，伸展型骨折可在椎体前下方看到泪滴样撕脱骨折片，这通常是由于 $C_{2\sim3}$ 水平过伸所致。一般 $C_{2\sim3}$ 水平椎间盘也有撕裂，$C_{2\sim3}$ 椎间隙前方增宽；而屈曲型损伤可看到 $C_{2\sim3}$ 背侧间隙增宽，同时可能在 C_2 椎体后下方看到泪滴样撕脱骨折片，轴位 CT 可能见到骨折线累及横突孔。Benzel Ⅱ 型骨折，矢状位 CT 重建能更清楚显示骨折位置，冠状位 CT 重建可见到 C_2 椎体呈矢状位的骨折线，寰椎侧块向下压到枢椎椎体，这也印证了Ⅱ型骨折的损伤机制主要是轴向负荷。若轴向负荷的暴力稍偏外侧，可能造成Ⅱ型骨折的变异型，骨折线仍垂直，但可以累及横突孔及椎板。Benzel Ⅲ 型即为 Anderson Ⅲ 型齿突骨折，开口位 X 线片及 CT 矢状位重建可见骨折线位于齿突基底，呈水平位，而单纯轴位 CT 扫描有可能会漏诊骨折。

绝大多数枢椎椎体骨折均可行非手术治疗获得痊愈。若骨折存在较多的成角或移位，可以先行颅骨牵引复位，$1 \sim 2$ 周后进行外固定。根据患者损伤的稳定性可选用颈部围领、枕颏胸支具或 Halo – vest 头环背心，固定时间 $8 \sim 16$ 周。保守治疗骨折愈合率 90% 以上。由于该节段椎管储备间隙较大，该病并发神经损伤的概率相对下颈椎椎体骨折少，保守治疗后大多预后较好。

（李中成）

第八节　下颈椎骨折脱位

一、概述

颈椎外伤占整个脊柱外伤的 50% 以上，大部分与高能损伤有关，其中交通事故伤约占 45%，坠落伤约占 20%。在所有钝性损伤中，颈椎外伤占 $2\% \sim 6\%$。大约 40% 的颈椎外伤患者并发神经功能损伤。颈椎外伤，尤其是骨折脱位后，经保守治疗后死亡率及致残率均较高。现在，随着诊断及治疗手段的提高和内固定技术的发展，颈椎外伤的死亡率及致残率有了显著的改善。

二、病史及体格检查

对于清醒患者可简要了解既往病史及这次外伤的发生经过，包括坠落高度、汽车撞击的方向、重物击打的方向及部位等，由此可推测颈椎外伤发生的机制。体格检查要包括脊柱及身体其他部位的系统检查，避免遗漏肢体及脏器损伤，检查脊柱时要逐一触摸棘突，检查有无压痛、骨擦音及台阶，观察瘀斑、裂伤及穿通伤口的部位，颈前部的肿胀及饱满提示颈椎前方的血肿及颈椎外伤的发生。头部及颈椎的旋转畸形往往提示颈椎单侧小关节交锁，头面部的瘀斑往往是外力直接作用的结果，提示外力的播散方向。在清醒患者要进行详细的神经学检查，包括所有皮节及肌节感觉、运动及相应反射，肌肉力量按照 $0 \sim 5$ 级记录，注意反复检查记录神经损害有无进展，肛门周围感觉存在提示骶髓功能残留，是不全损伤的体征，提示治疗后会有所改善，脊髓损伤可按照美国脊柱损伤协会的分级标准进行分级。在不清醒的患者，神经学检查受到限制，但肛门张力可以评价，球海绵体反射也可检查，其恢复提示脊髓休克结束，通常在48小时内结束。

三、初期影像检查

对于创伤患者应常规进行颈椎侧位、胸部及骨盆的X线检查，颈椎侧位片可发现85%的颈椎外伤，对于$C_7 \sim T_1$部位的损伤仅有57%的病例在X线片上能显示。目前CT检查已经普及，因此CT检查在颈椎外伤早期的影像检查中已经变得不可缺少，一方面可以准确显示颅底及颈胸段的损伤，另一方面可以更精确显示细微的脱位、关节突交锁及骨折，特别是CT重建影像可显示椎体间的顺列及椎间隙的改变情况。颈椎侧位影像要注意观察棘突椎板交界连接线、椎体后缘连接线、棘突间的距离、椎体间的距离、关节突的对合关系及椎体前缘的连线。这些连线的中断或异常往往提示颈椎骨折脱位。

有关除外颈椎外伤的最佳检查方法还存在争论，文献报道漏诊率在10%~48%。普通X线片是有效的检查方法，标准的颈椎检查包括正侧位及开口位片，83%~99%的颈椎外伤可通过上述X片得到显示，斜位片在创伤时应用价值小，可显示椎板及关节突骨折，颈胸段可通过牵引肢体或采取泳姿位显示，即一侧肢体外展、另一侧肢体位于体侧以减少肩部遮挡。对于清醒患者静态片无异常可进行动态X线检查，8%的患者可显示不稳定，但早期因肌肉痉挛，造成伸屈位片不准确，可延迟进行这项检查。侧位片要观察椎前软组织厚度，$C_{2\sim3}$水平大于7mm、$C_{6\sim7}$水平大于21mm高度提示颈椎外伤，颈椎后凸角度可通过Coblo方法即上位椎体上终板及下位椎体下终板连线夹角确定，后凸角度大于11°提示后方韧带损伤或不稳定，棘突关节突分离椎体无骨折提示外力造成颈椎屈曲旋转轴在前纵韧带，椎体骨折伴棘突分离提示旋转轴在关节突，椎体前后移位可通过测量椎体后缘切线间的距离确定，侧方移位少见，可通过侧块连线测量移位距离。

CT检查可显示椎体纵向骨折线、骨块突入椎管程度、椎体粉碎程度及椎板椎弓的骨折，重建影像可显示颈椎顺列，特别是小关节对合情况。

MRI检查可显示脊髓影像、椎间盘及后方韧带结构影像，还可以评价血管情况。T_1像可显示解剖结构，T_2像显示病理及韧带结构，MRA可显示颈椎血管。脊髓水肿T_1显示低或等信号，T_2显示高信号。脊髓出血时其信号与血液的化学状态、磁场强度及检查程序有关，急性期（1~7天）T_2显示低信号，7天后血细胞溶解T_1、T_2均显示高信号。正常韧带在MRI图像显示低信号，韧带损伤时则显示高信号，同样椎间盘损伤也显示高信号。单侧或双侧小关节脱位时椎间盘突出发生率高，闭合复位可能造成脊髓损伤加重，术前MRI检查十分必要，MRI可清楚显示突出的椎间盘。硬膜外血肿多发于颈椎外伤患者，发生率1%~2%。多发生在后方硬膜外，早期（1~3天）MRI显示T_1像高信号，T_2低信号，3~7天血肿中心信号同早期，周围则T_1、T_2均显示高信号。

诊断：综合病史、体征及影像资料作出完整诊断，内容包括颈椎损伤解剖部位、程度及分型，神经损伤解剖部位及程度，多发创伤并发其他脏器损伤者应一并作出诊断。

四、下颈椎损伤的分类

良好的损伤的分类可以帮助判断损伤程度及预后，同时也可以指导治疗方式和手术入路的选择。目前常用的分类有2种：

（一）Ferguson&Allen 分类

1. 根据颈部受伤时的方向（屈曲或伸展）及损伤后解剖结构的改变（压缩或分离） 分为6类：①屈曲压缩（compression flexion）；②伸展压缩（compression extension）；③垂直压缩（vertical compression）；④屈曲分离（distraction flexion）；⑤伸展分离（distraction extension）；⑥侧方屈曲型损伤（lateral flexion）。

2. 根据损伤严重程度 各类骨折又分为不同级别：

（1）屈曲压缩损伤（图 8-4）：常表现为椎体前方有泪滴样骨折，严重时椎体压缩，上位椎体后脱位。

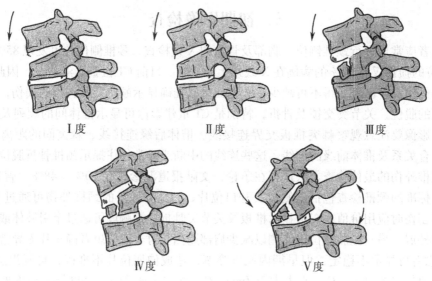

图 8-4 屈曲压缩损伤

1）Ⅰ度：椎体前缘变钝，上终板损伤，后方结构完整。

2）Ⅱ度：椎体前方高度丢失，上、下终板损伤。

3）Ⅲ度：椎体压缩骨折伴纵裂。

4）Ⅳ度：椎体压缩骨折并向后移位 <3mm。

5）Ⅴ度：椎体压缩骨折并向后移位 >3mm，后方韧带结构损伤。

（2）伸展压缩损伤（图 8-5）：主要表现为后方结构损伤，严重时上位椎体前脱位。

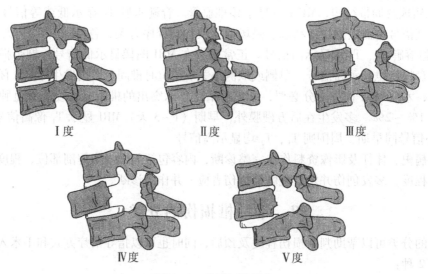

图 8-5 伸展压缩损伤

1）Ⅰ度：单侧椎弓骨折。

2）Ⅱ度：双侧椎板骨折，无其他结构损伤。

3）Ⅲ度：双侧椎弓骨折伴单侧或双侧椎板、关节突骨折，椎体无移位。

4）Ⅳ度：Ⅲ+椎体部分前脱位。

5）Ⅴ度：Ⅲ+椎体完全脱位。

（3）垂直压缩损伤（图8-6）：主要表现为椎体暴散骨折。

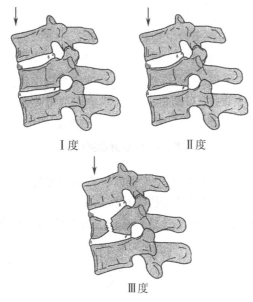

图8-6 垂直压缩损伤

1）Ⅰ度：上或下终板骨折。

2）Ⅱ度：上、下终板均骨折伴纵裂，无移位。

3）Ⅲ度：暴散骨折，向椎管内移位。

（4）屈曲分离损伤（图8-7）：主要表现为小关节脱位。

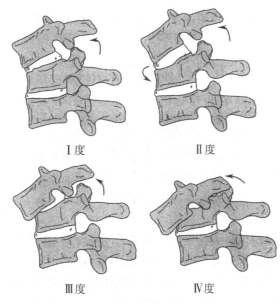

图8-7 屈曲分离损伤

1）Ⅰ度：小关节半脱位，后方韧带结构损伤。

2）Ⅱ度：单侧小关节脱位，椎体脱位<50%。

3）Ⅲ度：双侧小关节脱位，关节对顶，椎体脱立≈50%。

4）Ⅳ度：双侧小关节脱位，椎体完全脱位。

（5）伸展分离损伤（图8-8）：主要表现为上位椎体后脱位。

1）Ⅰ度：前方韧带结构损伤或椎体横骨折，椎间隙增宽。

2）Ⅱ度：后方韧带结构损伤，椎体向后脱位。

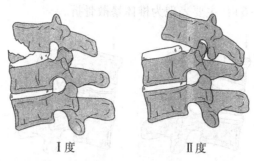

I 度　　　　　　　Ⅱ度

图 8 – 8　伸展分离损伤

（6）侧方屈曲型损伤（图 8 – 9）：主要表现为椎体侧方结构损伤。

1）Ⅰ度：单侧椎体压缩骨折伴同侧椎弓骨折无移位。

2）Ⅱ度：单侧椎体压缩骨折伴同侧椎弓骨折有移位，或对侧韧带断裂及关节突分离。

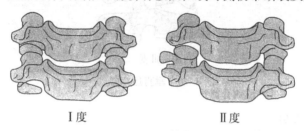

Ⅰ度　　　　　　　Ⅱ度

图 8 – 9　侧方屈曲型损伤

（二）AO 分类

主要用于胸腰椎骨折脱位的分类，也可用于下颈椎骨折脱位的分类，对于指导手术入路的选择有帮助。详见胸腰椎骨折。

五、颈椎外伤的治疗

（一）保守治疗

部分颈椎外伤可采取保守治疗方法，采取保守治疗的适应证包括：①颈部软组织损伤；②颈椎附件骨折包括单纯棘突、横突骨折；③椎体轻度压缩（小于 25%），不并发神经损伤、椎间盘损伤及后方韧带损伤；④因身体原因或其他技术原因暂时不能采取手术治疗或需要转移的患者。

最常用的方法是颈椎围领固定，颈椎围领的作用是减少颈椎活动度，借助颈椎周围的皮下骨突起到固定保护作用，包括枕骨、棘突、肩胛冈、肩峰、锁骨、胸骨及下颌骨。软围领没有制动作用，只应用于颈椎软组织牵拉伤。硬质围领根据材质及设计可起到不同程度的制动作用，围领前方要开窗方便气管切开时连接通气管道，在野外救助时最可靠的方法是将下颌及前额用胶带固定在硬质的担架板上。在应用颈椎围领时要注意相关并发症，包括皮肤压疮，特别是枕骨、下颌骨及胸骨部位，并发严重颅脑损伤的病例约 38% 会发生皮肤压疮并发症，早期除外颈椎外伤避免不必要的时间过长的围领制动。

颈胸固定装置可使固定延续到上胸椎，制动作用比颈围领强，研究显示 79% ～87% 的屈伸活动、75% ～77% 的旋转活动及 51% ～61% 的侧屈活动得到限制。其缺点是不方便拆卸，同样存在皮肤压迫问题，对枕颈及颈胸段固定效果差。

颅骨牵引也是颈椎外伤保守治疗的方法之一，对不稳定的颈椎外伤可获得即刻制动，对等待手术固定或转运的患者是非常有益的。通过牵引可达到颈椎骨折脱位的复位，但对于枕颈不稳定、椎体间存在分离及并发枢椎椎弓断裂伤的病例应当禁止使用。牵引可以部分恢复颈椎顺列，部分复位突入椎管的骨块，创伤性后凸也可得到部分矫正，因此可使脊髓压迫减轻。实施牵引要避免过度，过度牵引可造成脊髓损伤加重。

Halo 背心固定：随着颈椎内固定技术的普及，头环背心在治疗下颈椎骨折脱位的应用越来越少。但对不适合手术的病例，头环背心是控制颈椎旋转和移位的最好方法，但其缺乏对抗纵向负荷的功能。

（二）外科手术治疗

1. 术前治疗　正确、及时、有效的术前处理也是确保治疗成功的不可缺少的一步，主要包括：

（1）吸氧：面罩吸氧，浓度维持在 40%，保持 PaO_2 100mmHg、$PaCO_2 < 45mmHg$，如果患者的 PaO_2 与 $PaCO_2$ 比值 <0.75 应考虑行气管插管。

（2）维持血压：不低于 90/60mmHg，否则容易造成脊髓损伤加重。

（3）脱水治疗：可减轻继发性脊髓损伤。

1）甲强龙：仅在伤后 8 小时内给药有效。首次剂量 30mg/kg，15 分钟内给入，如伤后少于 3 小时，用法为 5.4mg/（kg·h），持续 24 小时；如伤后超过 3 小时但仍在 8 小时内，用法为 5.4mg（kg·h），持续 48 小时。

2）GM-1：仅在伤后 72 小时内给药有效，用法为 100mg/d，持续 18~32 天。

2. 手术治疗　如下所述。

（1）复位：可以达到稳定脊柱和间接减压的目的。因此，对于脊椎骨折脱位的患者，在做 CT 及 MRI 或检查前必须有颈部支具保护或行颅骨牵引，对于暴散骨折或有脱位的患者必须尽早进行复位，应争取在伤后 6 小时内复位。

目前，颈椎骨折脱位的复位方式有以下方式：

1）全身麻醉下颅骨牵引复位：术前应有 MRI 检查结果，除外椎间盘突出，椎管内有椎间盘组织占位者不适合闭合牵引复位，以免造成脊髓损伤加重，应尽快准备外科手术复位，经前方入路取出椎间盘组织再复位椎体。我们的经验证明，绝大部分骨折脱位可经此方法得到复位。其复位时间明显短于传统方式，平均 23 分钟，牵引重量轻，平均 11kg，患者无痛苦，复位成功率达 98%，且未出现牵引后神经损伤加重。需要在全身麻醉下进行，必须有透视监测，最好有神经电生理监测。具体方式为：全身麻醉后于双侧耳上 1.5cm 同时拧入 Gardner-Well 牵引弓螺钉，患者头颈部屈曲 30°，起始重量 5kg，间隔 5 分钟增加 2.5kg，每次增加重量后在透视下观察有无过度牵引，并用电生理仪监测脊髓传导功能有无损害，透视见交锁小关节出现"尖对尖"对顶后，将颈部改为仰伸位，使之完全复位后总量减为 5kg 维持牵引。

2）床旁牵引复位：此法复位成功率较低，在我院为 47%，所用牵引重量较大，由于是在患者清醒状态下实施，患者较为痛苦和恐惧。具体方式为：抬高床头，先在局部麻醉下安放 Gardner-Wells 牵引弓，患者颈部屈曲 30°，起始牵引重量为 5kg，C_1 以下每增加一节段加 2.5kg，即 C_2 脱位加 2.5kg，C_3 脱位加 5kg，C_4 脱位加 7.5kg，以此类推。以后每 30 分钟增加 2.5kg 并拍床旁片，直至交锁小关节出现"尖对尖"对顶后，将颈部改为仰伸位，使之完全复位后总量减为 5kg 维持牵引。最大重量可加至体重的 50% 并持续一小时，如仍不能复位或在牵引过程中神经损伤程度加重则将重量减少到 5kg 维持，改为手术复位。目前临床常用的牵引弓有 Gardner-Well 弓及 Halo 环，材质包括不锈钢、钛及碳素纤维三种，牵引前要检查固定钉的强度避免牵引时断裂或脱出。安装牵引弓前应拍 X 线片或 CT 检查以除外颅骨骨折。中立位进针点应在耳郭上方 1cm，经过外耳道的纵向线上。在此位置可实施最佳纵向牵引，适度偏前或后可产生后伸或屈曲作用，协助矫正后凸或过度前凸。进针点皮肤使用碘附消毒，利多卡因局部麻醉包括骨膜，固定针通过进针点拧入穿透外层骨板，避免过度拧紧穿破内侧骨板引发脑损伤，过松也可造成钉脱落而造成大量出血。

双侧小关节脱位的牵引复位时牵引弓应安装适度偏后 1cm，牵引时可同时产生屈曲便于复位，首先调整滑轮屈曲牵引解锁，然后转为中立位或后伸牵引，维持后伸位置。起始牵引重量为 2.5~5kg，C 型臂 X 线机或拍片避免枕颈部或脱位部位的过度牵引，注意神经体征变化，每次增加重量 5kg，观察 15 分钟，再次透视或摄片确认无过度牵引，直至复位，牵引重量不应超过 25~30kg，复位后牵引重量维持 2.5kg 或 5kg，维持适度后伸位置。牵引时患者要保持清醒，能配合体格检查。

单侧小关节交锁时，往往损伤外力小，颈椎在脱位的状态尚很稳定，所以复位需要更大的力量，牵引弓安装适度偏后，牵引屈曲解锁小关节，术者双手握牵引弓正常侧轴向推压脱位侧牵拉，旋转头部向脱位侧，会听到细微弹响或感到弹跳。摄片确认复位成功，维持牵引重量 2.5~5kg 轻度过伸位。

闭合复位存在脊髓损伤加重的风险，其中重要的致病因素是椎间盘突出，复位前进行 MRI 检查是必要的，特别是对昏迷不清醒患者或在麻醉下进行复位时，MRI 检查除外椎间盘突出更为必要。

3）手术切开复位（图 8-10）：如果闭合复位失败，可以采用手术切开复位。复位方式可依手术方式选择前路或后路切开复位。我院多采用前路，先切除脱位椎体间的椎间盘，用 Caspar 椎体牵开器或椎板撑开器复位，在术中透视的监控下逐渐撑开椎间隙至小关节突对顶，此时将上位椎体向后推移至复位。后路切开复位相对直观简单，可用两把鼠齿钳分别夹持上下两个脱位脊椎的棘突，向头尾两端牵开棘突，在肉眼直视下观察小关节，直至复位。有时，脱位时间较长复位困难时则需要切除部分下位椎体的上关节突以达到复位目的。

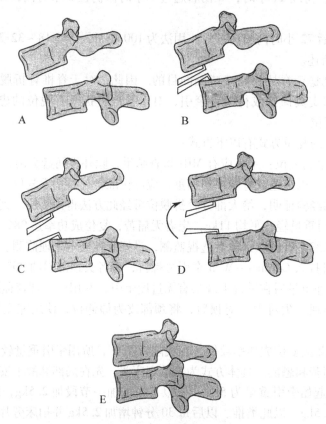

图 8-10　前路切开复位示意图
A. 椎体间放入撑开器；B. 透视下逐渐撑开椎间隙至小关节突对顶；C. 将上位椎体向后推
移至复位；D. 复位后移除撑开器；E. 小关节复位，椎体顺列恢复

（2）手术时机选择：手术时间的选择目前尚无定论，早期手术可尽早解除脊髓压迫，稳定脊柱方便护理。动物实验研究显示早期减压手术可促进脊髓功能恢复，临床上尚无证据表明早期减压可改善脊髓功能恢复。早期复位及减压固定不但可以减轻由创伤导致继发的脊髓损伤的程度，还可以达到稳定脊柱，便于护理及翻身，防止肺部感染、PE 等致命并发症。脊髓不完全损伤的患者应力争在 24 小时内进行，完全损伤的患者也应力争在 72 小时内手术治疗。

（3）手术指征：颈椎外伤后如果出现不稳定性骨折脱位和（或）脊髓神经根功能损害均应进行手术治疗，保守治疗仅适用于稳定性骨折及无脊髓损伤患者。根据文献及经验，我们认为下颈椎外伤的手术指征为：

1）继发脊髓损伤。

2）椎体滑移≥3.5mm。

3）后突成角≥11°。

4）椎体高度丢失≥25%。

5）椎间盘损伤。

6）任何形式的脱位。

7）双侧关节突、椎板、椎弓骨折。

8）后方韧带结构损伤伴前方或后方骨性结构损伤。

（4）手术方式：根据骨折脱位的类型，采用不同的手术入路，主要为3种手术入路：前路、后路及前后联合入路。一般均在全身麻醉下进行，术中全程颅骨牵引。其选择的适应证如下：

1）前路：是目前治疗下颈椎骨折脱位的最常用术式，也是我们常用的术式。前路手术适合于椎间盘突出压迫脊髓、椎体骨折脱位及椎体小关节交锁并发椎间盘突出的病例，可进行单纯椎间盘切除减压融合前路钛板螺钉固定术、椎体次全切除钛网融合固定及椎间盘切除撑开复位椎间融合固定手术。撑开复位时避免过度撑开损伤脊髓，不能复位者可再行后路手术复位。植入钛网或骨块时因外伤造成不稳定要避免过度撑开，可通过推压头顶使椎间加压固定。前路钛板固定时钛板应尽可能置于椎体中央，在冠状面螺钉应向中线偏斜10°~15°以避免损伤前方椎动脉，在矢状面螺钉应平行或轻微远离融合的椎体终板，螺钉长度应根据术前影像资料确定或术中测量确定，头尾端椎体各置入2枚螺钉。早期的颈椎前路固定钛板要求螺钉穿透2层骨皮质，现在的多角度锁定螺钉不需要穿透2层骨皮质，但可以达到同样的固定效果，对钛板本身要求有足够强度，重建和维持稳定是颈椎外伤前路手术固定的首要步骤，厚度过小的钛板可应用在颈椎病患者以减少术后吞咽不适，但尽量避免应用在颈椎外伤患者。

可用于大部分骨折类型，包括：单纯前方结构损伤、椎体骨折椎间盘损伤；前方结构损伤并发后方单侧骨折（椎板、椎弓、关节突）或单一韧带结构损伤（棘间韧带、棘突）；小关节脱位。其优点为：仰卧位易于麻醉管理和术中观察，创伤小、失血少，能直接清除损伤的椎间盘，椎间植骨融合率高，一般只需做一个运动单元的固定，术后并发症少；缺点是前方解剖结构复杂，有时复位较困难，前路固定较后路固定抗旋转力弱。手术方式包括：

a. 前路椎间盘切除、植骨融合内固定：用于没有骨性结构损伤的脱位及椎间盘损伤，植骨材料可采用自体髂骨、椎间融合器（Cage），用自锁钛板内固定。

b. 椎体次全切除植骨融合内固定术：用于有不稳定椎体骨折的颈椎损伤，植骨材料可采用自体髂骨、钛网、人工椎体，用自锁钛板内固定。

c. 手术技巧及注意事项

A. 切口的选择：左侧或右侧：在显露深层的过程中，喉返神经和迷走神经的分支均有可能受到伤及。左侧入路损伤神经的危险相对较小，因为在左侧神经走行更容易被探查。右侧入路可能更易于右势手医生的操作，我们习惯选择右侧入路。

横切口或纵切口：横切口可以用于大部分颈椎骨折前路手术，从美观角度也更符合患者要求。皮肤切口常沿皮肤皱纹从中线斜向胸锁乳突肌的中部。如果需要减压3个椎体以上节段，宜采用沿胸锁乳突肌前缘的纵向切口。切口位置的选择可以通过体表解剖标记进行定位（表8-1）。

表8-1 颈前路切口的体表标志

硬腭	寰椎椎弓
上腭下界	$C_2 \sim C_3$
舌骨	C_3
甲状软骨	$C_4 \sim C_5$
环状软骨	C_6
颈动脉结节（横突前结节）	C_6

B. 无论皮肤切口高低，均是采用标准的前外侧入路（Smith-Robinson入路）来达到$C_3 \sim T_1$椎体前缘、椎间隙以及钩突关节的显露。

C. 手术显露技巧

（a）体位的摆放：在患者的肩胛间区垫一个毛巾卷。然后让患者的颈部向对侧旋转15°。轻度后伸位往往也有一定帮助。在麻醉和肌松状态下，椎管狭窄的患者极易出现脊髓过伸损伤，摆放体位时要格外当心，此时常需采用纤维气管镜辅助气管插管。

（b）为了提高术中透视检查的可视性，尤其对于低位颈椎，应将双臂放在两侧（裹住双手并保护好腕管），然后用胶布固定，维持双肩向下的位置，但不要用过大的力量，以防止臂丛损伤的发生。也可用布圈套在两个手腕上，在需透视时施行牵引。

（c）在显露中，做深层剥离前要用手指触摸血管搏动，仔细辨清颈动脉鞘。事先留置鼻饲胃管有助于认清食管结构并防止食管损伤。

（d）在进行深层剥离时，应避免损伤相邻节段的椎间盘。另外，过度牵拉颈长肌会导致颈交感链的损伤并出现术后 Horner 征。

（e）在整个手术过程中确认中线非常重要。偏向一侧操作可损伤椎动脉。在椎间盘切除过程中可将钩椎关节作为确定椎间盘过界的标志。此外，也可用神经剥离子或小探子探查椎体外缘。

（f）当手术减压需较长时间时，应每间隔一定时间将拉钩取下一小会儿，使受牵拉的软组织结构得到放松。

（g）前路钢板的放置：根据以下原则选择钢板：钢板的长度既要使螺钉（最好是可以变换角度的）能够拧入椎体，又不能遮盖相邻的椎间隙。将钢板放在准备拧入螺钉的位置，X 线透视观察钢板的位置和长度。拧入第一枚螺钉，但是暂时不要完全拧紧。重新观察钢板的位置，并在对角线（上方或下方）拧入螺钉，将钢板固定在最后的位置上，拧入其他的螺钉。X 线检查确定螺钉的位置，确认螺钉不在植骨块上或者椎间隙内。

2）后路：后路手术应沿后正中线切开分离，避免进入椎旁肌以减少出血，尽可能保留棘间棘上韧带，沿骨膜下剥离暴露椎板，只暴露需要复位固定的侧块关节，很少需要椎板切除减压，并发发育性或退变性椎管狭窄者可在复位后进行椎板成形脊髓减压术，同时进行侧块固定融合术。复位时可纵向牵引使交锁的关节解锁，同时应用刮匙或神经剥离子撬拨复位，复位困难者可切除部分下位颈椎的上关节突再复位。后方固定目前最常用的是侧块螺钉加钛板或钛棒固定，侧块螺钉以 Margal 法安装，长度可突破侧块前侧骨皮质，对手法复位困难者可在安装侧块螺钉之后固定远端钛棒，应用提拉装置撑开复位再适度加压恢复小关节对合关系。固定节段要根据复位后侧块的稳定性决定，关节交锁复位对合良好无缺损可单纯固定两侧脱位的侧块关节，头尾端各 1 枚螺钉。局部稳定性差，关节突缺损或侧块骨折，前方椎体骨折时可头尾端各固定 2 个节段。脱位节段小关节表面粗糙化并植骨融合。颈椎椎弓根固定技术要求高，风险比侧块固定大，应慎重使用。侧块螺钉的连接可使用钛板或钛棒，使用万向螺钉和钛棒可允许螺钉安装不需要根据钛板螺钉孔的位置进行，安装螺钉时可根据解剖选择最佳位置而不必担心螺钉间连接的问题。棘突钛缆固定也是后路固定的方法之一，适用于单侧或双侧小关节交锁复位后关节突无缺损，棘突椎板无骨折者，可在上位椎体棘突椎板交界处钻孔，穿过钛缆与下位椎体棘突加压固定，维持后方张力待软组织愈合。

主要用于后方结构损伤，包括小关节脱位、后方双侧骨性结构损伤（椎板、椎弓、关节突）。包括椎板切除术、椎板成形术、侧块螺钉钢板内固定及椎弓根内固定术。其优点是后方解剖结构简单，复位较容易，内固定抗旋转力较强；缺点是无法探查可能损伤的椎间盘，术后发生颈痛的可能性大，通常要做至少 2 个运动单元的固定，融合率低。该入路单独使用较少，有时与前路联合使用治疗复杂的下颈椎骨折脱位。

手术技巧及注意事项：

a. 患者的准备和体位：在气管插管和翻身至俯卧位过程中必须保持颈部的稳定。使用 Mayfield 头架，一根针置于耳郭上方 2.5cm 处。在头架的另一侧有 2 根针置于耳郭上方 2.5cm 处，保持头部中立位牵引弓应平行于床面。框架置于前额的前方并与手术台固定。也可以使用马蹄形的头架，注意要避免眼部受压以免发生视网膜缺血，此并发症一旦出现，患者有可能终生失明。头高脚低体位可以减少出血和降低脑脊液的压力。对于肥胖或颈部短粗的患者可用胶布贴在肩部向尾侧牵引以利于显露。

b. 切口：沿着棘突行正中切口。确认项韧带并从正中切开。C₃ ~ C₆ 的棘突常呈分叉状。C₂ 和 C₇ 棘突更加突出。通常以 C₂ 棘突进行定位。行骨膜下剥离椎旁肌至椎板。在 C₁ 水平不应当超过中线旁 1.5cm，因为椎动脉正好位于这个区域。

c. 内固定：无论选择钉板还是钉棒固定均应先进行预弯以维持或恢复颈椎前凸。在拧入螺钉之前应当确认内固定平贴各个小关节。如果棘突和椎板完整，可以将其背侧皮质粗糙化，以便安入内固定后植骨。如果这些结构已经被切除，例如椎板切除术，可以将小关节面皮质粗糙化，植入小骨条后再安放钢板。内固定上的螺孔应当正对拟融合节段各个侧块的中点。钻孔前应测试螺钉孔对应的位置。安放内固定后拧入螺钉，但是不要完全拧紧，以免内固定扭转和翘起。对于 C₃ ~ C₇ 节段的螺钉固定，确定关节突的中点。螺钉钻入点依据不同的技术和钢板上的螺孔位置而不同。根据解剖学研究，An 技术最不容易损伤神经根。根据这项技术，使用尖锥或小磨钻在侧块中点内侧 1mm 处开出一个钻入点，这一步骤对于防止钻头滑移非常重要。使用限深钻头以向头侧 15°、向外侧 30° 方向钻孔。根据所选用的螺钉不同，可以选择钻透单侧皮质或双侧皮质。使用 3.5mm 丝锥攻丝，拧入 3.5mn 的皮质骨螺钉。4mm 的螺钉用于翻修。螺钉的平均长度是 10 ~ 12mm。如果钻入点偏下和偏内，建议使用 Magerl 技术。如果钻入点位于正中，建议使用 Roy - Camille 技术。

如果融合节段上至 C₁，可以经侧块钢板拧入 Magerl 螺钉。采用上述方法显露 C₂ 小关节，螺钉的钻入点为 C₂ 下关节突下缘、侧块中线内侧 1mm 处。在正、侧位 X 线透视监视下钻孔。钻头从上关节突后缘穿出，穿过小关节并进入 C₁ 侧块。使用 3.5mm 丝锥攻丝，拧入 3.5mm 的皮质骨螺钉。

有些内固定系统限制了钢板上螺钉的位置。必须注意，在钻孔之前应当确认钢板适合所有融合节段上的钻入点。解决的方法是根据钢板的方向和局部的解剖选择最适合的螺钉固定技术（An、Magerl 或 Roy - Camille，图 8 - 11、图 8 - 12）。

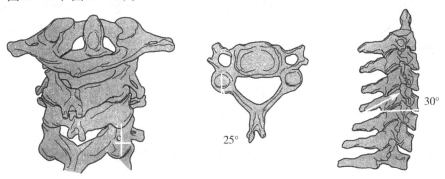

图 8 - 11　Magerl 技术的侧块螺钉进钉点

侧块中心点内、上 1mm，外倾 20° ~ 25°，向前 30°

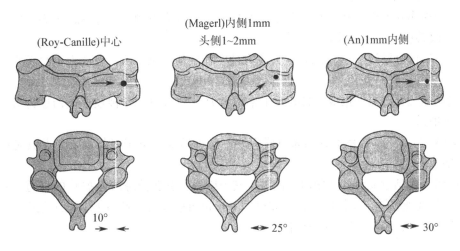

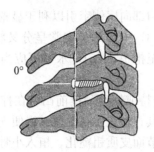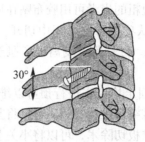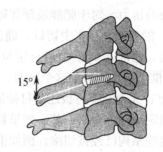

图 8－12　三种不同技术的侧块螺钉进钉点位置与方向

3）前后联合入路：用于前方结构损伤后并后方双侧骨性结构损伤，一般先行前路手术复位及固定骨折脱位，再行后路减压固定。强直性脊柱炎的骨折脱位也应行前后固定。

3. 常见并发症及处理　如下所述。

（1）多尿及低钠、低钾：颈脊髓损伤多尿低钠血症于伤后（4.5±1.2）天开始出现，伤后（14±3）天达到高峰，伤后（39±10）天恢复，尿量最多可达 14 000mL/d，在严重颈脊髓损伤（ASIA A 级）患者中的发生率几乎为 100%。治疗主要应给予高张含钠液，应用肾上腺皮质激素（氢化可的松），而过度限水可能会加重病情。

（2）中枢性高热：体温升高时间多为伤后 2～7 天，平均为 3.8 天，体温为 38.5～41.2℃，持续 2～3 周，平均为 18.2 天。严重颈脊髓损伤（ASIA A 级）患者发生中枢性高热比例占 76%，临床特点为高热、无汗、面部潮红、鼻塞、惊厥、抽搐、呼吸困难等症状，药物降温效果不佳，受外界环境温度影响而变化。血常规检查白细胞无显著升高。对此类高热要严密观察体温变化，积极行颈椎牵引制动，早期应用脱水剂、肾上腺皮质腺激素以减轻脊髓损伤和水肿，早期减压固定，不能因高热而延误手术时机。采取物理降温措施，冰袋冷敷、冰水灌肠或乙醇擦浴，并调节室温在 18～20℃。鼓励患者多饮水。在高热时，持续中流量吸氧，提高脊髓的耐受性，利于其康复，给予足够的电解质、液体、糖、氨基酸，以补充能量消耗。

（3）前路

1）最常见的并发症是取骨区的不适，包括疼痛、感染、髂骨骨折及股外侧皮神经麻痹。位于其次的并发症是咽喉疼痛或吞咽困难，主要为过度牵拉气管所致。

2）血肿压迫气管：由于伤口出血量较大而引流不畅造成。如患者出现缺氧、窒息症状，颈部明显肿胀增粗而引流量少或无，应立即切开伤口清理血肿、止血，否则会出现植物人甚至死亡的灾难性后果。

3）食管和气管的损伤少见，食管损伤的漏诊会导致早期食管瘘。随即会出现纵隔炎，其发病率和死亡率均很高。可通过小心放置拉钩来避免。

4）喉返神经损伤导致声带麻痹发生率可高达 11%，但常为单侧或一过性，多为过度牵拉所致。如术后 6 周症状无改善应进行喉镜检查。

5）交感链的损伤可导致 Horner 综合征，常为过度牵拉颈长肌所致，表现为上睑下垂、瞳孔缩小和无汗症。

6）神经损伤和脑脊液漏：据报道总的发生率约为 1%。一过性 C_5 神经根损伤最为常见。但灾难性的脊髓损伤也有报道。

7）术后 10 年内 25% 的病例可见相邻节段退变。此种情况多见于老年患者，尤其是以前已有退变或手术融合水平达 C_5 及 C_6 者。

8）血管损伤（包括颈血管鞘和鞘内的血管，其被胸锁乳突肌前缘所保护）的报道少见。自动撑开器放置不合适可伤及血管鞘。手持的牵开器如过度牵拉也可引起灾难性后果。减压范围过于偏外可损伤椎动脉，也可损伤左侧颈胸交界处的胸导管。

（4）后路

1）眼部受压：使用马蹄形的头架时未将前额放置在头架上而直接压迫了眼部或在术中头部位置移动造成。避免的方法是术前仔细检查眼部位置，使用 Mayfield 头架，如无此头架用颅骨牵引或宽胶布固定头部。此并发症一旦出现，患者有可能终生失明。

2）血肿压迫脊髓：由于伤口出血量较大而引流不畅造成。主要特点是进行性加重脊髓损害症状及体征，引流量少或无。疑似患者应 B 超或 MRI 确诊，确诊后应立即行手术清除血肿、止血重新放置引流，否则将造成永久性脊髓损害。

3）C_5 神经根麻痹：多为一过性。术后出现肩部及上臂痛，三角肌和肱二头肌无力。主要由脊髓后移导致的神经根牵拉造成。非甾体抗炎药、颈部制动可缓解疼痛，肌无力在 12 个月内逐渐恢复。

4）椎动脉损伤：为椎弓根螺钉或侧块螺钉位置不当所导致。

5）内固定松动、断裂：最常见于最头端或尾端的螺钉，可以更换。如已经融合可以取出钢板。

4. 术后处理及康复　如下所述。

（1）常规放置负压引流，引流留置 48 小时或直至 8 小时内引流量小于 10mL（前路）或 30mL（后路）。

（2）术后 48 小时应用抗生素。

（3）引流拔除后拍摄术后片，内固定位置满意即可鼓励患者坐起或下床活动。术后当晚即可翻身，应鼓励早期活动。

（4）术后佩戴硬质颈椎围领 6~12 周。一般患者除洗浴时间而外，应持续佩戴围领。

（5）限制运动直至融合。避免提取重物、体力劳动、屈曲、扭转等。

（6）于术后 1 个月、3 个月、6 个月和 12 个月进行门诊随访及常规影像学检查，以了解神经功能恢复情况和植骨融合情况。

（高明宏）

第九节　陈旧性颈椎骨折脱位的处理

C3 椎骨及以下的颈椎又称下颈椎，一般意义上的颈椎骨折脱位主要指下颈椎的骨折脱位；而寰枢椎的新鲜或陈旧骨折脱位等损伤，其解剖特点、病理机制及处理与下颈椎的骨折脱位有较大区别，详见另外章节。本章所称颈椎骨折脱位特指发生于下颈椎的损伤。

颈椎骨折脱位是常见的脊柱损伤，大多数的颈椎骨折和（或）脱位因伴有脊髓神经损伤或稳定性破坏，需早期手术治疗；单纯的棘突骨折、部分椎板骨折及部分无移位的、压缩程度较轻的椎体骨折，如不伴有神经损害，且后方韧带复合体结构保持完整者，采用保守治疗可获得骨折愈合，愈合后颈椎稳定性好，不残留功能障碍。

多数颈椎骨折脱位的患者都能够在早期获得及时诊治，少数患者因为各种原因，导致在早期没有得到及时有效的治疗，而演变为陈旧的颈椎骨折脱位。"陈旧性"颈椎骨折脱位的时限并无统一的定义，目前临床普遍认为，超过 3 周的颈椎骨折脱位，由于软组织瘢痕开始形成，复位相对困难，因此称其为"陈旧性"的颈椎骨折脱位。

一、陈旧性颈椎骨折脱位的病理变化及治疗目标

（一）陈旧性颈椎骨折脱位的病理变化、临床特点及处理难点

陈旧性的颈椎骨折脱位是由新鲜损伤演变而来的。新鲜的颈椎骨折脱位主要包括椎体的暴裂骨折或压缩骨折、关节突的骨折以及继发的关节突脱位、关节突交锁等，这些损伤往往都同时伴有椎间盘损伤，由于椎间盘没有直接的血供，损伤后很难愈合，这是导致晚期颈椎局部不稳定的主要原因。

颈椎骨折脱位，受伤当时由于骨折或脱位后椎管的连续性破坏，移位的骨折块或脱位的椎骨对脊髓神经根和硬膜囊的冲击或持续压迫，导致脊髓神经根损伤。早期患者未得到及时治疗或治疗方式不当，

到了损伤的晚期，脊髓神经根仍处于持续受压状态，这是导致神经功能损伤不缓解的主要原因。或者，由于晚期的颈椎局部不稳定，可以使本身没有神经损害的患者出现晚期的迟发性神经损害，或使原有的神经损害加重。

颈椎骨折脱位，受伤当时往往同时伴有前纵韧带、后纵韧带和椎间盘的损伤以及关节突骨折、关节突交锁脱位后伴发的关节囊损伤、后方韧带复合体的损伤等，这些椎间盘及韧带等稳定结构在损伤后不易达到良好的愈合，易于导致损伤节段的局部不稳定，这是导致患者晚期顽固性颈项部疼痛以及迟发性神经损害的重要原因。

陈旧性颈椎骨折脱位易于出现以受损椎节为顶点的节段性角状后凸畸形。随着时间的推移，椎体前方支撑结构的持续塌陷、头颅重量的作用、后方稳定结构的破坏以及项背肌的持续疲弱无力，导致后凸畸形的程度有逐渐加重的趋势。颈椎后凸畸形是引起患者晚期颈项部疼痛、僵硬、无力及颈部后伸受限的主要原因，还是导致晚期迟发性神经损害加重的重要原因。颈椎椎体的压缩性或暴裂性骨折，在后期可能因破坏的间盘组织突入骨折的椎体内而出现不愈合，并出现继发的后凸畸形；或者在后凸的位置出现畸形愈合；关节突的骨折以及继发的关节突脱位、关节突交锁以及后方韧带复合体的损伤等因素也是导致晚期出现后凸畸形的重要原因。

陈旧颈椎骨折脱位在受伤后的时间跨度比较大，可以从伤后数周至数年。在伤后的不同时间段，颈椎局部的病理变化是有差别的。

在伤后数周至 6 个月内，骨折可能还没有愈合，或者没有达到牢固的愈合，骨折块之间、损伤的韧带、关节囊及间盘等结构中仅有瘢痕组织的形成，瘢痕组织还没有机化、易于分离，这时进行脊髓神经根减压、脱位的复位及后凸畸形的矫正相对较容易。

在伤后数月至数年后，局部骨折可能已经达到畸形愈合，畸形愈合的骨组织也正在经历重塑过程，其骨结构硬化，骨折块或脱位的椎骨之间可以因骨折不愈合而有大量骨痂形成，或骨折组织内有大量瘢痕组织的充填、硬化，使手术时解剖不清、切除困难；损伤的椎间盘及韧带组织虽没有达到良好愈合，但其内充填的瘢痕组织也已经达到了机化、硬化及挛缩，同时由于局部不稳定及骨折不愈合，导致局部骨痂形成及瘢痕增生硬化，使手术时解剖结构紊乱、分离切除及复位困难；伤后因后方张力结构的破坏及不愈合，同时患者长期坐起或直立，因头部重量的作用及后方项背肌无力，导致颈椎后凸呈进行性加重，晚期复位及处理困难；伤后脊髓神经根受到移位的骨折块或脱位的椎骨组织的压迫，晚期移位的骨折块或脱位的椎骨组织周围将形成大量瘢痕组织并机化、硬化，可与硬膜及神经根紧密粘连，在减压手术时，分离困难，易于导致硬膜损伤、脑脊液漏或脊髓神经根损伤加重；脊髓神经根长期受压，将导致脊髓神经变性、液化及空洞的形成，晚期手术减压对神经功能的改善仍有意义，但神经功能的恢复和改善比早期减压要差。

随着时间的推移，上述病理改变越显著，导致手术处理愈发困难，患者的预后更差，特别是脊髓神经功能的改善不良。

（二）陈旧性颈椎骨折脱位的治疗目标和原则

陈旧性颈椎骨折脱位处理的目标是改善患者的临床症状，即最大限度地改善脊髓神经根功能，缓解颈项部疼痛、僵硬、无力及颈部后伸受限的症状。处理方式应当以手术治疗为主，结合部分的微创治疗及保守康复锻炼，以达到上述既定的治疗目标。

陈旧性颈椎骨折脱位手术治疗总的原则是通过手术，达到脊髓及神经根的充分减压，尽可能使颈椎脱位得到复位、矫正或部分矫正后凸畸形、恢复或部分恢复颈椎生理曲线，并通过植骨融合内固定的方式使病变节段获得稳定性重建。

患者的具体情况不同，其手术治疗的目标、手术的重点和具体的手术方式是有差异的。手术的选择应当根据患者的主要症状、患者的期望值、全身情况、对手术打击的承受能力、颈椎的局部病理变化等因素综合考虑。

手术前应当仔细询问受伤史、了解治疗的经过、分析延误治疗的原因；询问目前的主要痛苦和症状，详细地查体，以明确脊髓神经受损情况；仔细地分析影像学表现，以明确目前颈椎的病理变化、与患者当前症状及痛苦的关系以及目前需要解决的问题，有助于制订正确的手术方案。

对于以脊髓神经受压为主、神经功能不良、全身情况不佳、病程较长、已有畸形愈合、局部解剖结构紊乱的患者，手术治疗的重点应当是脊髓神经根的充分减压、神经功能的改善，并通过植骨融合内固定的方式使病变节段获得稳定性重建。椎体脱位或滑脱的复位以及后凸畸形的矫正以能满足脊髓神经根的充分减压及稳定性重建为原则，椎体脱位或滑脱的复位以对线顺列大致改善即可；后凸畸形稍有改善或接近中立位即可。不必为了追求影像学上的解剖复位、对位对线的顺列恢复和生理曲度的完全恢复而对患者反复多次施行手术，或冒险进行过于复杂的高难度手术。

对于以颈项部后凸畸形、后伸受限及疼痛僵硬为主要表现，而脊髓神经受压程度较轻、全身情况良好的患者，手术治疗的重点可以是在脊髓神经充分减压的前提下，尽可能地达到后凸畸形的矫正、颈椎顺列的恢复和稳定性的重建，以期更好地缓解颈项部疼痛僵硬症状。

陈旧性颈椎骨折脱位的手术内容主要包括脊髓神经减压、骨折及脱位的复位、畸形的矫正及植骨融合内固定，上述各个手术内容和步骤在大多数陈旧性颈椎骨折脱位的手术治疗中是相辅相成的，只是针对患者的不同情况、不同的手术治疗目标，而有所不同的侧重。

脊髓神经的减压：颈椎陈旧性骨折脱位对脊髓神经根的致压因素主要包括骨性椎管形态的改变而导致对脊髓神经的压迫，如椎体或椎板骨折并移位的骨折块对脊髓神经的压迫，关节突骨折、脱位、交锁后对脊髓神经根的压迫。通过前路或后路手术可以直接切除移位的骨折块，并通过脱位交锁的关节突复位、使脱位的椎体复位，而恢复骨性椎管的形态，从而达到使脊髓神经根直接减压的目的；也可以通过后路椎板成形、椎管开大的手术方式使脊髓神经根达到间接减压。某些患者还同时伴有间盘突出、骨赘或OPLL等因素对脊髓神经根的压迫，也可通过上述手术过程达到脊髓神经根的减压目的。

纠正颈椎脱位、矫正畸形：关节突骨折、脱位、交锁、椎体脱位是导致骨性椎管形态的改变、脊髓神经根受压的重要原因；同时，颈椎脱位后还可出现局部不稳定或局部后凸畸形，这是导致迟发性脊髓神经损害或颈项部疼痛僵硬的主要原因。通过手术纠正颈椎脱位的同时，可以进一步解除脊髓神经受压，纠正后凸畸形。

颈椎的稳定性重建：颈椎的内固定及植骨融合有助于颈椎重新获得稳定性重建，有助于提高脊髓神经减压的效果，防止迟发性脊髓神经损害，也是纠正颈椎脱位和后凸畸形后所必不可少的手术内容。

二、陈旧性颈椎骨折脱位患者的术前准备

（一）陈旧性颈椎骨折脱位患者的术前准备

陈旧性颈椎骨折脱位的患者，都是在颈椎损伤的急性期因各种原因延误治疗或不适当的治疗而演变为陈旧性损伤的。即使患者的骨折脱位已经演变为陈旧性，具备手术指征者，也应当在条件具备时尽早手术治疗。应当详细了解延误治疗的原因、不同原因导致的延误治疗以及早期的不同治疗方式，对于此次手术时机、手术方式的选择及术前准备有不同的意义。

如前所述，颈椎骨折脱位在受伤后的不同时间段，其局部的病理改变是不同的，处理难度及预后也是有差别的。因此，需要详细询问病史，包括受伤时间、受伤方式及早期处理情况。应当详细了解有无多发复合伤、处理情况及目前状态。

部分伴有严重脊髓损伤四肢瘫的患者，在急性期因呼吸困难、肺部感染长期未得到控制，甚至气管切开而未能在骨折脱位的新鲜期及时手术，而使骨折脱位演变为陈旧性。目前仍然气管切开的患者，因切口感染风险较大，应避免进行前路手术；气管切开已封闭的患者，应详细询问拔除气管插管的时间，并检查原气管切开处皮肤愈合情况，如气管插管拔除时间过短、局部皮肤愈合不良、局部炎症反应控制不良，如采用前路手术感染风险仍较大。手术前应当在气管切开皮肤愈合后局部皱褶处进行细菌培养，以防术后切口感染并可以指导术后抗生素的选择。

部分伴有严重脊髓损伤四肢瘫的患者，因在急性期出现皮肤压疮而不能早期手术，而使骨折脱位演变为陈旧性者，应积极治疗压疮，待其愈合后尽快进行颈椎手术。

颈椎陈旧性骨折脱位患者，因脊髓损伤四肢瘫痪、肺部感染、压疮、泌尿系感染、发热等原因而导

致慢性消耗，部分患者全身情况较差、恶病质，应当在通过加强营养支持治疗，控制感染，待一般情况改善后，尽快进行颈椎手术治疗。

部分患者是因受伤时并发多个重要脏器的复合伤，由于受伤的其他重要脏器情况不稳定而使颈椎骨折脱位延误至陈旧。此次进行颈椎陈旧性骨折脱位的手术前，需要明确前次其他重要脏器的受损情况、治疗情况及目前功能状态；并发颅脑损伤者，骨折愈合比平常情况下要快，可能颈椎的骨折脱位还不到2~3周，即已达到骨性愈合或畸形愈合，处理时应予注意。

对于陈旧性颈椎骨折脱位患者，应当详细询问导致颈椎骨折脱位的原因，分析当时的受伤机制；应当对比患者受伤当时首次就诊时拍摄的影像学检查资料，了解受伤当时颈椎骨折脱位的情况，分析受伤当时颈椎局部的病理变化；了解受伤当时有无脊髓损伤及脊髓损伤的程度以及到目前为止脊髓损伤的变化情况，有无改善、改善的程度、有无改善后逐渐加重的情况；还应当了解颈椎骨折脱位既往的治疗方式。

（二）陈旧性颈椎骨折脱位患者术前的影像学检查

陈旧性颈椎骨折脱位患者需要进行详细的影像学检查，并与受伤当时的影像资料进行比较，以明确目前的病理改变以及损伤后的变化。影像学检查，需要 X 线片、CT、MRI 三者的结合，才可以清楚了解颈椎陈旧骨折脱位的状态以及目前的病理改变，才能对进一步的治疗提供可靠的依据。

X 线片是最基本的检查手段，通常需要进行正位、侧位、过伸过屈位以及双斜位等 6 张平片。X 线片可以观察颈椎病变的大体变化，主要包括骨折脱位部位及累及的节段和范围，粗略观察骨折脱位的情况、骨折的移位情况及关节突脱位交锁状况；评估局部序列改变情况，有无因颈椎骨折脱位后导致的后凸畸形，局部稳定性破坏程度；观察有无颈椎的退变增生、有无发育性颈椎管狭窄等情况。

CT 检查可以提供比 X 线片更为精细的颈椎骨结构的变化，需要进行全颈椎的 CT 横断面扫描以及矢状面和冠状面的重建，必要时应当进行表面重建。CT 检查可以观察到骨折块的移位情况、是否突入椎管及对椎管的侵占程度、骨折块之间及脱位的骨组织之间是否已形成骨性愈合或畸形愈合、骨痂的形成情况、椎管的形态变化、关节突脱位交锁情况；矢状面、冠状面及表面重建可以更为直观地反映上述变化，特别是对于关节突骨折、交锁、陈旧损伤后的后凸畸形显示得尤为清楚。

MRI 检查可以提供给我们关于颈椎损伤后脊髓、椎间盘及韧带等软组织损伤状况的信息，MRI 可以显示突出的椎间盘、移位的骨折块或脱位的椎体组织对椎管的侵占、对硬膜及脊髓的压迫；MRI 可以显示脊髓受压后或颈椎局部不稳定对脊髓刺激后产生的脊髓缺血水肿等信号改变，T_2 加权相上脊髓高信号往往就是脊髓受压最重或椎间不稳定对脊髓刺激最重的部位；MRI 还可以显示脊髓长期受压或刺激后形成的空洞表现，脊髓空洞可能预示着脊髓功能预后不良；MRI 还能显示严重的项韧带、棘间韧带和前后纵韧带的断裂以及韧带损伤修复期的瘢痕组织形成，韧带断裂的显示对于颈椎稳定性的评价有一定意义，但 MRI 对于程度较轻的韧带损伤可能显示不良。

三、陈旧性颈椎骨折脱位的手术治疗

（一）以前方结构损伤为主的陈旧性颈椎椎体骨折的处理

1. 陈旧性颈椎椎体骨折的处理　椎体暴裂骨折或压缩骨折是最常见的颈椎骨折脱位表现，损伤的急性期过后而进入陈旧损伤期以后，往往伴有不同程度的颈椎后凸表现，根据有无脊髓神经根损害、是否伴有颈项部疼痛僵硬症状、后方结构是否完整以及局部后凸的程度不同，处理方法各有不同。

如仅有椎体轻微的暴裂骨折或压缩骨折，局部无明显后凸或仅有轻微后凸，CT 上未显示有关节突的骨折、脱位或交锁，X 线平片上未显示棘突间隙增宽，MRI 上未显示棘间韧带或项韧带的断裂的表现，无脊髓神经根损害表现者。在伤后 3~8 周者，可以考虑继续保守治疗，卧床、颅骨牵引或枕颌带牵引，伤后 8 周以后可以带颈围领或支具下床活动，下床活动后应定期复查拍片并观察脊髓神经根功能变化。由于椎体压缩骨折或暴裂骨折者往往同时伴有一定程度的间盘损伤，因间盘本身无血运，间盘损伤后一般认为不能愈合。因此，单纯椎体骨折患者，虽骨折程度较轻、移位较轻，后期也达到了骨折愈合，后期的后凸也较轻，但远期也可能因间盘损伤而出现节段性不稳定而出现颈痛、颈部僵硬、活动受限以及迟发性的脊髓神经功能障碍。因此，如受伤后远期如仅有单纯颈痛及颈部僵硬，可先行项背肌锻炼、局部理疗、口服 NSAIDs 药物治疗，如无效，可考虑行痛点封闭或疼痛科微创治疗；如顽固性疼痛，保守治疗及微创治疗不缓解，影像学检查证实存在有节段性不稳定时，可以在微创封闭或椎间盘造影证实颈痛与间盘损伤及节段性不稳定有关的前提下，行颈前路间盘切除植骨融合术。如患者存在一定程度的局部后凸，而后凸也可能与颈痛、颈部僵硬及活动受限有关，手术时可以在椎体前缘适度撑开，矫正局部的后凸畸形。

如仅有椎体轻微的暴裂骨折或压缩骨折，局部仅有轻微后凸，CT 上未显示有关节突的骨折、脱位或交锁，X 线平片上未显示棘突间隙增宽，MRI 上未显示棘间韧带或项韧带断裂的表现，但 CT 及 MRI 显示骨折块突入椎管，脊髓神经根受压，患者有脊髓神经根损害的症状体征，应当尽早行前路椎体次全切除、植骨融合术。手术时应切除突入椎管、压迫脊髓神经根的骨折块组织。如患者存在一定程度的局部后凸，而后凸也可能与颈痛、颈部僵硬及活动受限有关，手术时可以在椎体前缘适度撑开，以利于矫正局部的后凸畸形；如局部后凸程度较重，还可以松解两侧的钩椎关节，椎间撑开后可以更好地矫正局部的后凸畸形。在伤后数周至数月，因骨折块未达到骨性愈合或愈合并不坚固，手术切除骨折块时及前方撑开矫正后凸相对容易；而如到了伤后数年，因骨折块已达到牢固愈合；或虽未达到骨性愈合，但局部有较多骨痂生长；或因局部不稳定反复刺激，而有较多软组织瘢痕或骨赘增生；或相邻椎体之间通过椎间盘达到了骨性融合，导致局部解剖不清，操作切除困难，应当特别注意。另外，切除突入椎管的陈旧性颈椎骨折块，解除脊髓神经根压迫时，骨折块可能与硬脊膜有粘连，分离时易于导致硬膜损伤，甚至脊髓损害加重，手术也应当特别注意。

如椎体上缘轻度压缩骨折且骨折已愈合者，伴有间盘损伤及局部的轻度后凸畸形，如存在脊髓损害，也可以行损伤间盘及椎体后上缘导致脊髓受压的部分的切除，脊髓减压，短节段的植骨融合内固定。

应当仔细分析 CT 和 MRI 片子上椎体骨折突入椎管导致脊髓神经根受压的具体部位。一般而言，椎体暴裂骨折易于从椎体后缘的中部和后下缘突入椎管，压迫脊髓，手术减压时应当有针对性地重点减压；颈椎陈旧损伤者，其稳定性都有不同程度的破坏，而后纵韧带是保持其稳定性的重要结构之一，在减压时应当尽量保留之。

2. 伴有后方结构损伤及后凸的陈旧性椎体骨折的处理　如椎体暴裂骨折或压缩骨折，X 线平片上显示有局部的棘突间隙增宽，MRI 上显示棘间韧带或项韧带断裂的表现者，或 X 线平片、CT 显示有一侧关节突骨折，但对侧关节突关节仅有半脱位而无交锁或对顶者。这种情况表明颈椎前后方的稳定结构均有破坏，患者一般表现为局部的后凸、颈部疼痛、颈部僵硬及后伸活动受限，部分患者可因骨折块突入椎管、椎管骨性结构改变或局部不稳定而有脊髓神经根功能障碍的表现。这类患者需手术治疗，手术的重点在于解除脊髓神经根压迫、矫正后凸畸形、恢复或部分恢复颈椎的顺列以及重建颈椎的稳定性。在伤后早期，骨折块未达到骨性愈合或愈合并不坚固，局部的后凸畸形也并不严重，多数患者采用单纯前路手术，行骨折椎体的次全切除、脊髓神经根减压、两侧钩椎关节的充分松解，则后凸的矫正、颈椎顺列的恢复及固定并不困难；但到了晚期，如相邻椎体前缘瘢痕粘连、挛缩，或相邻椎体之间通过椎间盘达到了骨性融合，或骨折的关节突、半脱位的关节突关节有大量瘢痕组织充填或已经畸形愈合，而使局部出现僵硬性的后凸，同时局部解剖不清，将给前路手术的显露、减压、松解及复位固定带来不小的困难，这类患者单纯采用前路的椎间撑开、钩椎关节的广泛松解也有可能不能达到后凸畸形的满意复位。如采用前后路联合入路的矫形复位减压固定融合术，可能获得较满意的脊髓神经减压及矫形复位固定效果，但前后路联合入路手术对患者创伤打击较大，应根据患者的耐受程度综合判断和选择；部分患者在手术前也可以预先采用我院骨科最先报道的悬吊牵引预矫形的方法，预先将颈椎前方挛缩的组织牵开，预先矫正部分后凸，而后再采用前路手术减压复位固定；即使是病程较长的僵硬性颈椎后凸也可以达到满意的矫正后凸畸形的效果。对于受伤的椎体前缘已经达到骨性融合者，也可以先行前路松解术，再采用悬吊牵引预矫形的方法，进一步牵开椎体前方挛缩的软组织，而后再行前路手术减压复位内固定。

颈椎悬吊牵引方法是让患者仰面平卧于普通的骨科牵引床上，用宽约 10cm 的颈项部牵引兜带围兜颈项部，通过 2 个牵引滑轮使颈项部产生竖直向上方向的牵引力，颈项部须牵引离开床面一定高度，肩背部可用枕头或被子垫高 5～10cm。牵引重量 6～12kg，根据患者体重不同及对牵引的耐受程度不同有所差别。刚开始牵引时，牵引重量可较轻，头枕部不离开床面；待患者耐受后，可加大牵引重量，使头枕部能离开床面为宜。牵引后即刻及间隔数月床边拍颈椎侧位片观察牵引后颈椎后凸的预矫形效果，待颈椎预矫形效果满意后再进行矫形内固定手术。颈椎悬吊牵引期间，患者可自由控制牵引时间，无须绝对卧床。一般白天持续牵引，夜间卸除牵引重量，停止牵引，有利于夜间睡眠；白天进食时可卸除牵引正常坐起进食，也可卸除牵引下床大小便；甚至白天感牵引疲劳后也可卸除牵引下地休息。后凸畸形程度较重者可以先在悬吊牵引状态下拍床边颈椎侧位片，测量此时的颈椎后凸角，如在悬吊牵引状态下颈椎后凸矫形满意，则可直接准备进行颈椎前路减压植骨融合内固定手术；如在颈椎悬吊牵引状态下拍颈椎侧位片见颈椎后凸矫形不满意，则可持续进行颈椎悬吊牵引 1～2 周，或先行颈椎的前方或后方松解手术后进行颈椎悬吊牵引 1～2 周，而后再行颈椎前路减压植骨融合内固定手术。

3. 陈旧性颈椎多节段椎体骨折的处理　颈椎的多节段椎体骨折比较少见，可以为连续或跳跃的多节段椎体骨折，一般不伴后方的项韧带或棘间韧带损伤、关节突骨折或关节突脱位交锁，一般也不伴有椎体的向前滑脱，有时可伴有后方的椎板骨折。因此，一般来说，后方的稳定性是完整的或大致完整的。

陈旧性的颈椎多节段椎体骨折主要是前方的稳定结构遭到破坏，远期易于出现颈椎的后凸畸形，并由此出现颈项部的疼痛、僵硬及后伸受限。颈椎多节段椎体骨折可以因椎体暴裂、突入椎管内而导致脊髓神经受压，有可能在晚期因继发性的后凸畸形或局部不稳定的刺激而出现迟发性的脊髓神经功能障碍。

陈旧性的颈椎多节段椎体骨折处理时要兼顾脊髓神经根减压及后凸的矫正，处理相对比较困难。对于受累节段较少、较局限者，可以采用前路多个椎体的次全切除植骨融合内固定，同时前方椎体间撑开，钩椎关节松解，可以矫正后凸畸形，并达到稳定性的重建，从而改善由此引起的相应症状。但前路多节段的椎体次全切除植骨融合内固定，手术并发症较多，植骨块或钛网易于松脱、钛板固定不易牢固，因此，前路椎体次全切除的节段以不超过 2 个椎体节段为宜，部分患者需要加用 Halo – vest 外固定以增强内固定的稳定性。也可以采用前后路联合入路的手术，先从后路进行多个节段的椎板成形术，解除多节段的脊髓受压，也可以对不稳定的节段进行侧块固定融合，而后从前路进行比较有限的椎体次全切除植骨融合内固定，同时矫正一部分后凸，进一步提升脊髓减压的效果。但前后路联合手术不仅增加了患者的创伤、打击和手术并发症，也仍难以解决颈椎的后凸，恢复颈椎的顺列。

如陈旧性颈椎多节段椎体骨折累及的椎体数目较多，多个节段的脊髓受压，多个节段的稳定性遭到破坏，参与后凸的椎体数目较多，比较好的解决方案是采用后方入路的多节段椎板成形术结合椎弓根钉矫形内固定术。由于颈椎椎弓根钉有强大的矫形复位能力，能比较好地矫正多个椎体节段参与的颈椎后凸；颈椎后凸矫正后，再进行多节段的椎板成形术，脊髓能充分向后退让减压，从而解除来自前方的多个椎体骨折块突入椎管对脊髓的压迫。椎板成形术结合椎弓根钉矫形内固定术扩大了椎板成形术的适应证，固定减压的节段范围不受限制，能达到充分的减压、坚强的固定、较好的顺列恢复及稳定性重建。后路矫形椎弓根钉固定时，固定节段下关节突的部分切除、关节面的破坏有助于后凸的矫正及融合。

（二）以后方结构损伤为主的陈旧性颈椎骨折脱位的处理

颈椎的后方结构包括椎板、关节突、棘突等骨性结构，还有项韧带、棘间韧带及侧块关节的关节囊等稳定结构，这些结构的损伤将导致颈椎的稳定性破坏以致出现颈椎的脱位。

1. 陈旧性椎板骨折不伴有后方韧带复合体损伤者的处理　单纯的颈椎椎板陈旧性骨折，如骨折无移位或移位不重、后方的棘突间隙无明显增宽、无神经损害者，表明后方韧带复合体没有明显损伤；如椎体及关节突无骨折，则颈椎的稳定性基本保存完好，一般无须手术治疗，椎板骨折均能达到骨性愈合，多数患者愈合后一般不残留症状。骨折愈合后远期如仅有单纯颈痛及颈部僵硬，可先行项背肌锻炼、局部理疗、口服 NSAIDs 药物治疗，如无效，可考虑行痛点封闭或疼痛科微创治疗。

部分患者的椎板骨折并向椎管内移位，可导致相应的脊髓损伤。后期如仍有脊髓损伤的症状，影像检查显示局部骨折后移位的椎板对脊髓仍有压迫，可行后路椎板成形术解除脊髓受压，如局部稳定性不好，可行后路的侧块固定或椎弓根钉固定。

2. 陈旧性椎板骨折伴后方韧带复合体损伤的处理 部分椎板骨折患者，骨折线可延伸至棘突根部或波及一侧椎弓根，这种情况骨折移位可较重，可以并发有后方韧带复合体的损伤，包括项韧带、棘间韧带的损伤或断裂。早期 X 线及 CT 可显示椎板骨折不愈合或畸形愈合、棘突间隙增宽的表现，而侧块关节的对合关系良好，MRI 上表现为棘间韧带、项韧带断裂后的信号表现，部分患者损伤时伴有不同程度的脊髓神经损害症状；晚期可以出现局部不稳定、逐渐进展的相应椎体向前滑脱以及局部后凸畸形，表现后颈项部疼痛僵硬及后伸活动受限以及迟发性的脊髓神经根损害加重等症状。

晚期处理时，如患者仅有局部后凸畸形，表现后颈项部疼痛僵硬及后伸活动受限等症状，不伴有脊髓神经损害症状，后凸程度较轻，过伸过曲 X 线片显示局部后凸能复位或部分复位，可以考虑行前路间盘切除、钩椎关节松解、椎间植骨融合内固定术，同时纠正椎体滑脱、矫正后凸畸形；如椎体滑脱及后凸程度较重，需结合颈椎悬吊牵引预矫形的准备，使椎间隙前部及前纵韧带充分牵开，再行前路间盘切除植骨融合内固定术；如颈椎悬吊牵引预矫形状态下床边拍片仍显示局部后凸复位不满意，或损伤节段已骨性融合于畸形位者，可考虑采用前后路联合入路的广泛松解、矫形固定、后路椎板成形、前路间盘切除或椎体次全切除植骨融合固定术；如伴有脊髓神经损害症状、全身情况不佳者，也可以不强求椎体滑脱的复位，而主要着眼于脊髓神经根的减压、颈椎后凸的大致纠正、顺列的大致恢复和稳定性重建，可以考虑行单纯的前路椎体次全切除植骨融合固定术。

3. 陈旧性棘突、椎板骨折及侧块关节半脱位的处理 多数棘突骨折不会导致脊髓神经根损害，但部分棘突骨折可并发项韧带、棘间韧带及侧块关节的关节囊等后方韧带复合体的损伤或断裂，导致后方的稳定结构遭到破坏，如后方韧带复合体损伤后修复愈合不良或棘突骨折畸形愈合，部分患者可以在远期出现侧块关节的半脱位，并出现后凸畸形；在青少年患者，伤后远期可以出现上下关节突之间的部分被拉长或侧块关节的进一步半脱位，其出现后凸畸形的可能性要大一些，后凸畸形的程度也可能更严重，患者可以出现颈项部疼痛、僵硬及后伸活动受限，这种情况下继发的后凸畸形在早期多数不易伴发脊髓神经根损害，晚期如后凸进行性加重，则可出现迟发性的脊髓神经损害。

陈旧性棘突骨折患者如不伴侧块关节的半脱位及继发的颈椎后凸畸形，且如仅有骨折部位或项背部的疼痛不适，一般只需采取保守治疗即可，如项背肌锻炼、局部理疗、口服 NSAIDs 药物治疗等。

如远期出现侧块关节的半脱位、椎体向前滑脱及逐渐进展的后凸畸形，则需尽早行前路的间盘切除、钩椎关节松解、椎间植骨融合内固定矫正后凸畸形，后凸严重者，可结合悬吊牵引预矫形的准备，使椎间隙前部及前纵韧带充分牵开，再行前路间盘切除植骨融合固定术；如颈椎悬吊牵引预矫形状态下床边拍片仍显示局部后凸复位不满意或损伤节段已骨性融合于畸形位者，可考虑采用前后路联合入路的广泛松解、矫形固定、后路椎板成形、前路间盘切除或椎体次全切除植骨融合固定术；如伴有脊髓神经损害症状、全身情况不佳者，也可以不强求椎体滑脱的复位，而主要着眼于脊髓神经根的减压、颈椎后凸的大致纠正、顺列的大致恢复和稳定性重建，可以考虑行单纯的前路椎体次全切除植骨融合固定术。

如伤后时间较短，在伤后 3 个月以内，虽有关节突的半脱位及局部的后凸畸形，但局部瘢痕尚未硬化，估计复位相对容易者，也可考虑直接行单纯前路的复位固定或前后路的联合矫形复位减压固定融合手术，多数患者也可获得良好的神经功能改善和后凸畸形的矫正。

4. 陈旧性关节突骨折不伴有对侧关节突对顶、交锁、脱位的处理 颈椎两侧的侧块关节和椎间盘是颈椎最重要的稳定结构，称为三关节复合体。由于颈椎遭受旋转暴力的作用，导致一侧的上关节突或下关节突的骨折，这种损伤暴力往往同时导致相应节段的椎间盘的损伤。如损伤暴力较小，则对侧的侧块关节仍可保持良好的对合关系或仅有半脱位的表现；如损伤暴力较大，则对侧的关节突可出现对顶或脱位。

单侧关节突骨折，在早期易于漏诊。究其原因，在于多数患者伤后仅有颈部疼痛而没有脊髓神经根损害的症状，医生未给患者进行 X 线片的检查；即使拍摄了正侧位的 X 线平片，也难以很好地显示关节突骨折的形态,而医生又没有给患者拍摄可以清楚显示关节突骨折的斜位 X 线片;或虽进行了 CT 检查,但横断扫描有时难以清楚显示,而医生又没有进行可以清楚显示关节突骨折的 CT 矢状位重建。

单侧关节突骨折,在早期也易于延误治疗。究其原因,在于部分临床医生对单侧关节突骨折的损伤病理认识不足。单侧关节突骨折往往同时并发相应节段的椎间盘的损伤,而这种椎间盘的损伤,早期在 MRI 可能并不能很好地显示,由于椎间盘无血运,损伤后不能愈合。有相当比例的单侧关节突骨折患者并不并发有脊髓神经根损伤,MRI 检查也没有颈椎椎体的滑移半脱位,部分医生认为单侧关节突骨折移位不重,通过颈围领制动或牵引、卧床等保守治疗。但保守治疗者关节突骨折难以愈合,即使愈合,关节突也是在拉长的位置上畸形愈合,同时由于伴有椎间盘和关节囊的损伤,在伤后晚期易于出现相应节段的不稳定,并可出现颈项部疼痛、僵硬的症状;同时,在伤后晚期由于椎间盘和关节囊的损伤及由此出现的节段性不稳定,易于出现侧块关节的滑移半脱位,进而可以出现颈椎的后凸畸形,并可逐渐缓慢进展,严重者可以出现侧块关节的对顶状态;还可因侧块关节的滑移半脱位及不稳定而出现迟发性的脊髓神经根损害。因此,单侧关节突骨折的病例,无论是否出现脊髓神经根损害,无论有无侧块关节的脱位或交锁,都应当早期手术治疗。

不伴有对侧关节突对顶、交锁、脱位的新鲜单侧关节突骨折者,处理简单,如不并发有脊髓神经根损伤,仅行前路植骨融合内固定术即可;如伴有脊髓神经根损伤,则前路手术时需切除椎间盘脊髓神经根减压。

不伴有对侧关节突对顶、交锁、脱位的陈旧性单侧关节突骨折者,如在伤后数周内,患者可能仅有轻度的对侧关节突半脱位及椎体向前滑脱,虽颈椎过伸侧位 X 线片显示椎体滑脱不能复位,但多数患者手术中行前路椎间隙适当撑开、钩椎关节松解,可以达到比较满意的复位,再行前路椎间植骨融合内固定术即可;如伴有脊髓神经根损伤或因局部不稳定或椎体滑脱导致的迟发性脊髓神经根损害,则前路手术时需切除椎间盘行脊髓神经根减压;如在伤后数月及以上者,对侧关节突半脱位及椎体向前滑脱僵硬,后凸严重,考虑单纯前路手术复位困难者,可结合悬吊牵引预矫形的准备,使椎间隙前部及前纵韧带充分牵开,再行前路间盘切除植骨融合固定术;如颈椎悬吊牵引预矫形状态下床边拍片仍显示局部后凸复位不满意,或损伤节段已骨性融合于畸形位者,可考虑采用前后路联合入路的广泛松解、矫形固定、后路椎板成形、前路间盘切除或椎体次全切除植骨融合固定术;如伴有脊髓神经损害症状、全身情况不佳者,也可以不强求椎体滑脱的完全复位,而主要着眼于脊髓神经根的减压、颈椎后凸的大致纠正、顺列的大致恢复和稳定性重建,可以考虑行单纯的前路椎体次全切除植骨融合固定术。

5. 陈旧性关节突交锁、对顶伴颈椎后凸畸形的处理 颈椎关节突交锁或对顶往往同时伴有后方韧带结构复合体的断裂,是严重暴力下的颈椎损伤;关节突的交锁可以是单侧,也可以是双侧的对顶或交锁;依据单侧或双侧关节突交锁的不同,椎体可以不同程度的向前滑脱;可以伴有或不伴有椎体骨折、关节突骨折及椎板棘突骨折;绝大多数病例在损伤当时伴有严重脊髓神经根损害,仅少数患者因同时并发椎板骨折并向后方移位,使椎管自行开大,而幸运地脊髓神经根功能保存完好。

颈椎关节突交锁或对顶的患者应当在急性期手术治疗。

陈旧性的颈椎关节突交锁或对顶的患者,通过颅骨牵引或全身麻醉下手法复位是无法获得复位的,通过前路椎体撬拨也是无法复位的;而且,如果试图通过牵引、手法复位或前路手术中撬拨复位者,将很有可能在复位过程中导致脊髓神经功能障碍加重。

陈旧性的颈椎关节突交锁或对顶在伤后数周者,脱位的侧块关节的关节囊周围的瘢痕组织还不是太硬化,可以考虑采用前后路联合入路的手术,首先后路关节囊松解、切开复位,侧块固定,而后在前路行间盘切除植骨融合内固定术,可以达到良好的减压及复位固定效果,但前后路联合手术对患者创伤打击较大,需综合考虑患者的耐受情况。

陈旧性的颈椎关节突交锁或对顶在伤后数周者,更好的方法可以考虑采用后路松解、切开复位,通过椎弓根钉强大的复位固定作用,可以达到满意的复位;同时,后路手术时,可以施行损伤节段上下几个椎板的椎板成形术,以达到广泛的脊髓减压。考虑到颈椎关节突交锁的暴力将导致脱位节段上下几个髓节的脊髓广泛损伤、水肿,后路广泛的椎板成形术可以广泛开大椎管,解除受伤后继发的长节段脊髓受压；后路手术时椎弓根钉固定坚强，行侧块关节间的植骨，可以避免再行前路手术。后路一个手术切口可以达到满意的复位、坚强的固定和广泛的减压作用，而且不受气管切开的影响。

陈旧性的颈椎关节突交锁或对顶在伤后数月及以上者，脱位的侧块关节的关节囊周围的瘢痕组织硬化，或向前滑脱的椎体及交锁的关节突可能已骨性融合于畸形位，则处理困难。大多数患者应当主要着眼于脊髓神经功能的改善、局部稳定性重建、后凸的大致纠正和顺列的大致恢复，至于椎体滑脱及关节突脱位的复位应当不是主要考虑的问题。这时，可以考虑采用前路椎间隙撑开、钩椎关节松解、椎体次全切除植骨融合固定术；如患者全身情况良好，则可以考虑先行前路间盘切除钩椎关节的松解，再后路切除已畸形融合的关节突，结合椎弓根钉复位固定术，依靠椎弓根钉强大的复位固定作用，可以达到比较满意的复位和坚强的固定；同时，后路手术时，可以施行损伤节段上下几个椎板的椎板成形术，以达到广泛的脊髓减压。如考虑后路植骨融合难以获得满意的融合，可以考虑再行前路融合固定术。

一般来说，单纯前路减压融合固定手术与前后联合手术矫形固定减压手术相比，对神经功能改善的作用大致相当，对后凸的矫形和稳定性重建也基本满意，只是脊柱的顺列恢复不如后者，固定的稳定性可能略逊于后者；但前后路联合的3次手术，对患者打击较大，手术风险也较大，应当综合考虑患者的全身情况、脊髓神经功能及患者的期望值后再决定是否采用，特别是对于瘫痪较重、脊髓神经功能改善的希望不大、全身一般情况不是很好的患者，应当谨慎采用。

6. 陈旧性颈椎骨折脱位伴椎管狭窄、OPLL 的处理　发育性、退变性或先天性颈椎管狭窄、颈椎 OPLL 者，遭受较轻微的暴力损伤时，易于出现无骨折脱位型颈髓损伤；但如遭受较严重的暴力损伤，也可以出现颈椎的骨折脱位，并出现相应的颈脊髓损伤。

颈椎骨折脱位伴椎管狭窄、OPLL 的处理主要应当着眼于脊髓神经功能的恢复。这类患者在新鲜损伤期，导致其脊髓损伤的原因往往既有局部骨折脱位椎管形态改变所导致的脊髓直接压迫冲击伤，也有本身椎管狭窄、OPLL 等因素所导致的脊髓震荡损伤；在陈旧损伤期还有骨折脱位局部的不稳定所导致的迟发性损害。

这种情况，在 MRI 上可以见到脊髓长节段的受压、水肿或缺血的信号改变，表明脊髓受损伤的节段较长，除了在骨折脱位的节段脊髓受损严重外，在其他部位，脊髓也受到广泛的压迫。无论在新鲜还是陈旧损伤的处理上，既要着眼于脊髓的广泛减压，又要着眼于稳定性重建。如果颈椎的顺列良好，未出现明显的颈椎后凸表现，主要应解决脊髓广泛受压和重建脊柱的稳定性，可以选用后路单开门椎板成形术＋骨折节段的侧块固定或椎弓根钉固定；在颈椎陈旧损伤期，如果颈椎的顺列不好，出现颈椎后凸，并有相应的颈椎疼痛、僵硬及后伸受限的症状，应当解决脊髓的广泛压迫、局部失稳以及后凸的改善上，比较好的解决方案应当是以后路广泛的单开门椎板成形术＋后路矫形复位＋椎弓根钉固定融合术为主，后凸严重者，可以先行颈椎悬吊牵引预矫形处理，而后再用上法手术；或采用前后路联合手术减压、矫形及固定。

（三）手术意外及处理

1. 脊髓或神经根损伤　与新鲜骨折相比，因为粘连、畸形、局部的僵硬，术中损伤颈脊髓、神经根的概率增加。所以，手术中应仔细操作，特别是骨折脱位复位过程中要先进行足够的松解，同时要注意保护显露出来的神经根与脊髓。

2. 脑脊液漏　陈旧性颈椎骨折脱位患者，晚期移位的骨折块或脱位的椎骨组织周围将形成大量瘢痕组织并机化、硬化，可与硬膜及神经根紧密粘连，在减压手术时，分离困难，易于导致硬膜损伤、脑脊液漏或脊髓神经根损伤加重；出现硬膜撕裂可进行修补手术，破损小的可用凝胶或人工硬脑膜覆盖，术后接引流袋引流，取头高脚底位，使脑脊液自引流袋中引出，相当于局部的脑脊液外引流，待皮肤及皮下组织在干燥的环境下充分愈合后，可拔除引流管。依皮肤愈合的时间，颈前路可放置引流管 6 ~ 8 天，颈后路可放置引流管 10 ~ 12 天，拔除引流管后，深缝引流口，绝大多数可治愈。由于皮肤及皮下组织已完全愈合，术后动态复查 B 超及 MRI 可发现，手术后由于脑脊液漏而形成的伤口内假性脑脊液囊肿，可逐渐变小直至消失，以后一般不残留症状。

3. 椎动脉损伤　颈椎陈旧损伤时，局部的瘢痕、增生等导致解剖不清，或者椎动脉走行及位置变化，在松解时易于导致椎动脉损伤。前路钩椎关节松解时应当注意外部边界，勿一味追求彻底松解而损伤钩椎关节外侧的椎动脉；后路关节突松解时勿过深，否则也可能导致椎动脉损伤。术中椎动脉损伤后，处理困难，死亡率高，一旦出现损伤，应勿惊慌，立即用手指压迫止血，同时联系血管介入科行椎动脉造影栓塞，可有效止血；也可于近心端及远心端寻找椎动脉后结扎之，但要求术者解剖及操作熟练。

（高明宏）

第十节　胸腰段脊柱骨折

胸腰段（$T_{11} \sim L_2$）脊柱骨折脱位是最常见的脊柱损伤。约有 50% 的椎体骨折和 40% 的脊髓损伤发生于 $T_{11} \sim L_2$ 节段。大多数胸腰部创伤是由交通事故引起的高能量损伤。与大部分脊柱创伤一样，大多数胸腰椎骨折发生在青壮年男性患者中，高能损伤是其主要致伤因素，占 65% 以上。随着工业技术的发展，特别是汽车工业的迅速发展，交通事故中高能量损伤所致的胸腰椎骨折脱位的发生率呈直线上升趋势。近年的文献报道指出汽车交通事故所造成的脊柱骨折要比其他交通工具以及其他原因所造成的脊柱骨折更严重，老年患者的致伤因素主要为低能量损伤，约 60% 为跌倒造成。15% ~ 20% 胸腰段骨折脱位患者并发神经功能损伤。

胸腰椎骨折的治疗已有上百年历史，近 50 年来，尽管麻醉方法和内固定技术不断取得进步，但关于胸腰椎骨折最佳治疗的争论一直没有停止过。治疗上的争论主要是以下几个方面：①手术还是非手术治疗；②手术治疗的时机；③前路、后路还是前后联合入路；④后路手术是否都需要减压和植骨；⑤后路内固定长节段还是短节段。

一、胸腰椎的解剖与生理

胸腰段是脊柱活动度的转换区域，由相对固定的胸椎到活动度较大的腰椎过渡。胸椎、胸腰段、腰椎三者的运动特点是由它们的关节突结构所决定的。在额状位平面上胸椎关节突大约有一个向前 20° 的角度，且在矢状位上轻度外旋。腰椎关节突在额状面上基本是垂直的，而在矢状位上大约外旋 45°。而且，胸腰椎节段的关节突结构介于胸椎、腰椎之间。在一个三维研究里，比较 $T_{11/12}$ 以及 T_{12}/L_1 两个节段的运动方式，发现两者之间的运动方式有很大的不同。这个研究同时也强调了胸腰段的过渡特性。

胸腰段关节突方向的变化也改变了作用于脊柱的应力分布，这种改变了的应力导致了胸腰段不同的骨折类型。胸腰段的转换特点使得其比胸椎或腰椎更容易发生骨折。轴向加压的生物力学试验表明胸椎比腰椎更僵硬。在延展、轴向扭转、侧方弯曲方面，胸腰段与腰椎没有明显的区别。因为 T_{11}、T_{12} 肋是浮肋，没有和胸骨之间形成固定。

胸腰段相比脊柱其他节段更容易受到损伤，约有 50% 的椎体骨折和 40% 的脊髓损伤发生于 $T_{11} \sim L_2$ 节段。此节段易受伤害的原因可能是肋骨限制的减少、屈曲和旋转活动的改变、间盘体积和形态的改变，这些改变在胸腰段非常明显。

圆锥通常起于 T_{11} 水平，在大多数男性，止于 $L_1 \sim L_2$ 间盘水平。女性的圆锥止点略高一些。有时圆锥位置很低，达到腰椎，常伴有增大的终端。在 $L_1 \sim L_2$ 间盘水平以下的神经结构通常是神经根。此节段神经根与马尾的侧支循环血供很丰富，因而比较能够耐受缺血，也易于在受损后恢复。胸脊髓同颈椎、胸椎相比，血供较差且侧支循环少。

正常胸椎及胸腰段的屈曲轴位于椎体的中部及后 1/3 的结合部，这个轴线的位置使得椎体前缘压缩承重区的瞬时力臂是后部张力承受区的 1/4。Brown 及同事的研究认为在 400lb 的张力下后部结构将会损伤。这样的作用力在椎体前部将会产生 1 200 ~ 1 600lb 的压力。

维持脊柱稳定的一个重要结构是连接骨结构的软组织。这些复杂的结构包括韧带、间盘及肌肉组织，控制脊柱的运动及参与维护脊柱的稳定性。椎间盘结构包括纤维环和髓核组织。髓核组织镶嵌于纤维环内，作为脊柱轴向运动负荷的吸收结构。间盘组织是缺血结构，其营养主要来源于终板及纤维环邻近组织。在胸腰椎外伤中，当纤维环破裂后，其愈合能力较差。

二、脊柱损伤机制

脊柱受到外力时，可能有多种外力共同作用，但多数情况下，只是其中一种或两种外力产生脊柱损害。作用于胸腰椎的外力包括压缩、屈曲、侧方压缩、屈曲－旋转、剪切、屈曲－分离、伸展。

1. 轴向压缩　在胸椎，因为生理后凸的存在，轴向压缩应力主要在椎体产生前侧屈曲负荷。在胸腰段主要产生相对垂直的压缩负荷。这将导致终板的破坏，进而导致椎体压缩。在作用力足够大的情况下，将会产生椎体暴散骨折。这样的力量将会导致椎体之的后侧皮质的中间部分骨折，这种中心脱位的应力将会导致椎弓根椎体结合部位的骨折，从而导致椎弓根间距增宽。如果有屈曲力量的存在时，将会导致椎板骨折。如果作用力很大时，将会导致后侧结构的破坏。Heggeness 和 Doherty 研究胸腰椎椎体的骨小梁结构，证实其骨小梁结构起于椎弓根的基底，向椎体内辐射行走，在靠近椎弓根区域皮质较薄。这就能够解释为什么在轴向负荷产生的椎体骨折常见到矩形骨折块椎体后缘突入椎管。

2. 屈曲　屈曲暴力将会导致椎体、间盘前缘压缩，同时椎体后缘产生张应力。后侧韧带可能没有撕裂，但是可能会产生撕脱骨折。在椎体前侧，随着椎体骨折及成角的增加，作用力在逐渐吸收。中柱结构通常保持完整。但是，当后侧韧带和关节囊破坏后，将会产生局部不稳定。如果椎体前柱压缩超过40%～50%，将可能会导致后侧韧带、关节囊的损坏，后期将会出现不稳定及进行性后凸畸形。屈曲压缩损伤伴有中柱结构的破坏将会导致脊柱的机械不稳定、进行加重的畸形以及神经损害。

3. 侧方压缩　侧方压缩的作用机制类似于椎体前侧的压缩损伤，只不过作用于椎体的侧方。

4. 屈曲－旋转　屈曲－旋转损伤机制包括屈曲和旋转两种作用力。如前面所述单纯屈曲外力的作用，主要损伤可能是前侧骨结构破裂。随着旋转暴力的增加，韧带和关节囊结构将会受到破坏，这将会导致前柱和后柱结构的损坏。伴随着后侧关节囊结构和前柱间盘、椎体的破坏，高度不稳定的损伤类型将会产生。在胸椎或腰椎，单纯脱位是很少见的，这决定于关节突的结构。当关节突受到屈曲－旋转暴力作用的时候，关节突发生骨折，继而才可能出现脊柱的脱位。

5. 屈曲－分离　屈曲分离损伤最早由 Chance 在 1948 年报道，但是其作用机制在以后才逐渐明晰。在这种损伤里，屈曲轴向前移位（通常靠近前腹壁），脊柱受到较大的张力。椎体、间盘、韧带将会被撕裂或损坏，这可能会导致单纯骨损害。骨与韧带结构同时受损，或者单纯软组织损伤。Chance 最先描述了骨损伤类型，骨折从棘突，向前通过椎板、横突、椎弓根，到达椎体。这种单纯的骨损伤通常发生于 $L_1 \sim L_3$ 椎体，虽然在早期是急性损伤造成的不稳定，但是其后期的骨愈合能力强，稳定重建好。骨韧带损伤或单纯的软组织损伤通常发生于 $T_{12} \sim L_2$ 水平，这种损伤应被认为是不稳定的，自行愈合机会很少。

屈曲分离损伤在胸椎和胸腰段可以产生双侧关节突脱位，韧带、关节囊、间盘被撕裂，但前纵韧带通常保留完整；如果轴向屈曲外力足够大，前纵韧带将会被撕裂，从而导致严重的不稳定。

6. 剪切　Roaf 最先报道了单纯剪切外力的作用机制，其作用机制类似于屈曲－旋转作用。这可以产生脊柱的前、侧、后滑椎畸形。创伤性前滑椎是最常见的损伤类型，常伴有严重的脊髓损伤。

7. 过伸损伤　过伸损伤产生于躯体上部向后过伸外力作用。其受伤机制与屈曲损伤正好相反。外力作用于前纵韧带和纤维环的前部，同时后部结构受到压缩应力，这将会导致关节突、椎板和脊突的骨折。椎体的前下部将会发生撕脱骨折，多数情况下，这种损伤是稳定的，除非上位椎体相对于下位椎体发生后滑移。

三、胸腰椎骨折的分类

一个很好的分类系统不仅要考虑损伤的自然机制，还要考虑对预后的指导意义。其应该可以清楚地描述损伤，还能对治疗决定作出指导。分类系统应当易于记忆，而且对于以后研究能够提供交流的平台。分类亦应能够告知损伤的严重程度并能够告知预后。有很多分类方法用以描述胸椎、胸腰段、腰椎骨折。它们多基于损伤机制、影像学特点及稳定性。虽然人类对胸腰椎骨折的分类有了七八十年的历史，但直到 1949 年，才由 Nicoll 提出了两种基本的损伤类型：稳定型和不稳定型骨折。Holdsworth 认识到损伤机制的重要性，并由此将各种形式的损伤归纳为 5 类。他同时指出了后方韧带复合体在脊柱稳定性方面的重要作用。Whitesides 通过将脊柱比作一个起重机，建立起了双柱理论，并最终形成了损伤机制的分型：抵抗压力的椎体和椎间盘（前柱）就像起重机的机械臂，后方拥有张力的骨性和韧带结构（后柱）则类似于吊索。在脊柱损伤分类研究中，Lob 基于尸体脊柱解剖的研究，考虑到伤后的畸形和不愈合，从预后方面进行了脊柱创伤分类的探索。19 世纪 60 年代，汽车安全带的出现引起了对另外一类损伤——屈曲分离型损伤的关注。其中一些损伤甚至在更早就被 Bohler 所描述过。

Louis 建立了形态学分类系统，即椎体和两侧关节突的三柱概念。此外，他还区分了暂时的骨性不稳定和间盘韧带性损伤后的长期慢性不稳定。

Roy - Camille 提出了椎体损伤与椎管内容物的关系，他描述了神经环的结构。他认为神经环结构的损伤与不稳定有关。Roy - Camille 提出的神经环在后来 Denis 的分类中有了另一个名称，在这分类中，"中柱"成为一个重要的概念。

Denis 认为前柱的后部至少在屈曲不稳方面是与不稳定有关的重要结构。因此，他将原来的前柱再分为两柱，即前柱和中柱，称"中柱是除后方韧带结构以外的结构，它的损伤能导致急性不稳定"。Denis 的三柱理论在区分脊柱稳定方面取得了明显的进步。Denis 的三柱分类系统包括：①前柱：前纵韧带和椎体、纤维环的前 1/2；②中柱：椎体、纤维环的后 1/2 和后纵韧带；③后柱：包括骨性结构（棘突、椎板、关节突和椎弓根）以及连接的韧带结构（棘上韧带、棘间韧带、黄韧带和关节囊）。Denis 提议当两柱或以上的结构损伤时应当考虑脊柱不稳定的存在。

Denis 基于三柱理论，将不稳定分为四类范畴，这包括稳定损伤、机械性不稳定、神经性不稳定、机械和神经不稳定。Denis 通过对 412 例胸椎和腰椎骨折的病例进行分析，他将这些骨折分为小骨折和大骨折。小骨折包括单独的关节突骨折、横突骨折、棘突骨折和关节突间骨折。四类大骨折包括压缩骨折、暴散骨折、屈曲分离骨折和骨折脱位。

1. 压缩骨折　由定义可知，压缩骨折发生于椎体的前部骨折，中柱结构保持完整。在一些病例，后柱可能受到张力产生破坏，这是由于以中柱为轴的张力作用引起。椎体压缩可发生于前柱或椎体侧方。准体的压缩可发生于上终板，也可以发生于下终板，或双侧终板受累，或者终板保持完整，而椎体皮质发生骨折。Denis 报道的 197 例压缩骨折中没有一例发生神经损害，椎体压缩少于 40% ~ 50% 的、没有后侧韧带损伤的骨折是稳定的低能量损伤。但是，如果年轻人椎体前缘 40% ~ 50% 的压缩而后侧结构完整的损伤应当考虑后侧韧带结构损伤的可能性。

2. 暴散骨折　暴散骨折是指椎体周壁骨折，特点是椎体后侧壁的骨折（中柱损伤），这是与压缩骨折的区别。暴散骨折的损伤机制是由极度的轴向负荷引起，这类骨折占胸腰椎主要骨折的 15%。椎体的暴散骨折程度由外力的作用速度决定。快速的作用力将主要导致椎体暴散骨折。研究证实，同样的能量作用下，快速的作用力将会导致较大的骨折块突入椎管，相反则突入椎管的骨折块较小。后侧结构可能会波及，在正位平片上可以看到椎弓根间隙的增宽。椎板骨折可能会出现。在伴有屈曲暴力的暴散骨折中，常见椎管后壁骨折块向椎管内突入。Cammlsa 发现 CT 扫描可以看到 50% 的椎体暴散骨折患者存在椎板骨折。在其 30 例椎体暴散骨折患者中，70% 的骨折存在骨折块向椎管内突入。所以，在椎管减压重建的过程中要考虑椎管侵占的情况。一些暴散骨折伴随有后柱的水平骨折线。Abe 在其研究中发现 9 例胸腰椎暴散骨折患者伴有后柱的水平骨折。他发现这种类型的骨折并不少见。这种类型骨折占其 8 年治疗患者中的 21%。这种类型骨折与屈曲分离骨折不同，后者通常还伴有中柱的损伤。这种类型的骨折与没有后柱劈裂骨折的类型相比，前者更需要外科手术稳定，以防止后凸畸形的出现。

暴散骨折患者中大约 50% 的人会出现神经损害症状。在暴散骨折的患者中，神经损害和椎管侵占率之间没有明确的关系。为了研究椎管侵占率与神经损害之间的不一致关系，Panjabi 等使用动态损伤模型，发现在动态情况下测量椎管侵占与伤后静态椎管侵占的程度不一样。他们的模型显示动态下椎管侵占为 33%，而伤后静态椎管侵占仅为 18%。这个明显的区别可以解释伤后静态椎管测量与神经损害之间的不协调性。

3. 屈曲分离损伤　屈曲和分离的损伤机制，多发生于交通事故中乘客使用安全带肩部没有束缚，导致后柱和中柱承受张力损伤，前柱作用相当于支点。Denis 将这种损伤分为两类：①在一个水平通过骨结构，类似于 chance 骨折，或者主要通过韧带损伤；②在两个水平通过中柱骨结构或韧带、间盘结构。这个分类的缺点是没有包括后柱分类损伤而前柱、中柱承受轴向负荷导致椎体压缩和暴散骨折的病例。Denis 的病例中因屈曲分离导致的神经损害较少。这种损伤应被认为是不稳定的损伤。

4. 骨折脱位 骨折脱位是由于压缩、张力、旋转或剪切应力导致脊柱三柱的损伤。骨折脱位损伤可分为三类：①A 型损伤为屈曲旋转损伤，可发生于患者在交通事故中从车辆内弹出或者高处坠地伤引起；②B 型损伤发生于脊柱长轴受到垂直暴力打击所致；③C 型损伤指由屈曲分离外力所致双侧关节突脱位。这种损伤发生于前侧间盘或椎体损坏。前纵韧带从伤椎的前下缘撕裂，导致脱位更加明显。这类损伤的特点是脊柱的三柱结构均受到损害，且伴有较高的神经损害概率。

Denis 三柱理论是目前较为广泛使用且可能是评估脊柱稳定程度较好的工具。这个分类主要对形态学和损伤机制进行描述，对稳定分级和选择治疗帮助并不是很多。虽然 Denis 的分类系统近年被研究者及医生广为接受，其基础前提条件并没有得到广泛的临床支持，很多文献报道椎体暴散骨折可以通过保守治疗获得良好的疗效。Denis 的方法主要用以评估急性损伤，对于慢性损伤病例，脊柱骨折在一定程度上已经愈合，脊柱的稳定程度非三柱理论所能概括的。这些患者的治疗更多考虑疼痛、畸形和神经损害。

另外，虽然这种基于脊柱解剖的三柱理论对判断脊柱的稳定性有所帮助，但是此分类方法中没有考虑脊髓及神经根的存在。虽然脊髓和神经根不能提供给脊柱稳定支持，但是在考虑脊柱损伤时也不应该忽视。

McAfee 及其同事将 Denis 与 White 及 Panjabi 的分类结合起来，根据中柱损伤类型，用 CT 影像学分析后，建立了一个简化的分类。通过对 100 例胸腰椎骨折的患者平片、CT 的观察，提出中柱的损伤原因有轴向压缩、轴向分离、横向平移，这些损伤可能影响脊柱稳定性。McAfee 将损伤分为六类：楔形压缩骨折、稳定的暴散骨折、不稳定暴散骨折、chance 骨折、屈曲分离骨折和平移损伤。这套系统是在椎弓根系统出现之前，钩棒在广泛应用的时代。McAfee 提出椎体损伤应该通过牵引分离或加压实现脊柱的稳定——在那个年代这是一个重要的观点。

目前较为全面的分类系统是 AO 的分类系统，这是多中心统计分析 1 400 例患者的平片和 CT 总结出来的。该分类主要基于脊柱损伤的病理形态学特点及损伤的外力，损伤的类别取决于损伤的病理形态是否一致。损伤类型主要由几个易于认识的影像学特征来判定。因为这种损伤模式能够明确反映损伤的外力及外力的效应，作为常见的损伤类型（用英文字母表示），三种简单的机制可被分为：①压缩外力：它引起压缩性和暴散性损伤（A 型损伤，图 8 - 13）；②牵张外力：它引起的损伤伴有横向结构的损伤（B 型损伤，图 8 - 14）；③轴向扭转外力：它引起旋转性损伤（C 型损伤，图 8 - 15）。形态学的依据用来将每一主要类型进一步分为不同的亚型（用数字表示），利用更详细的形态学所见可再分为次亚型，甚至可以更进一步的划分，以达到对几乎所有创伤的精准描述。在此分类中，损伤的等级是根据损伤的严重程度从上往下排列的（表 8 - 2），即损伤的严重程度从 A 到 C 逐渐加重，同样在各型、亚型及次亚型中也是如此。进一步的亚型主要用以区分骨折的位置、形态以及区分骨、韧带损伤和移位的方向。损伤的等级主要是根据不稳的程度来决定的。预后也与损伤的等级尽量相关。该分类可以用来判断骨折的严重程度及预后，并可以指导治疗方式的选择（表 8 - 3）。

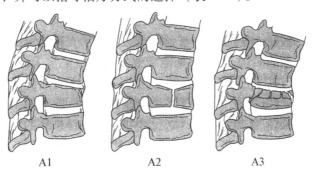

A1   A2   A3

图 8 - 13 AOA 型损伤
由压缩和屈曲应力造成，椎体受累，后方结构完整。A1. 嵌压；A2. 劈裂；A3. 暴散

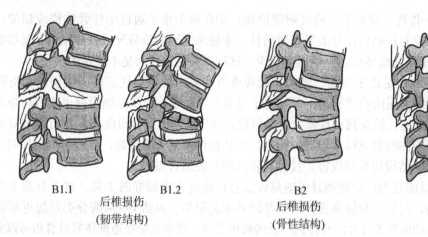

B1.1　　　　　B1.2　　　　　　B2　　　　　　B3
后椎损伤　　　　　　　后椎损伤　　　　过伸伤
（韧带结构）　　　　（骨性结构）

图 8 - 14　AO B 型损伤
单一或两个柱的分离性损伤

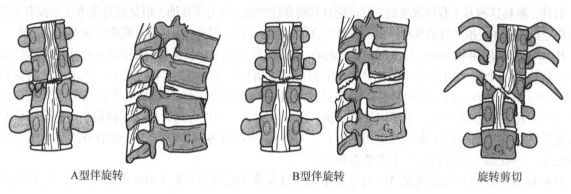

A型伴旋转　　　　　　　B型伴旋转　　　　　　旋转剪切

图 8 - 15　AO C 型损伤

表 8 - 2　AO 胸腰椎损伤分型

A 型：椎体压缩	A3.3 完全分离骨折
A1 嵌压骨折	1 钳夹分离骨折
A1.1 终板嵌压	2 完全屈曲暴散骨折
A1.2 楔型嵌压	3 完全纵轴向暴散骨折
1 上缘楔型嵌压骨折	B 型：前方及后方结构牵张（撑开）损伤
2 侧方楔型嵌压骨折	B1 后方韧带结构损伤（屈曲牵张型损伤）
3 下缘楔型嵌压骨折	B1.1 伴有间盘的横贯损伤
A1.3 椎体塌陷	1 屈曲半脱位
A2 分离型骨折	2 前方脱位
A2.1 矢状面分离骨折	3 屈曲半脱位或前方脱位伴关节突骨折
A2.2 冠状面分离骨折	B1.2 伴有 A 型椎体骨折
A2.3 钳夹样（pincer）骨折	1 屈曲半脱位 + A 型椎体骨折
A3 暴散型骨折	2 前方脱位 + A 型椎体骨折
A3.1 不完全暴散骨折	3 屈曲半脱位或前方脱位伴关节突骨折 + A 型椎体骨折
1 上缘不完全暴散骨折	B2 后方骨性结构损伤（屈曲牵张型损伤）
2 侧方不完全暴散骨折	B2.1 两柱横贯性骨折
3 下缘不完全暴散骨折	B2.2 伴有间盘损伤
A3.2 暴散分离骨折	1 损伤通过间盘及椎弓根
1 上缘暴散分离骨折	2 损伤通过间盘及峡部（屈曲 - 峡部裂）
2 侧方暴散分离骨折	B2.3 伴有 A 型椎体骨折
3 下缘暴散分离骨折	1 损伤通过间盘及椎弓根 + A 型椎体骨折

2 损伤通过间盘及峡部（屈曲性峡部裂）＋A 型椎体骨折

B3 经间盘前方损伤（过伸剪切损伤）

　B3.1 过伸半脱位

　　1 不伴有后柱损伤

　　2 伴有后柱损伤

　B3.2 过伸 - 峡部裂

　B3.3 后方脱位

C 型：前方及后方结构旋转性损伤

C1 A 型损伤伴有旋转（压缩损伤伴有旋转）

　C1.1 楔形旋转骨折

　C1.2 分离旋转骨折

　　1 矢状面分离旋转骨折

　　2 冠状面分离旋转骨折

　　3 钳夹样分离旋转骨折

　　4 椎体分离

C2 B 型损伤伴有旋转

　C2.1 B1 损伤伴有旋转（屈曲牵张型损伤伴有旋转）

　　1 屈曲旋转半脱位

2 屈曲旋转半脱位伴有单侧关节突骨折

3 单侧脱位

4 向前旋转脱位伴或不伴有关节突骨折

5 屈曲旋转半脱位伴或不伴有单侧关节突骨折 ＋A 型骨折

6 单侧脱位 ＋A 型骨折

7 向前旋转脱位伴或不伴有关节突骨折 ＋A 型骨折

　C2.2 B2 损伤伴有旋转（屈曲牵张型损伤伴有旋转）

　　1 两柱横贯性旋转骨折

　　2 单侧屈曲峡部裂伴有间盘损伤

　　3 单侧屈曲峡部裂 ＋A 型骨折

　C2.3 B2 损伤伴有旋转（过伸剪切损伤伴有旋转）

　　1 旋转过伸半脱位伴或不伴有椎体后方结构的骨折

　　2 单侧过伸峡部裂

　　3 向后旋转脱位

C3 剪切旋转样骨折

　C3.1 切片样骨折

　C3.2 斜骨折

表 8 - 3　严重程度进展

严重程度				
A	A1	A2	A3
B	B1	B2	B3
C	C1	C2	C3

各种类型骨折的特征：

A 型损伤的特点：是椎体骨折，后柱基本没有损伤。这类损伤由轴向压缩力引起，伴有或不伴有屈曲外力，仅累及椎体，椎体高度丢失，但后方韧带结构完整，不出现矢状面损伤。

B 型损伤主要特点：是单一或两个柱的横贯伤。屈曲牵张外力导致后方的结构损伤及延伸（B1 及 B2 型），过伸伴或不伴有前后的剪切力导致前方结构的破坏及延伸（B3 型）。

在 B1 及 B2 型损伤，前方的损害可能是经椎间盘或 A 型椎体骨折。因此，A 型骨折存在于这两个亚型的骨折中。为了准确定义不同类型的损伤，必须对这些骨折的描述有所区别。更严重的 B1 及 B2 型损伤可以累及骶棘肌或者肌肉及其筋膜，因此，后方的损伤可以扩大到软组织。

矢状面方向的横向脱位也可能发生，即使在影像学上没有被发现，也应警惕横向脱位的潜在可能性。不稳定的程度可以从不完全到完全，神经损伤的发生率明显高于 A 型损伤。

C 型损伤的特点：在多种损伤形式以外，有 3 种具有相同损伤形式的骨折：①A 型骨折伴有旋转；②B 型骨折伴有旋转；③旋转剪切伤。除少许病例外，旋转损伤表示有严重的胸椎和腰椎损伤，并且神经损伤的发生率最高。神经损伤是由突入椎管的骨块或椎体间脱位造成。

常见的特点包括双柱的损伤、旋转移位、在水平位上各方向移位的可能、所有纵向走行的韧带及间盘的损伤、通常为单侧的关节突骨折、横突骨折、肋骨脱位或近脊柱端的骨折、终板的外侧撕脱骨折、椎弓骨折和不对称的椎体骨折。这些都是典型的轴向扭力所造成的损伤，同时还有 A 型和 B 型损伤。由于在前面已经详细讨论了 A 型和 B 型损伤，对于 C 型损伤的描述仅限于其常见表现及一些损伤的特有表现。

由于目前多数关于脊柱脊髓损伤的分类都没有将脊柱和脊髓损伤结合起来进行综合评定，Vaccaro 等通过多中心大宗病例观察建立了 TLICS 评分（thoracolumbar injury classification and severity score，

TLICS，表8-4）。TLICS系统是目前指导临床用于判断手术与否的唯一的分类评估系统，其将神经损伤和后纵韧带复合的状态融入评估体系，试图用具体分值来回答"保守还是手术"的问题。按创伤形态、神经功能、后韧带复合体（posterior ligamentous complex，PLC）完整性三部分进行评估。建议≥5分采用手术治疗，再根据有无神经损伤、后韧带复合体损伤等情况选择前路、后路、前后路联合手术。由于每个患者的实际情况不同，TLICS可以指导治疗的选择，但无法完全替代临床的判断。

表8-4 TLICS评分标准

项目	评分	项目	评分	项目	评分
形态学		神经功能		后部韧带复合体	
压缩骨折	1	完整	0	完整	0
暴裂骨折	2	神经根损伤	2	不确定损伤	2
平移、旋转损伤	3	脊髓、圆锥不全损伤	3	损伤	3
牵张性损伤	4	脊髓、圆锥完全损伤	2		
		马尾综合征	3		

三项评分只计算最大的分数，然后求和，TLICS分数≤3分：非手术；4分：手术或非手术；≥5分：手术。有后部韧带复合体损伤时建议后路手术，有不全脊髓损伤时建议前路手术，不全脊髓损伤或马尾综合征同时有后部韧带复合体断裂时建议前后联合手术。

随着人们对脊柱后侧张力带对脊柱稳定性影响的认识，TLICS建议PLC（指棘上韧带、棘突间韧带、黄韧带、关节突、关节囊等）损伤行后路手术，重建脊柱张力带的稳定性，但未具体描述PLC损伤到何种程度需要手术。虽然MRI对软组织敏感度较高，但单纯通过MRI来判定PLC损伤有时并不十分确切，一定程度上影响临床医生对手术方式的正确选择。PLC损伤常见于屈曲牵张样损伤，即AO分型B1或B2型多见。TLICS考虑到了神经功能的重要性，不全脊髓损伤或马尾神经损伤建议前路手术减压，重建前中柱的稳定。但TLICS对椎体的碎裂程度和椎管骨块占位评分缺少细化且所占分值权重较轻，椎体压缩骨折为1分，椎体暴裂骨折为2分。临床上常见一些暴裂骨折椎体碎裂严重，椎管占位大，同时因伴有椎板骨折却没有神经症状患者，此时按TLICS评分结果建议后路手术，很明显这类损伤前路手术减压及重建对远期效果更具优势。

我们常用的是AO分型，因为该分型是以受伤外力和骨折形态结合的分类法，其分类的级别与神经损伤程度有较大相关性，可以用来判断预后，也可以根据骨折的类型决定手术与保守治疗的选择及手术入路的选择，同时因为它是字母和数字的编码分类，也便于资料收集。

四、骨折与神经损伤的关系

胸腰椎骨折是最常导致脊髓损伤的原因之一。突入椎管的骨折块通常位于椎体的上半部。典型的椎体暴散骨折从CT轴位上可见椎体骨折块突入椎管，对椎管内容物产生机械压迫。关于椎管侵占和神经损害的关系目前还没有达成共识。最常见测量椎管的方法是通过数字计算，通过测量伤椎椎管中矢径与邻近正常椎体中矢径的比值来客观地评价椎管狭窄的程度。Mumford在1993年提出在椎弓根水平测量伤椎椎管中矢径比较能客观地反映椎管狭窄程度。

一些学者认为，受伤时，椎体骨折块向椎管内突入暴力造成的脊髓伤害，其强度是静态的CT平扫所不能反映的。Fontijne对139例胸腰椎暴散骨折的患者进行研究认为CT平扫所见椎管的狭窄与神经损害之间存在正相关的联系。他们报道椎管狭窄在25%、50%~75%，神经损害的概率在胸腰段是29%、51%和71%，在腰椎是14%、28%和48%。但是，研究中不能确定椎管狭窄的程度与神经损害的程度之间建立明确的关系。

神经损伤从单一神经根的损伤到完全瘫痪均有发生，在AO的一组1 212例骨折的病例中，总的发生率是22%。随着骨折分类的进展，神经损伤的发生率明显地随之增高。神经损伤在AO A1及A2型骨折中很少出现，A1骨折中的神经损伤可能由于胸椎多节段楔形骨折所引起的后突畸形造成。然而，也有可能是有些楔形骨折中隐含着 B1.2 型骨折，这种骨折的后方损伤在普通的 X 线片上并不显示。A2 及 A3 型骨折的神经损伤率的显著差别可能是由于 A3 型骨折中严重的暴散性骨折较多，因此，A3 型骨折的神经损伤的发生率类似于 B1 及 B2 型骨折，这种类似性出现的原因可能是因为伴有神经损伤危险较高的前脱位很少发生在胸腰段脊柱。从 C2 到 C3 型骨折神经损伤发生率降低，其原因是在 C3 型骨折中神经损伤可能性最大的切片样骨折占的比例较小。脊髓损伤（SCI）程度的评估是脊柱损伤研究的核心课题之一。脊髓损伤后，及时、准确地进行检查，全面了解和评价脊髓损伤程度，对拟订治疗方案、提高和观察治疗效果以及正确评估预后都具有重要的指导意义。近年来，随着脊柱外科迅速发展，脊髓损伤引发了一系列相关学科的兴趣和广泛研究，显得异常活跃，取得了多方面的进展。但目前，脊髓损伤严重程度的研究角度、表达方式繁多，评价方法不一，标准不一。因此，一方面，大量新的专业信息使临床科研工作者开阔了视野，拓宽了联想；另一方面，在各种研究资料的统一化和量化、治疗效果的比较上，也带来了诸多不便。二十多年来，人们已普遍感到制定一个分析和评价脊髓损伤程度的神经学上的统一标准，对临床科研工作者之间进行正确的交流十分重要。然而，要从众多评价脊髓损伤的标准中选择一个较准确、可靠的标准也有一定难度。

（一）Frankel 脊髓损伤程度分类法

由 Frankel 提出，其将脊髓损伤平面以下感觉和运动存留的多少分为 5 个级别（表 8 – 5）。

表 8 – 5　Frankel 脊髓损伤分级法

等级	感觉、运动功能情况
A	损伤平面以下深浅感觉完全消失，肌肉功能完全消失
B	损伤平面以下运动功能完全消失，仅存某些（包括骶区）感觉
C	损伤平面以下仅有某些肌肉运动功能，无有用功能在
D	损伤平面以下肌肉功能不完全，可扶拐行走
E	深浅感觉肌肉运动及大小便功能良好，可有病理反射

Frankel 法对 SCI 的评定有较大的实用价值，但对脊髓圆锥和马尾神经损伤的评价有缺陷，也缺乏反射、括约肌功能的内容，尤其对膀胱、肛门括约肌神经功能表达不全。

（二）ASIA 脊髓损伤程度分类法

美国脊髓损伤协会（ASIA）为谋求一个全球统一、更科学、更完善的标准，于 1982 年推出了一个新的、在传统脊髓损伤神经分类基础上制定的标准，并进行了 3 次重大修改。1990 年，组织成立了包括神经外科、矫形外科、物理医学、康复医学以及流行病学专家在内的多学科专业委员会。吸取了美国国立急性脊髓损伤研究会（NASCIS）、国际截瘫医学学会（IMSOP）等多个专业学会的意见，达成共识。尽可能使这一标准与过去和未来的 SCI 资料可进行对照。更重要的是使这一标准具最高权威性，得到世界 SCI 界的认可和接受。其实，这一标准是参照 NASCIS 的标准制定出来的。而 NASCIS 在筛选治疗急性脊髓损伤（ASCI）药物（IP、NX）的最佳方案时，从 1978 年起先后组织了十几家截瘫中心进行了 3 次大规模协作研究（即 NASCIS Ⅰ～Ⅱ），上千例 SCI 患者采用 NASCIS 标准进行治疗前后评价，已使其实用性、先进性、科学性得到了充分体现。

ASIA 提出的新的参照 NASCIS 标准制定出来的脊髓损伤神经分类评价标准，其特点是用积分的方法来表达 SCI 的严重程度，将其各种功能障碍的大小量化了。因此，被认为是迄今最先进的 SCI 评价标准，而于 1992 年在巴塞罗那被国际截瘫医学学会（IMSOP）批准使用，并传播推广。英国 Masry 对 56 例 SCI 患者的运动缺失百分数（MDP）与运动恢复百分数（MRP），用 ASIA 运动评分、NASCIS 北美脊髓损伤运动评分及传统运动评分（CMS）3 者评价结果进行比较，结论为 ASIA 运动评分是可靠的。

ASIA 标准的特点在于，对精心筛选出来的、最具代表性的、最基本的神经系统检查目标，即感觉的 28 个关键点、运动的 10 条关键肌，一一进行检查和评分。感觉评分的总和即代表患者的感觉功能状况；运动评分的总和即代表患者的运动功能状况。具体做法：①感觉的检查和评分：在 28 个关键点上，用针刺测试锐痛觉，用棉絮测试浅触觉。按 3 个等级评分：缺失为 0 分、障碍为 1 分、正常为 2 分，不能区分锐性和钝性刺激的应评 0 分。这样，每个关键点的检查有 4 种情况，即左、右两侧皮区的针刺锐痛觉和棉絮浅触觉。如正常人每个关键点应得 8 分，全身 28 个关键点满分总共 28×8 = 224 分。②运动的检查和评分：按自上而下顺序，对规定的 10 条关键肌（肌节：指每个节段神经根运动轴突所支配的肌、肌群）进行检查，各关键肌肌力仍用原临床 5 分法评定。0 分：受检肌完全瘫痪；1 分：可触感肌力收缩；2 分：不需克服地心引力能主动活动关节；3 分：对抗地心引力进行全关节主动活动；4 分：对抗中度阻力进行全关节主动活动；5 分：正常肌力。这样，左、右两侧共 20 条关键肌，正常人所有关键肌均为 5 分，其运动功能满分 20×5 = 100 分。

从总体内容上看或与传统神经功能检查方法相比较，ASIA92 法缺少了位置觉和深感觉内容。目前 ASIA 已建议增加检查两侧示指和蹬趾的位置觉和深痛觉。同时要作肛门指诊，检查肛门括约肌的自主收缩、深感觉是否存在。借以判断 SCI 是完全性还是不完全性。均以缺失、障碍、正常 3 个等级表示。

感觉关键点和运动关键肌分别见表 8 - 6、表 8 - 7。

表 8 - 6　感觉检查的关键点

神经节段	检查部位	神经节段	检查部位
C_2	枕骨粗隆	T_8	第八肋间
C_3	锁骨上窝	T_9	第九肋间
C_4	肩锁关节的顶部	T_{10}	第十肋间（脐）
C_5	肘前窝的外侧面	T_{11}	第十一肋间
C_6	拇指	T_{12}	腹股沟韧带中部
C_7	中指	L_1	T_{12} 与 L_2 之间上 1/2 处
C_8	小指	L_2	大腿前中部
T_1	肘前窝的内侧面	L_3	股骨内髁
T_2	腋窝	L_4	内髁
T_3	第三肋间	L_5	足背第三跖趾关节
T_4	第四肋间（乳线）	S_1	足跟外侧
T_5	第五肋间	S_2	腘窝中点
T_6	第六肋间（剑突水平）	S_3	坐骨结节
T_7	第七肋间	S_{4-5}	肛门周围（作为一个平面）

表 8 - 7　运动检查的关键肌

神经节段	受检肌、肌群
C_5	屈肘肌（肱二头肌、肱肌）
C_6	伸腕肌（桡侧腕长、短伸肌）
C_7	伸肘肌（肱三头肌）
C_8	中指屈指肌（固有指屈肌）
T_1	小指外展肌（小指展肌）
L_2	屈髋肌（髂腰肌）
L_3	伸膝肌（股四头肌）
L_4	踝背伸肌（胫前肌）
L_5	长伸趾肌（拇长伸肌）
S_1	踝跖屈肌（腓肠肌、比目鱼肌）

（三）ASIA 脊髓损伤分级

A：骶段（S_4、S_5）无任何运动及感觉功能保留。

B：神经损伤平面以下，包括骶段（S_4、S_5）存在感觉功能，但无任何运动功能。

C：神经损伤平面以下有运动功能保留，1/2 以上的关键肌肌力小于 3 级。

D：神经损伤平面以下有运动功能保留，至少 1/2 的关键肌肌力大于或等于 3 级。

E：感觉和运动功能正常。

五、影像学检查

影像学检查是脊柱骨折治疗前所必需的评估损伤手段。对于急性多发损伤，如果患者有脊柱损伤的表现，或者患者处于意识丧失状态，但怀疑有脊柱的损伤时，都应该进行全脊柱的彻底检查。

（一）X 线片

怀疑胸腰椎骨折时，常规的正位和侧位平片是最基本的检查方法。如果患者的损伤使得摆放侧位体位很困难的情况下，患者平卧，投照球管应当放于患者侧方。在初始阶段的评估中，胸腰段及腰椎的顺列可以在正侧位平片上很好地观察出来。许多胸腰椎骨折不仅存在椎体的骨折，同时还存在损伤区域的后凸畸形。正位平片可以帮助我们获得很多信息，椎弓根的位置帮助我们了解脊柱的顺列、侧凸的存在与否、棘突的位置。如果同一椎体椎弓根间距离增宽，则提示椎体受到压缩外力，产生椎体压缩或暴散骨折。椎体高度的丢失同样提示椎体压缩骨折存在。如果正位片上出现椎体侧方移位，椎间隙变窄或消失，则提示经过椎间盘的损伤，侧方移位明显提示关节突脱位或骨折存在的可能，预示着损伤节段的不稳定。正位片上椎弓根的形态呈椭圆形，判断其形态的完整与否可以帮助我们在治疗时椎弓根的选用上提供帮助。侧位平片可帮助我们了解椎体的顺列、腰椎生理前凸的存在、椎体高度的丢失与否以及椎体受伤后局部的后凸角度。椎间隙狭窄的情况，观察损伤椎体的后上角可以看到椎管侵占的情况。还可观察到椎体骨折脱位后椎体间脱位对应关系。

（二）CT

CT 可以获得关于损伤椎体的任何平面的信息，三维重建 CT 可以观察脊柱的序列情况，CT 最基本的价值是在轴位平面上，可以清楚地显示椎管及骨折块与椎管的位置关系。扫描速度的增快和扫描层距的增密减少了患者搬动，获得了更多关于脊柱的信息。CT 可以：①确定平片影像不能肯定的图像；②提供详尽的骨结构损伤情况以给外科医生选择治疗提供帮助；③了解平片正常患者存在疼痛的原因；④上胸椎棘下颈椎区域平片信息不清楚的地方；⑤了解椎体骨折块与椎管的关系；⑥评估术后内固定的位置及并发症的情况；⑦评价术后椎体骨折愈合情况。

对一些 X 线平片诊断明确的脊柱损伤来说，CT 检查并不一定要进行。如简单的椎体压缩骨折、棘突骨折、横突骨折等。CT 常提供普通平片难以观察到的损伤。Ballock 和同事们研究认为，在区分胸腰椎椎体压缩骨折与暴散骨折方面，CT 比平片更具有明显的优势。CT 可以显示出椎板骨折、关节突骨折、椎弓根的损伤。这些在普通片上是难以确诊的。

三维重建 CT 可以了解椎体半脱位及脱位情况，螺旋 CT 可以提供给我们清楚的、高质量的影像。

（三）MRI

MRI 是检查中枢神经系统、脊髓的有力工具。其优点包括：①在任何平面上对脊髓成像；②与其他影像系统相比，MRI 对软组织（包括韧带组织）的辨别具有较高的敏感度；③脊髓周围空间成像诊断血肿、骨折块、间盘组织和骨刺，且不需要使用造影剂；④直接显像脊髓诊断挫伤、血肿或裂伤；⑤以MRI影像为基础预测患者将来脊髓功能恢复状况；⑥观测脊髓血流状况，评估主要血管的供血情况，而不需要使用造影剂；⑦不需要使用造影剂了解脊髓形态。

MRI 可以清楚地显示脊髓和软组织图像。MRI 检查可以辨别椎间盘损伤、硬膜外血肿、脊髓水肿、软组织损伤情况，这在其他影像学检查是不能替代的。当患者的损伤节段与神经损伤不符，或者有神经损伤但没有证据说明骨结构损伤，MRI 检查将会提供脊髓节段的影像，了解损伤的情况。这些信息对治疗和指导预后将会提供较大的帮助。

韧带损伤在胸腰椎骨折中常常伴有。严重的韧带损伤可以导致脊柱不稳定，特别是过伸过屈损伤没有显现相一致的骨折存在时，应高度怀疑韧带的损伤存在。正常的韧带在 MRI 图像上为低信号区，因为其不含有流动的水分。韧带断裂时可以在 MRI 图像上看到低信号的断裂，韧带变薄或韧带拉长；了解主要韧带的损伤情况、手术的方式选择、内固定的节段即植骨融合的区域。

间盘损伤可能是伴随骨折脱位或者仅为独立的损伤。如果间盘对神经根或脊髓产生压迫，则会产生相应的症状。MRI 能够清楚地显示间盘组织与神经的关系，这对决定外科治疗的方式和时机帮助很大。虽然其他影像也可以显示间盘影像，但是 MRI 可以区分间盘与其他结构，如椎体后缘骨刺，间盘是相对高信号区，而骨赘为低信号区。

六、治疗

（一）保守治疗

保守治疗是胸腰椎骨折的一种基本治疗方法，主要方法是支具外固定或者卧床休息治疗，包括一段时间的卧床休息，直到全身症状的缓解，接着应用支具固定 10 ~ 12 周，并逐步进行功能锻炼。

保守治疗适应证选择得当将会取得良好的治疗效果。Robert W. Bucholz 等认为稳定的没有神经损害的椎体压缩骨折和暴散骨折可以进行保守治疗。包括：①骨折椎体高度丢失少于 10% 的不需要外部支具；②骨折椎体高度丢失在 30% ~ 40%，后凸角度在 20° ~ 25°可以通过矫形支具固定。

胸腰椎的外固定支具的作用是限制脊柱的运动，减少肌肉组织的活动，增加腹部压力稳定脊柱，减少脊柱的承重负荷。最有效的胸腰支具是 jewell 设计的三点固定支具，其前侧在胸骨和耻骨联合，后侧在胸腰段。其可将脊柱固定于伸直位。这种支具允许脊柱过伸，但限制屈曲，重量轻，易于调节。Jewett 外固定架适用于 T_6 ~ L_3 节段的损伤。

Jewett 外固定架可以限制胸腰椎的屈伸活动，但不能控制侧屈及旋转活动，只有贴体管型支具可以在各个方面限制活动。全接触的胸腰骶矫形支具（thoracolumbar orthopedics，TLSO）是目前胸腰椎骨折最稳定的外部支具。全接触的 TLSO 的优点包括：将身体受力分布于广泛的区域，骨盆和胸壁较好的接触，对侧屈和旋转较好的固定，不影响患者的影像学检查。支具应该全天佩戴，无论白天还是晚上。标准的支具在 L_4 以下和 T_8 以上作用将会减低，所以在 L_4 以下应该加长到髋部，T_8 以上应加长到颈部。

我们认为，保守治疗的指征可简单归纳为：

（1）无神经病损者。

（2）脊柱三柱中至少两柱未受损。

（3）后凸角度小于 20°。

（4）椎管侵占小于 30%。

（5）椎体压缩不超过 50%。

（二）手术治疗

与支具外固定或者卧床治疗相比，手术治疗有几方面的优点。首先，对于那些不能耐受支具或者卧床的患者可以提供即刻的稳定。在一个多发创伤的患者，长期的卧床将可能会产生严重的危及生命的并发症。及时的外科手术稳定可以允许患者早期坐起和康复治疗；其次，外科手术可以很好地恢复脊柱的序列，纠正畸形；最后，解除对神经系统的压迫。一些文献报道手术减压稳定可以增加神经损害的恢复概率，减少康复所需时间。

外科手术的主要目的是神经减压，以利于神经功能的最大程度的恢复。减压可通过前路、后路、后外侧、经椎弓根入路、非直接方式或以上两种方式的结合。突入椎管的骨块对神经的压迫可以通过间接的方法，即通过后侧器械（哈氏棒、CD 棒等椎弓根钉）来实现，这些技术使用器械的牵张力及完整的后纵韧带牵拉将突入椎管的骨折块复位达到减压目的。也可以通过直接的侧前方或前方入路切除骨块来解除压迫。

外科手术的另一个目的是要重建脊柱的稳定性，将脊柱曲线恢复到正常序列，任何脊柱内固定系统要实现这个目标都要能够对抗脊柱的移位和纠正不稳定，现代的内固定设计无论前路还是后路都可以在尽量短的内固定节段上提供脊柱强有力的稳定支持。

手术目的可简单归纳为：

（1）减压，为神经功能恢复创造最佳条件。

（2）恢复和维持脊柱的高度和曲线。

（3）减少脊柱活动度的丢失。

（4）保持脊柱的稳定性。

（5）坚强固定以利早期护理和康复。

（6）防止创伤后后凸畸形及神经病损。

（三）手术的时机

对脊髓或马尾损伤的患者进行手术干预（减压和稳定）的时机还不十分明确。尽管人体临床研究没有足够的证据，但是可能存在一个重要的时间窗（可能＜3小时），在该时间窗内减压可能会促进脊髓神经功能的恢复，改善预后。在犬类动物身上，脊髓的早期减压形成再灌注对神经功能的恢复非常重要，在脊髓损伤的1~3小时内进行减压可以恢复神经电生理活动。多数学者同意当存在进行性神经损害加重是急诊手术的适应证。急性外伤导致脊柱畸形、脊髓损伤的患者应当急诊接受手术，以恢复脊柱序列，给脊髓恢复创造最大的可能性。在那些完全脊髓损伤或静止的不完全脊髓损伤，一些学者认为应当延迟几天手术以减轻脊髓的水肿，而另外一些学者支持早期手术稳定。然而，迄今为止唯一的一个脊髓损伤临床前瞻性随机对照研究发现，在损伤早期（3天内）或晚期（5天后）施行手术，神经功能的恢复并没有显著差别。有研究表明，如果胸腰段脊髓受压持续存在，即使是在损伤晚期才进行减压，也有利于改善神经功能。因后路手术是通过韧带整复缓解椎管压迫的一项间接减压方法，故在创伤早期能更顺利地进行。在伴有四肢长骨骨折的脊柱骨折患者早期手术可以避免患者卧床产生的并发症，如肺炎、压疮等。

（四）外科手术的适应证

1. 手术指征　多数文献已普遍达成一致的观点，即胸腰椎骨折出现不完全性神经功能障碍且有明显神经受压的影像学表现时应选择手术治疗。Vaccaro等通过多中心大宗患者观察建立胸腰椎损伤分类与严重度（TLICS）评分，从创伤形态、神经功能、PLC完整性三个方面进行评估，建议TLICS评分≥5分宜采用手术治疗。

对于胸腰椎骨折，不同类型的骨折应当选择相适应的手术方式。

椎体压缩骨折：根据定义，椎体压缩骨折是指椎体前柱压缩，中柱结构保持完整。这种类型骨折的治疗决定于后侧结构的损伤程度。椎体前柱压缩超过40%，或者后凸角度超过25°~30°，则考虑后柱的韧带结构受到损害，很难恢复正常的结构功能。MRI可以清楚地显示后侧韧带复合体的损伤情况。这种骨折被认为是极度不稳定的骨折，应当考虑手术治疗。对于椎体损伤处于临界状态的患者，如果是年轻人，高能量的损伤，首先选择手术治疗。严重的椎体压缩骨折可以选择后路椎弓根固定系统进行固定和融合。对于老年患者，低能量所造成的椎体压缩骨折，特别是伴有骨质疏松的椎体压缩骨折，后路固定的选择应当慎重，因为较差的骨质量会影响固定的强度。可考虑椎体成形术。前路手术对于此类患者一般来说是不需要的，因为中柱结构没有受到破坏。

2. 暴散骨折　根据定义，暴散骨折包括前柱和中柱的破坏，伴有或不伴有后柱结构的损坏。有3个因素在选择治疗时应当考虑：椎管受侵占的比例、受伤区成角畸形的角度和神经损害的程度。

对于暴散骨折的最佳治疗手段没有一致的意见。James和同事对 L_1 椎体暴散骨折的模型研究显示后柱结构的状态对于椎体暴散骨折的急性期稳定性至关重要。他们随后随访的一组病例证实后柱结构稳定的不同类型椎体暴散骨折的患者骨折愈合良好，没有出现畸形愈合。Willen和同事的病例随访，患者的椎体高度丢失超过50%或者椎管侵占超过50%的患者在伤后的观察中出现明显的疼痛。Cantor和同事强调对于后柱结构有损伤的椎体暴散骨折应该手术治疗。手术应当考虑三方面的因素：神经损伤程度、稳定程度和畸形程度。如果患者具有神经损害，同时伴有不稳定、脊髓压迫、明显的后凸畸形，或者两种上述条件同时存在，这些都是手术治疗的指征。如果椎管侵占超过50%，或者后凸角度大于30°，不管是否伴有神经损害都具有手术的适应证。

3. 屈曲分离损伤　屈曲分离损伤可以经过骨或者软组织结构，可累及一个或多个运动节段。韧带损伤愈合能力较差，常会导致局部不稳定和疼痛。累及三柱的屈曲分离损伤是极度不稳定的。脊髓损伤有较高的发生率。这种损伤最好的治疗手段是手术治疗。进行局部节段的固定和后侧融合。

4. 骨折脱位　在骨折脱位，脊柱的三柱结构均遭到损伤。这种类型的损伤常伴有较高的神经病损率，多数患者需要进行手术治疗。如果出现骨折脱位的患者没有神经损害，手术的目的是稳定脊柱，恢复脊柱序列，防止继发神经损害，争取早日下床活动。如果骨折脱位伴有部分神经损害，亦应手术稳定脊柱和对神经进行减压。如果神经损害是完全的，亦应进行脊柱稳定，减少患者住院和卧床时间，给脊髓恢复创造最大的可能性。

我们认为手术指征可简单地归纳为：

（1）有神经损伤。

（2）所有 AO C 型骨折。

（3）AO A3 型及 B 型中成角超过 30°、椎体压缩超过 50%、椎管侵占超过 30%。

（4）MRI 证实有椎间盘损伤。

七、手术入路的选择

（一）前路手术

前路手术进行胸腰椎骨折减压稳定，无论单独使用还是与其他手术方式结合使用，在过去几十年来一直受到骨科医生的推崇。前路经胸腔减压和融合适用于胸椎和胸腰段骨折（$T_2 \sim L_1$）。前路手术的指征是伴有神经损害的椎体暴散骨折，在急性期进行减压和稳定；纠正陈旧创伤所引起的畸形；重建脊柱前柱的支撑结构。随着内固定技术、植骨方式以及手术安全性的提高，前路手术越来越为外科医生所接受。

随着内固定技术的发展和自体骨植骨之外植骨方法的改进，前路手术治疗胸腰椎暴散骨折作为一种独特的技术手段获得了更多的接受。在 20 世纪 80 年代末期，随着前路钢板的日趋成熟，前路减压固定胸椎和胸腰椎骨折的手术治疗质量得到很大提高。现代的内固定技术多采用一个椎体两枚螺钉的固定技术，一枚螺钉靠后，平行于椎管后壁；另一枚螺钉靠前，自前侧向后侧斜行打入，两枚螺钉之间呈三角形，增加了抗拔出力。在邻近的两个椎体之间，可以完成撑开或加压的操作。

Kaneda 等报道应用前路减压植骨、Kaneda 内固定器械治疗胸腰椎暴散骨折患者 150 例，经过平均 8 年的随访之后，影像学显示 93% 的患者获得良好的植骨融合。10 例患者形成假关节，在经过后路固定融合后，问题得到解决。Kaneda 将其手术的成功归结于：在内固定的基础上，脊柱受力通过具有 3 层骨皮质的髂骨植骨块。椎管的狭窄由术前的 47% 到术后的 2%，神经功能改善一级的达 95%，96% 的患者恢复了工作。Gardlner 等应用前路钢板治疗胸腰椎骨折获得 100% 的融合率。Okuyama 等报道 45 例胸腰椎不稳定骨折应用前路减压和固定手术治疗，84% 的患者术后没有疼痛，74% 的患者术后恢复工作，后凸角度在骨融合之前丢失很少。

对于脊柱结构的两柱（前柱和中柱）损伤，Denis 分类的椎体暴散骨折，AO 分类的 A 型损伤，单纯前路固定获得了良好的疗效。对于不稳定的三柱损伤，即 Denis 分类的屈曲分离损伤，AO 分型的 B 型或 C 型骨折，单纯前路手术能否解决这种损伤的稳定问题还有争议。Rick C 等研究 203 例胸腰椎骨折，按照 AO 分类标准，40 例不稳定骨折（三柱损伤）实施了单纯前路固定手术治疗。术后没有患者出现神经损害加重的表现，不全损伤患者中 90% 有一级以上的神经功能恢复。术前椎管侵占平均 68.5%，后凸角度平均是 22.7°。术后随访后凸角度平均是 2.1°，37 例患者在随访中显示局部很好的稳定。

（二）后侧入路

后路治疗胸腰椎骨折主要应用内固定器械在损伤节段实施撑开和复位并间接减压。撑开力量被证明在使突入椎管的椎体后壁骨块复位方面有着明确的作用，特别是在伤后几天内更有效。

Harrington棒是最早的用以治疗胸椎和腰椎骨折后路棒钩系统之一。虽然其能够起到复位和稳定脊柱的作用，但因为其坚强和稳定程度不够，现在已很少使用。

节段间固定系统（segmental instrumentation systems）：使用节段间固定系统可以很好地纠正后凸和侧凸畸形。有多个连接的钩与椎弓根钉可以完成撑开和加压的作用，因此可以矫正复杂的畸形和提供脊柱强有力的稳定支持。在应用横向连接后，两侧的钉棒结构变为一个整体，更有效地提供稳定支持。固定节段长短有很多争议，有些学者认为固定臂的长度在伤椎上下应该等长。Shufflebarger认为，在胸椎骨折上方应固定3个椎体，下方应固定2个椎体；在胸腰段上方应当固定2个椎体，下方固定1个椎体。更短的固定节段应慎重使用，除非是前柱损伤较轻或前方进行植骨支撑。如果要使用钩棒固定，每个连接棒上至少要有3个钩子，不管在胸椎还是在胸腰段。椎板钩应与椎弓根钩结合使用，在骨折椎体远侧应用椎板钩要至少2个椎板，否则单个椎板钩难以对抗张力。

节段间固定系统与单钩棒系统相比明显增加了对椎体的把持力，减少了内固定失败的概率，其另一个好处是可以实施单个节段间的加压和撑开。

在胸腰段，椎弓根有较大的直径，可以考虑全部采用椎弓根钉进行固定。椎弓根系统的优点是使得短节段固定成为可能，经常采用的固定方式是在伤椎上一个节段和下一个节段进行固定。这种固定方式在腰椎显得优点更为突出。

在完成后路椎弓根固定的同时，根据椎管侵占情况，可以完成椎管减压。单纯平片不能作为判断椎管减压与否的依据。术前的CT平扫与三维重建、MRI检查可以提供关于椎体结构的破坏情况、椎管侵占情况的完整信息。后路减压的优点是不需要再次另外切口；缺点是减压需要切除椎管后壁结构或者后外侧结构，这将会影响脊柱的稳定性，并可能对植骨融合造成不利影响。另外一个缺点是此种减压不如前路减压直接，可能形成不彻底或减压失败。

（三）前路和后路联合手术

前路和后路手术方式可以同时应用来治疗胸腰椎骨折。很多医生认为后纵韧带断裂是其手术指征，骨质疏松症也是联合入路的指征。联合入路的优点是可以最大限度地进行椎管减压，提高术后的局部稳定性，增加脊柱融合概率。Been等的报告认为前后联合入路与单纯后侧入路相比，对神经功能恢复方面没有明显帮助，但在保持后突畸形矫正方面优于单纯后路，虽然有不少文献报道增加的后突畸形与背痛之间没有明确的联系。

Robert W等认为，如果最初的手术入路是后路稳定，前路手术可以分步考虑，即如果出现新的神经损害或者持续的神经损害考虑与来自椎管前壁椎体骨折块后突压迫有关，或者与骨折椎体持续的塌陷相关，这种情况下可以考虑再行前路手术。如果最初的手术为前侧入路，在有证据表明后侧附件结构间隙增大，在冠状面或者后突畸形的存在，对前柱内固定产生过大的压力，严重影响脊柱的稳定性，这种情况下可以考虑再行后侧入路。前后路手术同时进行适用于患者神经损害来源于后突的骨折块，且有椎板骨折产生神经根损害。环形减压适用于老年骨质疏松患者需要减压和稳定同时进行。

Praveen V等人为前后路联合手术的指征是：①三柱损伤，包括骨折脱位、后侧韧带复合体损伤同时伴有前柱和中柱的损伤；②明显的前柱粉碎骨折和椎体高度丢失；③严重的后突畸形。

许多医生相信前路手术可以更充分地完成椎管减压。一些医生认为伴有神经损害的胸腰椎骨折是前路手术的适应证。Esses等的研究认为各种手术入路方式在神经功能改善方面没有明显的区别。在那些具有明显的骨折块椎管侵入但没有神经损害的患者，许多医生更愿意通过后路固定技术，利用后侧韧带结构，对椎管进行牵引，以达到对骨折块间接复位。Wessberg等对115例椎体暴散骨折的患者进行平均7年的随访发现，无论手术还是保守治疗，突入椎管的骨折块都有不同程度的吸收重建，椎管的直径有所增加，他们更支持在神经功能没有损害的患者不需要进行前路手术治疗。

（四）手术治疗方式

1. 手术入路　胸腰段骨折的手术入路主要为侧前方入路及后侧入路。文献报道及我们自己的经验都未证实哪种手术入路更有优势。前路减压固定的绝对指征是椎体暴散骨折，后壁骨块翻转向前，其特点是在 CT 横断面可见椎体后壁骨皮质位于椎体内并指向前方。而其他类型骨折的手术入路的选择除了根据术者的经验外主要取决于前柱的结构是否稳定。大部分胸腰椎骨折脱位可通过后方入路达到减压、复位及固定的目的；但如果出现根椎管侵占超过 50%、椎体高度丢失超过 70%，应选择前方入路。如何判断前柱的稳定性目前还存在争议，可以参考 Galnes 载荷分享评分（图 8 - 16）来指导入路的选择。如果小于 6 分可选择后路手术，如果大于等于 6 分可选择前路手术，而对于 B2、B3 及 C 型骨折同时 Gamnes 评分大于等于 6 分者可以选择前后联合入路。

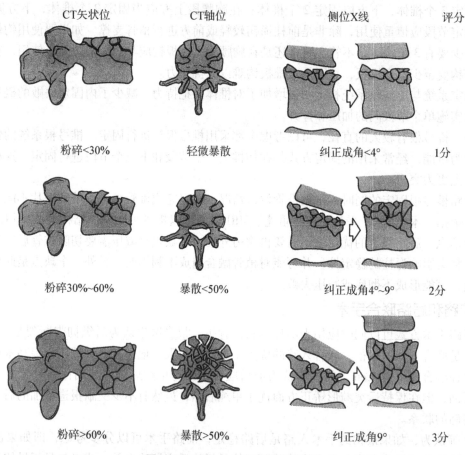

图 8 - 16　Gamnes 前主稳定性评分

（1）胸腹联合入路（显露 $T_{10} \sim L_1$）和腹膜后入路（显露 $T_{12} \sim L_5$）：患者右侧卧位，右侧腹跨过手术台腰桥处。切口沿肋骨（T_{10}、T_{11} 或 T_{12}），从肋横突关节直到腹直肌外侧缘。腹膜后分离可以在不影响胸膜腔的同时切除肋骨。在肋横突关节处或近端切断肋骨。注意保留横膈和腹壁肌肉止点；找到腹膜外脂肪后，钝性分离定位腹膜后间隙。

用"花生米"钝性分离腹膜，将外斜肌和内斜肌分开来。用"花生米"分离腹膜后脂肪和腹膜，辨认腰大肌。确定并没有进入胸膜腔；如果已进入，在最后需用胸管置入胸膜腔。辨认椎间盘（注意：椎间盘是突出来的部分而不是凹进去的部分）；男性患者的腰大肌常常跨过中线完全覆盖脊柱，这时，用"花生米"钝性分离直至看到椎间盘，然后拍片，确认手术节段。在 L_1 和 L_2 节段，为充分暴露要切断横膈脚并在最后修复。

侧前方椎体切除术减压的关键在处理椎间盘，要将切除的椎体上下的椎间盘在减压之前清除掉。干净地切除了椎体上下的椎间盘后，失血量将被控制在最少，而且术者可看到后纵韧带。下一步要去除一小部分后纵韧带以辨认硬脊膜。一旦硬脊膜显露清楚了，就可应用高速磨钻或咬骨钳进行椎体切除了，将椎体切除直至仅剩一薄壳附于后纵韧带上。

当从前外侧入路进行椎体切除时，用宽骨刀从椎弓根基部开始。薄壳和后纵韧带沿整个椎体长度一并切除。切除宽度是一侧椎弓根到另一侧椎弓根，要使椎管和神经根彻底减压。

自体的髂骨、肋骨、腓骨及钛网、人工椎体都是椎体切除术后的植骨替代材料。但独立应用的稳定性差，应联合应用后方椎弓根固定或前外侧钉板或钉棒固定。

（2）腰段后路减压及椎弓根螺丝钉内固定术的技术要点：全身麻醉，患者俯卧于支架或枕垫上，腹部不施加压力，双臂置于头侧，双肩前倾。术前应确定 C 形臂透视是否能够在正、侧位方向均能拍摄到骨折固定节段。一般先放置椎弓根钉，再行减压、固定及植骨。

椎弓根钉向内侧偏移是最危险的并发症，可以伤及脊髓。正确地放置椎弓根螺钉应该遵循以下原则：①选择正确的椎弓根进钉点。②选择正确的进钉方向。椎弓根钉的方向取决于椎弓根的内倾角和下斜角。内倾角为椎弓根轴线在椎体横断面上的投影与椎体冠状面垂线的夹角，在胸腰段及腰椎为 5°～15°，下斜角为椎弓根轴线在矢状面上的投影与椎体水平面之成角，在胸腰段及腰椎一般 0°，但应参考侧位片。③进钉深度。一般认为深度达到椎弓根轴线长度的 80% 已获得足够的生物力学强度。但进钉越深，固定越牢固，最佳深度为进入椎体前侧但不穿透皮质，否则易损伤血管。④术中透视判断椎弓根螺钉位置。侧位片螺钉应于椎弓根内，钉尖不超过椎体前缘皮质，正位片顶尖向内不能超过棘突中线，否则可能进入椎管内。

确定进钉点后，先咬除进钉点处皮质骨，短骨锥开口，持稳长骨锥缓慢进入，如在松质骨内应阻力不大且均匀；如有大的阻力，可能遇到骨皮质，应拔出长骨锥，改变方向后再次进入，避免滑入原钉道。进钉前一定要用探针探测钉道四壁有明显骨性感，证实钉道在椎弓根内，方可缓慢拧入螺钉。

对于椎体有楔型变及椎体高度有丢失的骨折，术中要恢复椎体的形态及高度，主要依靠椎弓根钉对椎体间撑开，通过紧张后纵韧带将骨折推向前方，恢复椎体后壁的高度，再通过拉近椎弓根钉的延长杆或 Schanz 钉的尾端使前方展开达到恢复椎体前方高度的目的（图 8-17）。

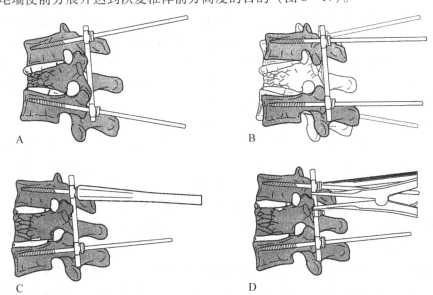

图 8-17 USS 系统 Schanz 钉复位骨折步骤

A. 平行上终板置入 Schanz 钉；B. 拉近 Schanz 钉的尾端；C. 前方张开，椎体前方高度恢复；D. 后方撑开通过紧张后纵韧带将骨折推向前方，并恢复椎体后壁的高度

新鲜的胸腰椎骨折脱位复位并不困难，通过提拉复位装置均可达到满意复位。陈旧的脱位或难复性的脱位需要切除部分交锁的关节及瘢痕组织才能达到复位。

腰椎骨折和胸腰段骨折的手术方式略有不同。由于 L_2 以下没有脊髓结构而且椎管宽大，所以可以安全地采用后路减压方式，而 L_2 以下腰大肌的覆盖造成侧前方入路显露困难，因此后路减压固定的方式在腰椎骨折脱位的治疗上应用较多。

2. 后路术后减压植骨与否、长节段与短节段探讨　如下所述。

（1）手术固定节段的长短是其中一个争议较多的问题。从生物力学上看，更长的纵向植入物（棒）通过增加与骨折部位的距离，可减少最终的植入物断裂或脱出的风险，因此能减少固定钩的作用力，尤其是钩棒系统，需要固定的运动节段常多达 5~6 个。长节段固定可以提供很好的固定强度，抗屈曲力和抗扭力方面力量可以明显提高，但是不可避免地要有运动节段的丧失。椎弓根螺钉系统的发展为不稳定三柱骨折提供了一种新的稳定方法，该方法可以实现三柱骨性内固定。在非骨质疏松的患者，椎弓根螺钉可以用更短的固定长度维持合适的脊柱稳定性。试验数据证明，与更长的钩棒系统相比，短节段螺钉内固定提供了扭转、屈曲和压缩刚度；此外，另外增加的补充性的、抵消性的椎板钩系统可以吸收部分的螺钉内固定的应力，因此可以减少椎弓根螺钉的屈曲力矩和植入物断裂的发生率。短节段固定的优点是固定节段少，可以保留更多的运动节段，手术时间短，出血量少。虽然椎弓根内固定系统增加了刚度，但是在控制脊柱的旋转和抗屈曲力量方面，则显得力量不足，在极度不稳定的胸腰椎骨折的后路短节段性内固定会导致较高的失效率。文献报道的短节段固定失败率较高，达到 9%~54%。如何选择合适的固定节段长度？我们通过随访 134 例胸腰段骨折后路椎弓根固定术患者，对比了短节段固定组和长节段固定组在邻近椎体上下终板夹角矫正与丢失、伤椎椎体上下终板夹角矫正与丢失及手术疗效，认为可以用 AO 分型来指导固定节段长短的选择。

A 型骨折，即仅涉及前柱椎体的骨折，后柱的韧带棘突、椎板结构没有受到破坏。国内外有很多文章讨论固定节段的长短，多数作者认为短节段固定即可获得良好的固定结果。因为短节段固定可以减少融合节段、缩短手术时间和减少术中出血。在复位方面，文献报道的短节段固定和长节段固定两者没有本质区别。一些文章谈到短节段固定治疗胸腰椎骨折的缺点时，部分学者认为矫正角度的丢失是短节段固定的缺点，内固定失败率较高；而长节段固定矫正角度丢失的程度要低。一些学者为了减少矫正后椎体高度的丢失，尝试经过椎弓根椎体内植骨，经伤椎椎弓根内固定，还有学者尝试椎体内注射骨水泥固定，其效果还需要进行长期随访。在我们治疗的患者中，所有 AO 分型中的 A 型骨折均采用短节段固定，在复位骨折时，使用 SCHANZ 螺钉，首先对椎体后缘进行撑开，恢复椎体高度，再利用螺母的旋转角度撑开椎体前缘，多可以获得良好的椎体复位。本组患者伤椎邻近椎体的夹角和伤椎上下终板的夹角分别纠正 51% 和 64%，矫正角度丢失在 3°左右，椎管面积纠正更明显，在随后的随访中，椎管面积还有增加，说明短节段固定在 A 型骨折治疗可以获得满意的效果。

B1 型损伤主要是后方为韧带结构断裂，后方的关节突、椎板以及峡部是完整的，后柱结构还可以提供骨折复位时的支撑，所以短节段固定可以满足复位和固定的需要。B2 及 B3 型损伤，后方的关节突、椎板和峡部骨折，同时伴有前柱的间盘损伤或椎体骨折，前后两柱结构损伤明显，脊柱的稳定性极差。此类型的损伤，因为涉及两柱结构损伤，我们多选择长节段固定，以提供骨折端更为坚强的支撑。在此类型中的双柱横贯伤，前后柱是冠状位简单的横骨折，类似于 Chance 骨折，则可以进行短节段固定，类似于骨折复位固定。

C 型骨折的特点是脊柱前方和后方结构的损伤同时伴有旋转，所以脊柱除了在前后方出现骨折脱位外，还可能在侧方出现旋转和移位，脊柱的稳定性破坏最严重，在纠正此类骨折引起的脊柱畸形时，内固定系统要能很好地控制脊柱的旋转力，所以内固定节段应以长节段固定为主。

因此，AO A 型和 B1 型骨折可以选择短节段固定，AO B2 型、B3 型及 C 型骨折或 McCormack 载荷评分 >6 分的极度前柱不稳定的骨折，如果仅行后方固定则应考虑做长节段固定。

（2）减压的作用：手术减压对胸腰椎损伤所致的神经损害作用还不明确。尽管各家观点不一，但是影像学所见的椎管狭窄程度与暴裂骨折所致的神经功能损害的程度没有直接的关系。相反，开始时作用于脊髓或马尾的暴力与伴随的血肿、水肿及多种神经因子和血管活性因子所致的缺血可能是神经损伤的原因。大多数研究显示，随访中残余椎管狭窄或矢状位畸形与客观疼痛评分、工作能力及患者的功能状态无关。有研究证明，骨折经非手术治疗或手术治疗后椎管会随着时间的推移进行重构或增大。大量研究已经证明，单纯的椎板切除术对减轻脊髓腹侧的压力是无效的，还可能加重脊柱不稳定。

（3）植骨的必要性：大多数胸腰椎骨折后路内固定术都应当结合植骨，因为最终的稳定需要通过植骨融合来实现，而内固定的作用只是暂时的。经椎弓根行椎体内植骨术与短节段内固定技术的联合应用为前柱重建手术提供了一种方法，但有研究指出，与非植骨手术相比，通过经椎弓根植骨的短节段经内固定并不能降低内固定失败的发生率。对于后外侧植骨融合，也有文献认为不减压非融合治疗胸腰椎骨折的效果与植骨融合组无明显差异。植骨融合使得手术时间延长，失血量增多，存在取骨区的并发症，加速邻近节段退变。

我们对一组手术治疗的 AO A 型胸腰段骨折（$T_{11} \sim L_2$）患者进行了回顾性分析，发现椎板切除减压植骨组与不减压不植骨组相比，其术后后凸角的纠正和椎体高度的维持在两组间差异无统计学意义。因此，我们认为，对于不同的患者还要根据患者的具体情况综合制定治疗方案，对于不稳定程度不严重的骨折（一些 AO A 型骨折），后路手术时如果未做椎板切除减压，可以考虑不做植骨融合。

对于神经损伤较轻（轻于 ASIA D 级）、不稳定程度不严重的骨折（一些 AO A 型骨折），后路手术时可以考虑只复位固定，不做椎板切除减压。具体指征是：①AO A 型胸腰椎骨折；②神经损伤轻于 ASIA D 级；③椎体高度压缩＜50％；④局部后凸角度＜30°；⑤椎管侵占率＜50％。

八、并发症

手术并发症不仅会增加患者的痛苦和经济负担，更可能导致手术的完全失败。努力减少和避免手术并发症的发生是对脊柱外科医生最基本的要求，预防并发症的发生在胸腰椎骨折的手术治疗中是至关重要的。

（一）手术入路相关的并发症

前路手术的并发症如下：

1. 损伤胸导管 胸导管行经的路径变异很大，但通常伴行于主动脉右侧。并发症主要发生在左侧胸廓切开术，可导致乳糜胸。治疗通常采取保守方法——胸腔闭式引流，但对于个别无脂饮食的患者，大量淋巴液的丢失需要手术治疗结扎胸导管。

2. 损伤奇静脉和半奇静脉 切断肋间血管时过于偏向中间，或是准备时没有靠近前纵韧带或骨膜下，都有可能损伤到奇静脉和半奇静脉，一旦损伤，应手术缝合或结扎。

3. 损伤大血管 损伤大血管是很严重的并发症。患者短时间内丢失大量血液，手术野很快被血液充满。这时应用事先准备好的血管圈套器止血，没有圈套器应手动止血。钳夹血管需要将血管前移，静脉的撕裂通常发生在底面，操作比较困难，应将血管充分翻转，使得缝合不受限制。

4. 损伤输尿管 输尿管由于其圆柱形的外形及其可蠕动的特点比较容易识别。对于完全或是不完全的断裂，首先应使两断端保持足够长度，平行长轴切开输尿管，置入导管进入膀胱并固定，用可吸收线作单排全层间断缝合。

5. 腹膜穿孔 穿孔主要发生在膈下。手术中应尽可能地将腹膜推至旁边。可以行连续缝合修补穿孔。

6. 腹壁神经支配异常 躯干前侧的肌肉受胸神经前支的感觉和运动神经支配，应根据神经的分布情况决定必要的切口，避免腹壁疝的形成。

7. 下腹部神经丛损伤 在处理大血管时可能会损伤这些神经丛，可以导致逆行射精。

8. 错误估计病变节段 由于解剖上的个体差异，错误估计节段的情况时有发生，所以术中透视及术后影像学的复查是绝对必要的。

（二）椎管减压相关的并发症

最糟糕的并发症是神经功能减退。在脊髓和脊髓圆锥水平发生神经损伤的风险要大于马尾水平。损伤的原因大多是技术上的错误，但有少数病例的病因不清。这些病例，在除外了其他原因之后，只剩下了血管的原因。通常，术后新出现的神经功能减退应该尽可能进行完整的检查。神经损伤的风险可以通过以下的方法避免：

（1）用磨钻和刮匙谨慎地处理椎体的后壁。

（2）入路应选择在狭窄程度相对较轻的节段。

（3）操作时应尽可能远离椎管，避免神经结构受压。

椎管减压不完全或不充分是另一个典型的并发症。椎管减压的程度与神经功能恢复之间的关系，尚未经统计学证明，但当遇到神经功能受损的情况时，应进行充分的完全的椎管减压，且术后需要进行CT复查。对于术后仍存在椎管狭窄的病例，应根据其具体情况决定是否需要再次手术修正。

椎管减压可能会导致硬脊膜撕裂，其发生率为4%~10%。可以行连续缝合修补。当撕裂的范围较长时，应行椎板切除术使撕裂完全暴露。如果裂口没有完全缝合，应把肌肉组织缝合到该区域，并使用生物蛋白胶。胸椎节段的持续性脑脊液瘘需要引流数天。

（三）器械操作和稳定性相关的并发症

椎弓根螺钉内固定技术为纠正脊柱序列不齐和固定损伤节段提供了最好的方法。但椎弓根螺钉向头侧错位会导致内固定的稳定性下降，并有可能损伤到相邻节段的椎间盘。在正位或调整后的侧位片上，螺钉尖部与椎体终板间存在至少3mm距离的时候，螺钉通常不会穿破终板。螺钉向尾侧穿破椎弓根皮质的情况下有可能会损伤到神经根内侧。由于脊髓被脑脊液环绕，相对较安全。硬膜外静脉出血可以导致继发性神经损伤。Roy-Camille认为在腰椎可允许的偏差为2mm。Gertzbein and Robbins观察到，在他们的患者中，有2位患者伴有轻度神经功能减退，在未接受特殊处理的情况下，功能恢复。Louis观察到在椎弓根穿破的患者中只有一小部分人伴有神经系统并发症。West对61例椎弓根固定患者进行观察，发现7%的患者有神经功能受损的表现。Castro通过对4具尸体样本和30位患者进行研究，发现在影像学辅助控制椎弓根螺钉置入位置的情况下，只有60%的螺钉在正确的位置上。5位患者术后出现神经功能减退；从总体上看，偏向中间6mm甚至更多都可以接受；螺钉错位小于4mm的全部患者都没有术后神经功能减退的表现。

椎弓根外侧皮质穿破也会导致稳定性下降、螺钉的汇聚不足。在胸椎区域有可能损伤到肺、节段血管、交感干和动脉。对于圆形或心形椎体应谨慎选择合适长度的螺钉。在处理右侧椎弓根的时候，有可能损伤食管、奇静脉和胸导管；处理左侧时可能损伤主动脉。

为了准确测量椎弓根螺钉尖部到椎体前皮质的距离。Krag建议在侧位上行30°的投射角度。对于穿破骨皮质的情况，George发现在螺钉拔脱试验中稳定性下降11%。Misenhimer描述了在置入椎弓根螺钉时，使用过粗的螺钉。先出现椎弓根的变形，然后椎弓根发生骨折。当螺钉的直径大于椎弓根的内径或是大于外径80%，螺钉有可能穿破椎弓根壁。根据Kothe的研究，椎弓根的62%~79%为松质骨，皮质骨的厚度不一，内侧骨皮质的厚度是外侧的2~3倍。当螺钉的直径和椎弓根不匹配时，椎弓根的外壁可能会被穿破或变形。

为更好地控制椎弓根螺钉的位置，术中常采用影像学方法监控。Weinstein研究了影像学中螺钉位置与实际螺钉位置的关系，发现其一致性较低，在124颗螺钉中有26颗在错误的位置上，其中92%在椎管内，假阳性率7%，假阴性率13%。

左右两颗椎弓根螺钉不应相交，一旦发生这种情况，说明螺钉至少部分进入了椎管内；同样的道理，螺钉不能越过中线。有一种复杂但安全的方法，就是导航下椎弓根置钉术。

Sjostrom在对其手术患者的研究中发现，82颗螺钉中有16颗位置有问题，其中5颗穿入椎管，最多达3.5mm。对其中48个椎弓根术前与取出内固定物之后的情况进行比较，31例增宽，14例变形，提示有外侧壁骨折发生。当螺钉的直径超过椎弓根外径65%的时候，85%的椎弓根都有增宽和延长的表现，有1/4的螺钉穿破了前壁。为尽量减少并发症的发生，术前应行CT检查评估椎弓根情况，明确胸椎存在的解剖变异。

其他器械操作相关的并发症如下：

1. 椎弓根螺钉孔脑脊液漏　通常情况下，不需要暴露漏口，但更换螺钉是必要的，有时甚至需要换到相邻的上一个或下一个椎体上。但对于持续性的脑脊液漏，应打开椎管，暴露并关闭漏口。

2. 复位不完全　对于较长的多个节段的损伤，现有的器械和技术不足以达到理想复位，或是术中对于复位的结果出现了错误的估计，术后发现复位不完全，再次手术修正是唯一的选择。

3. 过高地估计了骨质量　过高地估计骨的质量可以导致内固定物松动、矫正度的丢失。众所周知，内固定螺钉的稳定性很大程度上依赖于骨质密度。当患者为老年人或是对于稳定性没有十分的把握时，内固定的范围应更大，但对于这一点没有明确的限制。

4. 螺钉断裂　螺钉断裂最直接的相关因素是螺钉的直径和设计，其他因素还包括骨折的类型、前方支持物的质量、是否存在骨折不愈合以及拆除内固定物的时间。

（四）椎间融合相关的并发症

对于损伤节段的融合，后路和前路都是可行的。主要并发症包括神经功能减退、选择的融合技术在生物力学上的失败、矫正度的丢失以及骨折不愈合。

经椎弓根植骨技术，若通道的长度和位置错误可引起部分植入物进入椎管造成神经损伤。前路植骨时也有可能使植入物向后突入椎管。

对于涉及前柱损伤的脊柱外伤、是否需要前路手术、前路固定支持和融合所起到的稳定作用等问题，现在还没有充分的答案。单纯后路手术的不理想结果提示负重能力的进一步恢复是必需的，但也是椎弓根固定技术无法得到的。所以，单纯椎弓根固定的结果常伴有生物力学支持不足、矫正度丢失、骨折不愈合以及植骨不融合等问题。在其他研究中显示，单纯椎板间融合对于矫正度的丢失没有作用。迄今为止，前路手术进行椎体置换或椎体间植骨融合的价值还缺乏有效的证明。

（五）一般手术共有的并发症

感染是常见的手术并发症，其发生率在 2% 左右。手术切口感染常导致切口延迟愈合或不愈合，必要时需进行清创处理，而深部感染若累及到内固定物，在清创时要考虑取出内固定物以控制感染。髂骨取骨处也有发生感染的可能。术后肺部感染和泌尿系统感染也比较常见。这与患者术后长时间卧床有关，特别是前路术后的患者，会因为术后疼痛和胸壁肌肉损伤而导致呼吸功能受限，增加术后肺部感染的可能，应特别加强术后护理。

另一个常见的术后并发症是下肢深静脉血栓，其发生率在 1% 左右。伴有神经损伤的胸腰椎骨折患者，术后下肢深静脉血栓形成的风险更大，这与术后长时间卧床和下肢缺少活动有关。病情较轻的下肢深静脉血栓，若早诊断早治疗，可无明显的后遗症，但病情较重特别是继发了肺动脉栓塞时，可导致患者死亡。

九、术后处理

（1）常规放置负压引流，引流留置 48 小时或直至 8 小时内引流量小于 30mL。

（2）术后 48 小时应用抗生素。

（3）术中如对神经刺激过多或修补硬膜，应于术后给予皮质激素（地塞米松最初 50mg，术后第一天每 4 小时 8mg，术后第二天每 8 小时 4mg）。

（4）可用肋间神经封闭以减轻术后疼痛。

（5）引流拔除后拍摄术后片，内固定位置满意即可鼓励患者坐起或下床活动。术后当晚即可翻身，应鼓励早期活动。

（6）两节段的融合或 T_{10} 以下的单节段融合，需要胸部支具 3 个月。其余的患者为了舒适也可用胸部支具。

（7）术后 3 个月内要限制体育活动，术后 1 年活动无限制。

（8）于术后 1 个月、3 个月、6 个月和 12 个月进行门诊随访及常规影像学检查，以了解神经功能恢复情况和植骨融合情况。

（高明宏）

第十一节 中上胸椎骨折

一、上胸椎的解剖学特点

不同部位脊椎关节突的方向不同，决定了其活动范围也不相同。颈椎关节突的关节面方向呈冠状位，与横断面呈45°；胸椎关节突的关节面方向呈冠状斜行，与横断面呈60°。腰椎关节突的关节面方向呈矢状位，与横断面呈90°。在 $T_1 \sim T_6$，每个节段的总体屈伸活动度是4°。从 $T_6 \sim T_7$ 到 $T_{12} \sim L_1$ 节段，屈伸活动度自5°~12°逐渐增加。胸椎 $T_1 \sim T_{10}$ 的侧弯活动是6°，在胸腰段 $T_{10} \sim L_1$，侧弯角度平均增加到8°。

胸椎椎弓根宽度小于其高度，呈椭圆形，比腰椎的椎弓根更扁，远比腰椎的椎弓根窄细。$T_4 \sim T_9$ 节段最窄，椎弓根平均横径小于5mm。椎管的矢径比脊髓的矢径略大，仅有不足12mm，除去硬膜囊的厚度影响，几乎无缓冲间隙。中胸段椎管和脊髓的横径最小，矢径介于上下胸段之间。中胸段脊髓前动脉变细，有一定的血液供应来自根动脉。胸椎管形态以近似圆形的多边形为主。椎弓根到其上下的神经根均有一定距离，最小为1.2mm，神经根直径从 T_1（2.8mm）到 T_{11}（4.5mm）逐渐增大。神经根冠状面上与中线所成的夹角从 T_1（119.5°）到 T_{12}（60.2°）逐渐减少，越是上位胸椎，神经根越呈水平状行走。由于胸椎弓根与其周围神经特殊的解剖关系，为胸椎后路固定提供了解剖学依据。

二、中上胸椎损伤的力学特点

上胸椎由于胸廓的支撑，胸椎犹如存在一外固定支架，其稳定性好于其他脊柱节段，因此该部位骨折脱位损伤往往是由于较大的外力所致。上胸椎位于前凸颈椎至后凸的胸椎的转换节段，是受力容易集中的转折部位。从 $T_1 \sim T_4$，中、上胸椎呈弧形背弓，其椎管较颈段和腰段的椎管为细，是接受外力最多见的部位，中上胸椎的骨折脱位多发于此。外伤原因多为交通伤、坠落伤或直接打击伤。从脊柱形态来说，胸椎不同于颈、腰椎处于前凸状态，胸椎后凸的负载应力分布易致胸椎压缩骨折。胸椎管的脊髓与椎管的前间隙和后间隙不相等，即脊髓并不在椎管的中心，而是偏前，这就使脊髓前的硬膜外间隙、硬膜下腔均小于其后间隙。

由于胸椎的椎管管径小，除脊髓外，无额外的缓冲间隙，骨折块的压迫容易造成脊髓的损伤，脊髓前方的轻度压迫就可致脊髓严重创伤。脊髓前动脉由这一区域进入，损伤后脊髓血液循环差，神经功能恢复不佳，因此上胸椎脊髓损伤后预后往往较差。当致伤外力强大到发生骨折脱位时，椎体的骨折往往呈明显的压缩或暴裂，同时并发小关节骨折或脱位交锁，由于胸廓肋骨架的存在，一旦脱位发生后，复位往往也较为困难。同时，因为受伤暴力可同时作用于胸廓，可引起胸廓、肺的损伤，导致血气胸，对患者的生命体征造成影响。

三、上胸椎骨折的诊断

中上胸椎骨折早期有可能出现漏诊，主要是由于胸廓和胸腔内容物的遮挡，普通X片往往可能不易清楚显现胸椎椎体形态，医生出现判断失误，特别是没有神经损害的胸椎骨折患者。根据病史和严格查体，判断脊柱受损部位，拍摄X片后，仔细阅读，多可发现胸椎骨折的异常形态。对于下肢出现运动感觉障碍，而颈椎和胸腰段未见骨折征象者，应考虑到上中胸椎骨折的可能性，必要时要进行胸椎重建CT以及MRI检查。重建CT可以清晰地反映胸椎脊柱结构，对骨折移位特点、受损节段可以提供详尽的信息。MRI可以了解脊髓受损情况。

四、中上胸椎骨折的治疗

胸椎骨折的治疗应充分考虑骨折类型、稳定性、脊髓损伤的程度以及并发其他损伤的程度。根据骨折分型（参考AO骨折分类），对不同类型的胸椎骨折应采用个体化的治疗。有些作者认为，单纯的胸椎压缩骨折未并发脊髓损伤者无须手术治疗，如脊柱稳定性丧失且伴有脊髓损伤者应手术减压，目的是及时脊髓减压，恢复脊柱序列，最大限度恢复残余脊髓功能及稳定脊柱。对于不稳定性中上胸椎骨折的治疗，应采取手术治疗，多经后路切开复位、脊髓减压、内固定、后外侧植骨融合术。上胸椎骨折同时多伴发胸腔脏器的损伤，后方入路避免进入胸腔，减少再次对其干扰，创伤小，可以达到脊髓的侧前方、后方减压，长节段固定、融合，利于恢复胸腔脏器功能。术后肺不张和感染的并发症明显减少。上胸椎骨折前路手术由于其操作要劈开胸骨，对纵隔的干扰大，创伤大，出血多，部位较深，不易进入，尤其上胸椎骨折往往受伤于较大暴力，脊髓损伤严重，不宜施行创伤很大的开胸手术，并且术后并发有肺不张及感染的机会也增多。有学者在手术治疗上胸椎骨折脱位并发脊髓损伤时，经前后路比较认为采取后方入路减压内固定是较合理的选择。总之，对于上胸椎骨折，经后路切开复位、脊髓减压，长节段内固定、植骨融合术是一种合理、有效的治疗方法，达到恢复脊柱稳定及生理曲度、解除脊髓压迫和患者早期功能锻炼的目的。

亦有学者认为，在上中胸椎骨折的治疗选择上，应充分考虑到脊柱的稳定性、脊髓损伤的程度以及其他损伤的程度。稳定性骨折非手术治疗一般可取得满意疗效，但对于椎体压缩程度超过 50%、成角超过 30° 的骨折，保守治疗后可能发生进行性胸椎后凸畸形及不稳定，应选择手术治疗，尤其是并发有不完全性脊髓损伤者。导致上中胸椎骨折伴脱位的暴力和能量往往较大，常常伴有小关节的交锁或骨折，而且由于胸廓肋骨架的存在，一旦脱位，复位往往非常困难。前路手术由于力臂有限，难以完成复位。因此，上胸椎骨折伴脱位时，一般采用后路手术。此外，与前路手术相比，后路手术损伤相对较小，对于并发胸外伤的患者尤其适合。近来，椎弓根螺钉在胸椎骨折上的应用渐多，椎弓根钉技术已经成熟，且能提供良好的三维固定，并可获得良好的固定效果。

根据我院治疗胸椎骨折的经验，我们认为中上胸椎骨折脱位的临床特点为：损伤外力强大；所造成的脊柱、脊髓损伤严重且多发伤并发率高。治疗上应该先救治危及生命的并发损伤；对于有神经损伤，尤其是并发有不完全性脊髓损伤者，应尽早手术治疗；不稳定骨折如 AO 分类的 C 型骨折、A 型及 B 型成角超过 30° 椎体压缩超过 50% 的骨折，也应选择手术治疗。手术方式以后路椎弓根固定为主；如果脊髓压迫明显来自前方，椎体压缩超过 50%，椎管侵占 >50% 可考虑前路手术，如前后结构均有严重损伤则应考虑前后联合入路。T_{10} 以上胸椎骨折应采用长节段固定。临床上应优先处理危及生命的损伤，尽早对骨折脱位进行治疗。对于不稳定骨折，即使是并发完全性脊髓损伤者，也应尽量考虑早期手术减压并稳定脊柱，以利于患者的早期康复治疗。

（一）前路手术

中上胸椎骨折选择前路手术应该慎重。前正中入路手术由于其操作要劈开胸骨，对纵隔的干扰大，创伤大，出血多，部位较深，不易进入。所以，在处理 T_1、T_2 胸椎骨折时，可能会用到此入路，但有时需要将胸骨劈开部分，以完成手术区域的显露。侧前方入路，因受到肩胛骨的遮挡，且由于上中胸椎的后凸曲线，$T_1 \sim T_6$ 的侧前方显露多有困难。因此，中上胸椎的前路手术，在位于 $T_6 \sim T_9$ 节段的椎体 A3 骨折，椎体骨折粉碎，骨折块突入椎管超过 50%，或骨折块有翻转，此时可考虑进行前路手术。选择侧前方手术入路，首选在胸膜外入路，减少对胸腔的干扰。如术中必须进入胸腔完成手术操作，则术后必须放置胸腔闭式引流。

（二）后路手术

后路手术在治疗上胸椎骨折中有着重要的作用。有学者认为后方入路避免进入胸腔，减少再次对其干扰，创伤小，可以达到脊髓的侧前方、后方减压，长节段固定、融合，利于恢复胸腔脏器功能。亦有学者认为导致上中胸椎骨折伴脱位的暴力和能量往往较大，常常伴有小关节的交锁或骨折，而且由于胸廓肋骨架的存在，一旦脱位，复位往往非常困难。前路手术由于力臂有限，难以完成复位。因此，上胸椎骨折伴脱位时，一般采用后路手术。

我们认为对多数中上胸椎骨折，后路手术可以满足椎体骨折脱位的复位和脊髓的彻底减压，特别是 B 型、C 型骨折脊柱的序列破坏严重，关节突脱位绞锁病例。后路手术时，椎弓根螺钉固定系统可以帮助术者获得满意复位。在减压方面，脊柱脱位复位即可做到良好减压，即使不能通过牵拉后纵韧带处理来自前方的压迫，也可以通过切除伤椎的关节突，从侧后方完成腹侧骨折块的减压。

五、手术要点

（一）前路

1. 经胸入路（显露 $T_2 \sim T_5$） 患者麻醉采用气管插管全身麻醉，应使用双腔导管进行气管插管，以使左右两侧的主干支气管可以分别进行通气。这样可以进行一侧肺萎缩来良好地暴露脊柱结构。侧体位可以使用左侧卧位，亦可使用右侧卧位。但右侧卧位有可能因为左侧的胸腔操作而对心脏和大血管产生干扰。患者的下方一侧腋窝远端放置衬垫，以防止出现臂丛的牵拉麻痹。使用臂托使前臂处于自然位置，肩关节90°前屈，避免超过90°，以减少臂丛麻痹的发生。

待体位安置好后，应进行透视定位手术切口。通常侧位透视决定需要切除的肋骨节段。多数情况下，切除更高一节段的肋骨易于操作。消毒范围应包括侧胸，后方越过中线，至对侧尽量多，以保证如需要则经前方减压和后方融合固定同时进行成为可能。

切口经过皮肤和皮下到达深筋膜，自 T_2 到 T_5，很重要的一点是保护胸长神经，其自腋窝部位沿腋中线下行支配前锯肌，可将前锯肌从前胸壁分离并向头端掀起，并通过肩胛骨牵开可获得更好的手术暴露。肋骨显露后应再次透视定位，确定所切肋骨。在需切肋骨的内外侧面进行骨膜下剥离，切除肋骨，在胸膜外进行小心剥离，如果胸膜撕裂，则要进入胸腔操作，术后要放置胸腔闭式引流。切除所需肋骨，自动撑开器撑开切口，拉钩下垫湿纱布保护软组织。此时可进行同侧肺萎陷。

显露椎体、椎间盘所在位置，在椎间盘所在位置插入克氏针，透视定位手术节段。处理伤椎及所需固定椎体的节段间血管，于椎体前1/3处结扎切断之。沿椎体向前推移胸膜暴露椎体和间盘，拉钩置于胸膜后，保护前方的大血管。切除伤椎两侧椎间盘，至对侧，再切除受伤椎体，自椎体松质骨到后方白色皮质骨逐层切除，骨折块进入椎管可以神经剥离子将其与硬膜分离，再切除之。

行椎体前方椎间撑开，恢复脊柱序列，选择髂骨块、椎间钛网或人工椎体，植入椎间，髂骨块应取三面骨皮质的骨块，以提供最好的支撑。正侧位透视将钛网置于椎体中央，安装侧方钛板固定结构。钛板的固定螺钉应尽量靠近伤椎。

2. 经胸入路（显露 $T_4 \sim T_9$） 全身麻醉，选择双腔插管以便于需要时一侧肺萎陷。患者侧卧位于手术台腰桥的折曲点处，选择躯体左侧在上的侧卧位，以便于必要时处理主动脉及其分支。所有的骨性突起都要软垫保护。腋部垫软圈，穿弹力袜，消毒铺无菌巾的范围从前正中线到后正中线，从乳头耻骨联合。以肋骨为标志确定需手术节段（例如，$T_{7\sim8}$ 的显露则切除第5肋）。作切口前用透视确定位置，如不能确认，则摄X线片。切口起始于椎旁肌边，斜行沿肋骨切7~8cm，必要时有些肌肉可横断，沿肋骨切开骨膜并游离肋骨，注意沿肋骨上缘操作，以保护肋间神经血管，用肋骨剥离子游离肋骨骨膜，注意保护胸膜，然后切下这一段肋骨并保留做椎间融合用。肋骨断端应修整平滑。用手指自仍保留的肋骨和椎体上钝行剥离胸膜，如果胸膜破损则立即缝合。用骨膜起子游离去除肋骨头显露椎间盘的后侧角。

暴露壁层胸膜，在神经孔与大血管之间将其切开。暴露并确认椎体后，行X线检查以确认合适的脊柱水平。识别受损椎体表面上的节段血管，此处不要用电凝，将节段血管结扎切断。用电刀和骨膜起子将胸膜、节段血管和骨膜提起，在椎体前缘与主动脉之间放入一个钝性 Homan 牵开器。从神经孔内放入一个窄的 Homan 牵开器或4号神经剥离子至椎管的外侧缘，以方便牵开软组织。用刮匙、咬骨钳和髓核钳将邻近的椎间盘一小块一小块地切开、去除。接下来，暴露椎弓根的上下缘，如有必要可用枪式咬骨钳和磨钻去除椎弓根，此时可暴露出神经根及神经根出硬膜囊处。在胸椎上，肋骨头与相应脊椎的椎体相关节，用咬骨钳将该关节去除后可以暴露底下的椎弓根。椎弓根去除后，可以暴露椎体的后缘，以方便椎体的去除。开始的时候可以用骨刀去除椎体的前2/3，保留椎体前壁以防止随后放置的移植骨移位。随后可以用骨刀和刮匙去除后纵韧带下剩余的椎体，一直到暴露对侧椎弓根的内侧缘为止，减压手术才完成。

（二）胸椎后路减压及椎弓根螺钉内固定术的技术要点

胸椎骨折后路手术的步骤和胸腰段相同，也应先放置椎弓根钉，再行减压、固定及植骨。不同节段的胸椎其进钉点略有不同（图 8 - 18）。椎弓根的内倾角在 T_1 最大，约 35.8°，由上向下随椎序递减，T_8 为 8°，T_{10} 以上为正值，$T_{11} \sim T_{12}$ 可达 0° 甚至负角。下斜角 T_1 为 14°，向下随椎序略减，为 7° ~ 10°（图 8 - 19）。

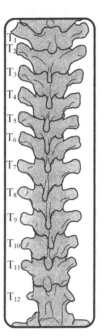

胸椎椎弓根螺钉进钉点

T_{1-3}	横突中点	横突椎板交界
T_{4-8}	横突上 1/3	横突椎板交界
T_{7-10}	横突上缘	关节突中点
T_{11-12}	横突上 1/3	峡部外侧缘

图 8 - 18　胸椎椎弓根进钉点位置及示意图

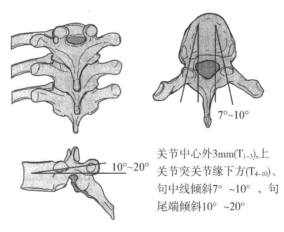

7° ~ 10°

10° ~ 20°

关节中心外 3mm(T_{1-3})、上关节突关节缘下方(T_{4-10})、句中线倾斜 7° ~ 10°，句尾端倾斜 10° ~ 20°

图 8 - 19　胸椎椎弓根钉进钉点及方向

如果在正位 X 线片上椎弓根看上去过于细小（椎弓根大小受横径所限），那么应在拟操作层面进行 CT 扫描以确定所用螺钉直径。在上胸椎建议使用直径 3 ~ 4mm、中胸椎 4 ~ 5mm、下胸椎 5 ~ 6mm 椎弓螺钉。如果解剖条件不容许或椎弓根钉规格不齐而不能植入椎弓根钉，建议使用椎板钩、横突钩及椎弓根钩等固定脊柱。

胸椎椎弓根相对细小，先用较粗骨锥扩开的钉道如有偏差就再无可能改变钉道方向，从而使椎弓根钉无法正确打入。我们的经验是预先在要打入椎弓根螺钉的位置打入 2.0mm 克氏针，透视后根据克氏针的位置进行调整，满意后再用骨锥扩开钉道，这样就能保证每个椎弓根钉都能正确地打入。

由于小关节突构成胸椎椎管的后壁的一部分，因此胸椎的后路减压除了切除椎板以外，还应切除部分小关节约 1/2 才能达到充分减压。

对于椎体、椎板粉碎的骨折病例，应切除后侧骨折的棘突椎板，显露椎管内结构，小心分离保护硬膜囊，将压迫硬膜的骨折块清除，充分进行神经减压。如果受伤脊柱序列不稳定，则临时在邻近椎弓根螺钉上安装短棒，进行临时固定。

螺钉安装结束后，连接棒的连接顺序非常关键。此时脊柱序列还没有得到纠正。第一步，安装最近端的和最远端的两组椎弓根螺钉连接棒，轻轻撑开，使脱位的脊柱部分复位，并维持序列稳定；第二步，连接靠近伤椎的螺钉，使脊柱序列进一步复位；如伤椎置钉，则连接伤椎上的螺钉，使脊柱的序列完全恢复，拧紧各椎弓根螺钉，根据稳定情况决定是否安装横连接；第四步，植骨，范围在伤椎及邻近椎体的两侧横突（肋横突关节），椎体后外侧皮质粗糙化，将椎管减压所得骨质剪成颗粒状，如量不够则取自体髂骨，植于后外侧。放置负压引流，冲洗关闭伤口。

（李中成）

参考文献

［1］ 王坤正，王岩．关节外科教程［M］．北京：人民卫生出版社，2014.

［2］ 梅西埃．实用骨科学精要［M］．戴闽，姚浩群，译．北京：人民军医出版社，2016.

［3］ 王兴义，王伟，王公奇．感染性骨不连［M］．北京：人民军医出版社，2016.

［4］ 马信龙．骨科临床 X 线检查手册［M］．北京：人民卫生出版社，2016.

［5］ 雒永生．现代实用临床骨科疾病学［M］．西安：西安交通大学出版社，2014.

［6］ 汤亭亭，卢旭华，王成才，林研．现代骨科学［M］．北京：科学出版社，2014.

［7］ 唐佩福，王岩，张伯勋，卢世璧．创伤骨科手术学［M］．北京：人民军医出版社，2014.

［8］ 黄振元．骨科手术［M］．北京：人民卫生出版社，2014.

［9］ 霍存举，吴国华，江海波．骨科疾病临床诊疗技术［M］．北京：中国医药科技出版社，2016.

［10］ 胥少汀，葛宝丰，徐印坎．实用骨科学［M］．北京：人民军医出版社，2015.

［11］ 邱贵兴，戴尅戎．骨科手术学［M］．北京：人民卫生出版社，2016.

［12］ 胡永成，马信龙，马英．骨科疾病的分类与分型标准［M］．北京：人民卫生出版社，2014.

［13］ 裴福兴，陈安民．骨科学［M］．北京：人民卫生出版社，2016.

［14］ Sam W. Wiesel, Mark E. Easley. Wiesel 骨科手术技巧：足踝外科［M］．张长青，译．上海：上海科学技术出版社，2016.

［15］ 郝定均．简明临床骨科学［M］．北京：人民卫生出版社，2014.

［16］ 邱贵兴．骨科学高级教程［M］．北京：人民军医出版社，2014.

［17］ 裴国献．显微骨科学［M］．北京：人民卫生出版社，2016.

［18］ 任高宏．临床骨科诊断与治疗［M］．北京：化学工业出版社，2016.

［19］ 赵定麟，陈德玉，赵杰．现代骨科学［M］．北京：科学出版社，2014.

［20］ 陈仲强，刘忠军，党耕町．脊柱外科学［M］．北京：人民卫生出版社，2013.

［21］ 史建刚，袁文．脊柱外科手术解剖图解［M］．上海：上海科学技术出版社，2015.